Siebente
Österreichische
Ärztetagung Salzburg

7. bis 9. September 1953

Tagungsbericht

Herausgegeben für die

Van Swieten-Gesellschaft

von

Professor Dr. Leopold Arzt

Mit 49 Textabbildungen

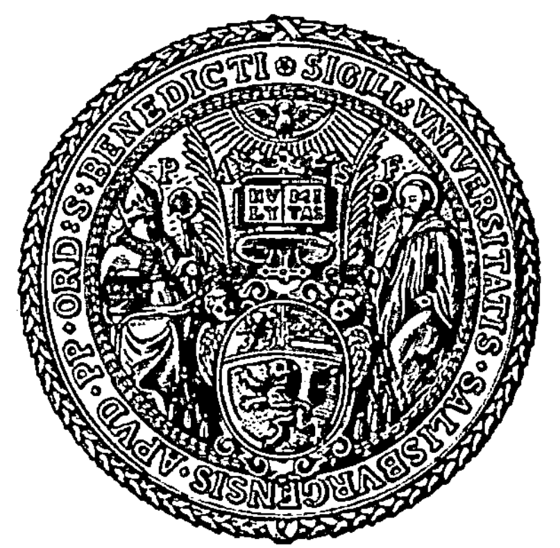

Wien

Springer-Verlag

1954

ISBN-13: 978-3-211-80342-4   e-ISBN-13: 978-3-7091-5070-2
DOI: 10.1007/978-3-7091-5070-2

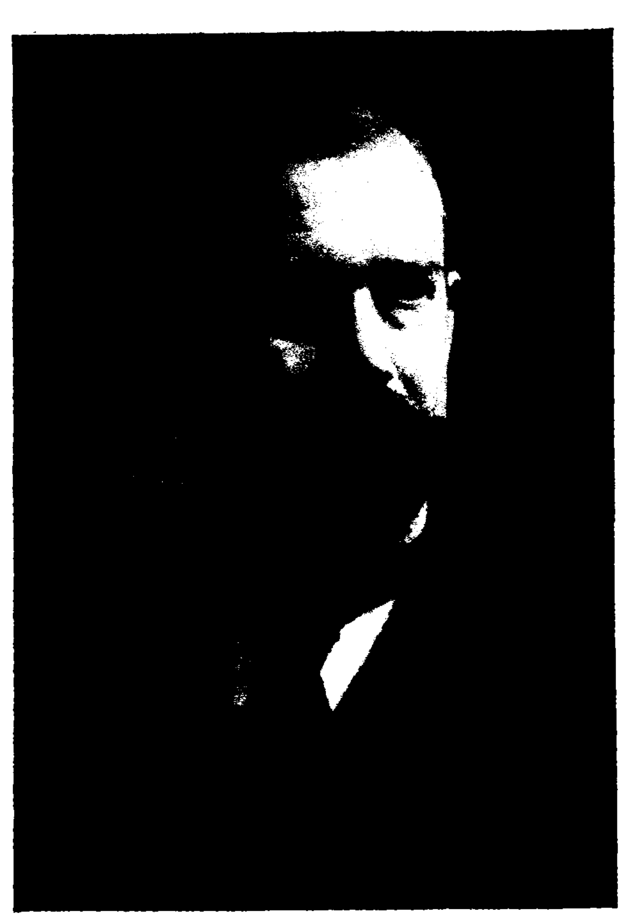

Richard Paltauf

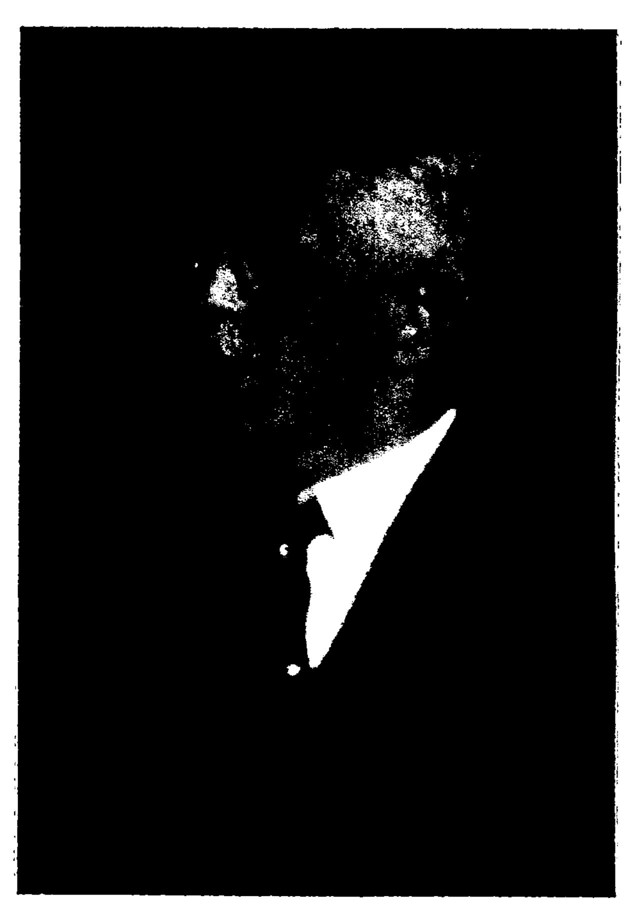

Rudolf Maresch

Inhaltsverzeichnis

Tagungsbericht

7. September 1953

8. September 1953

9. September 1953

Trotz aller Bemühungen war es nicht möglich, den Bericht der 7. Oesterreichischen Aerztetagung, welche vom 7. bis 9. September 1953 in Salzburg abgehalten wurde, früher erscheinen zu lassen. Die Hauptschuld an dieser Verzögerung liegt bei den Autoren, welche ihre druckfertigen Manuskripte leider nicht schon bei der Tagung der Schriftleitung übergeben. Vor allem aber muß dringend gebeten werden, die zugesandten Fahnen umgehend zurückzusenden. Besonders die Autoren aus dem Auslande müssen bedenken, daß der Postweg — vielfach ja nach Uebersee — außerordentlich lange dauert, so daß die Zusendung von zweiten Korrekturen wegen der dadurch eintretenden Verzögerung überhaupt unmöglich ist. Es ergeht daher nochmals der Appell an alle jene Herren Kollegen, welche sich in dankenswerter Weise an der Tagung beteiligen, alles daranzusetzen, durch die Uebersendung druckreifer Manuskripte ein rasches Erscheinen des Sitzungsberichtes zu ermöglichen.

Eine zweite Bitte geht dahin, sich in den Manuskripten eine gewisse Beschränkung aufzuerlegen, denn der Umfang des Tagungsberichtes erreicht das Ausmaß eines stattlichen Bandes, wodurch die Kosten der Drucklegung beträchtlich ansteigen.

Bei Erfüllung der Wünsche der Schriftleitung für den 8. Tagungsbericht wird es möglich sein, daß der Sitzungsbericht wesentlich früher den Mitgliedern und Gästen zugeschickt wird.

L. Arzt, Wien

Tagungsbericht

7. September 1953

Eröffnungs- und Begrüßungsansprachen

Hr. Prof. Dr. Josef B ö c k:

Ich eröffne die diesjährige Tagung unserer Gesellschaft und begrüße alle Erschienenen herzlichst, vor allem die Vortragenden der beiden Hauptreferate und die zahlreichen Kollegen, welche freie Vorträge halten werden, sowie die zahlreichen Besucher aus dem Auslande, in erster Linie Herrn G l o o r aus der Schweiz, der uns in liebenswürdiger Weise ein Referat aus seinem Arbeitsgebiete halten wird. Ganz besonders willkommen heiße ich die Ehrengäste unserer Gesellschaft, den Herrn Vertreter des Herrn Bundesminister für Unterricht, Herrn Ministerialrat Dr. D r i m m e l, den Herrn Vertreter des Herrn Bundesminister für soziale Verwaltung, Herrn Ministerialrat Dr. B r u z l, den Herrn Landeshauptmann von Salzburg, Herrn Dr. K l a u s, der auch heuer wieder in dankenswerter Weise unsere Tagung so tatkräftig unterstützt, den Herrn Bürgermeister von Salzburg, Herrn P a c h e r, den Herrn Präsidenten der österreichischen Aerztekammer, Herrn Obermedizinalrat Dr. N i e d e r b e r g e r, den Herrn Sanitätsdirektor des Landes Niederösterreich, Herrn Hofrat Dr. S t r e m n i t z e r, den Herrn Sanitätsdirektor des Landes Salzburg, Herrn Dr. B o g d a n o w i t z, den Herrn Präsidenten der Aerztekammer für Salzburg, Herrn Dr. S c h u c h t e r, und Herrn Landesrat W e i s k i n d.

Zuletzt sei noch herzlichst der Ehrenpräsident unseres heurigen Kongresses, Herr Prof. Dr. Wolfgang D e n k, gegrüßt, dessen Initiative wir die Gründung und dessen nimmermüder Förderung wir einen Großteil der so erfolgreichen Entwicklung unserer Gesellschaft verdanken.

Hr. Ministerialrat Dr. Heinrich D r i m m e l (Wien):

Hohes Tagungspräsidium! Sehr geehrter Herr Landeshauptmann! Der Herr Bundesminister für Unterricht hat an den Vorbereitungen dieser Tagung besonderes Interesse genommen und die Absicht gehabt, die Worte der Begrüßung selbst zu sprechen. Eine unaufschiebbare dienstliche Verhinderung hat ihn indessen an der Erfüllung dieses Vorhabens gehindert. Es muß daher meine erste Aufgabe sein, das starke Interesse, das die Unterrichtsverwaltung an der regelmäßigen Abhaltung des Oesterreichischen Aerztekongresses in Salzburg nimmt, besonders herauszustellen. In Zeiten, in denen die Unterrichtsverwaltung mit ernsten und schwerwiegenden Aufgaben, die im Zusammenhang mit dem Studium der Wissenschaften an unseren Hohen Schulen stehen, befaßt ist, nehmen alle Veranstaltungen, die die postpromotionelle Fortbildung der berufstätigen Akademiker zum Ziele haben, ihre sorgfältige Aufmerksamkeit in Anspruch. Bei der Sattelstellung, die die Hochschule an der Schnittlinie zwischen Wissenschaft und Praxis einnimmt, können Vorgänge im Bereiche der postpromotionellen Ausbildung des Akademikers nicht ohne Wirkung auf Pläne und Maßnahmen auf dem Gebiete der Studienordnungen bleiben, zumal, wenn solche Aktivitäten von echt wissenschaftlichem Geiste getragen sind.

Da Wissenschaft und Lehre sohin im gleichen Maße an der nunmehr beginnenden Tagung ihren Anteil haben, versteht es sich sehr wohl, wenn die Unterrichtsverwaltung und deren oberster Chef daran regen Anteil nimmt und Ihnen dazu die besten Wünsche für ein gutes Gelingen ausspricht.

Hr. Ministerialrat Dr. Josef B r u z l (Wien):

Sehr geehrter Herr Präsident! Meine Damen und Herren! Die Ehre, als Vertreter des Bundesministeriums für soziale Verwaltung an dieser Tagung teilnehmen und Sie begrüßen zu dürfen, verdanke ich nicht nur dem Umstande, daß an dieser Stelle im Rahmen der Van Swieten-Gesellschaft eine Fortbildung von Aerzten stattfindet und das Bundesministerium für soziale Verwaltung sein begreifliches Interesse für die ärztliche Weiterbildung in Oesterreich zum Ausdruck bringen will, sondern vielmehr dem Willen des Herrn Bundesministers für soziale Verwaltung, seine ganz besondere Anteilnahme gerade an dieser bereits zur Tradition gewordenen Einrichtung zu bekunden. Der Herr Bundesminister hat vor zwei Jahren zu den Teilnehmern hier gesprochen und damit persönlich diese Tatsache seiner Wertschätzung bezeugt.

Ich überbringe Ihnen im Namen des Herrn Bundesministers, welcher zu einem Bedauern verhindert ist, an Ihrer Tagung teilzunehmen, die besten Wünsche für eine gedeihliche Arbeit und für ein gutes Gelingen der diesjährigen Veranstaltung. Ich schließe auch den Gruß und die Wünsche des Leiters der Sektion V im Bundeministerium für soziale Verwaltung, des Volksgesundheitsamtes, des Herrn Sektionschefs Dr. K h a u m, an, der dienstlich verhindert ist, nach Salzburg zu kommen.

Hr. Landeshauptmann Dr. Josef K l a u s (Salzburg):

Darf ich Sie namens des Landes und der Landesregierung Salzburg herzlich begrüßen und Ihnen zum diesjährigen Kongreß der Van Swieten-Gesellschaft wünschen, daß Sie nicht nur Ihre Erfahrungen und Erkenntnisse in Salzburg erfolgreich austauschen, sondern auch neue Impulse für das Zusammengehörigkeits- und Freiheitsgefühl eines unabhängigen Aerztestandes hier wieder gewinnen mögen.

Hr. Bürgermeister Stanislaus P a c h e r:

Namens der Stadtverwaltung begrüße ich alle Teilnehmer dieses Kongresses und heiße Sie herzlich willkommen in Salzburg.

Ich danke dem Präsidium, den Initiatoren, daß Sie wie schon in einer Reihe von Jahren, auch diesmal bei uns tagen, wir freuen uns, daß Sie nach Salzburg gekommen sind.

Nach dem erfolgreichen Ablauf der diesjährigen Festspiele, der Tagung der Richter folgt nun Ihre Tagung. An die bildende und darstellende Kunst und Musik folgte das Recht und nun die ärztliche Kunst und Wissenschaft. Dazu noch die Tagung der Gesellschaft vom Roten Kreuz.

Diese Tagungen bedeuten immer eine Belebung der Nachsaison, die Salzburg notwendig braucht. Das schöne Herbstwetter wird gewiß dazu beitragen, daß Sie, geehrte Damen und Herren, Ihre Freizeit angenehm und schön gestalten können.

Salzburg bietet Ihnen hierzu hinreichend Gelegenheit.

Ich danke Ihnen nochmals, daß Sie zu uns gekommen sind; lassen Sie es sich gut gehen in Salzburg.

Sagen Sie es uns, wenn Ihnen bei uns etwas nicht gefällt. Aber kommen Sie bald wieder, wenn es Ihnen bei uns gefallen hat.

Ihren Beratungen und Ihren gestellten Aufgaben wünsche ich den besten Verlauf und Erfolg.

Hr. Dr. K. N i e d e r b e r g e r (Wien):

Sehr verehrter Herr Präsident! Sehr verehrter Herr Landeshauptmann! Meine Damen und Herren! Es gereicht mir zur Ehre, Sie als Präsident der Oesterreichischen Aerztekammer im Namen der Oesterreichischen Aerztekammer begrüßen zu dürfen. Wenn es auch zu den wesentlichen Aufgaben der Aerztekammer gehört, die Standes- und wirtschaftlichen Interessen der Aerzte zu vertreten, so ist sie doch an der wissenschaftlichen Fortbildung der Aerzte außerordentlich interessiert. Die Oesterreichische Aerztekammer hat es sich zum Ziele gesetzt, die Stellung der Aerzte im Staat, in der Gesellschaft und auch in der Sozialversicherung so zu gestalten, daß der Aerzteschaft wieder jenes Ansehen und Vertrauen entgegengebracht wird, das zur Erzielung eines Heilerfolges eine der wesentlichsten Voraussetzungen ist. Diese Stellung kann aber nur dann errungen und erhalten werden, wenn die Aerzteschaft Oesterreichs in ihrem Können und ihrer Ethik auf voller Höhe steht.

Die Oesterreichische Aerztekammer begrüßt daher die Veranstaltungen der Van Swieten-Gesellschaft, die es den Aerzten möglich macht, sich vom neuesten Stand der medizinischen Wissenschaft zu unterrichten und diese in der täglichen Praxis zu verwerten. Damit wirkt auch die Van Swieten-Gesellschaft im Dienste der Volksgesundheit.

Ich erlaube mir, im Namen der Oesterreichischen Aerztekammer der Van Swieten-Gesellschaft zu danken und ihr auch bei diesem Kongreß einen vollen Erfolg zu wünschen.

Hr. Prof. Dr. J. B ö c k (Graz):

Für die so ehrenvolle Wahl zum Präsidenten der Van Swieten-Gesellschaft für das Jahr 1953 möchte ich hier nochmals danken, da es mir nicht möglich war, im Vorjahr bei der Wahl anwesend zu sein. Die Van Swieten-Gesellschaft hat seit ihrer Gründung, die wir der Initiative unseres Ehrenpräsidenten, des Herrn Prof. W. D e n k, verdanken, unter der ausgezeichneten Leitung meiner Vor-

gänger, der Herren W. D e n k, A. W i t t e k, B. B r e i t -
n e r, H. F i n s t e r e r und, in Vertretung A. D u r i g s,
E. L a u d a einen ungewöhnlich raschen und erfolgreichen
Aufschwung genommen. Man wird sich als neuer Präsident
der großen Verpflichtung, die man übernommen hat, so
recht bewußt, wenn man die von L. A r z t in musterhafter
und sorgfältiger Weise herausgegebenen Tagungsberichte
durchsieht und dabei erkennen muß, daß der Umfang und
damit der Inhalt der Berichte, die ja die Tätigkeit der
einzelnen Tagungen widerspiegeln, von Jahr zu Jahr zugenommen haben. Damit im Einklang steht auch die ständig wachsende Zahl der Besucher und Mitglieder unserer
Gesellschaft. Zwei Herren verdanken wir in erster Linie
diesen Erfolg: dem Vorstand der II. Chirurgischen Klinik
in Wien, Herrn Prof. Dr. W. D e n k, von dem die Idee
zur Gründung unserer Gesellschaft ausging und den wir
in Dankbarkeit zu unserem Ehrenpräsidenten gewählt haben,
und unserem Sekretär, Herrn Prof. Dr. E. D o m a n i g,
der in unermüdlichem Eifer seit der Gründung unserer Gesellschaft die ganze Last der umfangreichen administrativen
Arbeit, bescheiden im Hintergrunde wirkend, trägt.

Unsere Freude über die erfolgreiche und vielverspre-
chende Entwicklung unserer Gesellschaft wird durch die
Trauer um den Verlust so vieler wertvoller Mitglieder ge-
dämpft. Wir gedenken in Wehmut der Herren Rudolf B a c h -
m a n n, Rudolf D e m e l, J. M. F e u r s t e i n, Kuno H i l -
z e n s a u e r, Theodor H r y n t s c h a k, August J ö r g e r, Ar-
thur N e u d ö r f e r, Fritz P e n d l, Hans S c h w a c h a.

Wir haben v a n S w i e t e n, den Begründer einer neuen
medizinischen Aera in Oesterreich, zu unserem Namens-
patron gewählt, denn mit ihm begann eine Entwicklung
in Wien und späterhin in ganz Oesterreich, welche der
Wiener medizinischen Schule und damit der österreichischen Medizin in der ganzen Welt höchstes Ansehen er-
warb. Dieser Aufstieg hielt durch mehr als 150 Jahre an
und zählt zu den ehrenvollsten Kapiteln österreichischer
Kulturgeschichte. Zweifellos waren es in erster Linie jene,
jetzt in der ganzen Welt ruhmreichst bekannten Männer,
denen dieser Glanz zu danken ist. Aber auch äußere Umstände halfen den großen Vertretern der Wiener Medizin,
ihre Aufgaben und Pläne erfüllen.

Diese äußeren Bedingungen sind es, welche wir schaffen und erhalten können, damit eine solche Entwicklung
möglich ist. Es scheinen vor allem drei Umstände zu sein,
die sich innerhalb der räumlichen Grundlage, nämlich dem

alten Josephinischen Allgemeinen Krankenhause in Wien, im Rahmen der Wiener Medizinischen Fakultät bildeten und die eine so vielgestaltige und dauerhafte Blüte möglich machten.

Dies ist erstens die Gründung von Spezialkliniken, welche früher als sonst wo in der Welt errichtet wurden und die dann begabten und tatkräftigen Männern eine überaus erfolgreiche und fruchtbare Arbeit in selbständiger Form ermöglichten.

Daneben aber wurde zweitens auch eine breite Basis geschaffen, auf derem soliden, theoretischen Fundament alle jene Einzelfächer ruhen konnten. Diese Grundlage wurde schon dem Studenten gegeben; denn nach der Anatomie des normalen Menschen wurde ihm die Anatomie des kranken Menschen gelehrt, welche in Wien einer der ganz Großen, K. v. R o k i t a n s k y, begründete. Nach der Physiologie des normalen Menschen mußte er sich der Physiologie des kranken Menschen widmen, einem Fache, das ebenfalls auf R o k i t a n s k y s Anregung hin entstand und das in Wien und in Oesterreich allgemeine und experimentelle Pathologie genannt wurde.

Die Wiener klinische Wochenschrift hat anläßlich der diesjährigen Tagung eine Festschrift herausgegeben, die zwei hervorragenden Vertretern der beiden einst von R o k i t a n s k y gegründeten Arbeitsrichtungen der Pathologie gewidmet ist, dem glänzenden Morphologen R. M a r e s c h, dessen Formensinn auch im Kranken Schönes zu entdecken vermochte, und dem universellen R. P a l t a u f, der das mit R o k i t a n s k y s Hilfe von S. S t r i c k e r gegründete Institut für allgemeine und experimentelle Pathologie zu einer großen, umfassenden Anstalt ausbaute. Es sind heuer gerade 80 Jahre, daß die Studierenden in Oesterreich auch aus allgemeiner und experimenteller Pathologie Prüfung machen müssen, seit nämlich S t r i c k e r, der Begründer des Faches, 1873 zum Ordinarius ernannt wurde. Es war so im medizinischen Wien und damit in Oesterreich einem Grundsatz gehuldigt worden, den kürzlich der große Biologe K. v. F r i s c h vertrat, indem er schrieb: „Es gibt in der Wissenschaft keinen entscheidenen Fortschritt ohne das Spezialistentum, das nur dann unfruchtbar wird, wenn der Geist nicht aufs Ganze gerichtet bleibt."

Die dritte Kraft scheint mir in dem für Wien charakteristischen System der Doppelinstitute und Doppelkliniken gelegen zu sein, wodurch ein edler Wettstreit innerhalb der wissenschaftlichen Forschung entbrannte, der zu den höchsten Leistungen anspornte. Daneben noch entsprach man damit schon früh einer jetzt neuerdings erhobenen Forderung, den Studierenden einen innigen Kontakt mit den Unterrichtsstätten zu ermöglichen und dabei noch möglichst vielen Aerzten eine gründliche theoretische und auch ins einzelne gehende praktische Ausbildung an den Stätten der wissenschaftlichen Forschung zu gewährleisten.

So konnten viele Spezialkliniken entstehen und sich weiter entwickeln, ohne daß der Zusammenhang mit der allgemeinen Medizin und ihrer Grundlage verlorenging. Die medizinische Schule blieb dabei eine aristotelische unitas in pluralitate. Möge in diesem Geiste unsere diesjährige und die folgenden Tagungen unserer Gesellschaft verlaufen, der medizinischen Wissenschaft zum Nutzen der Menschheit dienend.

Die Pathologie
der extrapulmonalen Tuberkulose

Von

Dr. **W. Zischka**

Wien

Es ist eines der Hauptziele wissenschaftlich betriebener Medizin, Ursache und Verlauf beobachteter Gesetzmäßigkeiten bei den verschiedenen Erkrankungen zu erforschen, um dadurch nicht nur einem inneren Bedürfnis menschlichen Geistes nach Erkenntnis nachzukommen, sondern auch Mittel und Wege gezielter bewußter und erfolgversprechender Therapie zu finden. So weit wir heute einen Einblick in das infektiöse Geschehen beim Menschen besitzen, ist dieses zunächst im wesentlichen von den Eigenschaften des infizierenden Agens einerseits und von der Verhaltungsweise des infizierten Organismus anderseits bestimmt. Während die Zahl der möglichen Varianten pathogener Eigenschaften beim infizierenden Agens eine relativ geringe ist und sich mit einer stärkeren oder schwächeren Virulenz erschöpft, verfügt der hochorganisierte vielzellige menschliche Organismus über eine große Mannigfaltigkeit verschiedener möglicher Arten der Schädigung und Reizabwehr, einerseits bedingt durch seine unterschiedliche regionäre anatomische, biochemische und funktionelle Organisation, anderseits durch die vielen möglichen korrelativen Zusammenhänge der Einzelteile mit und untereinander im physischen und psychischen Individuum Mensch. Ort und Art der Reizbeantwortung, also auch morphologischer und funktioneller krankhafter Befund sind daher zunächst abhängig von den Eigenschaften des Stoffwechsels des infizierenden Agens und des Stoffwechsels bestimmter Zellen des Makroorganismus, wodurch ihre gegenseitige Affinität im chemischen Sinne, ihr Reaktionsvermögen bestimmt wird. Dabei spielt nicht nur die Produktion von Toxinen, Enzymen und als Fremdkörper wirkender, vom Gewebe schwer abbaubarer Leibessubstanzen der Mikroorganismen eine ausschlaggebende Rolle, sondern auch der anatomische Aufbau und die funktionelle Aufgabe der einzelnen Organe.

Da es sich aber darüber hinaus um den Ablauf eines Prozesses von oft sehr verschieden langer Dauer handelt, ist durch den zusätzlichen Faktor Zeit die Möglichkeit der Entwicklung neuer Verhaltungsweisen und Reaktionslagen des Körpers gegeben, die als allergische Phänomene zu weiteren morphologischen und funktionellen Störungen führen. Sie äußern sich als Folgen einer Gewebsallergie oder als Folgen allergischer Reaktionen des Gesamtorganismus, ausgelöst durch antigen wirkende Leibessubstanzen der Bakterien oder manchmal auch von Zerfallsprodukten des zugrundegehenden Gewebes, wobei ihr Ablauf humoral z. B. in Form von Antigen-Antikörperreaktionen, hormonal im Sinne der Lehre S e l y e s oder nerval im Sinne R i c k e r s, H o f f s und S p e r a n s k y s gesteuert wird.

Diese uns heute bekannten Allgemeingesetzlichkeiten der Infektionslehre gelten voll und ganz auch für die Tuberkulose.

Da für das Verständnis der folgenden Ausführungen über die extrapulmonale Tuberkulose die Histogenese des tuberkulösen Granulationsgewebes von besonderer Bedeutung ist, soll diese, obwohl allgemein bekannt, zunächst einleitend kurz gestreift werden.

In das Gewebe gelangt, führt das Mycobacterium tuberculosis morphologisch bekanntlich zur Ausbildung eines typischen tuberkulösen Granulationsgewebes mit oder ohne Verkäsung. Am Beginn der Entwicklung dieses spezifischen entzündlichen Gewebes stehen aber wie bei der Lues und anderen spezifischen Granulomen, worauf insbesondere C h i a r i hingewiesen hat, zunächst völlig unspezifische Veränderungen in Form von Nekrose, fibrinöser und leukozytärer Exsudation. Die Entwicklung eines proliferativen Prozesses setzt erst mit der Zeit ein und kann unter Umständen nach C h i a r i bereits als histologischer Ausdruck einer allgemeinen oder lokalen Allergie angesehen werden. Auf Grund zahlreicher Arbeiten über die Chemie der Tuberkelbakterien wissen wir, daß die in diesen enthaltenen Proteine vor allem allergische Reaktionen auslösen, die Kohlehydrate eine chemotaktische Wirkung auf Leukozyten haben, die Lipoide aber — worauf schon A u c l a i r 1900 und C. S t e r n b e r g 1902 andeutungsweise aufmerk-

sam gemacht haben — zum Auftreten von Epitheloidzellen
mit Langhansschen Riesenzellen und je nach Dosierung
auch zur Verkäsung führen, wobei S a b i n zuerst zeigen
konnte, daß es innerhalb dieser Stoffe die nach A n d e r s o n
gewonnene A_3-Phosphatidfraktion ist, welche für die Entwicklung tuberkulöser Granulome von besonderer Bedeutung
ist. R o u l e t s bei Kaninchen und Mensch mit dieser Phosphatidfraktion und der aus ihr gewonnenen Phosphatidsäure mit viel geringeren Dosen als bei S a b i n durchgeführten histogenetischen Studien ergaben, daß das Phos-
phatid zunächst von histiozytären Elementen in feiner
Dispersion aufgenommen und weiter verarbeitet wird. Dabei
wandeln sich die phagozytierenden Zellen allmählich zu
Epitheloidzellen um unter Entwicklung einer Anzahl von
Langhansschen Riesenzellen. Gleiche Eigenschaften zeigte
auch die Phosphatidfraktion säurefester Saprophyten.

Während diese Phosphatidsäure aber nur lokale, allerdings spezifische Granulome hervorruft, glaubte in jüngster
Zeit C h o u c r o u n mit Paraffinölextrakten in Weiterentwicklung der Versuche mit abgetöteten, in Paraffinöl zer-
riebenen Tuberkelbakterien auch eine toxische Komponente
(„toxic fraction") mit Fernwirkung in der Lunge nachgewiesen zu haben. Weiter berichten B l o c h und Mitarbeiter in den letzten Monaten über die Darstellung einer
toxischen Verbindung („cord factor") in Petroläther — und
Chloroformextrakten aus virulenten Tuberkelbakterien und
dem BCG-Stamm, welche bei bestimmten Mäusestämmen
intraperitoneal injiziert zum Tode führt, oft erst in der
1. bis 2. Woche unter Gewichtsabnahme und Entwicklung
ausgedehnter Lungenblutungen. Der weitere Ausbau dieser
Befunde würde uns erst in die Lage versetzen, die Tuberkulose auch biochemisch als Krankheit und nicht nur, wie
bisher, als spezifisches Granulom zu verstehen. Nachweisbare chemische Beziehungen im Stoffwechsel zwischen Krank-
heitserreger und Gewebe sind ebenfalls imstande, uns vor-
kommende Affinitäten zu erklären und es scheint kein
Zufall zu sein, daß einerseits durch Zusatz ungesättigter
Fettsäuren als Sauerstoffüberträger im Nährboden von
D u b o s ein den physiologischen Verhältnissen im Organismus viel mehr entsprechendes submeres Wachstum der
Tuberkelbakterien zu erreichen ist, anderseits gerade solchen ungesättigten Oelsäuren von K a u f m a n n und P i-
s c h i n g e r für eine der nach E p p i n g e r wichtigsten
Funktionen des Mesenchyms eine große Bedeutung zugespro-
chen wird, nämlich der Sauerstoffübertragung zwischen

Erythrocyt und Parenchymzelle auf dem Wege durch das Interstitium.

Kommen solche Beziehungen auch histologisch am entwickelten Tuberkel zum Ausdruck?

Vor 4 Jahren hat F r e s e n am menschlichen Untersuchungsgut und Material von Speicherungsversuchen an tuberkulös infizierten Tieren mit rein histologischer Methodik die schon so oft diskutierte Frage der Struktur und der Genese des Tuberkels wieder aufgegriffen. Das tuberkulöse Granulationsgewebe wurde im Laufe der Jahrzehnte histogenetisch bekanntlich von verschiedenen Muttergeweben abgeleitet (näheres siehe F r e s e n). Durch Verwendung der Silberimprägnationsmethode fand man zunächst das Fasernetz des Retikulums bei käsiger Tuberkulose weitgehend erhalten, bei granulierender vermehrt und F r e s e n schloß auf Grund des Nachweises einer Gitterfaserstruktur des Tuberkels auf dessen retikulären Aufbau. Die Entwicklung dieser neugebildeten Gitterfasern ist an die Epitheloidzellen gebunden und auch die von den Epitheloidzellen entstandenen Langhansschen Riesenzellen konnte F r e s e n als argentaffine, faserbildende Elemente nachweisen, die in das retikuläre Stroma des Tuberkels einbezogen sind.

Ist dieser retikulumzellige Aufbau des Tuberkels in Organen mit typischem retikulärem Gewebe, wie Milz, Lymphknoten und Knochenmark, der Lamina propria des Darmes leicht verständlich, so leuchtet er nicht ohneweiters ein bei Tuberkeln an Stellen, wo das retikuläre Gewebe in seinem typischen Aufbau normalerweise nicht nachweisbar ist, z. B. in der Adventitia der Gefäße. Unter Hinweis auf das besondere Verhalten dieses adventitiellen Mesenchyms der Gefäße bei der Entwicklung des unspezifischen Granulationsgewebes, weiter auf die Speicherfähigkeit dieser Zellen und ihre Mitbeteiligung bei Speicherungsretikulosen sowie dem geschwulstmäßigen Wachstum bei der generalisierten Retikulose bzw. Retikulosarkomatose zeigte F r e s e n, daß unter der Einwirkung eines Reizes sich die primitiven undifferenzierten, aber multipotenten Mesenchymzellen leicht zu einer retikulären Gewebsstruktur und unter Lösung aus dem Verband zu einer histiozytären Struktur umwandeln können, was bei der Epitheloidzellbildung eben in diesem ubiquitären Gewebe auftritt unter Entwicklung eines aktiven retikulären Aufbaues. Auch die tuberkulösen Intimaknötchen entstehen nach F r e s e n nicht aus dem Endothel der Intima, sondern aus subendothelialen mesenchymalen Zellen durch Differenzierung zur retikulär-histiozytären Struktur. Während also das gewöhnliche Gefäßendothel nicht speichert und auch an der Epitheloidzellbildung nicht beteiligt ist, gilt dies nicht für das speichernde Endothel der Sinusoide von Knochenmark, Milz, Leber und Lymphknoten, dessen Uferzellen daher eine deutliche Beteiligung an der Tuberkelbildung haben. Unter Ausschluß des gewöhnlichen Endothels faßt F r e s e n daher das ubiquitäre Gewebe von retikulär-histiozytärer Struktur als retotheliales System zusammen.

Diese dargestellte enge Beziehung zwischen dem Mesenchym und seiner retothelial-histiozytären Struktur einerseits und dem M. tuberculosis anderseits (Bindegewebsparasit nach H a e g e r), wie sie in diesen chemischen experimentellen und histologischen Untersuchungen zum Ausdruck kommt, müßte sich, wenn sie tatsächlich zu Recht besteht, auch biologisch z. B. darin äußern, daß eine Infektion mit Tuberkelbakterien gerade in Organen mit einem stark ausgebildeten „aktiven Mesenchym" besonders leicht haftet und dann bei gegebenen Bedingungen zur tuberkulösen Infektionskrankheit führt.

Trifft dies nun auch tatsächlich für die extrapulmonalen Tuberkulosen zu und kann bei der Auffassung des Mesenchyms als Anreicherungs- und Ausschwemmungsstätte unser Verständnis für Pathogenese und Therapie der tuberkulösen Erkrankung eine Erweiterung erfahren?

Seit den klassischen Untersuchungen von G h o n wissen wir, daß die erste Auseinandersetzung des Organismus mit den Tuberkelbakterien morphologisch in Form des bekannten Primärherdes bzw. Primärkomplexes erfolgt. Seine häufigste Lokalisation ist bekanntlich die Lungenalveole. Nach der eben geschilderten Histogenese des Tuberkels ist uns diese Bevorzugung der Alveolen im Gegensatz zu den nicht weniger exponierten zuführenden Luftwegen jetzt nicht nur dadurch verständlich, daß ihre Infektionshäufigkeit die größte ist, sondern vor allem auch dadurch, daß wir für das regelmäßige Haftenbleiben der Infektion, also für die Voraussetzung der Erkrankung als Folge der Infektion gerade in der Alveole und nicht z. B. in der Trachea und im Bronchus einen weiteren, nur durch den besonderen anatomischen Bau der Alveolarwand gegebenen Grund haben. Denn die Auskleidung der Alveolarlichtung erfolgt auf große Strecken durch Zellen des retikulo-histiozytären Apparates, während je nach Funktionszustand nach v. H a y e k die Alveolarepithelzellen bald mit Ausläufern das Alveolar-

septum bedecken, bald aber nur als sogenannte Nischen-
zellen an den Verzweigungsstellen der Kapillaren ebenfalls
phagozytierend nachweisbar sind. Die erste Reaktion in
Form des Desquamativkatarrhs wird von diesen phagozytierenden, histiozytären Zellen entwickelt. Das Epithel
der zuführenden Luftwege, das bei der Aspiration sicher
von viel Tuberkelbakterien getroffen wird, erkrankt wegen
seines epithelialen Charakters zunächst nicht. Eine solche
direkte Kommunikation retikulo-histiozytärer mesenchymaler
Zellen mit der Außenwelt, die vorübergehend nur in der
Lungenalveole vorkommt, macht uns ihre Vorrangstellung
im tuberkulösen Krankheitsgeschehen überhaupt erst verständlich.

E x t r a p u l m o n a l e   P r i m ä r k o m p l e x e sind daher eben aus diesem Grunde viel seltener und entstehen
dann, wenn die schützende Epithelschicht über dem mesenchymalen Gewebe unterbrochen oder aufgelockert ist.
Primäre Tuberkulosen des R a c h e n s sind bekanntlich
außerordentlich selten, häufiger, aber immer noch eine Seltenheit, ist dies an den lymphoepithelialen G a u m e n -
m a n d e l n der Fall mit ihren oft nachweisbaren oberflächlichen Epitheldefekten. Für die M a g e n schleimhaut hat
schon R o k i t a n s k y das seltene Vorkommen tuberkulöser
Infektionen mit ihrer Armut an Lymphknötchen in Zusammenhang gebracht. Dagegen spielt der Primärkomplex i m
D a r m e mit seiner dicken Lage retikulären Bindegewebes
in der Lamina propria von Dünn- und Dickdarm sowie
Appendix praktisch bereits wieder eine größere Rolle. Das
resorbierende einschichtige Epithel bedeutet im Verhältnis
zu den nicht resorbierenden Epithelien einen viel geringeren
Schutz gegen das Eindringen verschluckter Tuberkelbakterien, vor allem bei Kindern, bei denen die Tuberkelbakterien gewissermaßen fast „sofort" auf retikulär-
histiozytäres Gewebe stoßen. Die Entwicklung eines Primärkomplexes mit tuberkulösem Ulkus oder tuberkulöser Narbe,
meist gebunden an das Gewebe der Solitärfollikel oder Payr-
schen Haufen mit zugehörigen verkästen oder verkreideten
mesenterialen Lymphknoten charakterisiert die primäre
Darmtuberkulose, ein Befund, der pathologisch-anatomisch
für die Diagnose unbedingt gefordert werden muß. Die
natürliche Inokulationstuberkulose der H a u t in Form eines
tuberkulösen Primärkomplexes ist als Schmierinfektion
selten und setzt eine Verletzung voraus, wie dies z. B. für
die Zirkumzisionstuberkulose gilt. Der Prozeß geht auch
hier von jener Schicht sehr reaktionsfähigen Mesenchyms

der Gefäße der Papillarkörper und der Cutis aus, die ja bekanntlich auch bei Retikulosen häufiger Sitz der Veränderung ist. Jedoch in Form der BCG-Schutzimpfung stellt sie heute als künstlich gesetzter Primärkomplex ein häufiges aber ungefährliches Ereignis dar. Im Zusammenhang mit diesen Fragen der Unschädlichkeit der BCG-Impfung hat heute die genaueste Klärung von Fällen tuberkulöser Erkrankung geimpfter Neugeborener als konnatale hämatogene Tuberkulose mit dem Primärherd in der Leber und verkästen regionären Lymphknoten ad portam hepatis oder als konnatale Aspirationstuberkulose der Lunge im Gegensatz zum postnatalen exogenen früheren oder späteren Infekt eine besonders große praktische Bedeutung erlangt.

Die weitere Verbreitung der Tuberkelbakterien im Organismus vom Primärkomplex her erfolgt bekanntlich kanalikulär, lymphogen und hämatogen. Es kommt zur Verschleppung der Tuberkelbakterien in die verschiedensten Organe („Durchseuchung", S c h ü r m a n n) unter Phagozytose im retothelialen System. Je nach Reaktionslage entsteht entweder, und dies ist selten, unter dem Bilde einer Sepsis acutissima die Typhobacillose Landouzy mit dem hystologischen Befund einer Phagozytose der Tuberkelbakterien in den Kupfferschen Sternzellen der Leber und Retikulumzellen der Milz neben fokalen Nekrosen. Oder aber, und dies ist wesentlich häufiger, kommt es unter langsamerem Verlauf zur generalisierten Miliartuberkulose, und schließlich, bei schütterer Aussaat, zur Entwicklung einer Organtuberkulose.

Wie wir heute wissen, können solche schüttere Streuungen latent im Gewebe liegenbleiben, ohne zu größeren morphologischen Veränderungen zu führen, ja selbst im Liquor cerebrospinalis können Tuberkelbakterien nach den Untersuchungen von M a c g r e g o r, K i r k p a t r i k und C r a i g nachweisbar sein, ohne daß eine Leptomeningitis tuberculosa sich entwickeln müßte. Ebenso aber kann es zur Entwicklung einzelner Tuberkel kommen mit Tendenz zur Rückbildung und vollständiger Abheilung. Einzelne von ihnen können in der Folgezeit zu größeren Knoten konfluieren und so zu „Krankheitsträgern" werden. Interstitiell gelegen, im Mesenchym zunächst verankert, können sie viele Jahre ohne klinische Symptome latent bleiben. Werden sie jedoch progredient, und brechen gar z. B. in benachbarte Hohlräume ein, dann sind durch die nun mögliche Ueberflutung mit infektiösem Material der Entwicklung einer Organtuberkulose als Krankheit Tür und Tor offen. Der

weitere Verlauf wird jetzt neben v i e l e n a n d e r e n F a k -
t o r e n — was besonders betont sei — auch durch die
Eigengesetzlichkeit dieses „Hohlraumfaktors" oft ausschlaggebend mitbestimmt. Die verschieden lange Dauer des
klinisch stummen Intervalles haben für die verschiedenen
extrapulmonalen Tuberkulosen zahlreiche Autoren betont
und B o s h a m e r möchte alle Organtuberkulosen in erster
Linie auf die am Ende des ersten Stadiums des Primärkomplexes auftretende Bakteriämie zurückführen, während
U e h l i n g e r außer dieser Frühgeneralisation auch auf
eine erweiterte Pubertätsgeneralisation und Altersgenerali-
sation hinweist. Die Dauer dieses Latenzstadiums würde in
folgender Reihe zunehmen: Meningitis tuberculosa, Pleuritis tuberculosa, Knochen- und Gelenktuberkulose, Urogenitaltuberkulose, Nebennierentuberkulose. Es wurde daher
von manchen Autoren auch von einem zyklischen Ablauf
der extrapulmonalen Tuberkulose gesprochen. Bei diesem
Verlauf würde auch das z. B. für die aktive Knochentuberkulose und Lungentuberkulose von manchen Autoren betonte Ausschließungsverhältnis eine gute Erklärung finden,
ohne der Notwendigkeit der Annahme einer nach K o n -
s c h e g g unbewiesenen gegenseitigen Beeinflussung.

Bei der nun folgenden, angesichts der Größe der Fra-
genkomplexe nur kursorisch möglichen Besprechung bestimmter extrapulmonaler Tuberkulosen sollen zwei Gesichtspunkte etwas mehr beleuchtet werden. Es ist die
B e d e u t u n g d e s a n a t o m i s c h e n A u f b a u e s und
der f u n k t i o n e l l e n A u f g a b e d e r O r g a n e für die
Entwicklung solcher extrapulmonaler Tuberkulosen. Auf
die zahlreichen anderen, sehr bedeutenden Faktoren, kann
höchstens andeutungsweise da oder dort einmal hingewiesen
werden.

Die L y m p h k n o t e n t u b e r k u l o s e, lymphogen
oder hämatogen-metastatisch entstanden, kann morphologisch in verschiedensten Formen in Erscheinung treten. Vor
allem bei lymphogener Infektion in den Randsinus beginnend, kommt es zur Entwicklung vieler, zunächst kleiner
miliarer Knötchen, die bei Fortschreiten des Prozesses zu
ausgedehnten verkästen tuberkulösen Herden, manchmal in
Form der sogenannten Kartoffeldrüsen sich entwickeln
können. Eine andere Form mit Ausbildung von Epitheloidzellen, aber nur geringer Langhansscher Riesenzellenbildung
bei meist fehlender Verkäsung ist die retikulierte Lymphknotentuberkulose, die sogenannte großzellige Hyperplasie
Z i e g l e r s. Selten ist eine fast universelle Lymphdrüsen-

                     W. Zischka:

tuberkulose mit nachweisbarem oder kaum mehr nachweisbarem altem Organherd. Der Verlauf der Lymphknotentuberkulose mit seinen Komplikationen und Abheilungsformen ist
allgemein so gut bekannt, daß ich nicht näher auf ihn
einzugehen brauche. Hat das Tuberkelbakterium einmal
diese retikuläre Station erreicht, was beim Primärherd
stets der Fall ist, dann ist damit im Organismus auf Grund
der Filterfunktion der Lymphknoten ein dauerndes Bakterienreservoir größten Ausmaßes entstanden, von welchem
auf lymphogenem, hämatogenem Weg und per continuitatem
auf dem Wege von Durchbrüchen in Hohlorgane jeder Zeit
neue Schübe auftreten können. Diese latente Infektion
führt bekanntlich auch zu einer gewissen Infektions-
immunität und kann mit morphologischen Veränderungen
einhergehen, muß es aber nicht notgedrungen. Schon
B a r t e l , B e i t z k e , S c h ü r m a n n u. a. haben darauf
hingewiesen, daß auch in histologisch unveränderten Lymphknoten bei Mensch und Tier virulente Tuberkelbakterien
sich phagozytiert finden können. Experimente von
M a x i m o v , R i c h sowie F e l l und B r i e g e r mit tuberkulös infizierten Gewebskulturen zeigen ebenfalls trotz
massiver Infektion und Phagozytose der Tuberkelbakterien
durch Histozyten, daß die Gewebskultur im Gegensatz zu
Infektionen mit anderen Bakterien nicht abstirbt, sondern
im Gegenteil gut weitergedeiht. Diesem auf dem Wege einer
Durchseuchung des Lymphabflusses entstandenen Bakterienreservoir in den Lymphknoten hat unter anderen vor allem
G h o n im Zusammenhang mit Fragen der Häufigkeit einer
lymphoglandulären endogenen Reinfektion bereits besonders große Bedeutung beigemessen, in erster Linie
in Form des endogenen lympho- und vor allem hämatogenen
Reinfektes, viel seltener auf dem Wege eines Durchbruches
in ein Hohlorgan, wie etwa die Bronchien, die Trachea oder
den Oesophagus, wie dies in den letzten Jahren vor allem
durch Philipp S c h w a r z für die Bronchien in Form der
lymphadenobronchogenen Reinfektion als besonders häufig
auftretend betont wird. Experimentelle Untersuchungen verschiedener Autoren sowie eigene Versuche zeigen, daß es
dieses Bakterienreservoir ist, auf welches wir bei der antibiotischen Therapie nicht vergessen dürfen, weil es neben
der Resistenzentwicklung der Tuberkelbakterien für die bekannten Rezidive mitverantwortlich gemacht werden muß,
welche nicht durch das Antibiotikum allein verhindert werden können, sondern erst durch eine entsprechende Im-
munitätslage des Organismus. So wie bei der Malaria die

phagozytierten E-Formen der spezifischen Therapie größte Schwierigkeiten bereiten und nach jahrzehntelanger Latenz bei Zerfall der Phagozyten frei werden und dann zum Rezidiv führen können, so müssen wir auch mit solchen Ereignissen auf Grund der geschilderten Verhältnisse und experimentellen Arbeiten in Zellkulturen bei der Tuberkulose rechnen. Auf das verschiedene Verhalten solcher in Makrophagen phagozytierter Tuberkelbakterien gegenüber den verschiedenen Tuberkulostatika wurde jüngst hingewiesen.

Während das retikuläre Gewebe von L e b e r und M i l z nur selten in Form einer Organtuberkulose erkrankt, jedoch stets bei der generalisierten Miliartuberkulose beim Menschen mitbeteiligt ist, gilt dies nicht in diesem Ausmaß für das K n o c h e n m a r k. Bei chronisch isolierten Organtuberkulosen fand K o i z u m i in 75% der Fälle Tuberkelbakterien im Knochenmark und nach hämatogener Verschleppung bei allgemeiner Miliartuberkulose und Organtuberkulosen fand R a n d e r a t h in 100 bzw. 81·8% der Fälle ruhende Streuherde im Knochenmark. Sie können hier schließlich zur Entwicklung einer Knochentuberkulose führen. Ihre bevorzugte Lokalisation in kurzen Knochen mit Zellmark sowie in den beim Kind oft noch zelligen Knochenmarksabschnitten der Epi-, Meta- und Diaphysen der langen Röhrenknochen mit auffallender Auslassung des nicht phagozytierenden Fettmarkes und der mit Ausnahme der Rippen selteneren primären Beteiligung der mesenchymalen aktiven Cambiumschicht des Periostes zeigt uns wieder die große Affinität der Tuberkelbakterien zum Mesenchym und Retothel, auf die für den Knochen auch schon S a b u t und R a n d e r a t h hingewiesen haben. Zahlenmäßig ist der Unterschied in A l f e r s Material zwischen der zellmarkhaltigen Wirbelsäule und dem auf große Strecken fettmarkhaltigen Femur wie 239 : 14. Bei Staphylokokken, die auch sonst keine so starke Affinität zum retothelialen System haben, stehen dementsprechend die langen Röhrenknochen im Vordergrund der zahlenmäßigen Beteiligung mit ihrer nach G r u b e r hauptsächlichsten Lokalisation in der Diaphyse, während Erkrankungen in der Wirbelsäule hier bekanntlich seltener vorkommen. Es ist auch hervorzuheben, daß ein gleiches lokalisatorisches Verhalten wie die Tuberkelbakterien im Knochen die Streptokokken zeigen mit ihrer bekannten Affinität zum Mesenchym z. B. beim Rheumatismus, wieder im Gegensatz zu den Staphylokokken. Die gleiche latente Infektion, wie wir sie beim Lymphknoten kennengelernt haben, müssen wir, wenn auch nicht in so ausgeprägtem Maße, auch im Knochenmark annehmen, wodurch uns die so stark umstrittene Bedeutung des lokalen Traumas bei der Entwicklung der Knochentuberkulose verständlich wird. Doch dürfte wohl auch bei der Knochentuberkulose die eingetretene allergische Sensibilisierung von ebenso großer Bedeutung sein wie dies G r u n d m a n n und N a e g e l i für die Pathogenese der eitrigen Osteomyelitis neben der endarteriellen Gefäßversorgung vor kurzem hervorgehoben haben. Die starke Aktivität des Mesenchyms und retothelialen Systems gerade im Kindesalter erklärt die Häufung der Knochentuberkulose zu dieser Zeit. Auf Einzelheiten des ja allgemein bekannten weiteren Verlaufes der Knochentuberkulose soll nicht näher eingegangen werden, ebenso nicht auf die verschiedenen atypischen Formen dieser Knochenerkrankung.

Die Sonderstellung des den Mesenchymspalt von G e - l e n k e n auskleidenden Gewebes in Form der Membrana synovialis kommt als allergisch-mesenchymale Reaktion bei den verschiedensten Infektionskrankheiten deutlich zum Ausdruck, so daß uns das Vorkommen einer primären hämatogenen Tuberkulose der Membrana synovialis neben dem sekundären Befallenwerden von tuberkulösen osteomyelitischen Herden her nicht verwundert. Auch hier entsteht ein tuberkulöser Krankheitsprozeß erst, wenn Tuberkel, welche in den oberen Schichten meistens ihren Sitz haben, die Oberfläche des Gelenkspaltes erreicht haben bzw. in diesen durchgebrochen sind und dann zu einem tuberkulösen Hydrops, Fungus usw. führen.

Subendotheliale Intimatuberkel finden wir nach Angabe F r e s e n s bei der allgemeinen Miliartuberkulose nicht nur überwiegend in den Lungenvenen, unter dem Endokard, in der Aorta und in großen Körpervenen, sondern auch in den Venen des Nebennierenmarks. Wie bei der Tuberkulose der Knochen und Gelenke müssen wir auch hier mit einer eventuellen örtlichen und allgemeinen Umstimmung der Gewebe rechnen, ähnlich der unspezifischen subendothelialen Granulome von D i e t r i c h, S i e g m u n d, A p i t z u. a. Von diesem subendothelialen Mesenchym mit seinen Tuberkeln geht wohl die Entwicklung der hämatogenen N e b e n n i e r e n t u b e r k u l o s e aus mit ihrem besonders langen Latenzstadium und ihrer häufigsten Folge, dem Morbus Addison. Die besonders starke Durchblutung dieses Organs begünstigt wohl sehr die Absiedlung von Tuberkelbakterien in der Gefäßwand, ähnlich wie dies H a r t m a n n für das häufige Auftreten von Karzinom-

metastasen in den Nebennieren beim Bronchuskarzinom
angenommen hat.

Die histologische Lokalisation der hämatogenen H a u t -
t u b e r k u l o s e n in ihrem Beginn in der oberen Haut-
schicht ist vor allem durch das Vorkommen einer aktiven,
retikulär-histiozytären Gewebsschicht des Gefäßbindegewebes
in der Cutis bedingt. Das Fehlen eines vorgebildeten anatomischen Hohlraumes hier ist wohl mit ein Grund für ihren
relativ gutartigen Verlauf.

Der Weg der Infektion des Subarachnoidealraumes bei
der t u b e r k u l ö s e n L e p t o m e n i n g i t i s wird, abgesehen von den kontinuierlich von der Nachbarschaft,
z. B. vom Knochen, fortgeleiteten Fällen bei dieser in der
Regel hämatogen entstandenen Erkrankung, von den einzelnen Autoren verschieden angegeben. Neben der Möglichkeit, daß der Prozeß als exsudative Entzündung im
Anschluß an eine hämatogene Streuung oder Nachstreuung
als direkte Folge der Infektion ausgedehnt im Sublepto-
meningealraum bzw. den Leptomeningen selbst beginne und
von hier aus im Gehirn zur Tuberkelbildung führe, wiesen
zuerst R i c h und M c C o r d o c k darauf hin, daß sie bei
entsprechend genauer Untersuchung des Gehirnes in 94%
von Fällen einer Leptomeningitis tuberculosa kleinste Tuberkulome im Gehirn und den weichen Hirnhäuten nachweisen
konnten, die älter waren als dem Zeitpunkt der hämatogenen
Streuung entsprechen würde. Auch in Fällen generalisierter
Tuberkulose ohne Leptomeningitis tuberculosa erhoben sie
den gleichen Befund. Nachuntersuchungen bestätigten dieses
Resultat (S c h o r n a g e l 82%, M c M u r r a y 91%, M a c-
g r e g o r 88%, S c h w a r z 64%). Neigte man im allgemeinen dazu, diese Tuberkulome als sekundäre Ansied-
lungen bei Leptomeningitis tuberculosa zu deuten, so werden sie von anderen, zumeist mit umschriebenen Knötchen
der Arachnoidea und des Plexus chorioideus aus einer Anzahl von Gründen, auf die nicht näher eingegangen werden
kann, als erste hämatogene Metastase der Tuberkelbakterien
im Zentralnervensystem angesehen mit vaskulärem bzw.
perivaskulärem Beginn im adventitiellen Mesenchym der
weichen Hirnhäute bzw. der Virchow-Robinschen Räume
des Gehirnes. Hier wiederum zunächst verankert können
subkortikal und leptomeningeal gelegene Tuberkel durch
Vergrößerung schließlich kontinuierlich in den von Liquor
erfüllten Subarachnoidealraum durchbrechen und zur aus-
gebreiteten, jetzt verständlicherweise stark exsudativen Leptomeningitis tuberculosa führen oder lymphogen auf dem Weg

über den zentripetal von den Virchow-Robinschen Räumen
zum Subarachnoidealraum führenden Liquorabflußweg auch
von tiefer gelegenen oberflächenfernen Tuberkulomen. Außer
diesem Weg weisen G s e l l und U e h l i n g e r auch besonders auf die Bedeutung einer zweiten hämatogenen Aussaat als Ursache der entstehenden Leptomeningitis tuberculosa hin. Sind die Tuberkelbakterien einmal in den noch
dazu mit Flüssigkeit erfüllten Subarachnoidealraum massiv
eingebrochen, dann ist die Möglichkeit einer ausgedehnten
Weiterverschleppung in hohem Grade gegeben mit Infektion der Ventrikel, des Plexus chorioideus und der sub-
ependymären Gliaschicht, die nach S c h w a r z im Gegensatz zu K m e n t, O p h ü l s und W a l b a u m in der Regel
vom Liquor her tuberkulös infiziert werden. Der tuberkulöse Prozeß spielt sich im allergischen Organismus, wie
bei den Tierversuchen von B u r n und F i n l e y, zuerst
rein exsudativ ab, in der Folgezeit aber, bei dieser Auffassung leicht verständlich, überwiegend perivaskulär-pro-
duktiv im zur allergischen Reaktion ja prädestinierten Mesenchym der Adventitia der Gefäße. Seine die Zwischen-
wände des Subarachnoidealraumes auskleidenden Zellen
haben nach S c h w a l b e und S p e r a n s k y erhöhte Speicherfähigkeit, G e r h a r t z ordnet sie dem retothelialen System zu, da er von ihnen typische Retothelsarkome aus-
gehen sah und M a r t i n fand im Kaninchenversuch sub-
arachnoideal gespritzte Tuberkelbakterien angehäuft entlang der Gefäße. Aus dem Verband losgelöst, frei im entzündlichen tuberkulösen Exsudat, werden sie von R a n k e
von den Makrophagen, von S p i e l m e y e r und A s c h o f f
von den Histiozyten abgeleitet. Sekundär durch obliterie-
rende Angitis bedingte Destruktionsprozesse im Gehirn sieht
man heute, wie C h i a r i u. a. zeigten, bei mit Tuberkulostatika
behandelten Fällen in zunehmendem Maße. Die bereits erwähnte kurze Latenzzeit der tuberkulösen Meningitis findet,
ähnlich wie bei den serösen Häuten, in der Zartheit der
Leptomeningen und dem offenen Abflußweg der Lymphe
von den perivaskulären Spalträumen in den Subarachnoidealraum ihre Erklärung mit der dadurch gegebenen
leichten massiven Infektion des Liquors.

Das harnproduzierende Blutfilter der N i e r e führt
bei den verschiedenen mit Bakteriämien und Sepsis einhergehenden Infektionskrankheiten häufig zur Bakteriurie,
die erfahrungsgemäß mit gröberen morphologischen Veränderungen in der Niere einhergehen kann, z. B. bei Sta-
phylokokkenpyämie, aber auch ohne solche auftritt, z. B.

beim Typhus abdominalis. Beides kommt bei der Nierentuberkulose vor, doch sieht man ein massives Auftreten von Tuberkelbakterien im Harn nach S t ö r k in erster Linie bei mit dem Nierenbecken frei kommunizierenden tuberkulösen Prozessen, vor allem des Markes bei Ausschluß einer Herkunftsmöglichkeit von den tieferen Abschnitten des Harn- oder Genitaltraktes. Die Absiedlung von Tuberkelbakterien in der Niere geschieht, von äußerst seltenen, besonders gelagerten Fällen einer aszendierenden urinogenen Infektion abgesehen, hämatogen in den Gefäßschlingen des Glomerulus mit ihrem besonderen dreischichtigen Aufbau aus Endothel, Grundhäutchen und mesenchymalem deckendem Mesothel oder subendothelial in den Gefäßen der Rindenmarkgrenze bzw. des intertubulären Bindegewebes. Eine lymphogene Infektion im Sinne von T e n d e l o o kommt wohl nur selten vor. Dementsprechend finden wir in der Regel bei der miliaren Tuberkulose vorwiegend in der Rinde, seltener im Mark, metastatische, meist unscharf begrenzte, miliare Knötchen. Diese zeigen zunächst gute Tendenz zur Abheilung, wodurch trotz hämatogener Streuung die spätere, oft nur einseitige tuberkulöse Nierenerkrankung verständlich wird. Auf das jahrelange Latenzstadium bis zur klinischen Manifestation haben vor allem G l o o r und U e h l i n g e r hingewiesen. Durch Wachstum und Ausbreitung können sie zu größeren Konglomerattuberkeln werden, die beim Erreichen der Pyramidenspitze jetzt oft gern im Bereich der sogenannten Calixnische mit dem großen Hohlraum des Nierenbeckens und seiner Calices in breite Kommunikation treten. Typischen Ausscheidungsherden, entstanden auf dem Weg über die Tubuluslichtung, messen S t ö r k und W i l db o l z nur eine geringe Bedeutung für die Ausbreitung des tuberkulösen Prozesses in der Niere zu. Steht die Ansiedlung der Tuberkelbakterien in der Niere mit der Filterfunktion dieses Organs in Zusammenhang, so ist für die weitere Entwicklung des Prozesses jetzt wieder die Hohlraumgestaltung der harnabführenden Wege von besonderer Bedeutung. Ihr mehrzelliges Uebergangsepithel bedeutet zunächst wohl einen Schutz, der nur bei massiver Infektion oder verlängerter Verweildauer infolge von Stauungen insuffizient werden kann. Der anatomische Bau der Calices mit ihrem Fornix, von S t ö r k mit einem Weinglas in Form der sogenannten Römer verglichen, und ihr räumliches Verhältnis zur Pyramidenspitze läßt die Annahme einer schon physiologisch vorkommenden vorübergehenden Harnstauung in diesem Bereich wahrscheinlich machen mit der Folge einer früh auftretenden Kelchverkäsung. Das Uebergreifen des Prozesses auf die übrige Schleimhaut des Nierenbeckens mit Knötchen- und Ulkusbildung ist damit gegeben. Dieser tuberkulös infizierte Hohlraum ist es nun, der wieder den weiteren Verlauf wesentlich bestimmt, also die entstandene Pyelitis tuberculosa. Als Bakterienreservoir mit folgender multipler oder allgemeiner Infektion der Calices, retrograder kanalikulärer kontinuierlicher lympho- und hämatogener Ausbreitung auf Mark und Rinde führt es zum bekannten Bild der tuberkulösen, käsigkavernösen Nierenphthise unter descendierender Infektion von Harnleiter, Harnblase usw. Auf ihre manchmal relativ rasche Entwicklung haben jüngst G l o o r und U e h l i n g e r hingewiesen.

Die Infektion der weiblichen inneren G e n i t a l - o r g a n e entsteht nach Ansicht der überwiegenden Anzahl der Autoren, wenn man von der kaum vorkommenden primären Genitaltuberkulose absieht, in erster Linie hämatogen-metastatisch, seltener auch lymphogen oder per kontinuitatem von Prozessen in der Nachbarschaft fortgeleitet. Unreifes mesenchymales Gewebe zu retikulärer Struktur umgewandelt, finden wir vor allem als interstitielles Gewebe im Endometrium des Corpus uteri. Seine Speicherfunktion kommt während der Sekretionsphase und Deziduabildung deutlich zum Ausdruck. Es tritt vollkommen in den Hintergrund in der Cervixschleimhaut und an der Portio, wo auch tuberkulöse Prozesse viel seltener beobachtet werden. Ein an histiozytären Wanderzellen reiches, besonders im ampullären Teil der Eileiter dicht von Gefäßnetzen durchsetztes lockeres Bindegewebe finden wir in der Lamina propria der Tuben. Seine nahe Verwandtschaft mit dem zur retikulären Struktur entwickelten Mesenchym des Korpusendometriums kommt entwicklungsgeschichtlich in seiner Abstammung vom Müllerschen Gang, von welchem auch der Uterus abgeleitet wird, zum Ausdruck, biologisch aber in seiner Fähigkeit zur decidualen Reaktion bei Tubargravidität. Auch die Tubenschleimhaut unterliegt zyklischen hormonalen Veränderungen, wie die Uterusmucosa. Sowohl Uterus- wie Tubenschleimhaut begrenzen Hohlräume. An beiden Oertlichkeiten müßten daher häufig nicht nur tuberkulöse Infektionen, sondern auch tuberkulöse Krankheitsprozesse zu erwarten sein. Statistisch allgemein anerkannt sind es tatsächlich die häufigsten Lokalisationen der weiblichen Genitaltuberkulose. Die Tube überwiegt dabei über das Endometrium deutlich (H e i n e m a n n: Tube bei 90%

von Genitaltuberkulose mitbefallen, Endometrium 50 bis 70%), ein Unterschied, für den wir eine mögliche Ursache mit S c h r ö d e r, R e i n h a r t und M o o r e in der, zur Zeit der ersten hämatogenen, lymphogenen oder oberflächlich kanalikulären Ansiedlung der Tuberkelbakterien oft noch regelrechten und totalen Abstoßung des Endometriums während der Menstruation und der dadurch entstandenen vorübergehenden Hohlraumreinigung des Uteruscavums sehen möchten. Diesem Heilfaktor wird aber sehr bald eine um so geringere Bedeutung zukommen bei Individuen, die von vornherein zu Zyklusstörungen neigen (hypoplastisches Genitale), ferner in Fällen bei sehr ausgedehntem tuberkulösem Prozeß des Endometriums mit Befallensein der Basalis und bei den ja häufig bei Genitaltuberkulose nachweisbaren, im Verlauf der Krankheit erst aufgetretenen Zyklusstörungen (Z a n d e r), die u. a. mit unvollständiger Abstoßung des Endometriums einhergehen (F r o e w i s und U l m, N e v i n n y - S t i c k e l). Bei Verdacht auf Genitaltuberkulose der Frau werden daher in letzter Zeit in zunehmendem Maße Kulturen vom Menstruationsblut gemacht. Ein solcher, wenn auch sehr bald insuffizienter Reinigungsmechanismus fehlt in der Tube von allen Anfang an. Wenn daher einmal ein z. B. hämatogen zuerst interstitiell entstandener Tuberkel in die Tubenlichtung meist gerade im stärkst durchbluteten ampullären Teil der Tube durchgebrochen ist, steht der weiteren kanalikulären Ausbreitung des tuberkulösen Prozesses in der Salpinx nichts mehr im Wege, ebenso nicht bei per continuitatem, vor allem aber kanalikulär durch das Tubenostium per contiguitatem fortgeleiteter Tuberkulose, z. B. vom Peritoneum, mit folgendem Uebergreifen auf die Tubenschleimhaut. Unter Ausbildung einer tuberkulösen Pyo- oder Sactosalpinx entsteht wieder hier ein Bakterienreservoir, welches seinerseits im Gegensatz zum Uterus sehr leicht, vor allem kontinuierlich und kanalikulär oder lymphogen auf Peritoneum, Uterus, Ovarium übergreifen kann. Für die deszendierende kanalikuläre Infektion des Uteruscavums, dürften wieder die Verhältnisse zur Zeit der postmenstruellen Wundflächenbildung besonders günstig sein. Auf die weitere Möglichkeit einer gleichzeitigen hämatogenen und kanalikulär vom Peritoneum her erfolgten Infektion der Tuben weist G h o n hin unter ausdrücklicher Ablehnung des Simonschen Tubenkatarrhs, für welchen auch H ü b s c h m a n n eingetreten ist. Das Ovarium spielt, obwohl es nicht gerade selten von Tuberkeln befallen wird, eine untergeordnete Rolle, wohl in-

folge der hier normalerweise fehlenden größeren Hohlraum-
bildungen.

Auf die speziellen Verhältnisse beim männlichen
Genitale sowie auf die Organtuberkulose des Darmes und
der serösen Häute soll nicht mehr eingegangen werden.

An den besprochenen extrapulmonalen Tuberkulosen
hoffe ich Ihnen gezeigt zu haben, wie diese vor allem in
ihren bevorzugten Lokalisationen und in ihrer krank-
machenden Bedeutung für den Organismus, unter anderem
durch zwei Faktoren beeinflußt werden: Es ist die Affinität
des Tuberkelbakteriums zum aktiven Mesenchym und der
anatomische Aufbau der befallenen Organe mit seinen funktionellen Aufgaben, wobei einer massiven Infektion von
Hohlräumen für das Auftreten exsudativer Prozesse im
sensibilisierten Organismus größte Bedeutung zukommt.
Eine Störung des im Gang befindlichen orthischen sym-
ptomlosen Reaktionsablaufes der allergischen Komponente
(Letterer) im tuberkulös infizierten Organismus durch den
massiven Einbruch der Tuberkelbakterien aus bisher mes-
enchymal abgeschlossenen tuberkulösen Herden führt jetzt,
wie z. B. bei einer Eiweiß-Zweitinjektion im Experiment, zur
Entwicklung der klinisch manifesten tuberkulösen Krankheit.
Auf die spezielle pathogenetische Bedeutung vieler anderer
Faktoren, z. B. gerade der durch das Mesenchym als Erfolgsorgan stark beeinflußten allergischen Reaktionslage für Progredienz und Rückbildung der ja bei hämatogener Streuung
im ganzen Körper gesetzten Metastasen, konnte und sollte
nicht mehr eingegangen werden.

Kurz wäre noch zu zeigen, welche prinzipiellen Wege
der Therapie sich auf Grund dieser geschilderten Pathogenese ergeben können. Schädigung des Infektionserregers
durch Tuberkulostatika führt bekanntlich zur Wachstums-
hemmung und nur in geringem Grade zur Abtötung der
Tuberkelbakterien. Diese bleibt dem Organismus überlassen.
Man muß sich dieses Faktums stets bewußt sein, denn es
kommt bei der Therapie darauf an, zwischen der Zeit der
bakteriostatischen Wirkung des angewendeten Mittels und
der Entwicklung einer entsprechenden Abwehrkraft des Organismus in möglichst kurzer Zeit eine feste Brücke zu
schlagen. Dies nicht nur wegen der Gefahr einer Entwicklung einer Resistenz gegenüber dem Medikament, sondern
vor allem wegen der Notwendigkeit einer guten mesenchymalen Abwehrlage zur Erreichung einer Dauerheilung.
Jede zusätzliche Belastung des Mesenchyms humoral, z. B.
durch allergische Reaktionen, die sich ja vorwiegend im

Gefäß-Bindegewebsapparat abspielen, durch Infektionskrankheiten, z. B. bei Masern oder Erschöpfung im Senium oder hormonal durch Cortisone, ACTH usw. sowie durch die altersmäßige Umstellung, z. B. im Pubertätsalter, wird zur Verschlechterung des Prozesses führen müssen. Ebenso jede Schädigung über das vegetativnervöse System, das ja in seiner Peripherie mit dem Mesenchym eng verknüpft ist. So wird uns die Bedeutung von Ruhe und Liegekur bei der Tuberkulosetherapie verständlich, ebenso jede Umstimmungstherapie des Mesenchyms, z. B. spezifisch-allergisch mit Tuberkulin. Die Domäne einer chirurgischen Intervention sind die geschilderten Bakterienreservoire in den Hohlräumen, wobei aber auch dann mit einem dauernden Erfolg nur gerechnet werden kann, wenn der Organismus bei der ja vorliegenden Allgemeininfektion mit den zurückgelassenen Streuherden unter konservativer allgemeiner Behandlung selbst fertig werden kann.

Literatur beim Verfasser.

Die Entwicklung der modernen Behandlung der Knochen- und Gelenktuberkulose

Von

Prof. Dr. **A. Wittek**

Graz

Die Uebertragung dieses Referates an einen überalterten Berichterstatter bringt den Vorteil mit sich, daß die Ausführungen auf Grund von Selbsterlebtem aufgebaut sein können. Wenn sich durch die auf mehr als einem halben Jahrhundert dauernden Verflechtung von Thema und eigenem Werdegang Selbstbiographisches einfügen muß, so ist dies als unvermeidbar hinzunehmen.

Als der junge Arzt vor 57 Jahren an der Klinik N i c o l a d o n i eintrat, war der eigentümlichste Eindruck, daß fast jeden Tag einer der beiden klinischen Assistenten — es gab deren nur zwei — in möglichst genauer Präparierarbeit Lymphomata colli exakt zu entfernen bemüht war — und ferner, daß ebenfalls als gewöhnliche Erscheinung immer wieder derartig Erkrankte mit Rezidiven dieser häßlich vernarbten oder noch fistelnden Operationsnarben zu neuerlicher Operation kamen. In demselben Jahr 1896 erschien das Buch des großen Göttinger und später Berliner Chirurgen Franz K ö n i g über die Tuberkulose des Kniegelenkes — eine in Wort und Bild so plastische Darstellung der makroskopischen Erscheinungen, die bis heute noch unübertroffen geblieben ist.

Daraus muß hier ein Lehrsatz festgehalten werden: „Es müssen alle gelenknahen Abszesse und Knochenherde entfernt werden, damit sie nicht ins Gelenk durchbrechen, ebenso auch alle Knochenherde überhaupt und solche, die schon in ein Knochengelenk durchgebrochen sind, um mit ihnen die Krankheitsherde zu entfernen und eine Weiterverbreitung der Tuberkulose auf den übrigen Körper zu verhüten."

Franz K ö n i g war also der Ueberzeugung, daß durch die Ausräumung des, wie er glaubte, „primären Herdes" der Krankheit Einhalt geboten werde. Es wurde daher operiert, auch reseziert, besonders das Kniegelenk — auch am Kind und am Jugendlichen, bis die Wachstumsstörungen mit ihren Verkürzungen vor den letztgenannten Frühoperationen warnten.

An anderer Stelle betonte Franz K ö n i g bei der Rippenresektion, „daß sie nicht ganz ungefährlich sei, daß sie aber unter der heute geläuterten Erkenntnis, die Knochentuberkulose als lokale Erkrankung aufzufassen, ein anderes Gesicht bekommen hätte".

Nicht lange darauf kam aus der Schweiz der Ruf, daß die Knochen- und Gelenktuberkulose nur eine lokale Erscheinung der A l l g e m e i n e r k r a n k u n g sei und man mit Freiluft und besonders mit Sonnenbestrahlung Heilung erzielen könne, beim Kind und beim Jugendlichen mit Erhaltung der Beweglichkeit. Jetzt beherrschten diese Glaubenssätze: „Hier lokale primäre Erkrankung" — dort „Teilerscheinung einer Allgemeinerkrankung" scharf getrennte Gruppen der Chirurgen, was auch immer wieder auf dem Kongreß der Deutschen Gesellschaft für Chirurgie zum Ausdruck kam. (Es gehörte mit zur Ausbildung des jungen Chirurgen, diesen einzigen in Frage kommenden Kongreß zu besuchen, um die Großen des Faches sehen zu können und sprechen zu hören.)

Wenn man jetzt die Kongreßberichte der letzten fünfzig Jahre durchsieht, so wird man wieder lebendig an die hochgehenden Wogen der Diskussionen erinnert. Je nach Art, Temperament und Sprachgewandtheit wurde elegant gefochten, manchmal aber auch grobes Geschütz aufgefahren. So, als der Budapester Chirurg D o l l i n g e r (1903), um die häßlichen Narben am Halse zu vermeiden, vorschlug, den Hautschnitt innerhalb der Nacken-Haargrenze anzulegen und die Drüsen stumpf und digital herauszuholen, und Franz K ö n i g seine scharfe Diskussion mit dem lapidaren Satz einleitete: „Kartoffelgraben können wir in der Mark Brandenburg auch."

Nun mehrten sich in größeren oder kleineren Intervallen immer wieder Debatten am Kongreß. 1913 betonte de Q u e r v a i n von der bis dahin operativ vorgehenden Gruppe der Chirurgen zum erstenmal, daß die Gelenktuberkulose als Allgemeinerkrankung konservativ mit Heliotherapie und unblutig zu behandeln sei. Der Chirurgenkongreß 1921 brachte die großen Gegensätze zu ausführlicher Darstellung. Der Chirurg und Philosoph August B i e r hatte mit dem ganzen Uebergewicht seiner fachlichen und gesamtgeistigen Persönlichkeit sich den „Unblutigen" angeschlossen und in der Nähe von Berlin eine große Heliotherapiestation eröffnet und in Berlin selbst ein großes verlassenes Exerzierfeld als Sonnenambulatorium eingerichtet.

August B i e r betonte nun nachdrücklich, daß nichts zu operieren sei — z. B. kein Sequester entfernt werden solle und keine Abszeßeröffnung. Der Gegenreferent Fritz K ö n i g, der Sohn von Franz K ö n i g und traditionsüberzeugter Nachfolger seines Vaters, betonte die „fallweise operative Notwendigkeit". Die Mehrheit der Diskussionsredner stand zu August B i e r.

Damals gab es e i n e n Fachkongreß im Jahr und Mitteilungen von neuen Operationen und Erfolgen durften nur von der Kongreßleitung an Tagesblätter weitergegeben werden.

Vergleichen Sie nun selbst: Heute füllen allein schon die Namen der Kongresse für die nächsten 3 Monate eine ganze Seite einer medizinischen Wochenschrift.

Damals gab es auch noch nicht bebilderte sensationelle Berichte über medizinische Wundertaten in illustrierten Wochenzeitungen, durch die weder unseren Kranken genützt noch einer Vermehrung des Ansehens des ärztlichen Standes gedient werden kann.

Was nun dazwischen lag an Zwiespalt der Anschauungen sei an einem Beispiel kurz erwähnt: Die Stadt Paris hatte bereits 1870 ein 2000 Betten umfassendes klimatotherapeutisches Sanatorium in Berck-Plage am Aermelkanal gegen die „Scrophulose" eröffnet (wie Anfang des 19. Jahrhunderts ein englischer Arzt in Margate an der Themsemündung), dem sich eine große Anzahl von Privatkliniken anschloß. (Oesterreich besaß eine gleichgerichtete Klinik in S. Pelaggio in Istrien.)

Ein namhafter französischer Chirurg warnte vor der Eröffnung eines kalten Abszesses, „da man damit dem Tode das Tor öffne". Ein Landsmann dieses Chirurgen propagierte die unblutige Einpressung des Gibbus, bis dadurch verbrochene Paraplegien dem Unfug ein Ende bereiteten — Ruhigstellung und Entlastung! Es kam die jahrelang dauernde Gipsverbandbehandlung der Koxitis, bis diese zu Beinverkürzungen und Knieverkrüppelungen führte, durch vorzeitige Verknöcherungen der knienahen Wachstumszonen, die aber nicht sichtbar spezifisch erkrankt waren. Es wurde die unblutige Ruhigstellung durch intra- und extraartikuläre Verriegelung (Knochen-) ersetzt und auch an der Wirbelsäule angewandt.

Wenn wir jetzt auf unsere engere Heimat zu sprechen kommen, so ist zu erwähnen, daß Reisen nach B e r c k - P l a g e und nach L e y s i n den Wunsch hervorriefen, eine eigene gleichgerichtete Anstalt ins Leben zu rufen.

Im Jahre 1911 in e i n e m Raum in einer Höhenlage versucht, in den nächsten Jahren in Baracken vergrößert, 1920 zum ersten 50 Betten fassenden Blockhaus — bis zur heutigen Anlage der Stolzalpe mit 480 Betten führend — zeichnet den Weg, der gleichzeitig durch eigene und fremde Erfahrung zur Kombination Allgemeinbehandlung m i t lokaler Operation gediehen ist. Sie kennen ja alle die ausgezeichneten Arbeiten in dieser Richtung von E r l a c h e r. Eine Veröffentlichung hierüber im Jahre 1944 veranlaßte Fritz K ö n i g, mir wörtlich zu schreiben: „Die Operation jeder Art bildet nur eine Episode in der Behandlung der Tuberkulose, aber eine nach bestimmter Indikation notwendige Episode.“ Ein Satz, der auch heute betont werden muß und der, anders gestaltet, heißen soll: „Die Allgemeinbehandlung ist eine unbedingt notwendige Grundbedingung.“

Zu den Chirurgenkongressen zurückkehrend:

1930 brachte ein breit angelegtes Referat über die Chirurgie der Wirbelsäule des Frankfurter Chirurgen Victor S c h m i e d e n, in dem auch die tuberkulöse Erkrankung der Wirbelsäule eine ausführliche Besprechung fand. S c h m i e d e n lehnte nicht nur die vielfach geübte operative Versteifung der erkrankten Wirbelsäule ab, er warnte vor der Costo-Transversektomie als Weg, um an den kranken Wirbelkörper heranzukommen. Und wenige Jahre darauf kam die Ueberraschung, als drei Japaner 1934 über zehn geheilte Fälle von Spondylitis berichteten, bei welchen sie die kranken Wirbeln ausgeräumt und die Lücken mit Knochenimplantaten gestützt hatten. Die Veröffentlichung fand in der angesehenen Zeitschrift Bone and Joint Surgery statt. Aber sie fand merkwürdigerweise kein Echo und keine Nachahmer, was um so merkwürdiger ist, als die nordamerikanischen Chirurgen schon jahrelang Frühoperationen an Gelenken ausgeführt hatten, um eine gewollte Versteifung durch Entknorpelung der Gelenkenden herbeizuführen. (Ich konnte selbst in der sogenannten Follow up clinic des orthopädischen Spitals in New York Patienten sehen, bei welchen vor 12 und mehr Jahren diese sogenannte „Fusion" zur knöchernen Ankylose geführt hatte und die keine neuen Herde bekommen hatten.)

1950 kommt aus Schweden und Deutschland — scheinbar unabhängig voneinander — die Nachricht von der operativen Ausräumung tuberkulöser Wirbel, der jetzt sogenannten Vertebrotomie. 1952 läßt sich auf dem Kongreß der amerikanischen Akademie der orthopädischen Chirurgen eine Stimme hören, wobei die Vertebrotomie als Therapie und aber besonders als wichtiger diagnostischer Behelf hingestellt wird.

Wenn dabei als Reminiszenz des großen Percival P o t t gedacht wird, der die Paraplegie gesellschaftet mit der Buckelbildung 1779 beschrieben hat und die Drainage des Abszesses als nützlich erwähnte mit der Bemerkung, daß schon Hippokrates den Nutzen dieser Maßnahme betont hatte, so sind wir mit unserem heutigen Vorgehen schon in grauer Vorzeit verankert.

Wenn wir bisher fast ausschließlich von der operativen Behandlung gesprochen haben, so hatte das seine Ursache darin, daß wir von dem grundlegenden Lehrsatz Franz K ö n i g s ausgegangen sind.

Wir haben ja die wichtige Allgemeinbehandlung betont, müssen aber auch die Versuche spezifischer Behandlung erwähnen, wobei zu verschiedenen Zeiten und mit verschiedenen Tuberkulinen der Versuch gemacht wurde, der Grundkrankheit beizukommen. Auch die Strahlenbehandlung wurde und wird geübt. Wenn man vor 50 Jahren das Jodoform als spezielles Heilmittel ansah und es z. B. als sogenannte Mosetigsche Plombe in ausgeräumte Knochenhöhlen einfüllte, so geschieht heute dasselbe mit Streptomycin oder einem ähnlichen Präparat. Bei lange Zeit fistelnden Fällen war das gefürchtete Gespenst das durch die Sekundärinfektion verursachte A m y l o i d. Penicillin hat uns da eine große Hilfe gebracht. Was jetzt durch Antibiotika und Tuberkulostatika erreicht ist, gehört in das Hauptreferat über den heutigen Stand der Behandlung der Knochen- und Gelenktuberkulose.

Zum Schluß ein paar fragende Bemerkungen, die zwar nicht direkt mit dem Bericht über die Entwicklung der Behandlung der Knochentuberkulose zusammenhängen, aber dem Referenten am Ende einer Lebensarbeit zugebilligt werden müssen: Wo stehen wir heute mit unserer Arbeit? Sind wir wieder einmal so weit, daß wir hoffen können, der Grundkrankheit, der Tuberkulose, mit unseren heu-

tigen Mühen, den medikamentösen und den blutigen Maßnahmen und der unentbehrlichen Allgemeinbehandlung
ernstlich beikommen zu können? Daß wir gewissermaßen
ein Sterilisatio magna erreichen? Oder müssen wir uns
mit dem verbesserten Teilerfolg bescheiden, in der Bekämpfung einer Metastase erfolgreicher zu sein? Nur die
Zukunft wird auf diese Fragen eine Antwort geben können.

Deutsche Publikationen betonen, daß in Westdeutsch-
land die Tuberkulosesterblichkeit auf 3·9 pro 10.000 Ein-
wohner gesunken ist, aber die Neuzugänge erstaunlich zunehmen. In Oesterreich werden die Verhältnisse kaum anders sein. Die deutschen Veröffentlichungen unterstreichen,
daß neben der gefährlichsten Quelle der Ansteckung —
dem Anhusten — die zweitgrößte Gefahr der Typus bovinus sei und bei Kindern ein Viertel aller Erkrankungen
verschulde.

Auch D o m a g k bezeichnete das infizierte Vieh als
die zweithäufigste Infektionsquelle und sagt, daß in manchen Gegenden 90% der Stallungen mit Tuberkulose ver-
seucht seien. Da steht beispielhaft beleuchtet am Anfang
und am Ende unserer Weisheit, daß der bazillenhustende
Großvater aus dem Kreise der Enkel abgesondert und die
letzte perlsüchtige Kuh vernichtet werden muß.

Unseren praktischen Aerzten müssen wir wieder ein-
schärfen die Wichtigkeit von Frühdiagnose und Frühbehandlung.

Wir hören immer noch von unseren Kranken, daß
sie 4 bis 5 Jahre und noch länger mit der langen Kette
der physikalischen Mittel behandelt wurden, von der primitiven Wärme bis zum Ultraschall, bis endlich die erstmalig
durchgeführte Röntgenaufnahme Klarheit brachte. Auch sei
wieder betont, daß eine einmalige Röntgenaufnahme nicht
genügt, um einen Knochenprozeß auszuschließen — wir
wissen, daß Knochenherde oft erst nach längerer Zeit deutlich werden. Die Schichtaufnahme bringt uns aber Nutzen.

Aber wir alle, die wir hier lehren und uns belehren
lassen, müssen an unsere Arbeitsstätten zurückkehren mit
dem Ziel vor Augen, wenn es auch noch so weit entfernt
sein sollte und utopisch erscheinen mag, die Bemühungen
fortzusetzen, Anstalten wie unsere Stolzalpe als überflüssig
auflassen zu können.

Aussprache: Hr. Prof. Dr. Ph. E r l a c h e r (Wien): Ihr Beifall,
mit dem Sie W i t t e k s Ausführungen begrüßt haben, zeigt, daß
heute weder die rein konservative Behandlung der Knochen- und
Gelenktuberkulose ihre einzige Berechtigung hat, noch die rein

chirurgische, sondern daß jeder Einzelfall nach den gegebenen Möglichkeiten behandelt werden muß. Grundsätzlich scheint aber doch F. K ö n i g mit seiner Forderung recht zu haben, daß man jeden gelenknahen Knochenherd, auch den schon ins Gelenk durchgebrochenen Herd, ausräumen soll. Unrecht hatte er nur mit seiner Meinung, daß es sich dabei um eine primäre tuberkulöse Erkrankung des Knochens handelt. Sie ist eine sekundäre Metastase nach der vorausgegangenen Infektion der Hilusdrüsen. Daher dürfen wir auf keinen Fall auf die Allgemeinbehandlung verzichten, um die Abwehrkräfte des Körpers so weit zu heben, daß er mit den Resten tuberkulösen Gewebes fertig wird.

In einem Punkt möchte ich die historische Reminiszenz von W i t t e k doch ergänzen. L u d l o f f hat 1914 bereits ausdrücklich darauf hingewiesen, daß die konservative Behandlung keine wirkliche Heilung bringt, daß der Knochenherd sich wohl beruhigt; er schlummert, er wird stumm, aber er bleibt vorhanden und kann jederzeit wieder neuerlich Beschwerden machen und sich weiter ausbreiten. Dies haben uns die Erfahrungen nach dem ersten, besonders aber nach dem zweiten Weltkrieg gezeigt, wo wir immer wieder feststellen mußten, daß bis dahin Jahre und Jahrzehnte scheinbar geheilte, vollkommen beschwerdefreie Fälle der großen Gelenke und der Wirbelsäule infolge der wirtschaftlichen Notzeit, die wir damals durchzumachen hatten, plötzlich wieder Beschwerden machten und aufgeflammt sind. Wir dürfen also auch den sekundären Herd nicht einfach im Gelenk zurücklassen, sondern müssen ihn entweder operativ entfernen, oder durch die modernen Tuberkulostatika unschädlich machen. Dies ist durch die Herdausräumung ohneweiters möglich. Ich darf Ihnen neuerlich wieder einige Fälle zeigen.

Ein 5jähriger Knabe zeigte einen ausgedehnten Tuberkuloseherd im kaudalen Ende des linken Femurs, der durch die Epiphysenfuge hindurchging und bis unmittelbar ans Gelenk reichte. Er wurde ausgeräumt und nach 2 Jahren sehen Sie den Knochen wieder voll aufgebaut, die Beweglichkeit des Gelenkes normal. Der zweite war ein 6jähriger Knabe mit einem kleinen intrakapsulären Herd im rechten Schenkelhals. Bei der Operation zeigte sich, daß er bereits ins Gelenk durchgebrochen war; die Kapsel war bedeckt mit tuberkulösen Knötchen und Zoten (histologische Tuberkulose). Der Herd wurde ausgeräumt und die Kapsel soweit als möglich reseziert. 3 Jahre später ist vom Erkrankungsherd nichts mehr zu sehen, die Beweglichkeit ist vollkommen frei, normal.

Beim dritten Fall handelt es sich um einen 5 Monate alten Säugling, der wegen einer Hilustuberkulose in ein Kinderspital aufgenommen wurde und dort sehr intensiv mit Streptomycin und PAS behandelt wurde. Trotzdem breitete sich innerhalb von 5 Monaten der Lungenprozeß aus und gleichzeitig entstand im oberen Humerusende links ein pflaumengroßer Herd, der fast die ganze Diaphyse durchsetzte, starke Periostreaktion zeigte und unmittelbar vor dem Durchbruch stand. Wir haben sofort die Herdausräumung vorgenommen und durch 14 Tage täglich Rimifon in die Knochenhöhle eingespritzt. $2^1/_2$ Monate später wurde vom Kinderspital das Kind sowohl seitens seiner Lunge als auch vom Knochenherd, der sich wieder vollständig ersetzt hatte, als praktisch geheilt demonstriert.

Der erste Fall zeigt die Rettung der Funktion durch Ausräumung vor dem Durchbruch, der zweite die Wiederherstellung der normalen Funktion trotz Durchbruch und erwiesener Synovialtuberkulose und der dritte, daß erst durch die Herdausräumung und unmittelbares Einbringen von Rimifon in den Herd der sofortige Umschwung und die Heilung hervorgerufen wurden.

Die Wirkung der Tuberkulostatika ist in der Lungentuberkulose schon vielfach erwiesen. S a t t l e r hat auf der letzten österreichischen Tuberkulosetagung sehr eindrucksvoll gezeigt, wie durch Einbringen von Rimifon in einen Lungenherd eine überraschend schnelle Heilung erzeugt werden konnte und mein Assistent P o p p wird in der Folge zeigen, daß wir diese Wirkung auch bei der Synovialtuberkulose nachweisen können. Auch Herr S c h o s s e r e r hat dies bereits erwähnt. Früher war das Schicksal der Herdausräumung mit der Operation entschieden. Gelang sie radikal genug, dann war der Fall geheilt, war sie nicht radikal genug, so konnte es zu einem Rezidiv oder zum Fortschreiten kommen. Heute stehen uns die Tuberkulostatika zur Verfügung, mit denen wir verbliebene Reste des Herdes unschädlich machen können. Daher sind wir heute nicht nur berechtigt, sondern auch verpflichtet, neben der physikalischen und chemischen Allgemeinbehandlung jeden gelenknahen Knochenherd, wo dies möglich ist, zu entfernen. Auch schon durchgebrochene Herde sind möglichst zu entfernen, dann muß aber auch die Kapsel mit Tuberkulostatika in Verbindung mit Permease behandelt werden. Große Knochenherde sollen durch eine Knochenplombe, vermischt mit Rimifon, Streptomycin und Penicillin aufgefüllt werden. Zusätzlich muß auch hernach noch Rimifon unmittelbar in den Herd eingebracht werden, durch intraartikuläre Injektion beim Kapselfungus, in den Knochen oder durch ein Drainrohr in den ausgeräumten Herd. Unbedingt muß der Granulationswall, der den Tuberkuloseherd umschließt, durchbrochen werden und Rimifon mit Permease in den Herd injiziert werden. Diese aktive Tuberkulosebekämpfung ist fast immer anwendbar, je früher, je radikaler, desto besser die Erfolge.

Als ich 1933 in Graz über meine Erfolge der Herdausräumung berichtete, hat der damalige, inzwischen verstorbene Vorstand der Chirurgischen Klinik demgegenüber gefordert, den gelenknahen Frühherd erst konservativ zu behandeln und erst bei fortgeschrittener Tuberkulose, Durchbruch ins Gelenk und Fistelbildung operativ zu behandeln mit dem Ziel, eine knöcherne Versteifung zu erzielen. Dies bedeutet eine Kapitulation vor der Tuberkulose, der man Gelegenheit geben soll, sich auszubreiten und das Gelenk zu zerstören; ein Standpunkt, der heute gewiß nicht mehr berechtigt ist.

Die konservative und operative Behandlung der Knochen- und Gelenktuberkulose

Von

Hofrat Dr. W. Schosserer

Stolzalpe b. Murau

Wenn ich den Krankenkreis der Landes-Sonnenheilstätten Stolzalpe seit dem Jahr 1945 überblicke (es sind 2114 Erwachsene und 618 Kinder), so zeigt sich in der Behandlung der Knochen- und Gelenktuberkulose in den Jahren 1949/50 insofern eine tiefgreifende Wandlung, als uns mit den Chemotherapeuticis und Antibioticis anscheinend sehr wirksame Stoffe zur Bekämpfung der Tuberkulose im allgemeinen und auch der Knochen- und Gelenktuberkulose im besonderen in die Hand gegeben wurden. Wie weit die Hoffnungen und Erwartungen, die sich an diese neuen Mittel geknüpft haben, sich auch wirklich erfüllten, wird später noch ausführlich zu behandeln sein. Jedenfalls haben sie die bisher erprobte Behandlungsweise in keiner Weise geändert. Die Knochen- und Gelenktuberkulose ist der Ausdruck einer Allgemeininfektion, und es wäre kurzsichtig, nur die lokale Erkrankung, eine Metastase, zu behandeln und die Allgemeinerkrankung unberücksichtigt zu lassen. Diesem Zwecke dient die Freiluft- und Sonnenbehandlung, wie sie uns von R o l l i e r und B e r n h a r d gelehrt wurde, die im Hochgebirge, im Mittelgebirge und auch in der Ebene durchführbar ist. Sie ist eine Reizbehandlung und als solche individuell durchzuführen, besonders wenn der Kranke aus der Krankenstube kommt oder es sich um einen Kranken des höheren Alters handelt. Es wird mit vorsichtiger Teilbestrahlung begonnen, die, je nach Verträglichkeit, langsam auf den ganzen Körper ausgedehnt wird. Eine stärkere Reaktion wird bewußt vermieden. Reizpausen dienen einer Wirkungssteigerung nach der Pause.

Neben der Allgemeinbehandlung ist aber die Lokalbehandlung nicht zu vernachlässigen. Es ist bekannt, daß erkrankte Glieder eine Schonstellung einnehmen, die für den späteren Gebrauch nicht immer die Optimalstellung ist. Durch Muskelverkürzungen, raumbeanspruchende Abszeßbildung kommt es zu Fehlstellungen, die im Beginne leicht auszugleichen, später aber kaum mehr zu beheben sind. Durch entsprechende Lagerung, Zugbehandlung und Ausübung eines leichten Druckes ist dieser Kontrakturneigung leicht zu begegnen. Wir scheuen uns auch nicht, schon eingetretene Kontrakturen in leichter Allgemeinbetäubung zu beheben und die gewonnene günstige Stellung durch Gipsverband festzuhalten. Die Lösung einer Zwangsstellung ist aber nur möglich, wenn sie muskulär bedingt ist. Bei schon bindegewebigen Verlötungen oder gar knöchernen Verwachsungen ist eine Korrektur ohne Gewaltanwendung nicht möglich, und gerade eine solche muß vermieden werden. Gegen diese Redressionen hat es nicht an gewichtigen Einwendungen gefehlt. Die Ausbreitung der Tuberkulose, die Heraufbeschwörung einer miliaren hämatogenen Aussaat und das Schreckgespenst einer Hirnhautentzündung wurden ins Treffen geführt. Aus meiner Erfahrung kann ich aber sagen, daß bei schonendem Vorgehen eine Komplikation in dieser oder jener Hinsicht nie eingetreten ist. Stellen nun Lagerung und Zugbehandlung in einem hohen Prozentsatz eine genügende orthopädische Maßnahme dar, so können wir in vielen Fällen den Gipsverband trotz der verschiedenen Einwände gegen seinen Gebrauch nicht entbehren. Das Hauptprinzip einer Entzündungsbehandlung — und was ist die Tuberkulose anderes, als eine Entzündung speziellen Charakters — ist die Ruhigstellung. In manchen Fällen kommt man mit Ruhigstellung in Schienen und Schalen aus, bei besonders schmerzhaften Fällen kommen wir aber ohne den geschlossenen Gipsverband nicht zum Ziel. Es ist direkt wunderbar, wie Kranke, die durch den Schmerz in ihrem Allgemeinbefinden gestört sind, die nicht schlafen können und deren Appetit darniederliegt, aufblühen, sobald der krankhafte Prozeß ruhiggestellt und der Schmerz ausgeschaltet ist. Es ist zu bemerken, daß eine absolute Ruhigstellung jedoch nur gewährleistet ist, wenn auch die benachbarten Gelenke in den Verband inbegriffen sind. Bei Hüftgelenkentzündungen und auch bei floriden Kniegelenkentzündungen beziehen wir auch das gesunde

Bein in den Gipsverband ein. Bei frischer Fußtuberkulose ist eine sichere Feststellung nur durch einen bis zum Oberschenkel reichenden Gipsverband möglich, weil der Gastrocnemius als zweigelenkiger Muskel Bewegungen im Sprunggelenk gestattet, wenn der Verband nur den Unterschenkel erfaßt. Bei der Spondylitis genügt bei schmerzfreien Fällen die Lagerung auf einer harten Unterlage, bei schmerzhaften Fällen, besonders im Kindesalter, erfolgt die Ruhigstellung im Gipsbett, das unter Umständen bis zum Kopf oder bis zu den Beinen reichen muß, wenn es ein besonders hoch oder tief gelegener Prozeß erfordert. Unter die erkrankte Stelle der Wirbelsäule wird eine Watte- oder Filzunterlage untergeschoben, die von Zeit zu Zeit erhöht wird, um eine Gibbusbildung zu vermeiden. Buckelbildungen können mit dieser von J. v. F i n c k angegebenen Methode verhindert werden. Ausgebildete Buckel habe ich aber weder beim Kind noch beim Erwachsenen sich zurückbilden gesehen. Bei Tuberkulose der Lendenwirbelsäule führen Abszesse in der Muskelloge des M. psoas zu Kontrakturstellungen, die nach Entleerung des Abszesses wieder zurückgehen. Beim Gipsverband ist jedoch, namentlich bei älteren Personen, zu beachten, daß er nur so lange, als unbedingt notwendig, verbleiben soll. Denn es kommt bei längerer Fixierung doch zu Bewegungseinschränkungen in den benachbarten gesunden Gelenken, die nur mühsam wieder beweglich gemacht werden können. Bei Kindern kommt es, worauf W i t t e k besonders aufmerksam gemacht hat, bei jahrelang dauernder Behandlung mit ununterbrochen angelegten Gipsverbänden zu Störungen, deren schwerwiegendste die Frühverknöcherung der knienahen Wachstumsknorpel in Femur und Tibia ist. Den Bewegungen der durch den Gipsverband nicht ruhiggestellten Gelenke ist besonderes Augenmerk zuzuwenden. So lassen wir z. B. bei Handgelenktuberkulose, von ganz schweren Fällen abgesehen, immer die Finger frei, um die spätere Gebrauchsfähigkeit zu gewährleisten.

Somit lassen sich die orthopädischen Gesichtspunkte bei der Behandlung der Knochen- und Gelenktuberkulose in 4 Punkte zusammenfassen:

1. Ruhigstellung der erkrankten Partie in einer die spätere Funktion berücksichtigenden Optimalstellung.

2. Vermeidung und Beseitigung von Fehlstellungen, die durch den Krankheitsprozeß selbst verursacht sind.

3. Vermeidung von Fehlstellungen, die mit dem Krank-

heitsprozeß nicht direkt zusammenhängen, sich aber im Laufe der Erkrankung einstellen können.

4. Aufrechterhaltung der Gelenkbeweglichkeit und Muskelfunktion in der Nachbarschaft der erkrankten Partie.

Ein Großteil der tuberkulösen Prozesse geht mit exsudativen Vorgängen einher und es kommt zur Ausbildung von Abszessen. Wenn auch der Abszeß als eine Selbsthilfe des Organismus aufgefaßt werden kann, der sich des zerstörten Gewebes entledigen will, so stellt der Abszeß doch eine Komplikation dar, die durch Aufbruch und Fistelbildung und allfällige Mischinfektion den Körper gefährdet, weiter jedoch auch durch Kontaktinfektion zu Neuerkrankungen Anlaß gibt. In dieser Beziehung sei das Weiterschreiten einer Spondylitis auf benachbarte Wirbel, die Infektion des Trochanters durch Senkungsabszesse, die Entstehung einer Hüftgelenktuberkulose durch einen Psoasabszeß unter anderem erwähnt. Die Abszeßentleerung mit Vermeidung einer späteren Fistelbildung gehört daher zu einer wichtigen chirurgischen Maßnahme. Abszeßspülungen werden nicht mehr durchgeführt, jedoch werden in den Abszeß eines oder mehrere der neuen Tuberkuloseheilmittel eingebracht. Der Eröffnung eines Abszesses kann nicht mehr aus dem Wege gegangen werden, wenn er durch Infektion seinen kalten Charakter verloren hat und entzündlich geworden ist. In diesem Falle muß die Fistel in Kauf genommen werden. Abszesse, die den Zusammenhang mit dem Ursprungsherd verloren haben, die somit ein Eigenleben führen, werden auch bei uns eröffnet, die pyogene Membran wird sorgfältig entfernt, ein Tuberkuloseheilmittel eingebracht und mit einem dünnen Katheter die postoperative tuberkulostatische Behandlung durchgeführt. Wenn sich eine Fistel gebildet hat, so ist die Erreichung eines Schlusses eine Kleinarbeit, die sich aber in einer Vielzahl der Fälle lohnt. Viele Fisteln schließen sich von selbst, wenn man sie in Ruhe läßt. Es handelt sich dabei meist um Fisteln mit kurzem Verlauf. Bei den anderen führen Fistelauskratzungen, Spülungen mit den verschiedenen chemotherapeutischen Mitteln, Penicillin, Thyrotricin und den anderen Antibioticis zum Ziel. Gerade bei Fistelbildung sieht man von der Allgemeinbehandlung mit Streptomycin mitunter eine gute Auswirkung, wenn auch der Wirkstoff im Fisteleiter nicht nachzuweisen ist.

Sequester sind, sofern sie die Fisteleiterung unterhalten, zu entfernen. Vorbeugen ist wichtiger als heilen. Man kann auch operativ vorbeugen, wenn ein gelenknaher Herd vor dem Durchbruch ins Gelenk entfernt wird. Wenn einmal ein Gelenk erkrankt ist und größere Zerstörungen bestehen, ist die Erhaltung einer Beweglichkeit in Frage gestellt, und auch wenn eine geringgradige Beweglichkeit verbleibt, ist gerade eine solche die Ursache von vielfachen Beschwerden. Es ist daher nur naheliegend, einen Vorgang, den die Natur durchführt, operativ vorzunehmen und ein ossär erkranktes Gelenk zu versteifen. In der letzten Zeit sind wir auch beim Hüftgelenk von einer bisher konservativen Einstellung zur operativen übergegangen und führen Herdausräumungen und Resektionen aus. Mit gutem Erfolg wurden in den letzten 2 Jahren 5 Hüftresektionen und 8 Herdausräumungen ausgeführt. Die Kniegelenkresektion hat sich in den Heilstätten Stolzalpe sozusagen zu einer Standardoperation entwickelt und eine früher beobachtete Zurückhaltung bei älteren Personen wurde aufgegeben. Seit 1945 wurden 92 Knieresektionen gemacht, 3 bei Jugendlichen.

Wegen ausbleibender Versteifung wurden 2 Nachoperationen notwendig. 2mal betrafen die chirurgischen Eingriffe Rezidive nach früher schon einmal durchgeführten Resektionen. 3mal kam es zu postoperativen Fistelbildungen.

Die Erfolge waren sehr befriedigend und die Heilungen überstiegen die Heilungsziffer von 70·8%, wie ich sie in einer früheren Arbeit über die operative Behandlung der Kniegelenktuberkulose angegeben habe.

Auch die Resektionen von Schulter, Ellbogen und Sprunggelenk führen zu baldiger Heilung und Arbeitsfähigkeit (seit 1945 14 Schulter-, 5 Ellbogen- und 8 Sprunggelenkresektionen). Die Rippenerkrankungen tuberkulöser Art sind langwierig und gehen mitunter mit hartnäckiger Fistelbildung einher. Auch hier kürzt die Operation (Abszeßausräumung und allfällige Rippenresektion) das Heilverfahren beträchtlich ab.

In den vergangenen 2 Jahren haben wir uns immer mehr die Entfernung isolierter tuberkulöser Herde (Herdausräumungen) angelegen sein lassen. Bei sonst so gut zugänglichen Knochenpartien, wie es die Symphyse, das Kreuzbein-Darmbeingelenk oder der Trochanter sind, waren die operativen Erfolge in der vorantibiotischen Zeit unbefriedigend. Immer wieder haben wir Fistelbildungen und Rückfälle gesehen, die wahrscheinlich auf die doch zu wenig radikal durchgeführte Operation zurückzuführen waren. Bei 82 Operationen dieser Art konnten wir uns von der Wirksamkeit der postoperativen tuberkulostatischen Behandlung mit den neuen Tuberkuloseheilmitteln überzeugen. Eine Embolie in die A. iliaca externa nach einer Ileosakralausräumung kann nicht der Operation zur Last fallen.

Die vereinzelt ausgeführten Gelenkplastiken mit Verwendung von Endoprothesen sind jedoch auch unter Streptomycinschutz bei der Tuberkulose noch mit großer Zurückhaltung zu beurteilen. Von den leider nicht zu häufigen Fällen einer Ankylose oder eines halbwegs brauchbaren, beweglichen und belastungsfähigen Gelenkes abgesehen, führt die Gelenktuberkulose nur zu oft zur Ausbildung eines Pseudogelenkes, das von L o r e n z seinerzeit mit Recht als Gelenkruine angesprochen wurde. Ohne praktisch in Frage kommende Beweglichkeit verursachen solche Gelenke immer wieder, nicht zuletzt wegen der noch vorhandenen geringen Beweglichkeit Beschwerden. Der vollkommenen Feststellung dient die Spanarthrodese. Dies gilt vor allem für das Hüftgelenk, dessen tuberkulöse Erkrankung in der Statistik an zweiter, bei Kindern an erster Stelle steht.

Ein Knochenspan wird entweder durch das Gelenk selbst oder knapp neben oder außerhalb des Gelenkes vom Trochanter ins Darmbein getrieben. Unter Umständen kann die Versteifung, wie bei der Arthrose, auch durch einen Dreikantnagel vorgenommen werden. Zahlreiche Methoden dieser Spanarthrodese sind angegeben worden (so z. B. erst vor kurzem von M a n z o n i), der Zweck ist derselbe: die Fixierung des Gelenkes. Untersuchungen in unserer Anstalt haben ergeben, daß der das Gelenk überbrückende Span nur zu häufig der Resorption unterliegt, weil er auf Zug, d. i. Biegung, besonders empfindlich ist. Wir haben in der Berichtszeit 7 Arthrodesen durchgeführt, einmal mit durchaus schlechtem Erfolg, weil die Operation bei noch tätigem Prozeß vorgenommen wurde. Die Anzeigestellung des Eingriffes erst im inaktiven Stadium ist allgemein anerkannt.

Versteifungsoperationen nach B r i t t a i n, bei der durch eine Osteotomiestelle unterhalb des Trochanters ein Span in den unteren Anteil der Pfanne eingetrieben wird, und nach T r u m b e l, bei der ein Knochenspan am Sitzhöcker und am Oberschenkel befestigt wird, habe ich nicht ausgeführt.

Ebenso wie bei der Hüfte war es auch bei der Wirbelsäule naheliegend, den erkrankten Bezirk durch Einpflanzung von starren oder biegsamen Spänen in die Dornfortsätze oder neben sie ruhigzustellen, Operationen, wie sie von A l b e e und H e n l e angegeben und u. a. von R i c h a r d und L a n g e modifiziert wurden. Ueberprüfungen in unserer Anstalt haben neben guten Erfolgen auch Mißerfolge ergeben. Der Span hielt sich mitunter lange Zeit, war nach 8 bis 10 Jahren, in einem Fall sogar nach 21 Jahren noch nachweisbar. In vielen Fällen fällt er aber der Resorption anheim, bevor der tuberkulöse Prozeß zur Heilung gekommen ist. Weiter konnte festgestellt werden, daß die Stelle, die durch den Span ruhiggestellt wurde, ausheilte, daß sich aber unterhalb oder oberhalb der Ruhigstellung ein neuer Prozeß gebildet hatte. Wir führen die Spanversteifung der Wirbelsäule selten durch (6 Fälle, 3 Erwachsene und 3 Kinder mit einem Todesfall bei einem Kind).

Eine neuerdings zum Leben erweckte Behandlung der Spondylitis beansprucht aber Beachtung. Fast gleichzeitig haben S v a n t e, O r e l l und J. K a s t e r t die Herdausräumung bei der Spondylitis angegeben. O r e l l plombiert den exkochleierten Herd mit Bone chips und Streptomycin, K a - s t e r t eröffnet und entleert den vorhandenen Abszeß, räumt den Herd aus und führt durchschnittlich 6 Wochen lang durch einen oder zwei Katheter Streptomycin in den Abszeß und den Herd laufend ein. Die bisherigen Erfahrungen haben ergeben, daß die operierten Kranken nach 8 Monaten bereits arbeitsfähig wurden und daß innerhalb verhältnismäßig kurzer Zeit Heilungen durch knöcherne Verwachsung der Wirbel eingetreten sind. Von den seltenen, innerhalb kurzer Zeit zur Blockbildung führenden Wirbelsäulenerkrankungen abgesehen, dauert die Heilung auf konservativen Wegen doch Jahre, so daß die operative Behandlung der Wirbelsäulentuberkulose fraglos einen Fortschritt darstellt. Wenn man weiter bedenkt, daß die hämatogene, die Wirbelsäulentuberkulose erzeugende Streuung einen oder den anderen Wirbel, selten jedoch mehrere Wirbel krank macht, daß aber das Fortschreiten einer Wirbeltuberkulose auf weitere Wirbelkörper eine Folge einer Kontaktinfektion durch den Abszeß ist, der sich nach oben und unten ausbreitet, so wird durch die Abszeßausräumung dieses Fortschreiten der Erkrankung für die Folge unterbunden.

Ich habe bisher 32 Wirbelsäulentuberkulosen nach K a - s t e r t operiert, mit einem Todesfall. Es handelte sich um ein 13½ Jahre altes Mädchen, das seit 6 Jahren gelähmt war.

2mal stellten sich Meningitiden ein. Die Entstehung der Meningitis beim ersten Fall ist uns durch die zufällige Meningenverletzung während der Operation bekannt, die Hirnhautentzündung im zweiten Fall trat erst 2½ Monate nach völlig komplikationslos verlaufender Operation und Nachoperationsperiode auf. Der postoperative Verlauf war auch bei den anderen Patienten mehrfach gestört. Nach Ablauf der postoperativen belanglosen Fieberperiode traten nach 10 Tagen bis 3 Wochen Fiebersteigerungen ein. 2mal traten Pleuritiden auf, 1mal kam es zu einer schweren Pneumonie und zu Empyem. In vielen Fällen kam es mit dem Fiebereinbruch zu erhöhter Eiterung aus der Drainagestelle. Da es sich in 64% der operierten Fälle um käsige Prozesse handelte, dürfte die verstärkte Eiterung auf eine rasche Verflüssigung des Käses durch Streptomycin und INH zurückzuführen sein. In den laufend durchgeführten bakteriologischen Untersuchungen fanden sich, vom Staphylococcus angefangen bis zum Bakterium coli, die verschiedensten Keime und Saprophyten, die wir von den mischinfizierten Fisteln zur Genüge kennen, und man kann sich des Eindruckes einer Mischinfektion durch die Drainagekatheter, die mit der Zeit locker werden, nicht erwehren. Auch nach der Entfernung des oder der Katheter, die gewöhnlich nach 6 Wochen erfolgte, hielt die Eiterung noch an. Neben der tuberkulostatischen Behandlung haben wir zur Fistelspülung, je nach der Art der vorgefundenen Keime, auch Sulfonamide verwendet.

Nach Ueberwindung der Krise erfolgte rasch die Erholung, bald trat Schmerzfreiheit ein, auch die Röntgenbefunde besserten sich in überraschender Weise, indem die Begrenzungen scharf wurden, in einem oder dem anderen Fall innerhalb kurzer Zeit eine anscheinend solide Blockbildung eintrat. Nach gewöhnlich 3 Monaten konnte mit dem Aufstehen im Mieder begonnen werden. Bei 2 Gelähmten, bei denen die Lähmung 10 und 14 Monate bestanden hatte, trat 3 Wochen nach der Operation die Beweglichkeit der unteren Extremitäten wieder auf. Wir wissen allerdings zur Genüge, daß sich sowohl Früh- als auch Spätlähmungen auch noch 1 Jahr nach Beginn zurückbilden können; eine innerhalb so kurzer Zeit nach Herdausräumung und Entfernung beträchtlicher Käsemassen auftretende Besserung scheint mir jedoch kein Zufall zu sein.

Die bisherigen Erfolge sind vielversprechend, die weitere Beobachtung durch mindestens 5 Jahre wird erweisen, ob sie reell oder nur scheinbar waren. Anläßlich meines Vortrages über die Vertebrotomie am 29. Mai 1953 im Verein der Aerzte Steiermarks habe ich noch zur Zurückhaltung in der Anzeigestellung zur Operation geraten, vom Standpunkt ausgehend, daß man sich bei älteren, fortschreitenden Fällen, bei denen die bis dahin durchgeführte konservative Behandlung zu keinem befriedigenden Ergebnis geführt hat, leichter zu einem Eingriff entschließen wird, als bei

ganz frischen Fällen. Bei letzteren ist eine mehrmonatige
Beobachtung angezeigt, um zu sehen, wie sich der weitere
Verlauf gestaltet, um nicht des Vorwurfes teilhaftig zu werden, man hätte Spondylitiden operiert, die auch durch konservative Behandlung gut geworden wären.

Bei beginnenden oder bei schon ausgebildeten Lähmungen sehen wir unter entsprechender Zugbehandlung
auch auf konservativem Wege Rückbildungen. Wenn jedoch
die Lähmung innerhalb einer gewissen Zeit nicht zurückging, haben wir die Laminektomie vorgenommen (4mal
beim Erwachsenen, 2mal bei Kindern). Es fanden sich aber
meistens bei der Operation solche schwere Veränderungen,
daß mit einer Besserung nicht mehr zu rechnen war. Daß
Lähmungen nach der Herdausräumung nach K a s t e r t nach
kurzer Zeit verschwanden, habe ich schon erwähnt.

Trotz der Tuberkulostatika und trotz ausgebauter Operationstechnik bleiben Fälle übrig, bei denen die Gliedab-
setzung vorgenommen werden muß. Wir waren 26mal vor
diese Notwendigkeit gestellt. Trotz des Eingriffes starben 3.
Im höheren Alter sind die Heilungsaussichten durch die
herabgesetzte Widerstandskraft getrübt. Auch bei weitgehender Mischinfektion und ausgedehnter Fistelbildung ist die
Amputation indiziert, besonders wenn das Auftreten von
Eiweiß im Harn die beginnende Entartung innerer Organe
anzeigt.

Wie schon erwähnt, heilen Gelenkprozesse mitunter
unter Fehlstellungen aus. Im Interesse der Gebrauchsfähigkeit des betroffenen Gliedes müssen Stellungskorrekturen
operativ durch Osteotomien vorgenommen werden (13mal
bei Erwachsenen und 16mal bei Kindern).

Des Interesses und der Vollständigkeit halber sei noch
die Spickung tuberkulösen Gewebes mit Magnesium-Mangan-
Nadeln zwecks besserer Durchblutung und zwecks Umstimmung des Milieus und Behebung der im tuberkulösen Gewebe (vor allem in käsigen Prozessen) vorhandenen Azidose
erwähnt. Die 1943 von K o l e s z a r angegebene Behandlungsart wird vereinzelt zwecks Vorbereitung für größere
Eingriffe geübt. Wir haben bei den wenigen Fällen, bei denen
wir die Spickung vornahmen, keine überzeugenden Erfolge
gesehen.

Wenn nun der klinische Befund und die Röntgenkontrolle den Stillstand des Krankheitsprozesses ergeben, wird
dem Kranken das Aufstehen zuerst im Gipsverband und
dann in einem vom Bandagisten angefertigten Apparat er-

laubt. Die Apparate müssen durch guten Sitz der Aufgabe einer weiteren Ruhigstellung, Stützung und Entlastung genügen.

Es hat nun nicht an Bemühungen gefehlt, durch Heilmittel spezifisch auf die Tuberkulose einzuwirken und den Tuberkelbazillus direkt anzugehen. Wir haben es nicht versäumt, jedes der neu bekanntgewordenen Mittel auszuprobieren. Mit Rubriphen, einem aus dem Jodoform abgeleiteten Präparat, und einem an organische Substanzen gebundenen Kupfersalz, Ebesal, wurden namentlich bei Weichteiltuberkulose vereinzelte Besserungen herbeigeführt. Auf die Knochen- und Gelenktuberkulose haben sie keinen Einfluß. Das gilt auch von anderen Mitteln, mögen sie Phenoral, Kresulfin oder anders heißen. Auch von der Paraaminosalizylsäure und den Thiosemicarbazonen haben wir, peroral einverleibt, keine Erfolge gesehen, abgesehen von dem Umstand, daß bei PAS die großen Mengen, die für eine günstige Wirkung notwendig erscheinen, schlecht vertragen werden, bei den Thiosemicarbazonen auch mit vorsichtigster Dosierung, die die im Schrifttum angegebene wirksame Menge überhaupt nicht erreichte, Intoxikationen auftraten. Penicillin ist uns neben den verschiedensten Sulfonamiden (in letzter Zeit Supronal und Gantrisin) bei der Bekämpfung von Mischinfektionen und nach Operationen unentbehrlich geworden. Aureomycin und Terramycin haben wir fallweise bei Versagen des Penicillins mit Erfolg angewendet. Ueber Streptomycin haben meine Mitarbeiter S e n g und P o k i n b o r o d a bereits 1951 berichtet. Den damals gemachten Angaben wäre noch einiges hinzuzufügen, wenn auch die damals gewonnenen Folgerungen zu Recht bestehen. Bei geschlossenen Fällen von Knochen- und Gelenktuberkulose, besonders bei alten, bereits sklerosierten Herden, ist eine Streptomycinanwendung problematisch. Wie sollte auch das Streptomycin in Allgemeinanwendung an den Herd herangebracht werden können, wenn dieser durch dicke, sklerosierte Membranen völlig abgeschlossen ist. Auch bei Kindern, bei denen die Durchblutung noch besser ist und bei denen C o l o m b a n i das Verschwinden von paraartikulären und epiphysären Herden feststellen konnte, sahen wir lange nicht dieselben Erfolge. Bei Fällen mit Fisteln haben wir Fistelschluß erlebt, wenn auch ausdrücklich festgestellt werden muß, daß wir auch bei rein konservativer Behandlung durch die Freiluft und Sonnenbehandlung weitgehende Fistelrückbildung erlebt haben. Bei mehreren konservativ behandelten Fällen, die teilweise mit Fisteln kompliziert waren, konnten wir jedoch einwandfreie Streptomycinerfolge buchen; einige wenige Fälle seien angeführt:

16jähriger Junge mit Spondylitis und fistelnder Koxitis, Besserung innerhalb kurzer Zeit, Heilung anhaltend.

23jähriger Mann mit Malum suboccipitale und Koxitis, hochgradigen Drüsen- und Fisteleiterungen. Prognose schlecht. Gewicht von 49 kg, hochfebril, wird mit 60 g Streptomycin innerhalb kurzer Zeit geheilt. Gewicht auf 67 kg gestiegen, Blutsenkung von 60/92 n. W. auf 5/10 zurückgegangen. Nach Jahr und Tag berufsfähig.

29jähriger Mann, Spondylitis mit starker Eiterung. Fieber über 38⁰. Nach 39 g Streptomycin Fistel geschlossen, Gewicht von 60 auf 82 kg gestiegen. Blutsenkung von 40/110 auf 1/4 n. W. zurückgegangen. Weitere Beobachtung ergibt Heilung.

25jähriger Mann, Rippenkaries, Restempyem, handtellergroßes Ulkus, Bauchfelltuberkulose. Gewicht 39·5 kg; Fieber bis 39⁰. Nach 50 g Streptomycin, unterstützt durch Infusionen und Bluttransfusionen, Heilung der Wunde, Fistelschluß, Gewichtszunahme auf 46·9 kg. Wegen Lungenkaverne in Lungenheilstätte verlegt, wo Kaverne ohne weitere Maßnahmen verschwindet. Heilung anhaltend.

Diesen Fällen stehen aber wieder solche gegenüber, bei denen die Fisteln unbeeinflußt blieben. Eine Kranke mit schwerster Kreuzbeinkaries und Fisteln konnte auch mit Streptomycin nicht gerettet werden.

Streuungen wurden auch mit Streptomycin nicht verhindert und wir sahen wiederholte Male während einer Streptomycinbehandlung neue Herde und auch Abszesse auftreten.

Trotz ausgiebiger Streptomycinbehandlung trat nach einer Vertebrotomie eine Meningitis auf, die mit INH allein eine gute Rückbildung zeigte, in weiterer Folge aber doch noch zusätzlich mit Streptomycin behandelt wurde und sich jetzt im Heilungsstadium befindet. Ein weiterer Fall von Meningitis erlitt nach vorübergehender, anscheinender Heilung einen Rückfall, dem er trotz Streptomycin erlag. Wahrscheinlich war der Stamm resistent geworden und reagierte nicht mehr auf die neuerliche Streptomycingabe, INH war damals noch nicht bekannt, andernfalls der Junge gerettet hätte werden können.

Unsere Erfahrungen mit Streptomycin und inzwischen auch mit INH bei den geschlossenen und einem Teil der fistelnden Fälle bei Allgemeinanwendung decken sich mit den Erfahrungen anderer Autoren (F r e e r k s e n, E d e l - h o f f, W o y t e k — 69. Tagung nordwestdeutscher Chirurgen in Lübeck).

Ganz anders reagiert die Knochen- und Gelenktuberkulose bei örtlicher Anwendung auf Streptomycin und INH.

Gelenktuberkulosen synovialer Form haben auf intrakapsuläre und intraartikuläre Anwendung von Streptomycin und von INH (Rimifon und Ticide) sehr gut angesprochen. Bisher wurden 22 Knietuberkulosen, 4 Hüfttuberkulosen, 1 Hand- und 2 Schultertuberkulosen behandelt.

Bei einer synovialen Form der Knietuberkulose mit tuberkulosepositivem Tierversuch wurden Streptomycin und INH intrakapsulär gegeben. Bei nachfolgender Synoviektomie konnte histologisch Tuberkulose nicht mehr nachgewiesen werden.

Bei 82 Herdausräumungen wurden Streptomycin und INH prinzipiell lokal und allgemein gegeben. Bei allen trat Heilung ein, mit Ausnahme einer schwer käsigen Trochanterkaries, die schon 3mal operiert wurde und bei der am ganzen Oberschenkel ein Labyrinth von Fistelgängen besteht.

Bei einer Patientin, die nach extraartikulärer Spanversteifung durch 15 Jahre Fisteln hatte, schlossen sich die Fisteln nach nochmaliger Herdausräumung und lokaler Streptomycinbehandlung. Die Nachuntersuchung nach 1 Jahr zeigte den Heilerfolg.

Auch bei Rippenkaries konnten durch Abszeßausräumung und Rippenresektion bei gleichzeitiger lokaler Streptomycin- und INH-Behandlung schöne Erfolge erzielt werden.

Bemerkenswert sind 2 Fälle von ausgedehnter Rippenkaries: Bei dem einen bestanden die Fisteln 17 Jahre, mehrmaliger Heilstättenaufenthalt ohne Erfolg. Fistelsanierung operativ, lokale Streptomycin- und INH-Behandlung mit Heilung. Der 2. Fall, bei dem auf beiden Brustseiten zahlreiche Fisteln bestanden, heilte ebenfalls nach ausgedehnter Fistelausschneidung und mehrfacher Rippenresektion unter gleichzeitiger Streptomycinbehandlung.

Als Gegenbeispiel ein weiterer Fall: Abszeßentfernung und Rippenresektion ohne antituberkulöse Behandlung. Nach Heilung der Operationswunde traten 3 Wochen später wieder Fisteln auf, die sich gegenüber PAS-Spülungen vollkommen refraktär verhielten, nach 30 g Streptomycin allgemein jedoch schlossen und geschlossen blieben.

Mit dem Hinweis auf eine kürzlich erschienene Arbeit aus dem Versehrtenkrankenhaus Bad Tölz von Glogowski, der die Behandlung mit den Chemotherapeuticis und Antibioticis einer beachtenswerten Kritik unterzieht, und eine Arbeit von Scheidt (Langenbecks Arch. und Dtsch. Z. Chir., 273), der trotz Heliotherapie und Tuberkulostatika, Antibiotika und Chemotherapeutika die Notwendigkeit chirurgischer Eingriffe unterstreicht, will ich die Ausführungen über die neuen Tuberkuloseheilmittel schließen und zusammenfassen:

1. Bei fistelnden Fällen der Knochen und Gelenk-

tuberkulose sind Streptomycin und INH geeignet, einen mitunter raschen Fistelschluß herbeizuführen.

2. Streptomycin und INH sind geeignet, bei kombinierter lokaler und allgemeiner Anwendung nach Operationen Fisteln zu vermeiden, die andernfalls erfahrungsgemäß aufgetreten wären. Die Lokalbehandlung ist die beste Form der Einverleibung.

3. Erfolge bei geschlossenen Formen der Knochen- und Gelenktuberkulose (Allgemeinanwendung) sind fraglich, bei alten chronischen Fällen überhaupt nicht zu erwarten.

4. Bei jedem Fall, bei dem eine konservative Behandlung mit Streptomycin beabsichtigt ist, ist der allfällige, aber fragliche Erfolg gegen den Nachteil einer eintretenden Streptomycin- und INH-Resistenz abzuwägen, die sich bei einem allfälligen späteren Eintritt einer hämatogenen Streuung (Meningitis, Miliartuberkulose) katastrophal auswirken könnte.

5. Von einer alleinigen Anwendung von Paraaminosalizylsäure und Thiosemicarbazonen wurden lokal oder peroral keine überzeugenden Erfolge bei der Behandlung der Knochen- und Gelenktuberkulose gesehen. In Verbindung mit Streptomycin als dem stärksten wirksamen Antibiotikum und INH als dem wirksamsten Chemotherapeutikum sollen beide Mittel eine unterstützende Wirkung entfalten, sollen auch geeignet sein, eine Resistenz von Streptomycin und INH herabzumindern.

Eine Behandlungsart ist als nicht überlebt noch anzuführen. Ich möchte sie auch nicht missen: die Röntgentherapie. Die wenigen Versager und die ganz vereinzelten Komplikationen, die sich einstellten, können der Behandlung keinen Abbruch tun. Bei den ausstrahlenden Schmerzen des Spondylitikers sind die Röntgenbestrahlungen wie keine andere Behandlung geeignet, die Beschwerden in verhältnismäßig kurzer Zeit zu beheben. Die Einschmelzung von Infiltraten wird unterstützt. Bei Fistelstauungen können Röntgenbestrahlungen die Eiterungen wieder in Fluß bringen. Die synovialen Formen der Gelenktuberkulose, die wir in letzter Zeit, wie bereits erwähnt, mit intrakapsulären und intraartikulären Injektionen von Streptomycin und INH behandeln, reagieren auch auf Röntgenbestrahlungen ausgezeichnet. Schließlich dienen die Röntgenstrahlen bei Fällen, bei denen sich der Reiz der Freiluft- und Sonnenbehandlung einigermaßen erschöpft hat, als neuer Reizspender. Wir wenden die Röntgenstrahlen in Klein- und Kleinstdosen an.

Ich will meine Ausführungen nicht schließen, ohne auf die psychische Beeinflussung des tuberkulös Kranken hingewiesen zu haben. Es ist nur allzuverständlich, daß bei einer so ausgesprochen chronischen Erkrankung, wie es die Tuberkulose ist, die Psyche nicht unbeeinflußt bleiben kann. Diesem Umstand muß Rechnung getragen werden. Die Sorge um die Familie, um die spätere Berufsausübung, ferner die räumliche Trennung von den Angehörigen, nicht zuletzt die Beschäftigung mit der Krankheit selbst sind Faktoren, die den Kranken bewegen und sein Denken in Anspruch nehmen. Dazu kommt die Verurteilung zur Untätigkeit, die daraus sich ergebende Langeweile, die Eintönigkeit des Milieus und der Zwang, mit unter Umständen unerwünschten Zimmergenossen zusammensein zu müssen.

Alle diese im gewöhnlichen Leben belanglos erscheinenden Momente müssen Berücksichtigung finden. Eine große Hilfe in dieser Beziehung gibt uns die Beschäftigungsbehandlung. Wenn wir auch keine Arbeitsklinik haben, wie sie R o l l i e r eingerichtet hat, in der die Kranken an kleinen elektrischen Drehbänken und Maschinen Bestandteile für die Uhren- und Elektroindustrie herstellen können, so sind wir doch bestrebt, die Kranken, ihren körperlichen und geistigen Fähigkeiten entsprechend, zu Arbeiten heranzuziehen, die sie nicht nur leisten können, sondern die ihnen auch Freude bereiten. Berechtigten Klagen der Patienten abzuhelfen und ihnen bei der Ordnung persönlicher Verhältnisse beizustehen, ist unter Umständen genau so wichtig wie eine richtig ausgeführte Operation. Sehr bewährt haben sich auch vorübergehende Beurlaubungen, damit die Kranken Schwierigkeiten, die sich zu Hause ergeben, selbst ordnen können und vieles andere mehr. Auch zeitweise seelische Verstimmungen des Kranken müssen berücksichtigt werden.

Soweit es der Rahmen eines kurzen Referates zuläßt, habe ich einen Ueberblick über die derzeitige Behandlungsweise der Knochen- und Gelenktuberkulose gegeben, wie sie in den steiermärkischen Landes-Sonnenheilstätten Stolzalpe, der größten Heilstätte dieser Art in Oesterreich, geübt wird. In weitgehendem Maße werden die Tuberkuloseheilmittel herangezogen, in immer ausgedehnterem Umfang werden zweckmäßige Operationen vorgenommen, die geeignet sind, eine Dauerheilung herbeizuführen und außerdem die Heilungsdauer abzukürzen. Alle diese Maßnahmen unterstützen den Heilplan des Organismus, mit der Tuberkulose als Allgemeinerkrankung fertig zu werden. Und dieser

Allgemeinerkrankung muß eine Allgemeinbehandlung vorbehalten bleiben, wie sie am ehesten durch die Heilstätten-behandlung mit ihren klimatischen Vorzügen und nicht zuletzt auch mit dem psychischen Klima gewährleistet ist.

Aussprache: Hr. Doz. Dr. H. Moser (Graz): Diese Ausführungen beziehen und beschränken sich auf die o p e r a t i v e Herd-s a n i e r u n g b e i S p o n d y l i t i s t u b e r c u l o s a. Die operative Herdsanierung besteht 1. aus der Ausräumung des Herdes, einschließlich der Abszesse, und 2. in der örtlichen, intrafokalen Applikation der spezifisch wirksamen Mittel.

Die Ausräumung ist bei den meist käsigen Herden notwendig, da sie der Organismus nicht eliminieren kann. Das spezifische Gewebe wird entfernt, damit eine unspezifische Narbe gebildet werden und eine echte Heilung eintreten kann. Das Einbringen der Tuberkulostatika in den (ausgeräumten) Herd selbst ist notwendig, da die parenterale, intravenöse oder intraarterielle Applikation von Medikamenten an Knochenherden wenig wirksam wird (eine Ausnahme kann bei Kindern eintreten). Dies ist durch den Bau und die Art des Blut-Zu- und -Abstromes im Knochen bedingt. L e x e r hat dies arteriographisch untersucht, und in letzter Zeit konnte Augusto L a m a s mittels Farbstoffen in Tierversuchen zeigen, daß durch die Eigenart des Kreislaufes im Knochen, die er anatomisch beschreibt, eine Verdünnung und Abschwemmung der Mittel eintritt, so daß ihre wirksame Konzentration im ausgewachsenen Knochen nicht möglich ist.

An der Chirurgischen Universitätsklinik Graz verwenden wir das Verfahren von K a s t e r t. Im Bereich der Brustwirbelsäule wird der Zugang in den Herd von hinten durch Costotransvers-ektomie gewonnen. In den Wirbel dringen wir dann von der Resektionsstelle aus ein und räumen u n t e r R ö n t g e n k o n t r o l l e mit dem scharfen Löffel aus. Bei drohendem Durchbruch eines Abszesses ins Mediastinum haben wir thorakotomiert und transpleural den Herd und Abszeß ausgeräumt (erstmals 1952 von Werner B r u n n e r ausgeführt). Die oberen Lendenwirbel werden von hinten angegangen. Den Zugang zum 5. LW. (und eventuell 4. LW.) gewinnen wir transperitoneal bei Beckenhochlagerung. In einem Fall bei einer Erkrankung des 1.—4. LW. mit völliger Zerstörung des 2. LW. haben wir den 2. LW., einschließlich des Bogens sowie der Querfortsätze und des Dornfortsatzes, t o t a l r e-s e z i e r t, so daß, nach der Herdausräumung aus den anderen kranken Wirbeln, der 1. LW. mit dem 3. LW. einen Block bilden und knöchern verwachsen konnte (Demonstr. Röntgenbilder). Voraussetzung des operativen Vorgehens ist eine genaue Lokali-sation und Qualitätsdiagnose durch Schichtaufnahmen. Das Summationsbild genügt nicht. (Diapositivprojektion von Beispielen vor, während und nach der Operation.)

Die intrafokale Applikation der spezifisch wirksamen Mittel erfolgt durch täglich wiederholte Instillation in Drains, welche in den Herd nach der Ausräumung eingelegt und durch die Muskulatur nach vorne seitlich herausgeleitet werden. Täglich werden 1 g Streptomycin und 200 mg Rimifon instilliert und zudem 100 mg Rimifon parenteral gegeben. Gleichzeitig wenden wir Lävosan als Leberschutz an. Nach 6 Wochen werden die Instillationsdrains herausgezogen, um dem Knochen die ungestörte Ausfüllung des Defektes und die Heilung zu ermöglichen. Nach Entfernung der Drains werden die Mittel bis zur Erreichung der Gesamtdosis parenteral weitergegeben. Gesamtdosis: 30 g Streptomycin und 40 g Rimifon. Die Patienten bleiben bis 4 Monate nach der Operation im Gipsbett; dann, beim Aufstehen, tragen sie ein Spangenmieder für die Dauer eines Jahres. Sie bleiben unter ambulanter Röntgen-, Blutbild- (Senkung) und Gewichtskontrolle. Ergebnisse, Vergleiche der Therapieerfolge und Statistiken sind erst nach mehreren Jahren zu erstellen und verwertbar.

Hr. Prim. Dr. K. J a n a u s c h e k (Grimmenstein): Weit mehr noch als · bei der Behandlung der Lungentuberkulose hat die Einführung der Antibiotika einschneidend in die Behandlung der Knochentuberkulose gewirkt. Die Entwicklung auf diesem Gebiet ging auch weit rascher vor sich, mußten doch kaum neue operative Verfahren entwickelt werden, der Chirurg brauchte lediglich zum entscheidenden Schnitt das Messer in die Hand zu nehmen. Die Knochentuberkulose, bislang fast durchwegs ein Noli me tangere für die Chirurgie, ist heute ein weites, fruchtbares Feld für diese geworden.

So wie bei der Lungentuberkulose entsteht auch bei der Knochentuberkulose der Eiter aus dem Tuberkel, der verkäst und erweicht. Je näher nun der Herd seinen Sitz unter der Haut hat, desto schneller kommt es zum Durchbruch und zur Fistelbildung. Deshalb die so häufige Fistel der Karies des Sternums und der Rippen.

Die Entstehung der Fistel konnte früher nur verhindert werden durch frühzeitige Erkennung, Ruhigstellung, Besonnung. Aber auch wenn alle diese Bedingungen erfüllt wurden, ist die Tuberkulose soundso oft schicksalsmäßig fortgeschritten und die Krankheit ist erst dann zum Stillstand gekommen, wenn sie alle Stadien durchlaufen hatte. Der tuberkulöse Eiter hat sich dann in vielen Fällen den Weg nach außen gebahnt und so zu einer Fistel geführt.

Diese stellte bei der Behandlung der Knochen- und Gelenktuberkulose eine sehr unangenehme Komplikation dar, die früher auch oft zu einem letalen Ausgang führte. Besonders die Mischinfektion war dafür verantwortlich. Diese gefährlichste Komplikation hat ihre Schrecken zuerst durch die Anwendung der Sulfonamide, später durch das Penicillin verloren. Eine spezifische Behandlung war uns versagt und die Behandlung bestand lediglich darin, mit den verschiedensten Mitteln und Methoden Neubildung von Granulationsgewebe anzuregen.

Die tuberkulöse Fistel, früher noch ein relativ häufiges Ereignis, und wegen der Schwierigkeit der Beeinflussung eine Crux für Arzt und Patienten, wird in Zukunft eine relativ seltene Erscheinung sein, und zwar 1. weil es uns jetzt eher möglich ist, die Entstehung zu verhindern, 2. weil uns wirksame Medikamente für ihre Behandlung zur Verfügung stehen.

Ad 1. Wenn uns eine frühzeitige Diagnose gelungen ist, wie dies besonders bei Knie- und Hüftgelenk der Fall sein kann, dann haben wir die Möglichkeit, bevor es zur Verkäsung und Erweichung gekommen ist, durch die Anwendung der modernen Antibiotika noch eine Restitutio ad integrum zu erreichen. Ist es bereits zu einer Verkäsung und Erweichung des Herdes gekommen, weil eine Frühdiagnose, z. B. der Spondylitis, kaum jemals gestellt werden kann, so wird in diesem Fall die Fistel verhindert werden können durch eine frühzeitige Eliminierung des Herdes.

Ad 2. Wir haben Ende Februar 1952 die ersten Versuchsmengen Rimifon erhalten, und bei der Behandlung der Knochen- und Gelenktuberkulose ist uns von Anfang an die gute Wirksamkeit des Medikamentes auf die tuberkulöse Fistel aufgefallen.

Wir haben bis jetzt 23 Fälle behandelt. Die Kurdauer betrug mindestens 10, längstens 20 Wochen, durchschnittlich wurde den Patienten 15 Wochen hindurch Rimifon verabreicht. Die Dosierung war die übliche: täglich 50 mg Rimifon pro 10 kg Körpergewicht. Von diesen 23 Fällen haben sich in 19 die Fisteln geschlossen, bei den restlichen 4 war eine Besserung in Form von Abnahme der Sekretion zu verzeichnen.

Ursache der Fistel:

Spondylitis tbc.	9
Coxitis tbc.	2
Caries ossis ischii	1
Fungus genus	3
Sacrocoxitis	1
Fungus pedis	2
Laparotomie bei Peritonitis tbc.	1
Nephrektomie nach Tbc. renis	2
Caries sterni	2
	23

Zu bemerken ist, daß diese Erfolge einerseits unter optimalsten Umständen, wie sie eine Sonnenheilstätte bietet, erzielt werden konnten, anderseits werden sie in Zukunft durch eine kombinierte Rimifon-PAS-Streptomycinbehandlung noch zu verbessern sein.

Betrachten wir diese Erfolge, so stellen sie die Ergebnisse, die mit den bisherigen Behandlungsmethoden erzielt werden konnten, weit in den Schatten. Ziehen wir weiter in Erwägung, daß soundsoviele Fisteln gar nicht entstehen werden, 1. durch frühzeitige Erkennung und Behandlung mit den Antibioticis, 2. durch frühzeitige operative Entfernung des Käseherdes und des Eiters, so wird die tuberkulöse Fistel, einstmals eine gewohnte und gefürchtete Erscheinung, eine seltene Komplikation bei der Behandlung der Knochen- und Gelenktuberkulose werden.

Probleme der Rimifonbehandlung der Gelenk- und Knochentuberkulose

Von

Dr. **O. Popp**

Wien

Mit 4 Abbildungen

Jedes neue Mittel in der Behandlung der Tuberkulose wirft neue Probleme auf und läßt alte in neuem Licht erscheinen. Wir haben uns am Orthopädischen Spital in Wien unter der Leitung meines verehrten Chefs, Herrn Prof. Dr. Ph. E r l a c h e r, bemüht, einigen Problemen, die bei der Behandlung der Knochen- und Gelenktuberkulose durch die Einführung des INH-Präparates Rimifon, auf dessen Verwendung sich unsere Erfahrungen stützen, auftauchten, näherzutreten. Für die Unterstützung dieser Bemühungen sind wir Herrn Ass. Dr. K a i s e r vom Institut für Medizinische Chemie und Herrn Ass. Dr. S t o c k i n g e r vom Histologischen Institut der Universität Wien zu außerordentlichem Dank verpflichtet.

Das alte Problem der Früh-, und, wenn dieser Ausdruck gestattet ist, Frühestdiagnose, ist nach wie vor eines der dringendsten und die Probeexzision in Kombination mit dem Tierversuch erscheint uns als das sicherste Mittel, frühzeitig die richtige Diagnose zu stellen und damit den optimalen Zeitpunkt einer spezifischen Therapie zu gewinnen. Auch läßt sich dadurch verhältnismäßig frühzeitig eine Feststellung der Resistenzverhältnisse erreichen.

Die primäre Resistenz darf nach den an Lungentuberkulösen gewonnenen Erfahrungen aller Voraussicht nach außer acht gelassen werden. Hingegen erhält die Resistenzbestimmung eine sicher nicht zu unterschätzende Bedeutung bei jenen Fällen, die schon mit verschiedenen Antituberculoticis, unter denen sich in letzter Zeit auch zunehmend INH-Präparate befinden, vorbehandelt wurden.

4*

Die Frühdiagnose erscheint uns bei der Chemo-Therapie auch deswegen besonders wichtig, weil, wie Untersuchungen gezeigt haben, der Zwischensubstanzgehalt in frischen Tuberkeln am höchsten ist. Die Zwischensubstanz spielt aber als Vermittlerin z. B. des Rimifon-Transportes vom Augenblick des Austrittes durch die Gefäßwand sicherlich eine bedeutende Rolle. Fibröse Abkapselungen, so willkommen sie als Zeichen der Heilung sind, wenn sie sich um den einzelnen Tuberkel finden, stellen zweifellos ein beachtliches Hindernis dar, sobald sie größere Gewebsbezirke abgrenzen. Diese Untersuchungen über den Gehalt an Zwischensubstanz oder, genauer gesagt, der Mucopolysaccharide, haben nicht nur theoretisches Interesse, da uns heute durch gut wirksame Hyaluronidasepräparate — wir verwendeten das Präparat Permease der Firma Sanabo — die Möglichkeit geboten ist, bei der Lokalbehandlung diese Substanzen von einem mehr gelartigen Zustand nach der Seite des Sols zu verschieben, sie zu depolymerisieren und damit die Diffusion des miteingebrachten Rimifon zu begünstigen. Wir haben den Eindruck, daß dies in praxi trotz des ungünstigen p_H auch gelingt.

Als weiteres wichtiges Problem erschien uns die Frage, welche Rimifon-Konzentrationen wir bei verschiedener Applikationsart im erkrankten Gewebe, also in der tuberkulösen Gelenkkapsel oder im Knochen, erzielen können.

Zur Bestimmung des Rimifon-Gehaltes wurde die Methode von K e l l y und P o e t verwendet, die trotz mancher Einwände nach den Untersuchungen von E l m e n - d o r f und Mitarbeitern, R a d e n b a c h und J u n g b l u t h sowie eigenen Erfahrungen (Dr. K a i s e r) die brauchbarste und verläßlichste, derzeit wohl auch am meisten angewandte Methode darstellt.

Ich erlaube mir, Ihnen in Tabelle 1 zunächst die durchschnittlichen Leerwerte und die bei den verschiedenen zur Untersuchung gelangten Materialien zu berücksichtigenden mittleren Fehlerbreiten zu zeigen.

Sie sehen, daß die Bestimmung der Serum- und Knochenwerte eine befriedigende Genauigkeit zuläßt, daß aber bei den Kapselwerten sowohl bei der Fibrosa als auch bei Synovialis mit hohen Leerwerten und einer sehr erheblichen Streuung zu rechnen ist.

R a d e n b a c h und J u n g b l u t h haben eine Kurve publiziert, die den Verlauf des Serumspiegels bei INH-Verabreichung zeigt. Nach dieser lassen sich die Serumwerte angenähert schätzen, die nach einer bestimmten Zeit, bei

Tab. 1. Leerwerte bei Bestimmung der INH-Werte
nach der Methode Kelly und Poet

	Serum in γ/ccm	Gelenkkapsel (Fibrosa) γ pro g Trockensubstanz	Gelenkkapsel (Synovialis) γ pro g Trockensubstanz	Knochen γ pro g Trockensubstanz
Zahl der Bestimmungen ..	30	16	10	12
Arithmetisches Mittel der Leerwerte	0·6	1·4	1·8	0·52
Streuung.....	± 0·3	± 1·8!	± 2·0!	± 0·12

einer bestimmten verabreichten Menge, auf Kilogramm
pro Körpergewicht bezogen, im Kubikzentimeter Serum vorhanden sein sollen. Wir haben bei unseren Untersuchungen
diese Näherungswerte als Serumsollwerte angeführt.

Die nächste Tabelle 2 zeigt Ihnen das Verhältnis
zwischen Rimifon-Serumwerten und Gewebswerten im
Knochen, wobei die Serumwerte in γ/ccm, die Gewebswerte
in γ/g Trockensubstanz angegeben sind.

Tab. 2. INH-Werte Serum-Knochen

Name	Rimifon in mg pro kg Körpergewicht	Applikationsart	Entnahme nach Stunden	Serum-Sollwert in γ/ccm (angenähert)	Serumwert in γ/ccm	Gewebswert in γ/g Trockensubstanz
P. A.	3·1	p. o.	8	(2·4)	3·8	1·2
H. C.	2·9	p. o.	7	(2·6)	2·9	1·0
L. A.	3·1	p. o.	6	(2·9)	4·1	1·7
L. J.	3·2	p. o.	6	(3·2)	3·9	1·8
K. B.	3·1	p. o.	5	(3·1)	5·1	1·2
W. A.	2·7	p. o.	8	(2·2)	—	2·8
L. J.	1·6	i. v.	1	—	3·8	2·8
Sch. R.	3·9	intraossär in Blutleere	0·25	—	—	11·0

Sie sehen, daß die Werte im Knochen stets noch unter
den Serumwerten liegen, daß sie aber doch Konzentrationen

erreichen, die als therapeutisch wirksam angesehen werden dürfen, auch zu Zeitpunkten, die keineswegs mit den Spitzenwerten des Blutspiegels, die bei etwa 2 Stunden erreicht werden, zusammenfallen.

Interessant ist ferner, daß die direkte intraossäre Injektion — anläßlich einer Arthrodese — von 100.000 γ keineswegs so enorme Werte ergibt, wie man sie erwarten würde, was anderseits für eine gute Diffusion im Knochen auch in Blutleere spricht.

Die nachfolgende Tabelle 3 soll Ihnen das Verhältnis zwischen Serumwerten und Gelenkkapselwerten zeigen, worunter stets mit einer Ausnahme nur synoviale Kapsel zu verstehen ist.

Tab. 3. IN H-Werte Serum-Kapselgewebe (Synovialis)

Name	Rimifon in mg pro kg Körpergewicht	Applikationsart	Entnahme nach Stunden	Serum-Sollwert in γ/ccm (angenähert)	Serumwert in γ/ccm	Gewebswert in γ/g Trockensubstanz
A. L.	1·6	p. o.	4	(1·7)	3·8	1·6
B. R.	2·0	p. o.	3	(2·8)	—	1·5
K. K.	2·7	p. o.	8	(2·2)	—	4·1
L. J.	1·6	i. v.	1	—	3·8	3·2
Z. A.	4·3	intraartic.	2	—	1·4	12·6
W. Th.	3·6	intraartic.	2	—	1·6	56·0
B. M.	4·1	intraartic.	1·5	—	6·0	31·0
F. R.	3·9	intracapsul.	3	—	3·2	2·9
W. R.	3·7	intracapsul.	1·5	—	5·1	4·6
B. H.	1·1	intracapsul.	0·3	—	—	6·3 Fibrosa
A. L.	1·6	intracapsul.	sofort nach Injektion 0·3	— —	— —	46·7 5·6

Diese Untersuchungen, an Zahl noch zu gering, um Abschließendes sagen zu können, scheinen uns doch den Schluß zuzulassen, daß es rationeller ist, die zusätzliche lokale Therapie einer tuberkulösen Arthritis mit intraartikulären Injektionen zu führen und unrationell, die schmerzhaftere und schwierigere Form der intrakapsulären Injektion zu wählen, da die dabei erreichten hohen Gewebskonzentrationen nicht so lange aufrecht erhalten

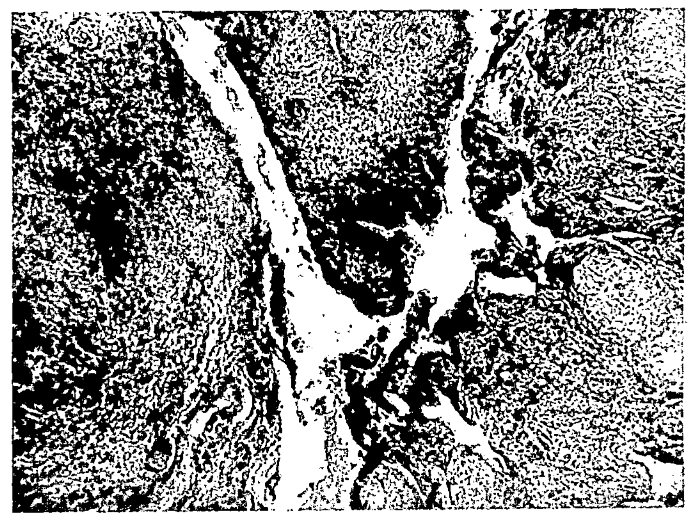

Abb. 1. Zum Teil frische, zum Teil ältere, vorwiegend epitheloidzellige Synovialtuberkulose

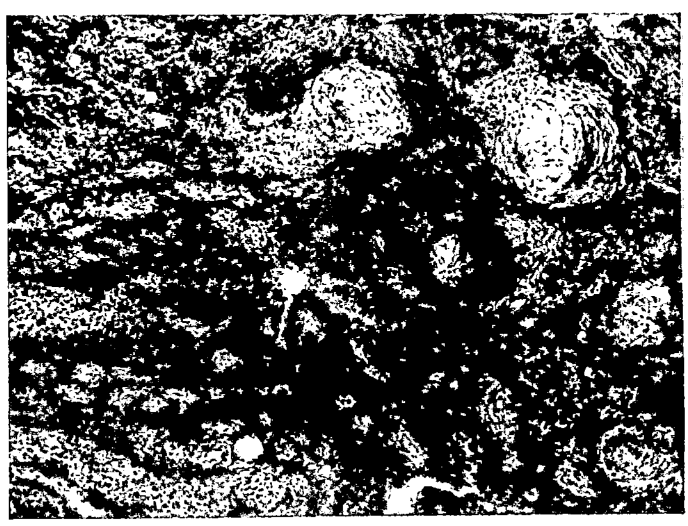

Abb. 2. Nach 4 Monaten Rimifonbehandlung weitgehend ver-
narbter Tuberkel mit bereits ziemlich dichter fibröser Randzone

4 a*

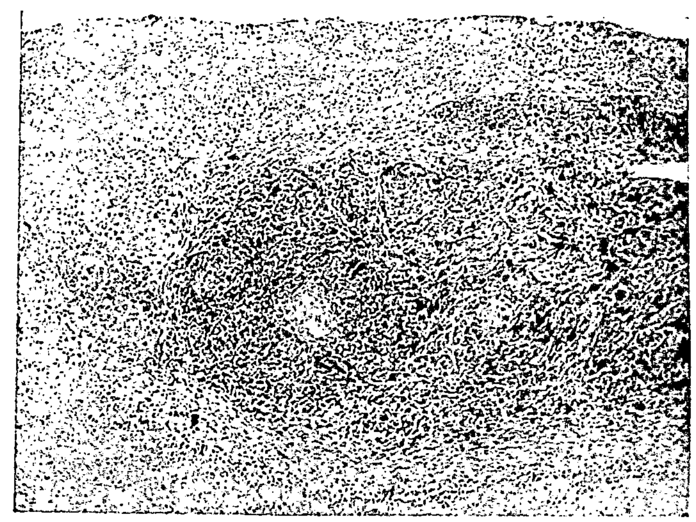

Abb. 3. Frische, vorwiegend epitheloidzellige Synovialtuberkulose

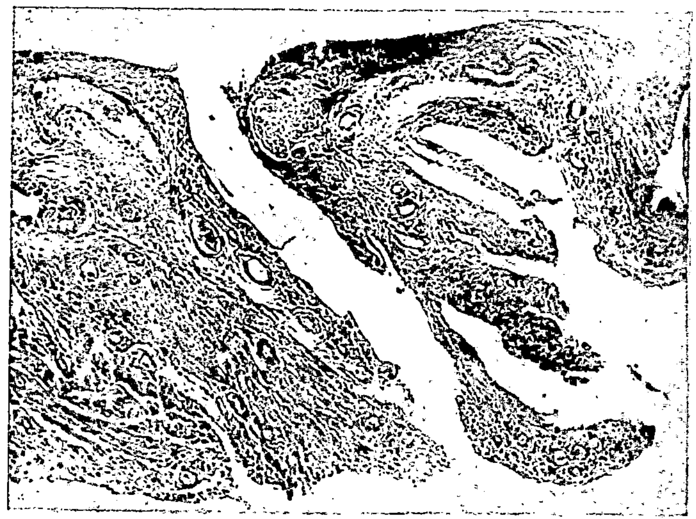

Abb. 4. Nach 6 Monaten Rimifonbehandlung ist die Tuberkulose
vollkommen abgeheilt und es finden sich nur mehr geringe Zeichen
einer abgeklungenen Synovitis

werden, wie die zwar niedrigeren, aber immer noch deutlich über dem Serumspiegel liegenden bei intraartikulärer Injektion.

Wir sehen in den erhaltenen Werten nach intraartikulärer Injektion aber auch eine Bestätigung des Nutzens der zusätzlichen Lokalbehandlung.

Damit möchte ich zum Problem der Probleme jeglicher Therapie, nämlich zu der Frage kommen: Können wir zeigen, daß eine bestimmte Therapie dem Patienten wirklich nützt?

Wir haben bei der Rimifon-Behandlung der Gelenk- und Knochentuberkulose klinisch unbedingt den Eindruck, daß sie eine sehr wesentliche Unterstützung unserer therapeutischen Bemühungen bedeutet. Da wir die Probeexzision als diagnostisches Mittel an Zuverlässigkeit am meisten schätzten, haben wir uns entschlossen, durch wiederholte Probeexzisionen den Erfolg unserer Behandlung histologisch zu verifizieren.

Ich möchte mir erlauben, Ihnen zum Schluß meiner Ausführungen an einigen Mikrophotogrammen Ergebnisse dieser Untersuchungen zu demonstrieren.

Wir glauben auf Grund dieser Untersuchungen sagen zu können, daß bei frischen Fällen von Knochen- und Gelenktuberkulose durch perorale Rimifon-Medikation ein wirksamer Gewebsspiegel erreicht wird, daß bei Gelenkprozessen die zusätzliche lokale Behandlung in Kombination mit Hyaluronidasepräparaten begründet erscheint und daß die Erfolge es gestatten, Rimifon als einen wesentlichen Fortschritt in der Therapie dieser Erkrankungen zu bezeichnen.

Aussprache: Hr. Dr. E. Dissmann (Klagenfurt): Bei der antibiotischen Behandlung der miliaren Lungentuberkulose war es uns sehr bald aufgefallen, daß nach Heilung des Lungenbefundes mit weitgehender Resorption der miliaren Streuherde in einiger Zeit solitäre Organtuberkulosen in Erscheinung treten. Nun wissen wir wohl, daß die hämatogene Lungentuberkulose mit der Manifestation von extrapulmonalen Herden einhergeht, und wissen, daß mit zunehmendem chronischem Verlauf der Streuung auch die Wahrscheinlichkeit der Entwicklung extrapulmonaler Metastasen zunimmt. Während die akute Miliartuberkulose vor der Zeit der antibiotischen Behandlung im allgemeinen einen tödlichen Verlauf zeigte und Organmetastasen sich meist nur im Sektionsgut finden ließen, konnten bei den chronischen Formen der Miliartuberkulose zu dieser Zeit nach den Ermittlungen von Schmidt in 27% der Ueberlebenden Organtuberkulosen festgestellt werden. Es war daher von besonderem Interesse, festzustellen, in welchem Ausmaße heute die antibiotische Behandlung der miliaren Lungen-

tuberkulose später eventuell zu erwartende extrapulmonale Herd-
bildungen beeinflußt. Wir haben das Schicksal der uns seit Beginn der antibiotischen Behandlung bekanntgewordenen akuten
und chronischen Miliartuberkulosen verfolgt. Unter 50 antibiotisch
behandelten Ueberlebenden akuter und chronischer Miliartuberkulose der Lunge fanden wir 31 Fälle extrapulmonaler Rezidive,
davon allein 17 im Knochensystem. Die Rezidive verteilen sich
auf 4 Behandlungsgruppen, und zwar Behandlung mit Streptomycin, Streptomycin + PAS, Streptomycin + Tb I und Streptomycin + PAS + INH. Mittlere Beobachtungszeit, Fallzahl und mittlere Behandlungszeit wurden berücksichtigt. Die meisten der Rezidive sahen wir bei alleiniger Streptomycinbehandlung, nach einer
durchschnittlichen Behandlungszeit von 2·6 Monaten. Bei annähernd
gleicher Fallzahl und nur wenig geringerer Nachbeobachtungszeit
zeigte sich, daß bei Behandlung mit Streptomycin und PAS bei
gleichzeitiger Verdoppelung der Behandlungszeit die Rezidive geringer waren. Die Kombination aller drei Tuberkulosemittel bei
noch längerer Behandlungsdauer konnte extrapulmonale Metastasen schon bei relativ kurzer Nachbeobachtungsdauer nicht verhindern. Wir können mit der antibiotischen Behandlung der
hämatogenen Lungentuberkulose wohl eine große Anzahl der akuten
Miliartuberkulose, die früher gestorben wären, retten, wir erhöhen damit jedoch den Stand der chronisch gutartigen Miliartuberkulose und geben damit einer größeren Anzahl von hämatogenen Lungentuberkulosen Gelegenheit zur Entwicklung von extrapulmonalen Herden. Während in der Zeit vor der antibiotischen
Behandlung der Miliartuberkulose nach S c h m i d t in etwa
$^1/_4$ der Fälle bei einer bis 20jährigen Beobachtungszeit extrapulmonale Metastasierungen in Erscheinung traten, sahen wir jetzt bereits nach einer nur 3—4jährigen Beobachtungszeit bei den Ueberlebenden der antibiotisch behandelten akuten und chronischen
Miliartuberkulose 60% Organtuberkulosen auftreten, von denen
mehr als die Hälfte im Knochensystem lokalisiert ist. Es genügt
demnach nicht, sich mit dem immer wieder verblüffenden Heileffekt der miliaren Lungenstreuung zufrieden zu geben, da damit
die Tuberkulose als Allgemeinerkrankung noch nicht abgeschlossen ist. Wieweit eine Verlängerung der Behandlungsdauer besonders jenseits der Heilung des Lungenbefundes oder eine kombinierte Behandlungsweise die extrapulmonale Herdbildung verhindern oder unterdrücken kann, wird sich erst in Zukunft erweisen.

Hr. Prof. Dr. Ph. E r l a c h e r (Wien): Die eben gehörten
Zahlen sind sehr bedauerlich. Daher verdient der Vorschlag
W i t t e k s, die Prophylaxe der Tuberkulose zu intensivieren, besondere Beachtung. Er hat auf die großen Schwierigkeiten hingewiesen, die dabei zu überwinden sein dürften. Es wird sicher
bei der heutigen Wohnungsnot kaum möglich sein, alle alten
hustenden Tuberkulösen aus der Familie zu entfernen und so die
Infektion der Kinder zu vermindern. Was die Vermehrung der

bovinen Infektion anbelangt, so schätzt ein Fachmann, den ich zu Rate gezogen habe, die Kosten der Sanierung unserer Kühe auf etwa 35 Millionen Schilling, ein Betrag, der durchaus tragbar wäre, wenn wir die hohen Kosten der Tuberkulosebehandlung berücksichtigen und die soziale Belastung, die damit verbunden ist. Wenn wir dann noch durch die systematische BCG-Impfung die Abwehr erhöhen, dürfte es auch bei uns möglich sein, jenem Zustand von Tuberkuloseearmut zu erreichen, den ich in den nordischen Ländern feststellen konnte, wo diese Schutzmaßnahmen bereits durchgeführt werden und die großen Küstensanatorien, die für Tuberkulöse erbaut wurden, mehr als zur Hälfte leerstehen.

Die Genitaltuberkulose der Frau

Von

Dr. J. Froewis

Wien

Mit 2 Abbildungen

Die Genitaltuberkulose der Frau gehört heute wegen ihrer Häufigkeit und vor allem wegen der diagnostischen Schwierigkeiten fraglos zu einer der interessantesten Erkrankungen. Auch der mit Tuberkulose wissenschaftlich vertraute und praktisch bestgerüstete Frauenarzt steht bei Erkennung dieser Erkrankung nicht selten vor fast unlösbaren Schwierigkeiten. Hauptursache dieser Schwierigkeiten liegt wohl hauptsächlich in der schweren Abgrenzung dieser heimtückischen Erkrankung gegenüber anderen unspezifischen, durch Keime mannigfaltiger Art hervorgerufenen entzündlichen Veränderungen im Bereiche des Genitaltraktes.

Genese

Wir möchten im folgenden hauptsächlich auf die Literatur der letzten 10 Jahre zurückgreifen und das reichhaltige Schrifttum der früheren Zeit aus Handbuchbeiträgen (zuletzt Dietel: Halban-Seitz) als bekannt voraussetzen.

Die von Zischka in vortrefflicher Art besprochenen engen Beziehungen des Mikrobacterium tuberculosis zum Mesenchym, vor allem dem „aktiven Mesenchym", ist unseres Erachtens in hervorragender Weise geeignet, das häufige Befallensein des weiblichen Genitaltraktes einer durchaus annehmbaren Erklärung zuzuführen, wobei der Weg der Infektion eine mehr untergeordnete Rolle spielt. Unsere vor kurzem ausgesprochene Annahme der Genitaltuberkulose der Frau als Systemerkrankung (Froewis-Spurny, Froewis-Ulm) findet damit neben anderen wichtigen Faktoren eine wertvollste Stütze. Vorweggenommen sei kurz, daß unter der Voraussetzung der Richtigkeit dieser beiden Annahmen, das therapeutische Vorgehen bei der Genitaltuberkulose damit entscheidend beeinflußt werden kann. Die besondere Aktivität des Stromas der Korpus- und Tubenmucosa und ihre Vaskularisierung vor allem während der Fertilitätszeit kann nicht genügend oft betont und hervorgehoben werden. Ebenso wichtig erscheint uns die von Z i s c h k a erwähnte Hohlraumbegrenzung dieser Schleimhäute für den weiteren Ablauf der Erkrankung.

Eine primäre Genitaltuberkulose ist wohl theoretisch denkbar (artefiziell oder durch Kohabitation), aber bisher noch nie einwandfrei bewiesen worden. Die Entstehung der Genitaltuberkulose ist so gut wie immer sekundär, die verschiedenen Wege wurden bereits besprochen (Z i s c h k a). Die überragenden Rolle möchten wir der hämatogenen Streuung, vor allem wegen der bereits angeführten Eigenart der befallenen Organe, beimessen. Die allgemein bekannte Resistenz eines intakten Epithels gegen eine Besiedlung mit Tuberkelbazillen ist weiterhin geeignet, diesem Infektionsweg den Vorrang zu geben. Ob vorerst die Tubenschleimhaut oder die Korpusmucosa allein oder — wie wir glauben — beide gleichzeitig besiedelt werden, ist wohl wissenschaftlich interessant, kann aber auch bei exaktester Untersuchung kaum entschieden werden. Wir glauben nicht fehlzugehen, wenn wir auf Grund unserer Erfahrung behaupten, daß bei klinischer Manifestierung und Verifizierung der Genitaltuberkulose zumeist Eileiter und Gebärmutter besiedelt sind. Der hohe Prozentsatz beider Besiedlungen, der bei kaum durchführbarer histologischer Serienschnittuntersuchung sich wahrscheinlich fast decken würde, kann als weiterer Beweis für eine Systemerkrankung angesehen werden. Auch die lange Latenzzeit, die gerade die Genitaltuberkulose der Frau kennzeichnet, kann nicht zuletzt für die hämatogene Entstehung herangezogen werden. Der von K n a u s angenommene Analogieschluß von einer hämatogenen Nebenhodeninfektion auf eine hämatogene Tubeninfektion kann nicht als Beweis gelten, da eine über den Blutweg entstandene Nebenhodentuberkulose eher selten ist (B e r b l i n g e r, J o l l e r).

Die Frage einer Besiedelung des Genitales vom Peritoneum aus oder umgekehrt (B e r b l i n g e r, K n a u s) ist wohl interessant, aber von praktisch geringerer Bedeutung. Beides ist möglich, der exakte Nachweis jedoch sicher sehr schwer.

Vorkommen und Organverteilung

'Ganz allgemein gesehen hat es den Anschein, daß die Häufigkeit der Genitaltuberkulose bei uns und' auch in anderen Ländern, wie Deutschland (K r ä u b i g, K r e i b i c h) und Israel (R a b a u, H a l b r e c h't), in den letzten Jahren zugenommen hat. Dies kann einerseits mit einer scheinbaren Zunahme dank der besseren Diagnostik, anderseits mit einer wirklichen Zunahme — und dies ist wohl der Hauptgrund — infolge der ungeheuren Belastung der Kriegs- und Nachkriegsjahre erklärt werden (Ernährungs- und schwere psychotraumatische Schäden). Die Erkrankung betrifft vor allem das fertile Alter von 15 bis 50 Jahren (J e d'- b e r g 98·6%, F r o e w i s - S p u r n y 91%), im Kindes- und Greisenalter ist sie selten. H e l d fand' in einer Sammelstatistik von Ost- und Mitteleuropa unter den weiblichen Autopsien 1·5 bis 3% Genitaltuberkulose, T h o m (Marburg) 1·1%, A u e r b a c h konnte bei Frauen, die an Tuberkulose erkrankt waren, 9·1% und T h o m 9·8% Genitaltuberkulose finden. Für die Ostschweiz berechnet H e l d ein Vorkommen der Genitaltuberkulose von 0·5 bis 2%, zunehmend von Stadt zu Land. Eine spezifische Erkrankung operativ entfernter Adnextumoren kommt nach demselben Autor in 10 bis 15%, nach D i e t e l (Deutschland') in 3 bis 33% vor. H e y n e m a n n, S t o e c k e l und S c h'r ö d e r schätzen die Häufigkeit der Adnextuberkulose im allgemeinen auf 10 bis 15%, für die Großstadt 3 bis 5%, 'N o r r i s gibt eine Zahl von 5 bis 7% für Amerika, S p u r n y und' D u s c h e l (I. Universitäts-Frauenklinik Wien) von 6·4% an.

Die Besiedlung der einzelnen Genitalorgane mit Tuberkelbazillen betrifft vor allem Eileiter und Gebärmutter wegen der besonderen Eigenschaften des örtlichen Bindegewebsapparates. Die scheinbar häufigere Erkrankung des ampullären Tubenanteiles läßt sich zwanglos durch den ungeheuren Falten- und Gefäßreichtum der Schleimhaut erklären. Ebenso ist auch die spärliche Besiedlung des Zervikalabschnittes und der Portio durch die anders geartete Oertlichkeit des Bindegewebes, das noch dazu an den zyklischen Veränderungen kaum teilnimmt, nicht verwunderlich. Auffallend — allerdings nicht für den verständnisvollen Betrachter — ist die neuerdings immer mehr und mehr aufgedeckte Beteiligung der Ovarien an dieser Erkrankung. Die Untersuchungen sind noch lange nicht abgeschlossen und noch im Fluß, doch sind sie schon heute geeignet, die Auffassung der Genitaltuberkulose als Systemerkrankung zu stützen.

D i e t e l gibt im Handbuchbeitrag (S e i t z - A m r e i c h 1943) für die einzelnen Organe durchschnittlich folgende Angaben:

Tube (meist beidseitig) 90%, Uterus 50 bis 60%, Ovar (über die Hälfte doppelseitig) an dritter Stelle, Vagina 5·6%, Vulva und Parametrium selten. Angaben aus den letzten Jahren zeigt folgende Tabelle:

Tabelle 1

	Tube	Uterus	Ovar	Parametrium
Sered und Falls	93·75%	87·5%	18·75%	—
Coca Garrote	95%	—	50%	—
Thom	87·7%	49·0%	26·6%	2·0%
Bobrow und Batts ...	88·89%	26·67%	40·0%	—
Froewis-Spurny-Ulm ..	92·8%	55·4%	—	—

Es muß weiter betont werden, daß in den Literaturangaben die Unterschiede der Prozentsätze für Uterus (5 bis 85%) und für Ovarien (3·6 bis 85%) recht erheblich sind und einige Angaben tatsächlich an den Prozentsatz für die Tuben herankommen. Die Genitalorgane erkranken in der Regel doppelseitig: Tuben in 84%, Ovarien in 77%. Bei 44·9% aller Frauen mit Genitaltuberkulose fand T h o m eine Tuberkulose der Niere.

Diese Zahlen geben klar zum Ausdruck, daß eine isolierte Tuberkulose der einzelnen Genitalorgane sicher viel seltener ist, als bisher angenommen wurde. Wir glauben, daß diese Form, wenn überhaupt, ein Frühstadium der Erkrankung ist und klinisch kaum zur Beobachtung kommt. Eine wirkliche Klärung könnte nur durch umfangreiche exakte Untersuchungen an Leichen und Operationsmaterial durch Serienschnitte erbracht werden. Mit viel Fleiß, Idealismus und Mühe, nicht zuletzt auch finanziellen Opfern und Zeit, kann diese wichtige Frage entschieden werden. Alle durch den Tuberkelbazillus im besiedelten Gewebe möglichen Veränderungen kommen in den Genitalorganen vor, angefangen von der exsudativen-proliferativen Form bis zum ulzerös-käsigen Zerfall, abhängig von der Abwehrmöglichkeit des betroffenen Individuums. Erreger ist vorwiegend der humane, selten der bovine Typ. Entscheidend für die kanalikuläre Ausbreitung ist — wie Z i s c h k a angeführt und betont hat — der massive Durchbruch der Tuberkel in die Hohlräume, vor allem in die Tubenlichtung mit mehr oder weniger ausgedehnter Zerstörung des Epithels. Einer weiteren schnellen Durchseuchung ist dann Tür und Tor geöffnet. Sacto- und Pyosalpinxbildung mit oft massiven Verwachsungen mit den benachbarten Organen bilden einen natürlichen Schutz vor Durchbruch in die freie Bauchhöhle. Damit entstandene Bakterienreservoire können jederzeit Anlaß zu unkontrollierbarer Streuung geben. Man darf die Wichtigkeit der gerade in diesem Stadium sich anbahnenden Mischinfektion der oft hochgradig veränderten inneren Genitalorgane, vor allem vom Darm her, nicht übersehen.

Klinik

Es ist nicht möglich, in diesem Rahmen auf die vielfältigen pathologisch-anatomischen Veränderungen der einzelnen Genitalorgane erschöpfend einzugehen. Wichtiger erscheint es uns, dem Arzt Richtlinien zu geben, an Hand derer er sich eine Vorstellung über die Art und Ausbreitung der Erkrankung machen kann, wie auch über die eventuell einzuschlagende Therapie.

Bobrow und Batts haben aus ihrer klinischen Erfahrung heraus eine gut brauchbare, verständliche Einteilung der Genitaltuberkulose vorgenommen, die wir bereits kürzlich in einer Arbeit (Froewis-Spurny) verwendet haben. Sie unterscheiden:

1. Aszitestypus: Aszites, Tuberkel, geringe Adhäsionen, wenig oder keine Beteiligung der Genitalorgane.

2. Tubarer Typus: Hauptsächlich auf die Tube beschränkt, unspezifisch entzündlichen Veränderungen sehr ähnlich. Häufig bleibt das Ostium offen und ist von käsigem Material verstopft; Bildung von Sacto- und Pyosalpinx (Endo-Tuberkulose). Wird die Wand durchbrochen, finden sich zahlreiche Tuberkelknötchen in der Tubenwand (Salpingitis nodosa), auch vereinzelt Knötchen an der Serosa.

3. Fortgeschrittener Typus: a) latentes, b) progressives Stadium.

a) Latentes Stadium oder Stadium mit Heiltendenz: anfängliche Ausbreitung in alle Beckenorgane mit spontaner Heiltendenz. Lockere Adhäsionen mit der Umgebung, die bei Remissionen dicht werden können. Scharfe Präparation in der Schicht ist durchführbar.

b) Progressives Stadium: Fortschreitende Ausbreitung der Tuberkel mit Verkäsung, dichte Adhäsionen mit Schwielen- und Abszeßbildung, Verbackung aller Beckenorgane zu einer Masse, subperitoneale Infiltration und Destruktion; schwerste Präparation mit Gefahr der Darmeröffnung und Fistelbildung.

Die Einteilung trägt den Stempel des Operateurs, ist aber so eindrucksvoll und einprägsam, daß sie uns geeignet erscheint, dem untersuchenden Arzt ein wertvolles Bild zu übermitteln. Auch für Vergleichszwecke der Therapieleistung ist sie brauchbar. Tab. 2 soll den Vergleichswert veranschaulichen.

Tabelle 2

	Anzahl der Fälle	Typ 1	Typ 2	Typ 3 a	Typ 3 b
Bobrow und Batts	42	2 (4·44%)	25 (55·56%)	11 (24·44%)	7 (15·56%)
Froewis-Spurny..	56	4 (7·14%)	42 (75·0%)	5 (8·93%)	5 (8·93%)

Was den Palpationsbefund anlangt, wird der Untersucher beim Aszitestyp, soweit der Aszites selbst nicht hindert, einen negativen Tastbefund erheben und vielleicht die mit Unrecht immer wieder als typisch für Genitaltuberkulose angeführten Knötchen im Douglas tasten; beim tubaren Typ, den man vielleicht besser den uterotubaren Typ nennen sollte, mehr oder minder ausgeprägte Adnexveränderungen von kaum fühlbarer Verdickung bis zu wurstförmigen, verhältnismäßig gut abgrenzbaren, das kleine Becken ausfüllende Tumoren von unregelmäßiger glatter Oberfläche. Diese weisen oft kleinhöckerige, derbe Anteile auf, eine Eigenart, die erfahrungsgemäß den Verdacht auf Spezifität verstärken kann. Der fortgeschrittene Typ ist gekennzeichnet durch das kleine Becken fast zur Gänze ausfüllende, schlecht oder unbewegliche Tumormassen von mehr höckeriger Gestalt. Eine Differenzierung der Einzelorgane ist dabei selten möglich und gibt dadurch oft Anlaß zur Annahme maligner Ovarialtumoren.

Sind diese Ausbreitungsformen hauptsächlich durch Veränderungen im Bereiche der Gebärmutteranhänge gekennzeichnet, möchten wir wegen ihrer auffallenden Symptomatologie noch getrennt die uterine Form der Genitaltuberkulose hervorheben. Dies vor allem wegen ihrer praktischen klinischen Bedeutung, obwohl wir sie, wie schon genügend hervorgehoben, kaum als isolierte Teilerkrankung auffassen. Eine mehr oder minder ausgeprägte, oft aber kaum faßbare Adnexbeteiligung kann dabei immer festgestellt werden. Vor kurzem haben wir (F r o e w i s -Ulm), bezugnehmend auf den Blutungstyp und die morphologischen Bilder des Endometriums, folgende Formen unterschieden:

1. D i e s t u m m e F o r m o h n e B l u t u n g s a n o · m a l i e n. Sie ist gekennzeichnet durch spärliche tuberkulöse Veränderungen im Endometrium ohne progressive Tendenz.

2. D i e m e t r o r r h a g i s c h e F o r m, die zu Dauerblutungen führen kann. Histologisch progrediente Tuberkulose mit fortschreitender Zerstörung der Schleimhaut und unvollständiger sowie verzögerter Abstoßung.

3. D i e A m e n o r r h o e f o r m, sowohl primärer als auch sekundärer Art. Sie zeichnet sich aus durch weitgehende oder vollständige Zerstörung des Endometriums unter Ausbildung eines tuberkulösen Granulationsgewebes.

4. ·D i e M e n o p a u s e b l u t u n g s f o r m (selten). Tuberkulöse Herde in einem atrophischen Endometrium mit ausgedehnter Verkäsung werden gefunden.

Die verschiedenartigen morphologischen Veränderungen im Endometrium erklären genügend die Symptomatologie der vorkommenden Blutungstypen. Theoretisch angenommene tuberkulotoxische Ovarialschäden (I. N e v i n n y - S t i c k e l, K i r c h h o f f u. a.) müssen nicht unbedingt dafür verantwortlich angesehen werden. Es sei denn, daß das Ovar ebenfalls besiedelt ist. Unvollständige Abstoßung — von I. N e v i n n y - S t i c k e l beschrieben — konnten wir (siehe auch K i r c h h o f f) häufig und eindrucksvoll (Abb. 1) finden. Sie kann geradezu als charakteristisch für die Endometriumtuberkulose angesehen werden und stellt die von Z a n d e r angenommene Altersbestimmung der Tuberkel sehr in Frage. Wichtig für den Arzt und entscheidend für den Patienten ist es, bei den beschriebenen Blutungsanomalien an die spezifische Ursache zu denken.

Die seltene Vaginal- und Vulvatuberkulose ist durch Geschwürsbildung charakterisiert. Die Spezifität ist oft kaum zu erkennen und zumeist nur die Probeexzision imstande, Karzinom oder Lues auszuschließen.

Diagnose

Ueberblickt und bedenkt man die Genese der weiblichen Genitaltuberkulose, so werden die großen Schwierigkeiten, ja die Unmöglichkeit einer Früherkennung klar. So wie bei der Lungentuberkulose, dank der natürlichen Abwehrkräfte des befallenen Organismus der überwiegende

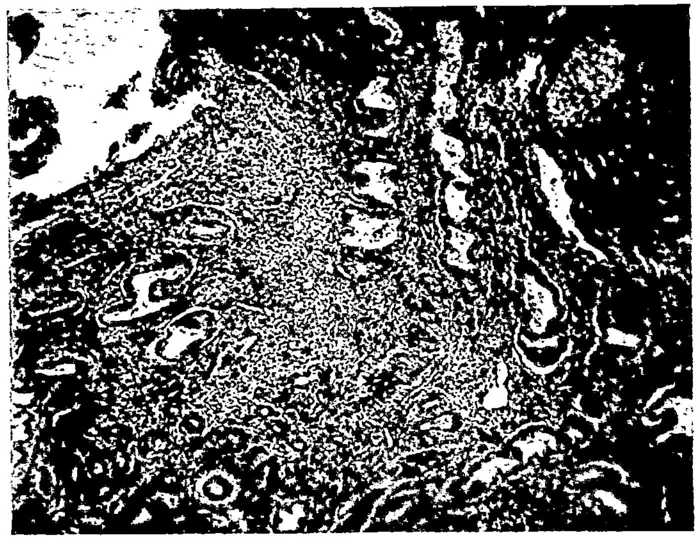

Abb. 1. Zahlreiche dickwandige Spiralarterien (aus der Arbeit F r o e w i s-U l m)

Teil unerkannt ausheilt, bleibt auch das Gros der an Genitaltuberkulose Erkrankten infolge der durch den Primäraffekt erworbenen Allergie latent und kommt ebenfalls unerkannt zur scheinbaren Ausheilung. Erst exo- oder endogene Einwirkungen, die eine Aenderung der Allergie bewirken, führen nach oft langer Latenzzeit zur manifesten Erkrankung, die individuell verschieden ablaufen kann. Die Ablaufunterschiede wiederum bedingen eine weitere Erschwerung der Erkennung. Es darf also nicht verwunderlich erscheinen, wenn heute noch trotz der Fortschritte in der Diagnostik viele Fälle von Genitaltuberkulose erst durch die Operation erkannt werden und viele unerkannt bleiben. Eines steht jedenfalls fest: je früher die Erkennung der Erkrankung gelingt, desto sicherer ist ihre Ausheilung bzw. klinische Heilung. Viele Fortschritte in der Diagnostik wurden gemacht, weitere wollen wir erhoffen und erwarten. Auch unsere Erfahrungen zeigen eindeutig die bekannte Tatsache der operativen Verifizierung. Von unseren 56 sicheren Fällen von Genitaltuberkulose aus den Berichtsjahren 1948 bis 1953 wurde nur 10mal wegen Verdacht auf diese Erkrankung und nur 1mal bei schon nachgewiesener Tuberkulose operiert.

A n a m n e s e: Wenn auch die Familienanamnese unwichtig erscheint, kann doch eine exakte Krankengeschichte auf vorangegangene pulmonale und extrapulmonale spezifische Erkrankung sehr wertvoll sein. Bei 31 von 56 Fällen konnte eine positive Anamnese erhoben werden, darunter waren 10 Frauen mit einer Pleuritis meist exsudativer Form. Bei den restlichen 26 Fällen konnte keine spezifische Erkrankung vermerkt werden.

S y m p t o m a t o l o g i e: Die Erkrankung kann vollkommen stumm verlaufen oder sich so langsam entwickeln, daß Erscheinungen mehr allgemeiner Natur (Müdigkeit, subfebrile Temperaturen, Gewichtsschwankungen) vollkommen übersehen werden können. Treten Schmerzen hinzu, so sind sie von solchen, wie sie bei unspezifischer Erkrankung im Bereiche der Genitalorgane auftreten, nicht zu unterscheiden. Wichtig erscheint uns dabei die für Tuberkulose fast typisch auftretende Exazerbation nach einer längeren Beschwerdefreiheit ohne sehr stürmisches Begleitfieber. Ebenso kann ein Nichtansprechen entzündlicher Adnexerkrankungen auf die übliche Therapie den Verdacht auf Spezifität sehr wahrscheinlich machen. Schon beschriebene Blutungsanomalien sowie vor allem auch Sterilität sind weitere wichtige Hinweise. Verlust eines Kindes in den ersten zwei Lebensmonaten an kongenitaler Tuberkulose kann bei entsprechendem Genitalbefund als sicherer Beweis für das Vorliegen einer Genitaltuberkulose gelten.

Der Tastbefund, bei dem man nie auf rektale Untersuchung verzichten soll, wurde schon bei der Typeneinteilung beschrieben. Sein Wert liegt vor allem in der Verdachtsannahme. Die Vornahme eines Spiegelbefundes gehört auch hier zur vollständigen Untersuchung, eine seltene tuberkulöse Erkrankung der unteren Genitalorgane kann damit entdeckt werden.

Blutbild, Blutsenkung, Lungenröntgen gehören zur Routineuntersuchung. Ihre diagnostische Bewertung ist von geringer Bedeutung. Dasselbe gilt auch für die Tuberkulinproben. Sie geben uns aber doch einen Hinweis auf die Allergielage. Unsere damit gemachten Erfahrungen bei der Genitaltuberkulose deuten auf eine Hypergie. Tuberkulose-Komplementbindungsreaktionen werden wegen ihrer Unverläßlichkeit heute kaum mehr verwendet. Die Aschheim-Zondeksche Reaktion (I. St. G. Wilson) wird in den letzten Jahren nur noch höchst selten erwähnt.

Alle angeführten Untersuchungen und Laboratoriumsmethoden können nur den Verdacht auf eine Genitaltuberkulose verstärken, aber niemals sicherstellen. So wichtig und einfach der mikroskopische Tuberkelbazillennachweis aus Sputum und Harn ist, so versagt er bedauerlicherweise aus dem Vaginal- und Cervixsekret. Auch die Abstrichmethode nach P a p a n i c o l a o u hat sich für die Diagnostik der Genitaltuberkulose nicht bewährt und wird als unbrauchbar abgelehnt (R. V o k a e r).

S i c h e r e   N a c h w e i s m e t h o d e n

Ein sicherer Beweis der Genitaltuberkulose kann nur durch die Histologie oder durch den direkten Erregernachweis (Kultur- und Tierversuch) erbracht werden.

a) H i s t o l o g i e. Wenn man die neue Literatur übersieht, wird auch heute noch der Wert der histologischen Untersuchung betont. Das dazu nötige Material kann durch Operation (Laparotomie, Probeexzision und Abrasio) leicht gewonnen und einer raschen histologischen Untersuchung zugeführt werden. Falsche negative Befunde sind allerdings bei der üblichen routinemäßigen Untersuchung von Operationspräparaten keine Seltenheit. Die diagnostische Kürettage wird zum Teil als besonders geeignet empfohlen (H a i n e s, P a o l a, B e d r i n e), zum Teil vor den Gefahren einer Provokation gewarnt. Nicht die Kürettage selbst, sondern die Dehnung der Cervix wird als gefährlich bezeichnet. Wir selbst haben bei zahlreichen Kürettagen keinen nennenswerten Zwischenfall erlebt. Eine Strich- oder gar Saugkürettage ist nur bei positivem Ausfall, nicht aber bei negativem beweisend (siehe auch K i r c h h o f f). Eine gut ausgeführte Probeexzision wird immer ohne Gefahrenmoment zum Ziel führen.

b) T i e r v e r s u c h. Zum Tierversuch, ausgeführt am Meerschweinchen und Kaninchen, eignet sich, natürlich bei entsprechender Abnahme, vor allem durch Douglaspunktion oder Punktion von Adnextumoren gewonnenes Material sowie Menstrualblut. Ein entsprechend eingerichtetes Laboratorium und ein gut geführter Tierstall sind Vorbedingungen für verwertbare Untersuchungsergebnisse. Der negative Ausfall ist nicht beweisend. Versuchsdauer von mindestens 8 Wochen und Kosten sind eine Belastung dieser Methode. Kirchhoff und amerikanische Autoren haben erst vor kurzem über ganz ausgezeichnete Resultate mit Menstrualblut berichtet. Ebenso konnte I. Nevinny-Stickel u. a. durch Implantation von Endometriumteilen wertvolle Ergebnisse erzielen. Es konnten auch bei histologisch negativem Endometriumbefund im Tierversuch ein positives Ergebnis erbracht werden, doch auch positiver histologischer Befund und negativer Tierversuch sind keine Seltenheit.

c) Kultur mit Punktionsmaterial oder Gewebsstücken.

Dieses Verfahren hat sich in letzter Zeit wegen Verbesserung der Herstellung von Spezialnährböden sowie der verfeinerten Technik als sehr wertvoll erwiesen und gewinnt immer mehr Anhänger. Der nötige Zeitaufwand (zirka 6 Wochen) und die Auslagen sind gegenüber dem Tierversuch wesentlich geringer. Die Resultate werden als verläßlicher angegeben, zum Teil sogar der Histologie überlegen bezeichnet (Bedrine und Houlné). Unsere eigenen Erfahrungen mit der Kultur sind noch keineswegs überzeugend.

Es ergibt sich nun die Frage, welche von diesen Methoden wohl die wertvollste ist. Alle drei Methoden sind gut verwendbar, der einfachste, kürzeste und auch sicherste Nachweis ist unserer Meinung nach durch die Histologie zu erbringen. Bei positivem Ausfall erübrigt sich jede weitere Methode. Ist die Gewinnung von Untersuchungsmaterial zur histologischen Diagnosestellung, aus Gründen welcher Art immer, nicht möglich, verwenden wir heute prinzipiell sowohl den Tierversuch als auch die Kultur. Die Ergebnisse beider Methoden befriedigen uns bisher keineswegs, nicht selten konnte bei negativem Ausfall bei einer dann doch nötigen Operation Tuberkulose histologisch gefunden werden.

Von Methoden, die eine Genitaltuberkulose wahrscheinlich machen, aber nicht als beweisend anerkannt werden können, sollen angeführt werden:

1. Die Laparoskopie und Culdoskopie. Sie wird vorwiegend von amerikanischen und französischen Autoren verwendet. In der durch die Ausbreitungsart bedingten, oft schwer zugänglichen Krankheitslokalisation liegt ihre begrenzte Anwendbarkeit. Wegen dieser Mängel und ihrer Gefährlichkeit wird die Methode abgelehnt und nur

wenig verwendet. Die Probelaparotomie ist ihr sicher überlegen.

2. **Die Röntgendiagnostik** (Salpingographie). Ihr Wert wird vor allem von schwedischen und anglo-amerikanischen Autoren (**Magnusson, Fredriksen, Moore White, Rozin, Ekengren** und **Rydén** u. a.) betont. **Rozin** unterscheidet **wahrscheinliche** (Verengung oder Verschlossensein der interstitiellen oder mittleren Tubenanteile ohne Peristaltik mit starrem Aussehen, Tubennischen am abdominalen Ende mit resultierenden Fisteln), **sehr wahrscheinliche** (geschrumpfter, deformierter Uterus mit dichtem Verschluß der Tuben oder Füllungsdefekten) und **sichere** (Verkalkung der Beckenlymphknoten, der Tuben und der Ovarien) Zeichen für Genitaltuberkulose. Viele andere Autoren (**Kirchhoff, Jedberg** u. a.) lehnen diese röntgenologischen Charakteristika gegenüber unspezifischen entzündlichen Erkrankungen ab. Wir selbst verfügen über keine Erfahrungen.

3. **Alttuberkulin-Impfbehandlungserfolg** bei wahrscheinlicher Genitaltuberkulose (**Froewis-Spurny**). Die klinisch gesicherte Rückbildung von vorher erfolglos behandelten Adnextumoren nach spezifischer Behandlung läßt eine tuberkulöse Erkrankung als sehr wahrscheinlich annehmen. Als Beweis dafür kann eine postoperative histologische Verifizierung solcher Fälle gewertet werden.

4. **Fluoreszenz-mikroskopische Untersuchung mit Menstrualblut** (**Kräubig**). Sie steht im Versuchsstadium und bleibt zur Zeit nur bestimmten Speziallaboratorien vorbehalten. Die bisherigen Ergebnisse sind ermutigend.

Nun kommen wir zum letzten, aber wichtigen Abschnitt des Referates, zur

Therapie der Genitaltuberkulose

Grundsätzlich muß betont werden, daß bei der Behandlung der Genitaltuberkulose nicht die Ersttuberkulose übersehen werden darf. Es ist sicher ein Irrtum, wenn man glaubt, daß mit der scheinbaren Heilung dieser Organerkrankung auch die tuberkulöse Frau geheilt ist. Ganz gewiß ist mit der Ausschaltung der in den Genitalorganen manifest gewordenen Erkrankung durch konservative oder auch chirurgische Maßnahmen viel erreicht, doch muß der Körper selbst oder durch unser Zutun mit der Allgemeininfektion und den zurückgebliebenen Streuherden fertig werden (Z i s c h k a). Ferner darf nicht übersehen werden, daß der überwiegende Teil der erkrankten Frauen sich im fertilen Alter befindet, wobei nicht so sehr die Fertilität selbst, sondern vielmehr die normale endokrine Funktion des Sexualsystems entscheidend ist.

War bis vor 10 Jahren für die Behandlung der Genitaltuberkulose, zumindest in Europa, die R ö n t g e n s c h w a c h b e s t r a h l u n g die Therapie der Wahl, so wurde sie wegen der obgenannten Gründe trotz guter Leistungen größtenteils durch die H e l i o - bzw. K l i m a t o t h e r a p i e verdrängt. Die vor dieser Zeit bevorzugte Operationstherapie wurde wegen der erschreckend hohen Mortalität und der häufigen postoperativen Morbidität, vor allem Fistelbildungen, fast vollkommen aufgegeben. Da die Klimato-Heliotherapie, die heute wohl allgemein in Kombination mit Antibiotika und Chemotherapeutika durchgeführt wird, lange Zeit beansprucht, um einen Heileffekt zu erzielen, ist sie mit unverhältnismäßig hohen Kosten verbunden. G l a t t h a a r berechnet für einen Kuraufenthalt eine Dauer von mindestens 4 Monaten bis zu 3 Jahren. Für österreichische Verhältnisse ist ein solcher Kuraufenthalt im allgemeinen finanziell untragbar, nur wenige können von dieser idealen, schonendsten und natürlichsten Heilmethode Gebrauch machen.

In den letzten Kriegs- und Nachkriegsjahren, einer Zeit widrigster Umstände, stand man bei uns dem Tuberkuloseproblem im allgemeinen und der Genitaltuberkulose insbesondere, fast mit auswegflosen Schwierigkeiten gegenüber. Wir haben damals, als eben gerade die modernen Chemotherapeutika und Antibiotika am Beginn ihrer Entwicklung waren, mit der m a s s i v e n A l t t u b e r k u l i n - I m p f b e h a n d l u n g der Genitaltuberkulose begonnen. 1948 haben wir (F r o e w i s) über unsere Erfolge mit dieser Methode berichten können. Durch den Anfangserfolg bestärkt, wurde in der Folgezeit die spezifische Therapie weiter ausgebaut und die bisher gewonnenen Erfahrungen verwertet. Wir haben versuchsweise auch mehrere Fälle mit Chemotherapeutika und Antibiotika kombiniert behandelt. Eine auffallende Verbesserung der Resultate gegenüber den nur spezifisch behandelten Fällen konnte nicht vermerkt werden. Erst kürzlich konnten wir aus den Berichtsjahren 1948 bis 1953 folgende Ergebnisse bekanntgeben (F r o e w i s - S p u r n y).

Beeindruckt durch den klinischen Erfolg und dem negativen Ausfall der histologischen Ergebnisse des durch

Tabelle 3

	Sichere Fälle	Wahrscheinliche Fälle
Klinisch geheilt	35	22
Gebessert..................	9	8
Auswärts weiterbehandelt ...	9	1
Ungeheilt	3	—
Summe......	56	31

Tabelle 4

	Typ 1	Typ 2	Typ 3 a	Typ 3 b	Summe
Geheilt	3	26	2	4	35
Gebessert	—	7	2	—	9
Auswärts behandelt.......	1	7	1	—	9
Ungeheilt (nicht behandelt)	—	2 (1†)	—	1 (1†)	3
Summe	4	42	5	5	56

Strichabrasio gewonnenen Endometriums nach Vollbehandlung von früher positiven Fällen, glaubten wir auf Ausheilung schließen zu können. Nachdem wir zur exakten Beweisführung später Vollkürettagen vorgenommen haben, die nach wiederholter Serienbehandlung bei mehreren Fällen sogar 3mal ohne Schaden durchgeführt wurden, wurde unsere vorgefaßte Meinung schwerstens enttäuscht. Trotz klinischer Heilung und Beschwerdefreiheit konnten wir bis auf 2 Fälle immer wieder Tuberkel, wenn auch mit Zeichen der bindegewebigen Abheilung, nachweisen (F r o e w i s - U l m) (Abb. 2). Ueber gleichsinnige Ergebnisse berichtet auch K i r c h h o f f bei Kontrollen nach Conteben- und Streptomycinbehandlung. Aehnliche Verhältnisse fanden wir an Operationspräparaten von behandelten Fällen, die erst in Serienschnitten eine vorher massive Tuberkulose erkennen ließen. Wir sprechen auch heute nicht mehr von einer wirklichen Ausheilung der Genitaltuberkulose im Sinne von Bakterienfreiheit, sondern nur mehr von einer klinischen Heilung mit Rückbildung der Tumoren und Beschwerdefreiheit. Eine vieljährige Beobachtungszeit bei einer Anzahl von vollbehandelten beschwerdefreien Patienten, die immer wieder kontrolliert werden, veranlaßt uns zu dieser Stellungnahme.

Die stürmische Entwicklung der C h e m o t h e r a p e u -
t i k a u n d A n t i b i o t i k a, wie z. B. PAS, Conteben, Isonikotinsäurehydrazide (Rimifon, Tizide) und Streptomycin
mit seinen Varianten, gab zu Hoffnungen Anlaß, endlich
das wirksame Mittel der Behandlung der Tuberkulose ge-

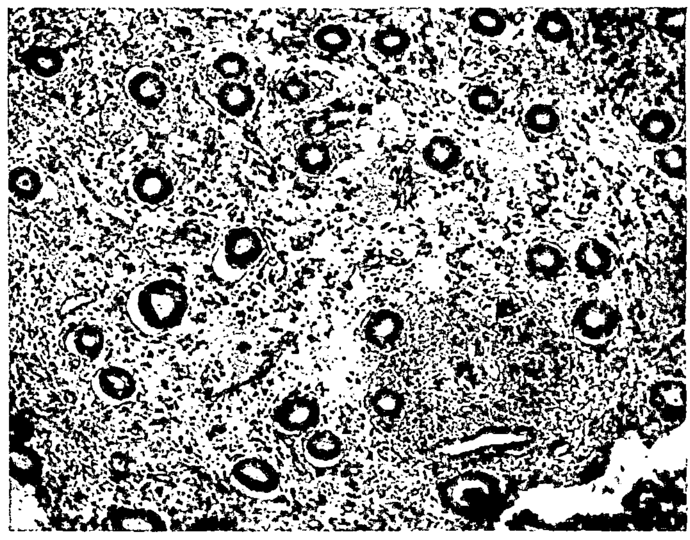

Abb. 2. Nur noch ganz vereinzelt Tuberkel nach Vollbehandlung
(aus der Arbeit F r o e w i s-U l m)

funden zu haben. Die andauernde Entwicklung neuer Mittel
spricht für die vorläufige Unzulänglichkeit. Wichtig erscheint auch die Resistenzentwicklung verschiedener Bakterien, vor allem des Tuberkulosebazillus, gegen diese Medikamente.

Ganz allgemein kann nach Durchsicht der umfangreichen Literatur gesagt werden, daß die Chemotherapeutika und Antibiotika heute eine hervorragende Rolle in
der Behandlung der Genitaltuberkulose einnehmen. Neben
ausgezeichneten und guten Resultaten, zumeist an einem
kleinen Krankengut gewonnen, findet man aber auch völlig
unbefriedigende (H. A l b e r s, F. J u n g, J. B r e i t n e r, E.
O g i e r u. a.). Ein abschließendes Urteil über ihren Wert
zu geben, kann sich vorläufig noch niemand erlauben. Auch

ist es schwer, über die tatsächliche Wirkung e i n e s dieser Mittel zu entscheiden, da heute schon allgemein alle diese Medikamente kombiniert gegeben werden. Viele amerikanische Autoren, die zweifellos die größte Erfahrung mit Streptomycin besitzen, äußern sich zumeist sehr zurückhaltend. B o b r o w und B a t t s verneinen sogar seine Wirkung bei der progredienten Form der Genitaltuberkulose. Die ausgezeichnete Wirkung des Streptomycins gegen Mischinfektionen wird ausdrücklich betont. L u b i n und W a l t m a n berichten über einen Fall von Endometriumtuberkulose, der 3 Monate ununterbrochen mit Streptomycin behandelt wurde. Trotz klinischer Besserung war der histologische Kontrollbefund positiv.

Mit der Einführung der Chemotherapeutika und Antibiotika hat die o p e r a t i v e T h e r a p i e wiederum an Bedeutung zugenommen. Der Grund dafür liegt in der tatsächlichen Verminderung oder Ausschaltung der Operationsgefahr in bezug auf Mortalität und Morbidität durch die modernen Mittel. Die Amerikaner befürworten ein radikales Vorgehen, d. h. die Totalexstirpation der Gebärmutter mit ihren Anhängen. Europäische Autoren treten dagegen für ein möglichst schonendes konservatives Operieren ein.

Es muß somit unbedingt die wichtige Frage erörtert werden: Soll man bei Genitaltuberkulose nur operieren, soll man nur streng konservativ vorgehen oder dabei beides in Betracht ziehen?

Wenn man die Genitaltuberkulose, wie wir es tun, als Systemerkrankung auffaßt, dann ergibt sich der zwingende Schluß, daß eine Aussicht auf Heilung durch die Operation nur bei radikalem Vorgehen zu erwarten ist. Da mit konservativer Behandlung ausgezeichnete Resultate zu erzielen sind, wird kaum jemand ernstlich ein solches Vorgehen verallgemeinern und verantworten können. Der konservativen Operation mit prinzipieller Entfernung beider Tuben, wie sie K n a u s befürwortet, können wir nicht zustimmen, weil die Voraussetzungen hierfür nicht gegeben sind. Ein eindeutiger Beweis für die Annahme einer isolierten Eileitertuberkulose einerseits oder für die spontane Ausheilung einer Endometriumtuberkulose nach Eileiterentfernung anderseits wird schwer zu erbringen sein. L i l j e d a h l und R y d é n behaupten, daß eine Spontanheilung nach Eileiterentfernung niemals zu beobachten ist und derartige Fälle besonders intensiv behandelt und kontrolliert werden müssen.

Wir selbst sind keineswegs Verfechter eines streng konservativen Vorgehens unter allen Umständen. Wenn nach

mehreren Impfungen keine Rückbildung der Tumoren festzustellen ist, die Abgrenzung derselben aber, wie man
im Verlauf dieser Behandlung nicht selten finden kann,
besser geworden ist, zögern wir nicht, die Operation vorzuschlagen. Nach operativer Entfernung von Pyosalpingen
mit möglichster Schonung der Ovarien kann später dann
mit Fortsetzung der konservativen Behandlung ein entscheidender und rascher Enderfolg erzielt werden. Erlaubt es
das Alter der Patientin oder erfordern besondere Umstände
der Krankheitsausbreitung ein radikales Vorgehen, so
schrecken wir nicht davor zurück.

  Wir sind somit Anhänger einer Therapie der „mittleren Linie". Eine sorgfältige Auswahl zur Operation und
ihre individuelle schonende Durchführung mit nachfolgender Impfbehandlung hat uns bisher die besten Resultate
gebracht. Wir hatten keine Operationsmortalität und seltene
Fistelbildungen konnten rasch zum Verschließen gebracht
werden. Die selektive Therapie hat heute bereits in allen
Ländern Anhänger gewonnen. Wir möchten nur einige namentlich anführen: G l a t t h a a r, H e l d, K i r c h h o f f,
B o b r o w und B a t t s. 1 g Streptomycin in die Bauchhöhle
appliziert und postoperativ zirka 8 Tage lang je 1 g intramuskulär gegeben, hat sich auch bei unseren Fällen gut
bewährt.

  Zum Schluß noch einige Worte über das seltene Zusammentreffen von Genitaltuberkulose und Schwangerschaft.
Im Anfangsstadium werden sowohl Intra- als auch Extra-
uterinschwangerschaften nicht selten beobachtet. Erstere
führt zumeist zum Abortus. Kommt es ausnahmsweise zu
einer Frühgeburt oder gar zur Austragung, so kann es
nicht selten zu lebensbedrohlichen Komplikationen (massive Aussaat) kommen. Bei der bereits manifesten Genitaltuberkulose ist mit einer Schwangerschaft zumeist nicht
mehr zu rechnen.

  L i t e r a t u r : A l b e r s, H.: Geburtsh. u. Frauenhk., 12
(1952): 126. — A u e r b a c h, O.: Surg. etc., 75 (1942): 712. —
B e d r i n e, H. und H o u l n é, P.: Bull. Fédér. Soc. Gynéc. et
Obstétr., 4 (1951): 280. — B e r b l i n g e r, W.: Acta Davos,
8 (1949): 3. — B e r b l i n g e r, W. und S t e i n l i n, H.: Therapie-
woche, 2, 1952. — B o b r o w, M. L. und B a t t s, J. A.: Amer.
J. Obstetr., 64 (1952): 1242. — B r e i t n e r, J.: Geburts- u.
Frauenhk., 12 (1952): 1039. — C o c a G a r r o t e, M. und G r a-
d i n a l C o c a, Asunción: Clin. y Labor., 46 (1948): 437. —
D i e t e l, H.: Seitz-Amreich, V, 1943. — E k e n g r e n, K. und
R y d e n, A. B. V.: Acta radiol. (Schwd.), 1950: 193. — F r e d r i k-

s e n, H.: Gynéc. et Obstétr., 47 (1949): 337. — F r o e w i s, J.:
Gynaecologia, 128 (1949), 3: 173. — F r o e w i s, J. und S p u r n y,
J.: Oesterr. Gynäk.-Tagung, Innsbruck 1953. — F r o e w i s, J. und
U l' m, R.: Oesterr. Gynäk.-Tagung, Innsbruck 1953. — G l a t t -
h a a r, E.: Gynaecologia, 124 (1947), 6. — H a i n e s, M.: C. r.
Soc. franç. Gynéc., 21 (1951): 396. — H a l b r e c h t, I.: Lancet,
I (1946): 947. — H e l d, E.: Gynaecologia, 123 (1947), 5: 265. —
D e r s e l b e: Schweiz. Z. Tbk., 9 (1952): 411. — H e y n e m a n n,
Th.: Veit-Stoeckel, VII, 1933. — J e d b e r g, V.: Acta obstetr.
scand. (Schwd.), I (1950): 176. — J o l l e r, A.: Acta Davos,
8 (1949): 4. — J u n g, F.: Münch. med. Wschr., 1952: 2179. —
K i r c h h o f f, H.: Dtsch. med. Wschr., 1953, 25: 899. — K i r c h -
h o f f, H., S i e m s, K. J. und W e i g t, J.: Geburtsh. u. Frauenhk.,
1951: 690. — K n a u s, H.: Wien. klin. Wschr., 1953, 20: 404. —
K r ä u b i g, H.: Dtsch. med. Wschr., 1952, 51: 1600. — D e r -
s e l b e: Geburtsh. u. Frauenhk., 7 (1953): 614. — K r e i b i c h,
H.: Das Deutsche Gesundheitswesen, 4 (1952): 110. — L u b i n,
S. und W a l t m a n, R.: Amer. J. Obstetr., 60 (1950): 1176. —
L i l j e d a h l und R y d é n: Acta obstetr. scand. (Schwd.), 4 (1951):
30. — M a g n u s s o n, W.: Acta radiol. (Schwd.), 26 (1945): 264;
28 (1947): 824. — M o o r e W h i t e: J. Obstetr., 59 (1952): 746.
— N e v i n n y - S t i c k e l, J.: Arch. Gynäk., 182 (1952): 104. —
N o r r i s, C. C.: Gynec. a. Obstetr. Tuberculosis New York, 1951.
— O g i e r, E.: Riv. Ostetr. (Firenze), 7 (1952): 419. — P a o l a,
G. D i und R e m y S o l á, E.: Obstetr. y Ginec. Lat. amer.,
8 (1950), 8: 432. — R a b a u, E.: Fertil et Steril., 1 (1950): 517.
— R o z i n, S.: J. Obstetr., 59 (1952): 59. — S c h r ö d e r, G.:
Klin. Wschr., 1941: 31. — S e r e d, H. und F a l l s, F. B.: J.
amer. med. Assoc., 142 (1950): 547. — S p u r n y, J. und D u -
s c h e l, M.: Wien. med. Wschr., 1952, 20: 375. — S t o e c k e l,
W.: Lehrb. d. Gynäk. Leipzig: S. Hirzel, 1947. — T h o m, H.:
Geburtsh. u. Frauenhk., 1952: 651. — V o k a e r, R. und Mit-
arbeiter: Bull. Fédér. Soc. Gynéc. et Obstétr. Langue Franç.,
4 (1952): 447. — W i l s o n, G. St.: Lancet, 227 (1943): 1165. —
Z a n d e r, J.: Virchows Arch., 317 (1949): 201. — Z i s c h k a,
W.: Ref. Tagung d. Van-Swieten-Ges., Salzburg 1953.

Aussprache: Hr. Dr. K. R i c h t e r (Universitäts-Frauenklinik
Graz): Neben der eigentlichen Genitaltuberkulose gibt es bei der
Frau eine wenig beachtete, mit dem Genitale zwar nicht zu-
sammenhängende, trotzdem aber in das Gebiet der Gynäkologie
fallende Art der Tuberkulose, die als isolierte Beckenlymphknotentuberkulose bezeichnet werden könnte. Es ist dies eine tuberkulöse Affektion der Lymphknoten des weiblichen Beckens, die
wegen ihrer Lokalisation, ihrer besonderen Symptomatologie und
Diagnostik sowie infolge der Tatsache, daß bei ihr Zeichen einer
floriden Tuberkulose anderer Organe und Hinweise für eine durchgemachte Genitaltuberkulose fehlen, eine Sonderstellung unter den
Lymphknotentuberkulosen einnimmt. Die isolierte Lymphknotentuberkulose wurde bisher bei Patienten im Alter von 25—57 Jah-

ren beobachtet. Oft wird sie durch Zufall bei der histologischen Untersuchung exstirpierter Lymphknoten entdeckt, die beim Carcinoma colli uteri entfernt wurden. Unter 158 Collumkarzinomen der Grazer Universitäts-Frauenklinik, die seit dem Juli 1946 entweder in Verbindung mit der Strahlentherapie, mit der Schauta-Amreichschen Operation oder im Zuge einer Wertheimschen Operation einer Lymphadenektomie unterzogen wurden, fanden sich fünfmal tuberkulöse Lymphknoten, was einer Häufigkeit von 3·16% entspricht. Mit Rücksicht darauf, daß die entfernten Lymphknoten nicht in Serienschnitten untersucht werden konnten, muß diese Angabe als Minimalzahl gewertet werden. Bei Vergesellschaftung mit dem Carcinoma colli uteri stellt die Beckenlymphknotentuberkulose, die auch klinisch meist nicht in Erscheinung tritt, einen Nebenbefund dar. In anderen Fällen verursacht dagegen die allein bestehende isolierte Lymphknotentuberkulose ein ausgesprochen gynäkologisches Krankheitsbild, das während desselben Zeitabschnittes an unserer Klinik zweimal beobachtet wurde. Auf Grund unserer Erfahrungen und hierhergehörender vereinzelter Mitteilungen der Literatur ergibt sich, daß die Patientinnen zunächst über Störungen des Allgemeinbefindens, Mattigkeit, Inappetenz, Schlaflosigkeit usw. klagen, deren Natur bei den sonst negativen Befunden an den anderen Organen häufig längere Zeit verkannt wird, bis schließlich wenig charakteristische Lokalsymptome, wie Spannungs- und Druckgefühl im Unterbauch, Kreuzschmerzen, eventuell eine die Bauchdecken vorwölbende Resistenz zur gynäkologischen Untersuchung Anlaß gibt. Der zu erhebende vaginale und rektale Befund steht dann allerdings oft in einem Gegensatz zu der geringfügigen Symptomatologie. Man tastet mehr oder weniger scharf abgegrenzte, der Beckenwand wenig oder nicht verschieblich aufsitzende, praktisch nicht druckempfindliche Resistenzen, die zunächst den Verdacht auf Metastasen einer malignen Neubildung des Genitales wecken. Negative zytologische, kolposkopische Befunde sowie das negative Ergebnis der palpatorischen Untersuchung des Genitales und der histologischen Untersuchung des Kürettements aus Cervix und Corpus uteri lassen an die Möglichkeit des Vorliegens einer Lymphknotentuberkulose denken. Da keine der geläufigen klinischen Untersuchungsmethoden ein charakteristisches Kriterium liefert und differentialdiagnostisch noch immer primäre, maligne Tumoren des lymphatischen Systems, Metastasen eines unerkannt gebliebenen Karzinoms, extraperitoneale, von den Gefäßen ausgehende Fibromyome u. ä. in Frage kommen, halten wir die operative Abklärung für unvermeidlich. Diese wird an der Grazer Frauenklinik durch extraperitoneale Freilegung und Inspektion des inneren Genitales und des Darmtraktes sowie durch die histologische Untersuchung von Probeexzisionen aus den Drüsentumoren angestrebt. Damit wird die Verkennung eines malignen Prozesses praktisch unmöglich und gleichzeitig im Falle einer Tuberkulose die Therapie auf eine sichere diagnostische Grundlage gestellt, wie dies auch für die Genitaltuberkulose heute allgemein gefordert wird (H e l d,

M ü l l e r, R o c h a t, K i r c h h o f f, S i e m s und W e i g t u. a.).
Ueber die beste Art der Behandlung können wir bei der Kleinheit
unseres Krankengutes keine beweisenden Angaben machen. Neben
den üblichen auf Hebung des Allgemeinbefindens zielenden Maßnahmen kommt die Anwendung der modernen Chemotherapeutika
in Betracht. Es ist im Rahmen einer Diskussionsbemerkung nicht
möglich, auf diese bestimmt mehr Beachtung verdienende, wahrscheinlich zumeist auf hämatogenem Weg entstehende Form der
Lymphknotentuberkulose weiter einzugehen. Nur so viel sei noch
erwähnt, daß die Prognose der isolierten Beckenlymphknotentuberkulose ausgesprochen gut ist. Selbst dort, wo es bei Vergesellschaftung mit einem Carcinoma colli uteri im weiteren Verlauf zur Karzinomkachexie kam, wurde eine Generalisation der
Tuberkulose nie beobachtet.

Hr. Dr. F. S t e u e r (Wien): Im Anschluß an den
Vortrag von Herrn F r o e w i s über die Tuberkulose des weiblichen Genitales erlaube ich mir, die derzeit durchgeführte Therapie dieses Krankheitsbildes an der Frauenabteilung des Kranken-
hauses Wien-Lainz (Vorstand: Prof. Dr. H. K n a u s) zu besprechen.

Zusätzlich zu den bereits von Herrn Z i s c h k a besprochenen
pathologisch-anatomischen Voraussetzungen nehmen wir eine organ-
spezifische Affinität des Tuberkelbazillus zur Tube an, wie sie dem
Nebenhoden gegenüber bekannt ist. Dies läßt sich auf die phylo-
genetischen Zusammenhänge der beiden Organe zurückführen.
Die Infektion der Tuben erfolgt unseres Erachtens hämatogen, womit an den Tuben der tuberkulöse Sekundäraffekt am
Genitale seinen Ausgangspunkt nimmt. Im weiteren erfolgt dann
von hier aus die Erkrankung des Peritoneum, deszendierend wird
kanalikulär das Endometrium befallen.

Dementsprechend hat die kausale Behandlung der weiblichen Genitaltuberkulose an den Tuben einzusetzen. Da wir von
der konservativen Therapie in dieser Beziehung im Gegensatz zur
Peritonitis tuberculosa keine befriedigenden Erfolge gesehen haben,
wird von uns aus die operative Entfernung der Tuben gefordert.
Hierbei sind wir bemüht, die meist erst spät ergriffenen Ovarien
weitgehendst zu schonen und zu belassen, außerdem den Uterus.
Letzteren auch dann, wenn eine Endometritis tuberculosa besteht,
die post operationem, wenn von oben her kein Nachschub infektiösen Materials mehr erfolgt, spontan ausheilt. Den Beweis für
letztere Annahme führen wir dadurch, daß wir 1 Jahr nach der
Operation die Patientin einer Vollkürettage unterziehen, bei der
histologisch in keinem Falle mehr ein spezifischer Prozeß am
Endometrium nachzuweisen war.

In den letzten 3 Jahren gelangten 44 Fälle von Genitaltuberkulose an unserer Abteilung zur Behandlung, von denen
43 nach obigen Gesichtspunkten operiert wurden. In 39 Fällen
gelang es, zumindest 1 Ovar zu erhalten, was wegen des hormo-

nalen Geschehens erforderlich erscheint. 36 Fälle waren vorher auf Grund der Anamnese und des klinischen Befundes bereits als Tuberkulose diagnostiziert bzw. so weit verdächtig, daß der Eingriff indiziert erschien. In allen operierten Fällen gelang es, die Tuberkulose der Tuben histologisch zu verifizieren.

Unter dem Krankenmaterial befanden sich sämtliche Intensitätsgrade von Genitaltuberkulose, von relativ geringen Befunden an den Tuben bis zu ausgedehnten Pyosalpingen, kalten Abszessen, großen Konglomerattumoren und dem typischen Bild einer fortgeschrittenen Peritonealtuberkulose. In 34 Fällen wurde das Abdomen primär verschlossen, neunmal wurde bei extrem schweren Fällen eine Mikulicz-Drainage angelegt, die sich postoperativ als große Entlastung für die Patientin erwies.

Mehrere der operierten Patientinnen wiesen eine Anamnese auf, die sich über Jahrzehnte erstreckte, in welchem Zeitraum alle konservativen Behandlungsmethoden bis zur modernsten Therapie angewandt worden waren. Die Fälle zeigten Verkleinerung des Lokalbefundes und deutliche Remissionen, die nach wie vor bestehende Tuberkulose in den Tuben war jedoch jedesmal histologisch nachweisbar.

Der operative Erfolg bei unseren Fällen war ein ausgesprochen guter, wir verloren keine einzige Patientin, sahen keine Propagation im Sinne einer miliaren Aussaat und die Patientinnen nahmen im Durchschnitt im ersten Jahr post operationem 8—10 kg an Gewicht zu, 1 Fall im Extrem sogar 16 kg.

Zu berücksichtigen wäre außerdem noch die wirtschaftliche Seite, da die Fälle einen durchschnittlichen Krankenhausaufenthalt von nur 15 Tagen aufwiesen, falls nach M i k u l i c z drainiert, 37 Tage. Demgegenüber stehen bei konservativer Behandlung die Frauen monate- und jahrelang, größtenteils stationär, in Behandlung.

Im Gegensatz zu unseren operativen Erfolgen ohne primäre Mortalität berichten G l a t t h a a r und H a g e n bei 22 operierten Frauen über 4 Todesfälle und bei 98 operierten über 19 postoperative Verluste. Wir führen diese bessere Statistik bei unserem Material erstens auf die Tatsache zurück, daß wir in besonders schweren Fällen die Mikulicz-Drainage durchführen und dadurch postoperativ auch die Möglichkeit haben, lokal Streptomycin usw. zu applizieren, zweitens darauf, daß wir durch die konservative Operationsmethode der alleinigen Entfernung der Tuben keine großen Wundflächen im Abdomen schaffen.

Zusammenfassend glauben wir nach diesen operativen Erfolgen behaupten zu können, daß sich die so gehandhabte kausale Therapie der weiblichen Genitaltuberkulose in Zukunft den rein konservativen Maßnahmen überlegen zeigen wird, zumal man ja die Möglichkeit hat, zusätzlich nach Entfernung des tuberkulösen Eiterherdes an den Tuben jede Allgemeinbehandlung einzuleiten und das ganze therapeutische Rüstzeug der Antibiotika und Chemotherapeutika unterstützend anzuwenden.

Tuberkulose der Portio vaginalis

Von

Dr. **Paul Schwarz**

Innsbruck

Die Genitaltuberkulose ist eine meist hämatogen entstandene, sekundäre Erkrankung. Der Nachweis eines primären Befallenseins der Geschlechtsorgane gelingt fast nie.

Die Portiotuberkulose (Ptbc.) ist ein sehr seltenes Krankheitsbild. Nach H e y n e m a n n 1%, nach M a r t i u s 0·71% der Genitaltuberkulose. Fälle wurden mitgeteilt von A l b e r s, B o l a f f i o, C a f f i e r, D a l s g a a r d, G a l, M a r t i u s, M ö b i u s, R o t h, W e i b e l usw.

Besondere Widerstandsfähigkeit des Portioepithels und die infektionshemmende Wirkung des Cervixschleims dürften die Seltenheit der Erkrankung mitbedingen.

Die klinischen Symptome der Ptbc., wenn überhaupt solche vorhanden, bestehen in Ausfluß, unregelmäßigen Blutungen, besonders Kontaktblutungen, manchmal dumpfen Schmerzen im kleinen Becken. Die Erscheinungsform ist die einer Erosio oder eines Geschwürs, welches sowohl mit Karzinom als auch mit Lues verwechselt werden kann. Die Differentialdiagnose ist nur h i s t o l o g i s c h möglich. Hier sei aber an den von B a u m a n n und M a t h i a s mitgeteilten Fall erinnert, der klinisch als Karzinom imponierte, histologisch als Tuberkulose erschien und in Wirklichkeit eine Lues war. M o r r i s berichtet, daß bei tuberkulösen Erkrankungen der Portio in 68·8% die klinische Diagnose Karzinom gestellt wurde.

Die tuberkulösen Veränderungen der Portio sind makroskopisch papillär oder ulzerös. Kolposkopisch beschreibt M e s t w e r d t die Veränderungen wie folgt: multiple, ziemlich scharfrandige, wie ausgestanzt aussehende Ulzerationen, die sich durch leichte Blutungsneigung auszeichnen.

Bazillennachweis und Tierversuch sind nur, wenn positiv, verwertbar. Die Tuberkulinproben lassen meist im Stich. Früher wurde die Ptbc. meist operativ behandelt. Exkochleation des erkrankten Portiogewebes, Portioamputation, besonders hohe Amputation derselben sowie abdominelle und vaginale Hysterektomie mit ein- oder beidseitiger Adnexentfernung wurde ausgeführt. Wenn unter einer falschen Diagnose operiert wird, können sich außerordentliche Schwierigkeiten ergeben. S t ö c k e l schreibt in seinem Lehrbuch von der „schwersten Laparotomie seines Lebens". Es wurde nämlich in der Annahme, es handle sich um ein Portiokarzinom, eine Radikaloperation nach W e r t h e i m ausgeführt.

Als Kontraindikation für die operative Behandlung galt gleichzeitig bestehende Erkrankung anderer Organe, z. B. fortgeschrittene Erkrankung der Lunge. Aus diesen Gründen und wie M a r t i u s 1931 betonte, ist „im Vertrauen auf die starke Heilungstendenz der Tuberkulose prinzipiell radikales Vorgehen nicht mehr am Platze".

Die operative Therapie wurde dann abgelöst von verschiedenen Maßnahmen mehr konservativer Art. In erster Linie ist die Strahlenbehandlung mit Röntgen und Radium zu erwähnen, außerdem wurden auch örtlich Ultraviolett, Funkendiathermie, Quarzlicht, meist nach Exkochleation Pinselung mit Jod oder Argentum nitricum, Rivanol usw. angewendet. An Röntgenstrahlen wurden 150 bis 200 r, verteilt auf 4 bis 6 Wochen, jedoch auch 600 bis 800 r bei gleicher zeitlicher Verteilung gegeben. Radium gibt E y m e r z. B. 50 mg durch 2mal 24 Stunden.

Alle jedoch, die über derartige Behandlungserfolge berichten, betonten einstimmig den besonderen Wert gleichzeitiger Allgemeinbehandlung. Schon 1929 hat E y m e r darauf hingewiesen, daß „eine rein lokale Behandlung meist nicht zum Ziele führt".

Erst die in den letzten Jahren zur Anwendung gekommenen Mittel, zunächst die Thiosemikarbazon enthaltenden Präparate, wie Conteben, TB I 698, Benthiozon usw., Para-Aminosalizylsäurepräparate, Streptomycin und in letzter Zeit die Isonikotinsäurehydrazide gestatten eine spezifische Behandlung.

In den letzten Jahren hatten wir Gelegenheit, an einem Fall zunächst den Mißerfolg therapeutischer Maßnahmen in der Behandlung der Ptbc., dann jedoch den Eintritt völliger Heilung zu beobachten.

Vor 5 Jahren (Juli 1948) kam eine 37jährige Patientin in unsere Ambulanz. 1943 und 1944 je ein Abortus ohne Komplikationen. 1944 Pneumonie, dann durch 2 Jahre Heilstättenbehandlung (Pneumothorax). Seit 1 Jahr bestehen unregelmäßige Blutungen, manches Mal treten Kontaktblutungen auf. Der seit etwa Jahresfrist bestehende Fluor sei in letzter Zeit stärker geworden und besonders nach körperlicher Anstrengung bräunlich-blutig. Blutkörperchensenkungsgeschwindigkeit (BKS.) 20/40. Genitalbefund: An beiden Muttermundslippen Gewebsveränderungen nach Art einer papillären Erosio. Der Prozeß ist makroskopisch sehr karzinomverdächtig. Inneres Genitale palpatorisch o. B.

Die Röntgenuntersuchung der Lunge ergab eine Pleuraschwarte rechts bei spezifischem Lungenprozeß mit etwa haselnußgroßer Einschmelzung.

Die histologische Untersuchung eines aus der Portio probeexzidierten Gewebsstückes ergab: Tuberkulose der Portio mit epitheloidzelligen und auch Riesenzellen führenden Knötchen.

Es wurde nun (11. Juli 1948) eine Radiumeinlage, mittlere Schwedenplatte mit viermal 13·3 mge durch 24 Stunden = 1248 mgeh, vor die Portio durchgeführt, jedoch ohne Erfolg. Ab Juni 1949 wurde daher TB I 698, das damals erst neu eingeführt und freundlicherweise Prof. T a p f e r von Prof. A n s e l m i n o vermittelt wurde, gegeben: 14 Tage hindurch täglich $\frac{1}{2}$ Tablette, dann täglich 1 Tablette bis April 1950. Das Allgemeinbefinden, die BKS. als auch der örtliche Befund besserten sich. An der Portio waren zunächst keine pathologischen Veränderungen mehr feststellbar.

Im August 1950 — Patientin hat inzwischen, ohne einen Arzt zu konsultieren, eine Abmagerungskur gemacht — neuerlich Ausfluß, geringe Blutungen, Ansteigen der BKS. Lokal: Im Bereich des linken Muttermundwinkels zahlreiche kleine Ulcera, die sich im Scheidengewölbe zu einem mit gelblichem Schorf bedeckten Geschwür vereinigen. Während bei einer der verschiedenen Kontrolluntersuchungen die vordere und hintere Muttermundslippe mit zahlreichen roten, glasig glänzenden Knötchen bedeckt war, die auch makroskopisch leicht von einem Karzinom zu unterscheiden waren, sieht der Prozeß jetzt wieder wie ein Karzinom aus. Man hat auch an einen Radiumeffekt gedacht. Die deshalb am 18. Januar 1951 wiederholte Probeexzision ergab aber neuerdings: geschwürsbildende Tuberkulose der Portio. Patientin erhielt nun bis Februar 1952 Benthiozon (Laevosangesellschaft, Linz a/D.). Schon im Juli 1951 waren an der Portio kaum mehr Veränderungen feststellbar.

Wie uns die Patientin in allerletzter Zeit mitteilte, ist sie jetzt völlig gesund und beschwerdefrei, versorgt ihren Haushalt, betreibt Sport. Die BKS. ist 9/21. Auch der gynäkologische Befund ist vollkommen o. B., wie die letzte Untersuchung durch Prof. P o d l e s c h k a, Erlangen, ergab.

In diesem Fall hat das Radium unsere Erwartungen nicht erfüllt. Die Wirkung des TB I war zunächst zufriedenstellend, Nebenwirkungen traten nicht auf. Inwieweit die Abmagerungskur für den Rückfall von Bedeutung ist, läßt sich nicht entscheiden. Zwischen der Radiumbehandlung und Verabreichung des TB I liegt der Zeitraum von einem Jahr. Das Benthiozon wurde erfolgreich, ohne Nebenwirkungen angewendet.

Durch die neuen Isonikotinsäurehydrazid enthaltenden Mittel in der Chemotherapie der Tuberkulose schleint noch mehr als bisher sowohl die operative Behandlung als auch die Strahlenbehandlung der Ptbc. entbehrlich gemacht. R o t h (Bern) u. a. berichten über gute Behandlungserfolge bei Ptbc., vorausgesetzt allerdings entsprechend hohe Dosierung und durch genügend lange Zeit durchgeführte Behandlung. Auch die bei den bisher in Verwendung stehenden Mitteln öfters beobachteten Nebenwirkungen scheinen bei INH nur ganz vereinzelt aufzutreten und rasch vorübergehend zu sein. Die intermittierende Kombinationstherapie bzw. Schaukeltherapie erscheint auch bei Ptbc. zweckmäßig. Sie besteht darin, daß 1 Woche INH, 1 Woche PAS, 1 Woche Streptomycin und gleichzeitig INH lokal verabreicht wird. Diese Behandlungsmethode ist am ehesten geeignet, 1. Resistenzsteigerungen womöglich zu verhindern und 2. Nebenwirkungen zu vermeiden.

Wichtig ist auch bei dieser Medikation die gleichzeitige Allgemeinbehandlung.

Der von uns beobachtete Fall bestätigt die neuesten Literaturmitteilungen über die konservative medikamentöse Behandlung verschiedener Tuberkuloseformen. Dies ist auch für die verhältnismäßig seltene Form der Genitaltuberkulose, die Ptbc., zutreffend.

Die Erfolge der spezifischen Behandlung bei der Genitaltuberkulose

Von

Dr. J. Spurny

Wien

Seit 10 Jahren wird die Genitaltuberkulose an der
I. Universitäts-Frauenklinik mit Alttuberkulin nach der Methode F r o e w i s behandelt und die ausgezeichneten Erfolge machen uns die Behandlungsmethode unentbehrlich,
solange nicht eine andere Therapie bessere Resultate aufweisen kann. Dabei sind wir nicht einseitig, sondern kombinieren in den letzten Jahren die Alttuberkulinimpfung
(ATKI.) mit allen neuen empfohlenen Tuberkulostaticis, ohne
aber einen wesentlich anderen Effekt gegenüber der ATKI.
allein verzeichnen zu können. Kommen wir mit der konservativen Therapie nicht zum Ziel, dann wird operiert.
Die Operation wird dem jeweiligen Fall und dem Alter der
Patientin angepaßt, d. h. sie ist sowohl konservierend als
auch, wenn nötig, radikal. Postoperativ wird prinzipiell
wieder die ATKI. durchgeführt und dieses Verhalten erlaubt
uns, wie unsere langjährigen Erfahrungen zeigen, zumeist
schonend zu operieren. Aus der relativ großen Zahl von
76 sicheren und 43 wahrscheinlichen behandelten Fällen
von Genitaltuberkulose seien hier einige erwähnt, die besonders eindrucksvoll den Erfolg der spezifischen Behandlung zeigen.

F a l l 1. Die 18jährige ledige Patientin H. Th. wurde am
8. November 1946 aufgenommen. Die Anamnese bietet nichts Auf-
fälliges, die Menses regelmäßig. Vor der Klinikaufnahme ein-
monatiger Aufenthalt in auswärtigem Krankenhaus wegen entzündlicher Adnextumoren. Konservative Therapie ohne Erfolg.
$9^{1}/_{2}$ kg Gewichtsverlust. Bei der abgemagerten Patientin konnte
folgender Tastbefund erhoben werden: Uterus nicht abzugrenzen

von einem faustgroßen, derben, höckerigen Tumor; ein zystischer, eigroßer links im Douglas. Es wird der Verdacht auf spezifischen Prozeß gestellt. Außer leicht erhöhter BSG. und mäßiger Leukozytose fanden sich negative Routinebefunde. Am 18. November 1946 wurde eine Lap. explor. durchgeführt. Es fand sich ein das kleine Becken ausfüllender, mit der Umgebung breit verwachsener Konglomerattumor. Knötchenaussaat am Peritoneum. Probeexzision einiger Knötchen. Histologisch: zentral verkäsende Tuberkel. Die Kultur von Eiter aus einer bei der Operation eröffneten Abszeßhöhle war auf Tuberkulose negativ. 6 Tage post operationem 1. ATKI. mit Reaktion + + + +. Entlassung mit kleiner Bauchdeckenfistel und unverändertem Tastbefund in ambulante Impfbehandlung. 30. Mai 1947 Kontrolle nach 7. ATKI. Reaktion + + / + + +. Wohlbefinden, Gewichtszunahme, weitgehende Rückbildung der Adnextumoren. Der Uterus gut separierbar. Fistel verschlossen. Nach der 12. ATKI. (Gewichtszunahme 8 kg) findet sich rechts noch ein eigroßer Tumor, links nur noch resistentere Adnexe.

13. Januar 1948 Kontrolle nach 17. ATKI. Gewichtszunahme 11 kg seit der Operation. Wohlbefinden, arbeitsfähig. Nach 14monatiger Amenorrhoe etwas unregelmäßige, leicht schmerzhafte Menses. Tastbefund wie nach 12. ATKI.

28. November 1949. Nach Vollimpfung (24. ATKI.) findet man nur noch rechts eine pflaumengroße Resistenz, die linken Adnexe resistenter. Da weiterhin beschwerdefrei, zur Kontrolle bestellt.

16. Oktober 1951. Kontrolle nach viermaliger Kleinserienbehandlung, zumeist 3—4 ATKI., ergibt einen Tastbefund wie nach der Vollimpfung. Patientin ist beschwerdefrei und arbeitsfähig. Seit Januar 1953 fanden sich bei jeweiligen Kontrollen mit einer Reaktion von + kleine, nichtschmerzhafte zystische Tumoren, abwechselnd rechts und links von zirka Pflaumengröße. Gleichzeitig Polymenorrhoen. Diese Zystenbildungen sind höchstwahrscheinlich als Follikelpersistenz infolge narbiger Veränderungen in den Ovarien aufzufassen.

F a l l 2. Die 23jährige, ledige Lehrerin Z. I. wurde am 3. April 1950 mit der Einweisungsdiagnose Uterus myomatosus aufgenommen. Außer schmerzhaften Menses ist die Anamnese ohne Besonderheiten. Der Aufnahmsbefund bei der in gutem Allgemeinzustand befindlichen Virgo ergab rechts einen überfaustgroßen, derben Tumor, von dem der Uterus nicht zu separieren war. Links ein eigroßer zystischer Tumor. Diagnose: Tumor adnex. bil., Verdacht auf Genitaltuberkulose. Die Senkung war 69/110, Temperatur subfebril, erhöhte Leukozytenzahl. Das Lungenröntgen zeigte verstärkte Hiluszeichnung und Mantoux war bei VII, VI, V am 2. Tag positiv. Am 2. Mai 1950 wurde eine Lap. explor. durchgeführt. Es fanden sich massive Adhäsionen des Darmes und der vorderen Bauchwand mit einem das kleine Becken ausfüllenden Konglomerattumor. Aus einer eröffneten kleinen Abszeßhöhle wird papilläres Gewebe zur histologischen Untersuchung entnommen. Das Peritoneum frei von Knötchen. Der histologische

Befund ergab: Tubenschleimhaut mit verkäsenden Tuberkeln. Eine Kultur des aus der Abszeßhöhle gewonnenen Eiters war auf Tuberkulose negativ. Postoperativ aufgetretenes hohes Fieber wurde mit Streptomycin zum Abklingen gebracht. Am 8. Mai 1950 Beginn der ATKI. kombiniert mit Thiosemicarbazon. Bei der Entlassung am 25. Mai 1950 konnte der Uterus bei sonst unverändertem Tastbefund bereits abgegrenzt werden und Patientin wurde nach per primam-Heilung der Laparotomiewunde in ambulante Weiterbehandlung entlassen.

Nach der 6. ATKI. und 200 Tabletten TB I konnte am 20. August 1951 bereits deutliche Rückbildung der Tumoren mit verhältnismäßig guter Abgrenzbarkeit festgestellt werden.

Am 10. Mai 1951 nach der 16. ATKI. und 260 Tabletten TB I fand sich außer resistenteren Adnexen ein normaler Genitalbefund. Patientin war voll arbeitsfähig und beschwerdefrei.

Nach Vollbehandlung (26. ATKI. und 400 Tabletten TB I) am 30. Januar 1952 im wesentlichen ein negativer Tastbefund. Patientin stand weiterhin in 3monatiger Kontrollimpfung.

Am 10. Mai 1953 wurde Patientin mit intermenstruell aufgetretenem akutem Abdomen vom behandelnden Arzt als Appendicitis acuta an die Klinik gewiesen. Obwohl das Zustandsbild auf Grund unseres erhobenen Befundes (Verdickung beider Adnexe) für eine intermenstruelle spezifische oder unspezifische Exazerbation sprach, wurde Patientin operiert, da der Konsiliarchirurg eher eine Appendicitis acuta vermutete. Die sofortige Operation bestätigte unsere Annahme. Die Appendix war frei und es fanden sich beiderseits kleinfingerdicke, geschwollene Tuben mit Eiteraustritt in die freie Bauchhöhle (Pelveoperitonitis). Trotzdem die Kultur des Eiters nur Paracoli ergab, ist die tuberkulöse Exazerbation nicht auszuschließen. Dagegen spricht aber, daß Streptomycin gegen das hohe Begleitfieber erfolglos war und Abfieberung erst auf Terramycin erzielt wurde.

19. Mai 1953 neuerliche ATKI. Zusätzlich Kurzwellenbehandlung.

Am 12. Juni 1953 Entlassung in ambulante Behandlung mit resistenteren rechten Adnexen und mandarinengroßem, glattem, linksseitigem Adnextumor.

3. August 1953. Nach der 3. ATKI. (2. Serie) ist der beschriebene Tumor weitgehend rückgebildet und Patientin wieder beschwerdefrei. Dieser Fall ist geeignet, den Effekt der spezifischen Impfbehandlung besonders aufzuzeigen. Obwohl es sich um ein progressives Stadium der Genitaltuberkulose gehandelt hat, haben wir uns, ebenso wie bei Fall 1, wegen des jugendlichen Alters zu einer radikalen Operation nicht entschließen können und mit konservativen Maßnahmen die Tuberkulose klinisch zur Ausheilung gebracht.

Der 3. F a l l, der sich in seiner Art und Verlaufsform von den beiden vorangegangenen nicht unterscheidet, muß, da der histologische Nachweis für Tuberkulose nicht erbracht werden konnte, in die Gruppe der wahrscheinlichen Fälle eingereiht werden.

Die 34jährige, verheiratete Hilfsarbeiterin M. M. wurde am
27. August 1946 wegen starker Schmerzen im Unterbauch und
Fieber mit der Diagnose Tumor adnex. bil. acuta aufgenommen.
1932 war ein normaler Partus, 1937 eine beiderseitige Adnexitis,
welche konservativ behandelt wurde. Die Senkung bei der Aufnahme stark erhöht, Leukozyten 11.600. Der Aufnahmsbefund ergab einen bis 2 Querfinger unter N reichenden Konglomerattumor
mit größtenteils glatten, stellenweise höckerigen Anteilen. Da trotz
7wöchentlicher üblicher konservativer Maßnahmen der Befund
unverändert blieb, entschloß man sich zur Lap. explor. am
9. November 1946. Es fand sich ein mit der Umgebung innig ver-
backener, bis N reichender Konglomerattumor. Keine Knötchen.
Eine Probeexzision aus einem schwieligen Anteil und dem Netz
ergab histologisch: chronisch entzündliches Bindegewebe ohne
Anhaltspunkt für Malignität oder Spezifität. Da trotz des histologischen Befundes eine Genitaltuberkulose eher wahrscheinlich
war, wurde am 17. November 1946 die 1. ATKI. durchgeführt.
Reaktion ++++.

Am 21. November wurde Patientin mit unverändertem
Tastbefund in ambulante Impfbehandlung entlassen.

4. Oktober 1947. Die Kontrolle nach der 12. ATKI. ergab
neben einem normalen Uterus links einen kleinpflaumengroßen
glatten Tumor. Die rechten Adnexe nur resistenter. Patientin war
voll arbeitsfähig, beschwerdefrei und hatte seit der Operation
9 kg Gewicht zugenommen. BSG. und Leukozyten normal.

30. Oktober 1948 nach der 7. ATKI. (2. Serie). Die Adnexe
beiderseits resistenter, sonst im wesentlichen negativer Tastbefund.
Weitere Gewichtszunahme bei völliger Beschwerdefreiheit.

Die weiteren halbjährlichen Untersuchungen mit den routinemäßigen Kontroll-ATKI. (zuletzt am 3. August 1953) ergaben sowohl in bezug auf Tastbefund wie Allgemeinbefinden einen unverändert guten Zustand.

Zum Schluß sei noch kurz über eine Endometriumtuberkulose berichtet.

Fall 4. Die 29jährige, verheiratete K. G. wird am 22. März
1950 wegen 2jähriger sekundärer Amenorrhoe aufgenommen. Seit
1945 steht Patientin wegen Iridocyclitis tuberculosa in Behandlung. Sie war nie schwanger. Außer Kalkeinlagerungen in der
Lunge negative Befunde. Auch sonst in der Anamnese nichts Auf-
fälliges. Der gynäkologische Befund ergab beiderseits leicht verdickte Adnexe. Die am 31. März 1950 durchgeführte Strich-
kürettage zeigte histologisch sehr zahlreiche Tuberkel mit ausgedehnter Zerstörung der Schleimhaut. Anschließend bekam Patientin ATKI. Es ging ihr im Verlauf der ambulanten Behandlung,
außer mäßigen uterinen Ausfallserscheinungen, sehr gut. Sie war voll
arbeitsfähig. Einmal trat eine leichte Spontanblutung auf. Nach
Vollbehandlung wurde am 5. Mai 1953, um den Behandlungserfolg
zu kontrollieren, eine Vollkürettage durchgeführt. Es konnten histologisch auch in Serienschnitten keine Tuberkel mehr nachgewiesen

werden. Es fand sich nur noch Bindegewebe mit vereinzelten Drüsenresten.

Wenn dieser seltene Fall auch geeignet erscheint, auf eine lokale Ausheilung zu schließen, so ist damit die restlose Heilung der Systemtuberkulose nicht bewiesen.

Die hier angeführten Fälle aus der Zahl der eingangs erwähnten sicheren und wahrscheinlichen Genitaltuberkulosen zeigen eindeutig den Erfolg unserer konservativen Methode; dies um so mehr, als es sich außer der Endometriumtuberkulose um Fälle des progressiven Typs gehandelt hat.

L i t e r a t u r : F r o e w i s, J.: Gynaecologia, 128 (1949), 3: 173. — F r o e w i s, J. und S p u r n y, J.: Arbeit im Druck (Oesterr. Gynäk.-Tagung 1953, Innsbruck). — F r o e w i s, J. und U l m, R.: Arbeit im Druck (Oesterr. Gynäk.-Tagung 1953, Innsbruck).

Die Tuberkulose der Lymphdrüsen

Von

Dozent Dr. **Anton Sattler**

Wien

Eine zusammenfassende Besprechung der Lymphdrüsentuberkulose (L.) im Rahmen des ersten Hauptthemas der „extrapulmonalen Tuberkulose" mag aus zwei Gründen berechtigt sein:

1. wegen der besonderen Stellung, die die L. im Kreise der extrapulmonalen Tuberkulose. einnimmt und

2. da die großen Erfolge in der Tuberkulosebehandlung während der letzten Jahre zu einem Ueberblick über das auch auf diesem Sektor Erreichte einladen.

Pathogenetisch ist die Lymphdrüse gemäß ihrer Funktion als Filterungsorgan das zweiterkrankte Organ, wenn der Tuberkelbazillus (Tbb.) das Quellgebiet invadiert und Fuß gefaßt hat. Dieser Vorgang kennzeichnet vor allem die Primärtuberkulose, wobei der lymphadenoide Anteil des Primärkomplexes häufig selbständigen Charakter im Krankheitsgeschehen annimmt und seine Aktivität bzw. Aktivierbarkeit bewahrt, zu einem Zeitpunkt, in dem der primäre Herd erloschen und klinisch, ja anatomisch nicht mehr nachweisbar ist. In den letzten Jahren hat der Pathologe Philipp S c h w a r t z auf die Bedeutung der tuberkulös erkrankten Bronchiallymphdrüsen für die Phthiseogenese hingewiesen, indem nach seinen Untersuchungen in etwa 25 bis 30% der an Lungentuberkulose verstorbenen Sektionsfälle Einbrüche von tuberkulösen Lymphknoten in das Bronchialsystem bzw. ihre Narben nachzuweisen sind. Diese Befunde sind für den Kliniker eine Bekräftigung der Erfahrung, welch große Bedeutung der endogenen lymphoglandulären Reaktivierung für die Phthiseogenese zukommt, wenngleich diesem Vorgang meines Erachtens nicht die alleinige oder überragende Rolle in der Entstehung der chronischen Lungentuberkulose zukommt. Mit Rücksicht auf die Wahl des Hauptthemas soll dieser Hinweis genügen und betont werden, daß wir auch außerhalb der viszeralen L., bei den externen L., vor allem bei der praktisch so wichtigen Hals-L., dieser Erscheinung der Verselbständlichung der L., ihrem Hervortreten im pathologischen Ablauf und dem Zurücktreten des primären Herdes begegnen, einer Tatsache nicht nur von theoretischer, sondern auch von praktischer Bedeutung.

Neben diesem weitaus häufigsten lymphogenen Befallenwerden der Lymphdrüsen, die zu einer örtlichen Tuberkulose führt, die unter Respektierung gewisser anatomischer Grenzen örtlich fortschreitet, beobachten wir eine systemisierte Erkrankung des Lymphdrüsenapparates auf hämatogenem Wege, sei es im Zusammenhang mit einer zur Generalisierung neigenden Organtuberkulose, sei es als mehr isolierte Systemerkrankung. Die klinische Unterscheidung der örtlichen und hämatogenen L. ist an den externen Drüsen meist eindeutig zu treffen, wobei die Ausdehnung und Bilateralität des Prozesses, die Ausschließung regionärer Bedingtheit, der meist schwere, mit Allgemeinerscheinungen einhergehende klinische Verlauf, die gleichzeitige, vorangehende oder folgende Manifestierung typischer hämatogener Streuungstuberkulosen die Differenzierung gegenüber der örtlichen L. gestattet. Bei den Zeichen allgemeiner Durchseuchung kommt der Pleuritis tuberculosa und der Polyserositis tuberculosa eine besondere Bedeutung zu. Es kann jedoch nicht verschwiegen werden, daß insbesondere bei den viszeralen L. Uebergänge von der lokalen zur generalisierenden L. beobachtet werden, wobei die Unterscheidung schwierig sein kann. Ein typisches Beispiel für den Uebergang von der verkäsenden Primärtuberkulose zur generalisierenden Drüsentuberkulose im Rahmen einer Primärphthise bildet die sogenannte P u b e r t ä t s p h t h i s e, der der kürzlich verewigte Pathologe B e i t z k e ein besonderes Studium gewidmet hat. Ebenso gehören hierher die bösartigen Primärphthisen des Kleinkindesalters und die ähnlich verlaufenden malignen Phthisen der Angehörigen junger, noch wenig durchseuchter Völker. Von anatomischer Seite wird vermerkt, daß die Unterscheidung einer lymphogen bzw. hämatogen erkrankten Lymphdrüse unter Umständen feingeweblich möglich ist, doch wird dieses Unterscheidungsmerkmal — etwa bei Probeexzisionen — nur bei typischem histologischem Befund verwertbar sein und in der Regel gegenüber den klinischen Kriterien zurücktreten.

Die praktisch wichtigste extrapulmonale L. wird durch die Hals-L. dargestellt, da sie an Häufigkeit an erster Stelle steht, der Therapie gut zugänglich erscheint und da sie ein geeignetes Objekt für die Erörterung der Pathogenese, der Diagnose und Differentialdiagnose und für die Analyse der verschiedenen therapeutischen Methoden darstellt. Als Skrofulose ist der Symptomenkomplex der Hals-L. bei Kindern, sofern sich diese mit Schleimhautschwellungen und unspezifischen Katarrhen der oberen Luftwege verbindet, wohlbekannt. Nach eigenen Erfahrungen möchte ich zum Ausdruck bringen, daß der Aspekt der kindlichen Skrofulose entschieden seltener geworden ist, was vermuten läßt, daß die für seine Genese mitverantwortlichen unhygienischen Verhältnisse nicht mehr in dem alten Maße zutreffend sind. Die neuzeitliche Auffassung des skrofulösen Habitus geht dahin, daß weder eine besondere Tuberkuloseform noch eine ausgeprägte Hyperergie gegenüber Tuberkulin für das Zustandekommen dieses Krankheitsbildes maßgebend ist, sondern vielmehr das Hinzutreten unspezifischer Katarrhe der oberen Luftwege, einer unspezifischen Beteiligung des lymphatischen Rachenringes, möglicherweise auf dem Boden einer exsudativen Diathese. Jedenfalls ist die alte Lehre von der hohen Tuberkulinempfindlichkeit der von Hals-L. befallenen Kinder nicht zutreffend und ich erinnere mich lebhaft an einen Fall, den ich einer persönlichen Mitteilung Herrn Prof. H a m b u r g e r s verdanke, wobei ein Kind mit histologisch nachgewiesener, fistulierender Hals-L. sich gegenüber einem Voll-Mantoux als nicht reagierend erwies. Man muß sich hüten, etwa vom Ausfall einer Tuberkulinprobe bei unklarer Halsdrüsenschwellung die ätiologische Diagnose abhängig zu machen. Ich erwähne in diesem Zusammenhang das sogenannte Boecksche Sarkoid oder die ihm homologe Besnier-Boeck-Schaumannsche Erkrankung, bei der im wesentlichen in den verschiedensten Organen und mit Vorliebe auch in den Lymphdrüsen eine großzellige, epitheloide, zur Hyalinisierung aber nicht zur Verkäsung führende Tuberkulose gefunden wird, wobei es einem österreichischen Dermatologen, K y r l e, vorbehalten war, erstmalig im Tierversuch den ätiologischen Krankheitsnachweis zu führen. Auch diese Formen von epitheloidzelliger Drüsentuberkulose sind durch geringe oder fehlende Empfindlichkeit gegenüber Tuberkulin ausgezeichnet. Umgekehrt darf man auch von einer positiven Tuberkulinreaktion nicht unbedingt auf die Spezifität der vorliegenden Drüsenschwellung schließen, da gerade bei Kindern und Jugendlichen unspezifische, meist vom Rachen oder den Tonsillen stammende Drüseninfekte häufig sind. Zu be-

denken ist auch, daß bei mit BCG geimpften Kindern in zunehmendem Maße mit positivem Ausfall der Reaktion zu
rechnen ist, ohne daß eine virulente Infektion vorliegt. Auch
die spezielle anatomische Lokalisation geschwollener Drüsen am Hals ist nicht unbedingt als ätiologisches Argument
verwertbar, wenngleich häufig ein wertvoller Hinweis. Im
allgemeinen sind es vor allem die tiefen zervikalen Drüsen,
die bei entsprechendem klinischem Bild den Verdacht auf
Tuberkulose nahelegen, was mit der weitgehend geklärten
Pathogenese der Hals-L. zusammenhängt. Wir wissen heute,
daß diese Drüsentuberkulose beim Kind und wohl auch bei
Jugendlichen meist durch eine bovine Infektion hervorgerufen wird, wobei die Primärinfektion in der Tonsille
sitzt. Beweise für die bovine Natur liegen genügend vor:
In ihrem Material fanden dänische Forscher (J e n s e n und
Mitarbeiter, H o l m und M a d s e n) den Typus bovinus in
zirka 80%. Auf der anderen Seite kommen in Ländern, die
praktisch keine Rindertuberkulose haben, Halslymphome nur
selten vor. Man nimmt an, daß die Eintrittspforte für den
bovinen Erreger durch die Tonsillen dargestellt wird und
es erhebt sich sofort die Frage, warum man nicht häufiger
Tonsillentuberkulose findet. Dem ist entgegenzuhalten, daß
wir bei einer sorgfältigen und lückenlosen histologischen
Untersuchungsreihe ektomierter Tonsillen wahrscheinlich
öfter auf Tuberkulose stoßen würden, als dies heute in
Form von Zufallsbefunden immer wieder geschieht. Weiter
ist auf das schon eingangs erwähnte Phänomen zu verweisen, daß die Tonsille die Durchgangsstation für den Infekt darstellt, daß dieser jedenfalls hier abgeschlossen und
nicht mehr nachweisbar ist, während er in den Drüsen
weiterschreitet. Aehnliches sieht man röntgenologisch auch
bei den Hilusdrüsen, die tumorig geschwollen sein können,
während der primäre Herd nicht mehr nachweisbar ist. Aus
diesem Grunde ist die Tonsillektomie als grundsätzliche
Maßnahme bei der Hals-L. nicht rationell, da der Eingriff zu
spät kommt, unter Umständen bei chronischen Fällen um
Jahre zu spät. Hingegen soll die Tonsillektomie durchgeführt werden, wenn eine chronisch entzündliche Hyperplasie, Fokusbildung, sekundäre Entzündung besteht, da die
Parallergene aus diesem Herde die spezifische Entzündung
ungünstig beeinflussen, wie die Erfahrung hier und auf
anderen Gebieten lehrt. Es ist anatomisch verständlich, daß
die Lymphoglandulae cervicales profundae am Kieferwinkel
bei einer Tonsillarinfektion mit Vorliebe und am stärksten
erkranken, von wo sich der Prozeß per continuitatem aus-

breitet. Als junger Assistenzarzt hatte ich in Davos im Pro
Juventute-Sanatorium unter J. L. B u r c k h a r d t Gelegenheit, Fälle von Gingivatuberkulose bei Kindern zu sehen,
die durch Probeexzision verifiziert waren. Sicherlich hat es
sich um analoge Vorkommnisse von Primärinfektion der
Gingiva gehandelt. In neuester Zeit hat H. W i s s l e r aus
Davos auf diese Gingivatuberkulosen hingewiesen und betont, daß hierbei die regionären submandibulären Drüsen
befallen werden.

Der Meinung, daß die hämatogene Erkrankung der Hals-
lymphdrüsen gegenüber der soeben besprochenen eine Seltenheit darstelle, kann ich auf Grund eigener Erfahrungen
nicht beipflichten. Zweifellos hat der epidemiologische Verlauf der Tuberkuloseseuche Einfluß auf die Formgestaltung
der Krankheitserscheinung und ich möchte zwei Zeitabschnitte hervorheben, in denen wir ein gehäuftes Auftreten schwerer generalisierender Drüsentuberkulosen, meist
im Zusammenhang mit exsudativen Lungenprozessen beobachten konnten:

1. während der Kriegszeit, vor allem an hier dienst-
verpflichteten und erkrankten Angehörigen slawischer Völker. Es handelte sich um besonders maligne Primärherd-
phthisen mit schweren verkäsenden Drüsentuberkulosen, die
schon früher als „Bosniakenphthise“ dem Pathologen bekannt waren und die einer meiner Mitarbeiter, E. G a b l e r,
vom klinischen Standpunkt als „Kroatentuberkulose“ neuerdings gekennzeichnet hat.

2. in den Jahren 1945 bis 1947, wobei vielfach alte
Leute befallen wurden, wohl als Ausdruck endogener Exazerbation als Antwort auf die schweren Noxen dieser Hunger-
jahre.

Z u r K l i n i k u n d D i a g n o s e : Die klinischen Zeichen der Drüsentuberkulose bestehen in Schwellung und
geringer spontaner und durch Druck hervorgerufener Empfindlichkeit, die sich bei Abszedierung zu starken Schmerzen steigern kann. Es bedarf keines Hinweises, wie viel-
deutig diese Symptome sind und daß sie keinen spezifischen
Charakter besitzen. Erst die Einschmelzung und die Symptome des sogenannten „kalten Abszesses“, der allerdings
gelegentlich wie ein „heißer“ imponieren kann, die Fistelbildung und die als Skrofuloderma bezeichnete, eigentüm-
lich livide und ulzerierte Hautveränderung mit unterminierten Rändern, schließlich die Ausstoßung von Käsemassen
sichern in einer jeden Zweifel ausschließenden Weise die
Diagnose. Dabei ist der angedeutete Ablauf kein zwangsläufi-

ger, da in jedem Stadium der Prozeß zum Stillstand kommen und in diesem bis zur Heilung verharren kann. Manche gutartige generalisierende Drüsentuberkulosen mögen in jenem Zustand verharren, den der Anatom als markige Schwellung bezeichnet und die darum — auch bei Durchführung einer Probeexzision — der Diagnose große Schwierigkeiten bereiten, wie mich so mancher Fall gelehrt hat. Meist kommt es zu einer erheblichen Schwellung zumindest einzelner Drüsen etwa bis Haselnußgröße und darüber und hier sind dann bei der histologischen Untersuchung typische Tuberkel und Verkäsungen zu finden. Die Bedeutung und Wichtigkeit einer Probeexzision in jedem Zweifelsfalle kann nicht genug unterstrichen werden, und zwar aus zwei Gründen:

1. ist mit dem gesicherten Nachweis einer tuberkulösen Drüsenerkrankung auch die Allgemeinerkrankung des Patienten dargetan und dieser kann unter den gegebenen Verhältnissen wirksam behandelt und geheilt werden.

2. ist die Differentialdiagnose gegenüber anderen chronischen Drüsenerkrankungen ohne histologischen Nachweis sehr schwierig und unsicher, sofern sie sich nur auf klinische Kriterien stützt. Differentialdiagnostisch sind die unspezifische Entzündung, das Lymphogranulom und der Tumor, bei den generalisierten Drüsenerkrankungen vor allem die lymphatische Leukämie und die chronisch-septischen Drüsenschwellungen zu erwägen. Es wäre müßig, auf die Wichtigkeit einer beweiskräftigen Feststellung einzugehen. Ich möchte nur an Hand von zwei Fällen den Wert der Probeexzision beleuchten, in dem einen Fall die lichtvolle Klarstellung, in dem anderen die tragische Unterlassung.

R. Johanna, 46 Jahre, Mutter an T. pulmon. gestorben, Februar 1952 „Grippe" mit Husten und Fieber. Konnte sich nicht schonen und kränkelt seither. Leichte Temperatursteigerungen, mäßiger Husten und schleimiger Auswurf. Röntgen zeigt symmetrisch hiläre Drüsentumoren, die unter der Annahme eines Lymphogranuloms mit Erfolg bestrahlt werden. Anläßlich einer Kontrolle wird $^3/_4$ Jahre später eine harte Tüpfelung im Lungenfeld entdeckt und eine supraklavikuläre Drüsenschwellung. Nun wird ein Morbus Besnier-Boeck-Schaumann erwogen und die Probeexzision durchgeführt. Die histologische Untersuchung (Institut Prof. Haslhofer) ergibt eindeutig epitheloidzellige, sklerosierende Tuberkulose mit Hyalinisierung.

G. Stefan, 62 Jahre, vor 15 Jahren (!) entstand an der rechten Halsseite ein kleines, bewegliches Knötchen, das immer größer wurde. Patient erhielt auf einer Klinik Röntgenbestrahlungen, worauf sich der Tumor weder vergrößerte noch verkleinerte. In den folgenden Jahren, bis zum Jahre 1944, Röntgenbestrahlungen.

Lunge immer o. B. Diagnose lautete auf Lymphogranulom (ohne Probeexzision). Erstmalige persönliche Untersuchung 1944, da außer der seit je bestehenden faustgroßen Schwellung am Halse nun zwei Knoten supra- und infraklavikulär aufgetreten sind, die gut beweglich sind. Patient lehnt die dringlich empfohlene Probeexzision ab. 1947 Kräftezusammenbruch des bis dahin gut aussehenden Pyknikers. Ulzeration des Tumors, eitrige Sekretion. Pulmonale grobe weiche Infiltrationsschatten. Obduktion ergibt schwerste generalisierende Tuberkulose mit miliarer Streuung und tief ulzerierte verkäste Halslymphome.

Warnen möchte ich davor, in ungeklärten Fällen eine antibiotisch-chemotherapeutische Behandlung zu „probieren". Diese kann zu einer Rückbildung führen, meist wird aber bei unsicherer Diagnose die Behandlung nicht mit genügender Konsequenz durchgeführt. Kommt es sodann unausweichlich zum Tuberkuloserezidiv, oder zwingen Allgemeinerscheinungen den Arzt, die Sicherung der Diagnose zu erreichen, so kann die Probeexzision bei dem anbehandelten Fall nunmehr ein histologisch negatives Resultat ergeben, obwohl eine aktive Tuberkulose besteht. Diesen Mißlichkeiten entgeht man durch die rechtzeitig vor Beginn der Therapie durchgeführte Probeausschneidung.

Ab einer gewissen Größe des Lymphdrüsentumors ist mit Verkäsung zu rechnen, ähnlich wie beim tuberkulösen Lungeninfiltrat. Die Abszeßbildung stellt eine typische Weiterentwicklung dar, wobei die Unterscheidung zwischen perifokalem Weichteilabszeß und eigentlichem Drüsenabszeß nicht immer leicht ist. Charakteristisch ist der „Knopflochabszeß" mit einem tiefen und oberflächlichen Anteil, ähnlich wie beim tiefen Panaritium. Ich erwähnte bereits, daß der tuberkulöse Abszeß wie ein heißer aussehen kann, namentlich bei jugendlichen, reagiblen Personen, und man soll daher vor einem chirurgischen Eingriff die Frage der Mischinfektion bakteriologisch klären. Auch die Diagnose „fluktuierender Abszeß am Hals" soll bei Fehlen von Entzündungserscheinungen mit Reserve gestellt werden, da ein ähnliches Palpationsgefühl durch Zysten, die am Hals nicht selten sind, hervorgerufen werden kann.

Die generalisierende Drüsentuberkulose verbindet sich häufig mit Organtuberkulosen, vor allem mit der Lungentuberkulose. Bilaterales Befallensein am Hals wird wohl auch bei regionärer Tuberkulose beobachtet, mächtige Schwellungen sprechen jedoch für hämatogenen Charakter. Häufig findet man in derartigen Fällen auch mächtige Lymphome in den Axillen und in inguine, während ansonsten das Frei-

bleiben dieser Drüsengruppen von Tuberkulose gegenüber
dem Halse bemerkenswert ist. Macht man sich allerdings, wie
S e d d o n, die Mühe, bei Gelenktuberkulose die Extremi-
tätendrüsen histologisch zu untersuchen, so findet man nicht
selten tuberkulöse Absiedlungen; so fand S e d d o n 1939
in einer Serie von 18 inguinalen Biopsien bei Kniegelenktuberkulose 15mal ein positives Ergebnis. Das überwiegende
Befallenwerden der Halsdrüsen dürfte durch die Häufigkeit
der tuberkulösen Schleimhautinfektion, dann aber auch durch
die zahlreichen unspezifischen Infekte und die Unterhaltung
chronischer Entzündung bedingt sein.

Unter den extrapulmonalen Drüsentuberkulosen kommt
weiterhin der mesenterialen und retroperitonealen bzw. der
abdominalen Drüsentuberkulose eine große klinische Bedeutung zu. Bei den klinisch manifesten Formen handelt
es sich in der Regel um generalisierende Prozesse, die zu
Peritonitis, Polyserositis, Miliartuberkulose und Meningitis
tuberculosa Anlaß geben können. Es liegen ähnliche Verhältnisse wie bei der intrathorakalen, progredienten, verkäsenden
Form vor, die gegen den Venenwinkel zu fortschreitet. Die
schweren, trockenen, verkäsenden Formen führen bekanntlich zu der seit alters her bekannten Tabes mesaraica infolge
Unterbindung der Lymphresorption. Im Gegensatz zu einer
verbreiteten Meinung scheint bei der den Charakter einer
Organtuberkulose repräsentierenden tumorösen Ileocoecal-
tuberkulose die Drüsenbeteiligung eine geringe zu sein.

Die Diagnose ist bei den inzipienten Fällen und den
„formes frustes" schwierig und ältere Autoren sprachen
von Tuberkulosemasken (S o k o l o w s k i, N e u m a n n). In
unklaren Fällen muß man zur Laparotomia probatoria greifen, da die Drüsentumoren nur bei starker Ausprägung tastbar sind.

Die Fistula analis und der periproktitische Abszeß
sind entgegen übertriebenen Ansichten nur in einem Ausmaß von 10 bis 12% spezifischen Ursprungs und entstammen dann nicht selten einer Drüsentuberkulose. Bei Tuberkulösen ist die spezifische Aetiologie etwa viermal so häufig
wie bei Nichttuberkulösen. Die Feststellung ist wichtig, da
eine neuzeitliche antibiotisch-chemotherapeutische Behandlung, gründlich betrieben, selbst bei schweren Fällen zu
schönen Heilergebnissen führen kann.

Damit gelangen wir zur Therapie der L., die, wie die
Therapie der Tuberkulose überhaupt, im Laufe der Zeit
Wandlungen unterworfen war.

Klar ist die Folgerung, die wir vom Standpunkt der

Humanmedizin bezüglich der bovinen Infektionen ziehen müssen:

Wir müssen — theoretisch — eine Tuberkulosefreiheit der Milchkühe verlangen, da nur unter dieser Voraussetzung eine Garantie für eine tuberkelbazillenfreie Milch gegeben erscheint. Als Vorbeugungsmittel dient bekanntlich die Pasteurisierung der Milch bzw. das Abkochen im Haushalt, was jedoch niemals eine ideale Prophylaxe darstellen kann, unter den gegebenen Verhältnissen jedoch — solange wir noch so häufig den kindlichen Halslymphomen begegnen — von uns Aerzten propagiert werden muß. Daß die Tilgung der Rindertuberkulose möglich ist, haben die USA. bewiesen, wobei das radikale, zugleich aber auch kostspieligste Mittel der Ausmerzung aller auf Tuberkulin reagierenden Tiere angewandt wurde. Die auf klinischer Diagnostik beruhende, ansteckende Tiere beseitigende O s t e r t a g sche Methode hat bekanntlich versagt, während das B a n g sche Verfahren, das auf der Aufzucht tuberkulosefreier Rinderbestände beruht und eine allmähliche Ausmerzung der getrennten, reagierenden Bestände anstrebt, gute Erfolge erzielt hat. Wir dürfen hoffen, daß die Anwendung der Bangschen Methode in unserem Lande mit der Besserung der wirtschaftlichen Verhältnisse zu dem Ziele führen möge, daß kein Kind mehr durch bovine Bazillen führende Milch angesteckt werde.

Hinsichtlich der Wirksamkeit der neuen Medikamente (Streptomycin, PAS, INH usw.) bei der L. sind die Meinungen geteilt und die Mehrzahl der Autoren mißt diesen kausalen Heilmitteln nur eine mäßige Heilwirkung bei. Ein summarisches Urteil ist jedoch wegen der Vielfalt der Erscheinungsformen nur schwer möglich. Uebereinstimmend wird guter Einfluß auf Fisteln und Hautgeschwüre durch lokale und allgemeine Behandlung gemeldet. Verkästes Material ist wegen der schlechten Blutversorgung und wegen des sauren Milieus für Streptomycin schlecht zugänglich. Der tuberkulöse Abszeß, vor allem der perifokale Abszeß, wird durch lokale Behandlung, Punktion des Eiters und Einspritzung von Streptomycinlösung, Solvoteben und neuerdings auch INH-Lösung ausgezeichnet beeinflußt. Rasches Schwinden der Schmerzhaftigkeit, Nachlassen der Spannung und Sekretion können unschwer erreicht werden. Auch der retropharyngeale Abszeß, der einer Drüsentuberkulose entstammen kann, ist heute einer Lokalbehandlung gut zugänglich. Bei sorgfältiger Behandlung resultieren gute kosmetische Heilwirkungen, selbst bei alten Leuten, wie ich. mich immer wieder überzeugen konnte. Ein kolliquativer Drüsenabszeß sui generis ist natürlich kein dankbares Objekt. Damit kommen wir auf die Frage der Berechtigung und der Indikation chirurgischer Eingriffe. Bekanntlich hat B i l l r o t h selbst eine Art chirurgischer Toilette derartiger Drüsen durchgeführt (1875). Heute beobachten wir zwei Richtungen, eine mehr konservative, deren Anhänger ähnlich wie der große Meister vorgehen, Drüsen exzidieren, Abszesse spalten, lebensunfähige Hautbrücken usw. abtragen, und eine zweite, aktivere, die bestrebt ist, eine radikale Ausräumung aller potentiell gefährlichen Massen, wenn nötig, unter Mitnahme der bedeckenden Haut, durchzuführen. Diese technisch schwierige Methode wurde namentlich von B r ü g g e r (Wangen) zu hoher Kunst entwickelt und die von ihm gezeigten Resultate sind bewunderungswürdig. Auch andere Autoren, wie K a s t e r t und W i s s l e r, treten für die Herdsanierung auf operativem Wege ein. Zweifellos ist in einem Zeitpunkt, wo die Wundheilung dank den antibiotischen und chemotherapeutischen Mitteln gesichert erscheint, bei Fällen mit schleppendem Heilverlauf und größeren Käsemassen das operative Vorgehen angezeigt. Die Tendenz, durch Wegnahme des tuberkulösen Herdes eine radikale Heilung zu erreichen, zeigt sich bei den verschiedensten Organtuberkulosen mit Erfolg am Werke.

Nicht zu vergessen ist, daß die L. eine Allgemeinerkrankung des Organismus darstellt, und daß auch in Fällen örtlicher Drüsenerkrankung eine allgemein roborierende Behandlung, Freiluftbehandlung, Klimawechsel, kräftige Ernährung am Platze sind. Lebertran und Heliotherapie im Hochgebirge und am Meere haben lange vor der neuzeitlichen kausalen Behandlung ihre Wirksamkeit erwiesen. Auch die Behandlung in Jodbädern ist bei der Skrofulose der Kinder zweckmäßig. Die Allgemeinbehandlung ist notwendig, da sie im Gegensatz zur kurzfristig wirkenden bakteriostatischen Therapie den Dauererfolg sichert. Hinzu kommt, daß die Prognose der Fälle mit L. durchaus keine so gute ist, wie vielfach behauptet wird. Ich stimme hierin mit W i s s l e r überein, und wer sich die Mühe macht, bei Alterstuberkulosen sorgfältige Anamnesen zu erheben, wird vielfach auf durchgemachte L. stoßen. Die beim Lupus mit Erfolg betriebene Behandlung mit hohen Dosen von D-Vitamin (Calciferol usw.) scheint mir bei der so gut ansprechenden L. wegen möglicher Nebenwirkungen und eventueller Lungenschädigungen nicht indiziert zu sein.

Die Röntgen- und Radiumbestrahlungsmethode scheint angesichts der Erfolge der kausalen Behandlung in den Hintergrund zu treten. Zweifellos wird der Einschmelzungsprozeß durch die Röntgentherapie gefördert, was im Sinne der Abstoßung einer Materia peccans nicht immer fehl am Platze ist. Bei der Radiumbehandlung hatte ich — auch bei alten Leuten — den Eindruck sehr starker Vernarbungstendenz.

Bei der generalisierenden L. ist das Hauptgewicht auf die tuberkulostatische Allgemeinbehandlung zu legen. Es handelt sich ja in der Regel um schwere Tuberkulosen, die von weiteren hämatogenen Schüben bedroht sind. Hier hat die neuzeitliche Therapie bei ursprünglich trüber Prognose Wandel geschaffen. Schwere ausgedehnte verkäsende L. der viszeralen und äußeren Drüsen haben auch heute eine schlechte Prognose, da sie meist unter hohem Fieber, Anämie und Marasmus, eventuell unter den Erscheinungen einer Amyloidose zum Tode führen.

Zweifellos ist jedoch im allgemeinen der Stand der Therapie der L. ein hoher, durch die Verbindung alter bewährter Methoden mit der neuzeitlichen kausalen Behandlung verbessert und gesichert.

Zur extrathorakalen Lymphknotentuberkulose

Von

Primararzt Dr. **Gottfried Zederbauer**

Salzburg

Die Lymphknotentuberkulose ist immer nur ein Teilgeschehen, entweder zu einem Primärkomplex gehörend oder eine Streutuberkulose. Trotzdem sie also etwas Sekundäres ist, steht sie klinisch besonders im Kindesalter meist im Vordergrund des tuberkulösen Krankseins.

Macht doch die Säuglings- und Kleinkindertuberkulose sich oft nur durch die Verengerung der Trachea durch die mächtigen Lymphknoten bemerkbar. Das so charakteristische Bild der t u m o r i g e n B r o n c h i a l d r ü s e n t u b e r k u l o s e mit dem klingenden Husten und dem exspiratorischen Stridor ermöglicht eine Diagnose von weitem. Brechen Lymphknoten in einen Bronchus ein, so entsteht das e p i t u b e r - k u l ö s e I n f i l t r a t, das immer viel imponierender ist als ein Primärherd. Bricht ein Lymphknoten in die Trachea ein, so kommt es zu akuter Lebensgefahr durch Ersticken. Diese Formen seien nur erwähnt, um zu zeigen, daß der tuberkulöse Primärherd im klinischen Bild meist ganz in den Hintergrund tritt. Im Rahmen dieses Kongresses möchte ich nur die Tuberkulose der Mesenteriallymphknoten und die Tuberkulose der Lymphknoten, deren Lymphgebiete die Haut und die Schleimhaut des Mundes und Rachens sind, besprechen.

Zunächst zur M e s e n t e r i a l l y m p h k n o t e n - t u b e r k u l o s e.

In unseren Gegenden kommt diese Form praktisch nicht vor. Das ist auffallend, weil doch immer wieder von einer starken tuberkulösen Durchseuchung des Rinderbestandes Oesterreichs gesprochen wird. Die Mesenteriallymphknotentuberkulose macht zwar kaum jemals Symptome — vielleicht ist sie manchmal der Ausgangspunkt einer Peritonitis exsudativa — und wäre deshalb klinisch latent, aber auch im Sektionsmaterial wird sie bei uns nicht beobachtet. Es gibt sie also wirklich nicht.

Zwei Gründe gibt es vielleicht dafür: Entweder sind die tuberkulösen Kühe nicht so gefährlich, weil sie keine Bazillen in die Milch ausscheiden. Der Genuß von mehr oder weniger roher Milch hat keine Bedeutung für diese Frage, da beim Aufkochen oder Pasteurisieren die Tuberkelbazillen nicht vernichtet werden. Oder aber die genossenen Bazillen haften nicht, denn auch in der Schleimhaut des Verdauungstraktes ist wahrscheinlich so wie in der Haut eine Verletzung als Eintrittspforte notwendig, die es im Darm eben doch sehr selten gibt. Die traurigen Erfahrungen des Lübeckschen Unglückes, bei dem virulente Bazillen verfüttert wurden und im Dünndarm bei 98% der Kinder ein Tuberkulose-Primärherd gefunden wurde, können nicht verallgemeinert werden, da diese Kinder 10 Tage alt waren und der Darm in diesem Alter sicherlich anders reagiert als später.

Die Mesenteriallymphknotentuberkulose macht zwar theoretisch auch ein Initialfieber, das aber kaum je als zu einem Primärkomplex im Abdomen gehörig angesehen wird. Erst nach einem oder mehreren Jahren könnte die Diagnose durch eine röntgenologisch nachweisbare Verkalkung eines oder mehrerer Lymphknoten im Mesenterium mit Sicherheit gestellt werden. Viel eher wird man bei einem Initialfieber, das ja charakterisiert ist durch das Positivwerden im Verlauf des 8- bis 14tägigen Fiebers, wenn an der Lunge kein Infiltrat und keine Hilusschwellung nachzuweisen ist, an einen eben sehr kleinen Primärkomplex in der Lunge denken, als an eine Mesenteriallymphknotentuberkulose. Das ist übrigens praktisch bedeutungslos, da die Prognose in beiden Fällen gleich gut ist. Nur gleich gut und so gut wie jede Primärtuberkulose, nämlich mit einer kleinen Reserve: Eine Streuung und eine Spätform sind immer möglich.

Nicht allzu selten und fast immer vom Praktiker als Teilgeschehen eines Primärkomplexes verkannt, kommt aber die Tuberkulose von Lymphknoten vor, die zu einem Primärherd an der Haut oder Schleimhaut des Mundes und Rachens gehört. Die Lymphknoten werden fast ohne Schmerz und ohne Fieber in einigen Wochen größer, bis auf Pflaumengröße, und erweichen langsam in weiteren Wochen, wobei die Haut über ihnen dünner wird, später bläulich sich verfärbt, bis dann nach 1 bis 3 Monaten ein Durchbruch von dünnem bröckligem Eiter erfolgt. Die Haut schmilzt dann oft in größerer Ausdehnung über den Lymphknoten ein, und so entsteht ein tiefes Geschwür mit unterminierten Rändern. Oft wird der Lymphknoten schmerzhaft und richtig entzündet, wohl durch Mischinfektion mit Eiterbakterien. Der dünne, bröcklige Eiter ist oft tuberkelbazillenreich, aber nicht immer. Nach viele Monate dauernder, manchmal jahrelanger Eiterung heilt das Geschwür narbig, es entsteht das so häßliche Skrofuloderm. Oft verändert sich in etwas milderer Art der Nachbarlymphknoten und weitere im Lymphefluß gelegene. So kann diese Lymphknotentuberkulose sich jahrelang hinziehen, heilt aber schließlich, wenn auch mit Verunstaltung, aus. Dieses Geschehen kennt jeder Arzt.

Kaum jemals aber wird ein Primärherd zu diesen Lymphknoten gesucht. Und ein solcher kann oft gefunden werden. Dazu ist natürlich die Kenntnis der Einflußgebiete der einzelnen Lymphknoten nötig. Sitzt der Primärherd an den Extremitäten, so sind die Femorallymphknoten oder die im Sulcus bicipitalis oder in der Axilla liegenden ergriffen. Ist die Eintrittspforte an der Stirn oder am Oberlid, so ist es der präaurikuläre Lymphknoten, in den auch die Lymphe aus dem Mittelohr fließt, an Wange, Nase und Oberlippe die hinterste der submandibulären; die Unterlippe gehört zum submentalen Lymphknoten. Von der behaarten Kopfhaut fließt die Lymphe in die okzipitalen und retroaurikulären Knoten. Von der Schleimhaut des Mundes und des Zahnfleisches bekommen die Lymphknoten submandibulär ihre Lymphe. Von den Gaumentonsillen her wird der anguläre, der eigentlich weiter unten, vor dem Musculus sternocleidomastoideus, liegt, infiziert. Die zur Rachentonsille und der seitlichen Rachenwand gehörenden Lymphknoten liegen unter und hinter dem Sternocleidomastoideus. Auch hinter dem Rachen liegen Lymphknoten, die aber kaum jemals betroffen sind, da an der hinteren Rachenwand kaum je die Eintrittspforte für Tuberkelbazillen liegt. Die Lymphe aus der Tubengegend fließt auch in diese retropharyngealen Knoten.

Der Primärherd an der Haut entwickelt sich immer nach einer kleinen oder mittleren Verletzung, die mit Tuberkelbazillen infiziert wurde, so z. B. saugte einmal eine offentuberkulöse Großmutter eine Wunde an der Stirn eines

Kleinkindes aus. Die Verletzung heilt erst meist narbig aus, erst in der Narbe bilden sich einige oder viele, manchmal nur ein einziger Tuberkel, ein braunes, 2 bis 3 mm großes weiches Knötchen. Manchmal zerfallen die Knötchen zu einem Ulkus, das monatelang unverändert bleibt, aber schließlich doch langsam narbig heilt. Ein richtiger Lupus vulgaris wird aber nicht daraus. Der P r i m ä r h e r d an der H a u t ist im Einflußgebiet des vergrößerten Lymphknotens leicht zu finden, wenn man nur daran denkt und sucht. Der Primärherd an der Mund- und Rachenschleimhaut ist viel schwieriger zu finden. Er kann als kleinstes, kaum sichtbares Knötchen in der Schleimhaut irgendwo, an der Wangenschleimhaut, über der Mandibula, hinter den Zähnen, am Zahnfleisch, am Gaumen, an den Tonsillen sitzen, oder er ist in einer offenen Alveole nach einer Zahnextraktion verborgen. Meist ist so eine Stelle nur verdächtig, und erst die histologische Untersuchung nach einer Stanzung, Auskratzung einer Zahnalveole oder einer Tonsillektomie gibt Gewißheit. Die Entfernung des Primärherdes ist nicht nur zur Diagnosestellung nötig, sondern auch therapeutisch wertvoll. Ich sah einen schon zwetschkengroßen Lymphknoten ohne Einschmelzung zurückgehen, nachdem ein graues Knötchen an der Gingiva herausgestanzt wurde. Das Kind war natürlich tuberkulinpositiv, hatte einen unverdächtigen Lungenröntgenbefund und das Knötchen war histologisch ein Tuberkel. Anscheinend wird die Tuberkulose der Lymphknoten eine gewisse Zeitlang durch den Primärherd weiter unterhalten. Deshalb ist die Entfernung des Primärherdes eine erste Forderung der Therapie. Stanzung, Exzision, Exkochleation oder Tonsillektomie und Adenektomie sind daher nötig, je nach der Lokalisation. Größere Geschwüre an der Schleimhaut, besonders an den Tonsillen, kommen anscheinend nur bei massiver Infektion bei Neugeborenen vor. Können dann sehr tief reichen — bis an und in die Knochen. Die Primärherde der Schleimhaut, auch Geschwüre, heilen meist restlos mit kaum sichtbarer oder häufiger sogar ohne Narbe. Beim Skrofuloderm, dem Folgezustand eines tuberkulösen Primärkomplexes im Bereich des Mundes und Rachens, ist deshalb an der Stelle des Primärherdes nichts mehr zu finden. Einen verkalkten Primärherd, wie er in der Lunge so typisch ist, gibt es bei der extrapulmonalen Primärtuberkulose nicht. Der verkäste Eiter bleibt nicht in der Schleimhaut oder Haut, sondern wird abgestoßen. Die Lymphknoten dagegen verkalken, soweit sie nicht in toto sich abstoßen oder operativ entfernt werden. Bei Lymphknotentuberkulose, die schon über 6 Monate besteht, ist Kalkablagerung in den kaudalen Partien des Knotens röntgenologisch oft schon bei Durchleuchtung sichtbar, auf der Aufnahme natürlich besser zu erkennen. Die Verkalkung ist typisch und beweisend für einen tuberkulösen Prozeß.

Nicht jedoch kann eine Verkalkung ein Beweis dafür sein, daß der Lymphknoten zu einem Primärkomplex gehört.

Denn auch eine p o s t p r i m ä r e E r k r a n k u n g d e r L y m p h k n o t e n zeigt manchmal Verkalkung. Bei dieser dritten Form der extrathorakalen Lymphknotentuberkulose sind die Lymphknoten aber nicht auf Quellgebiete beschränkt, sondern die Lymphknoten am Hals, unter und hinter dem Sternocleidomastoideus sind alle gleichmäßig befallen. Diese Form der Lymphknotentuberkulose ist seltener, sie führt nicht zur Erweichung, Fistelbildung oder Skrofuloderm. Ihre Entstehung ist unklar: Da eine Verbindung der Mediastinallymphknoten mit den Halslymphknoten nicht besteht, kommt eine Rückstauung nicht in Frage. Es bleibt also nur übrig, eine hämatogene Aussaat selektiv in die Lymphknoten anzunehmen. Sie muß nicht selektiv sein, auch bei einer allgemeinen Miliartuberkulose konnte ich einmal eine solche postprimäre Form beobachten. Selten kommt es zur Verkäsung mit Fistelbildung an beiden Seiten des Halses. In diesen Fällen handelt es sich wahrscheinlich nicht um diese dritte Form, sondern entweder um einen median, in der Pharynxtonsille gelegenen Herd mit regionären Lymphknoten oder um zwei gleichzeitige Primärkomplexe.

Die Behandlung der zu einem Primärkomplex gehörenden Lymphknoten ist recht undankbar, denn ohne meist große Narbe ist eine rasche Heilung nicht möglich. Die Krankheitsdauer und das häßliche Skrofuloderm läßt sich allerdings beeinflussen. Die Antibiotika sind nur von sehr geringer Wirkung. PAS, Streptomycin, lokal angewendet, können den Verlauf kaum ändern. Eine rasche Beendigung der Erkrankung wird jedoch durch eine radikale Ausräumung der erkrankten Lymphknoten erreicht. Es ist notwendig, alle erkrankten Lymphknoten zu entfernen, was wegen der topographischen Verhältnisse recht schwierig ist. Sehr wichtig ist es, besonders bei Lymphknoten im frühen Stadium, vor einer Fistelbildung den Primärherd ebenfalls zu entfernen. Ob nach einer solch radikalen Operation noch eine Nachbehandlung mit Antibioticis notwendig ist, muß erst entschieden werden.

Die Tuberkulose der Harnorgane

Von

H. U. Gloor

Zürich

Mit 4 Abbildungen

Der Lehrsatz, daß die Nierentuberkulose in ihrem Beginn eine unilaterale Affektion darstelle, um sich erst s e k u n d ä r auf die gegenüberliegende Seite auszudehnen, hatte zur logischen Konsequenz die von A l b a r r a n 1908 postulierte Frühoperation (néphrectomie immédiate) des erkrankten Organs, für welche W i l d b o l z u n d W e g e l i n die als klassisch bezeichneten klinischen und pathologisch-anatomischen Grundlagen geschaffen haben. Diese Vorstellung über die Entstehung und Ausbreitung der spezifischen Nierenkomplikation hat bis in die jüngste Vergangenheit im gesamten deutschen Sprachgebiet Geltung gehabt. Erst in der Nachkriegszeit hat sich unter dem Einfluß der Tuberkulostatika ein allgemeiner Umschwung in den Ansichten der Autoren vollzogen; und es mutet heute bereits wie ein Anachronismus an, darauf zu sprechen zu kommen. Dennoch ist es zum besseren Verständnis des Folgenden nötig, auf einige der wesentlichsten Punkte einzutreten, die uns dazu geführt haben, die Pathogenese und die Therapie der Urogenitaltuberkulose auf völlig neuer Basis aufzubauen.

Es kann nur an einer unrichtigen Interpretation der Operationsergebnisse gelegen haben, wenn von chirurgischer Seite aus nicht schon längst der Verdacht geschöpft worden ist, man befinde sich auf einem der allgemeinen Tuberkuloseforschung zuwiderlaufenden Weg. Und dies um so mehr, als sich seit Anfang der Dreißigerjahre die Stimmen mehrten, die vor der Frühexstirpation der Niere warnten (D e l a P e n a, G l o o r, J a f f é, J a k s y, U e h l i n g e r u. a.). Es konnte nämlich durch konsequente

Untersuchungen der zeitlichen Beziehungen zwischen der hämatogenen Streuung einerseits und der Manifestation der renalen Erkrankung anderseits gezeigt werden, daß man zwei Gruppen von ulzerösen Nierentuberkulosen unterscheiden muß. Zunächst das Hauptkontingent der chronischnodös-kavernösen Nierenphthisen mit l a n g s a m e r Entwicklungstendenz, das zirka $^3/_4$ bis $^4/_5$ sämtlicher Nieren-

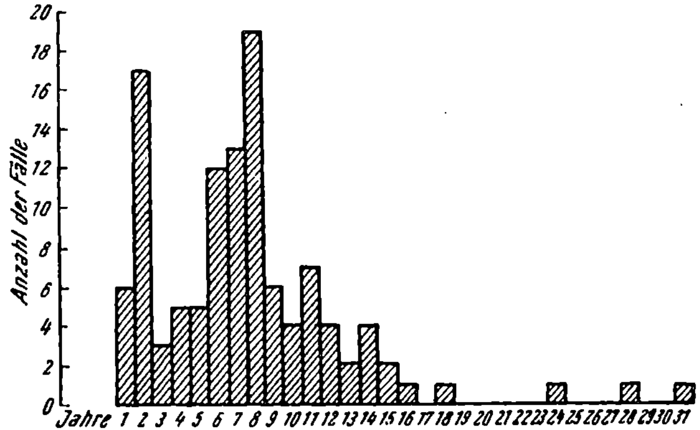

Abb. 1. Dauer des inaperzepten Intervalls bei 114 Fällen von Nierentuberkulose. Man beachte die beiden Kurvenmaxima: zwischen 1 und 2 Jahren treten die stark exsudativen Fälle in Erscheinung, während die chronischen Formen sich am häufigsten zwischen 6 und 8 Jahren manifestieren

tuberkulosen umfaßt; daneben die kleinere Gruppe der exsudativ rasch progredient verlaufenden Fälle mit f r ü h einsetzender klinischer Manifestation. In Abb. 1 sind 114 Fälle nach ihrer Latenzzeit bzw. nach der Dauer ihres inaperzepten Entwicklungsstadiums zusammengestellt. Man beachte die beiden Kurvengipfel zwischen 1 und 2 Jahren und zwischen 7 und 8 Jahren! Ein von W. L a n g aus der von D e i s t geleiteten Tuberkuloseabteilung der Zentralkliniken in Göppingen unter gleichen Gesichtspunkten zusammengestelltes Krankengut von 134 Beobachtungen, welches mir kürzlich zugestellt worden ist, zeigt eine frappante Aehnlichkeit im Kurvenverlauf. Die durchschnittlichen Latenzzeiten sind jedoch für beide Gruppen kürzer, da in stationären Verhältnissen mit systematischer Suche nach pathologischen Urinsedimenten und Tuberkelbazillen die Harnwegtuberkulose früher diagnostiziert werden kann als bei einem ambulanten Krankengut, das sich wie das unsrige erst nach Auftreten subjektiver Beschwerden in der ärztlichen Praxis einfindet.

Günstige Operationsresultate haben im allgemeinen nur die Nephrektomien bei chronischen Fällen gezeitigt, die also gar keine „Frühaffektionen" darstellten, indem bei ihnen der Prozeß bereits inaperzept in eine ruhige Phase eingetreten war und der Eingriff in einem optimalen Zeitpunkt stattgefunden hat. Bei den exsudativ verlaufenden Frischformen, bei denen es innerhalb weniger Wochen bis Monaten zu schwerster Zerstörung mit nekrotischem Zerfall der Nierenbecken- und Ureterschleimhaut kommt (P y e l i t i s c a s e o s a), war dagegen die Frühoperation ein gefährliches Unternehmen, weil sie — bei noch nicht abgelaufener Streuperiode ausgeführt — direkt neue Bazillämien auslösen und zu den tödlichen Miliartuberkulosen Anlaß geben konnte, die wir alle noch in unangenehmster Erinnerung haben. (G l o o r u n d U e h l i n g e r, L i n d e n.) Nicht befriedigt hat aber auch das Gesamtresultat des bisherigen therapeutischen Vorgehens. Aus einer Gegenüberstellung von Operationsstatistiken von 4 Jahrzehnten geht hervor, daß die Prozentzahlen der Dauerheilungen über 10 Jahre hinaus praktisch dieselben geblieben sind, obschon die diagnostischen Hilfsmittel verbessert und in der Operationstechnik gewaltige Fortschritte erzielt worden sind (K r ö n l e i n 1908 = 53·3%, W i l d b o l z 1921 = 55·7%, G ü t g e m a n n 1949 = 52·9%).

Nur eine radikale Umstellung auf jene pathologisch-anatomische Betrachtungsweise, welche in Amerika von C h u t e und später M e d l a r seit mehr als 30 Jahren vertreten wird, hat aus dieser Sackgasse herausgeführt. Diese Forscher legten dar, daß jeder Urogenitaltuberkulose eine p r i m ä r - b i l a t e r a l e Nierenaffektion zugrunde liege, und daß daher die sogenannten operablen Nierentuberkulosen die Folge einer einseitigen Regression, d. h. Inaktivierung des Prozesses darstelle. Von F e y ist dies in prägnanter Weise als die „Unilateralisation" bezeichnet worden. C o u l a u d kommt das Verdienst zu, das experimentelle Fundament geliefert und 1935 demonstriert zu haben, daß die hämatogenen Bazilleninvasionen sich vorwiegend in der Nierenrinde festsetzen und zu Vernarbung tendieren, während die Markläsionen weit seltener sind, dafür aber prognostisch bedeutend ungünstiger bewertet werden müssen. Dieses Untersuchungsergebnis ist für unser modernes pathogenetisches Denken wegweisend geworden. Die hämatogene Streuung setzt demnach im Parenchym beider Nieren Bazillen ab, die miliare Tuberkel entstehen lassen. Bei der Miliartuberkulose beherrschen die Rindenherde auf dem Sektionstisch das Bild, während die Markmetastasierungen zurücktreten. Wenn der Kranke jedoch die sekundäre Streuphase überwinden kann, werden

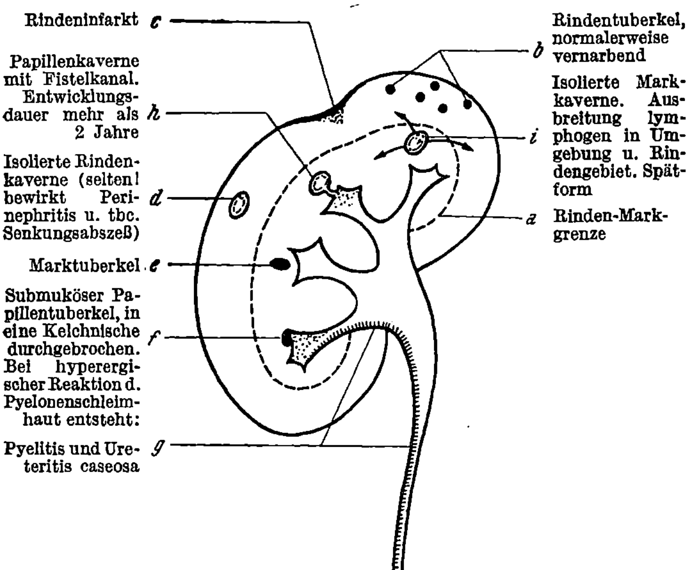

Abb. 2. Schematische Darstellung der Lokalisationen und der Entwicklung der hämatogenen Streuherde in' der Nierenrinde und im Mark

sich die kortikalen Prozesse zurückbilden und sich in uncharakteristische Narbenbezirke umwandeln (analog den Vorgängen in der Leber nach Beck und Haex). Die Markherde dagegen, welche in Beziehung zu den Sammelröhrchen treten und dort geeignetere Wachstumsbedingungen vorfinden, werden sich zu Konglomerattuberkeln ausweiten und sich zu dem entwickeln, was man früher als Cohnheim-Orthschen Ausscheidungstuberkel bezeichnet hat. Von hier aus nimmt nun das weitere Geschehen seinen Verlauf bis zu den verschiedenen Manifestationsformen, in denen uns die Nierentuberkulose entgegentritt (Abb. 2).

Im Rindengebiet mit den besseren Durchblutungs-
verhältnissen sind die Herde zahlreicher, die Abwehr-
situation günstiger. Die isolierte Rindentuberkulose im
Frühstadium zählt daher zur Seltenheit (b). Subkapsuläre
Infarkte (c) oder Rindenkavernen (d) brechen eher nach
außen durch und führen zur Perinephritis oder zum Sen-
kungsabszeß.

Im Nierenmark ist infolge der spärlichen Blutversorgung die Zahl der Herde von vorneherein kleiner. Es kommt
zur Bildung der länglichen Marktuberkel (e) oder Ausscheidungstuberkel Cohnheim-Orth, oder (f) zum sub-
mukösen Papillentuberkel, der rasch Kontakt nimmt mit
der Kelchnische, womit die Aussaat auf der Nierenbecken-
schleimhaut beginnt.

Erfolgt der Durchbruch ins Nierenbecken in einem
Moment, in welchem die Pyelonmucosa hyperergisch auf
das Tuberkulosetoxin reagiert, zerfällt sie in toto nekro-
tisch im Sinne der Höhlentuberkulose, sogenannte Pyelitis
bzw. Ureteritis caseosa (g).

Für gewöhnlich ist die Kontaktnahme mit dem Pyelon
verzögert. Es bildet sich zunächst eine Papillenkaverne.
Diese öffnet sich durch Fistelgang in die ableitenden Harn-
wege (h). In diesem Moment ist meistens das Durch-
seuchungsstadium abgeschlossen, der Prozeß bleibt lange
Zeit stationär.

Bei der isolierten Markkaverne (i) ist dies in vermehrtem Maße der Fall. Die Tuberkulose breitet sich
lymphogen in die Umgebung und aszendierend in das Rindengebiet aus und erreicht oft erst nach vielen Jahren das
Nierenbecken (sogenannte Spätfälle).

Unter dem Einfluß der Tuberkulostatika sind uns die
früher nicht beachteten Inaktivierungsvorgänge an den
Rindentuberkeln sichtbar geworden, da die Vernarbung
sich beschleunigt, besser gesagt, zeitlich gerafft vollzieht
und wir an vorbehandelten und später nephrektomierten
Nieren diese regressiven Vorgänge lückenlos verfolgen
können.

Die Entstehung und die klinischen Verlaufsmöglich-
keiten der Harnwegtuberkulose bestimmen gemeinsam mit
den antituberkulösen Medikamenten unser modernes therapeutisches Procedere. Die Néphrectomie immédiate ist infolge des Nierengeschehens obsolet geworden, und man wird
heute in j e d e m Fall die Behandlung mit einer kombinierten Kur von Tuberkulostatika einleiten. Das Mischen
der Wirkstoffe wird heute allgemein geübt und ergibt sich

logischerweise daraus, daß einerseits die Agentien im Tuberkelbazillus den Zellstoffwechsel àn verschiedenen Stellen hemmen, anderseits die Resistenz des Mykobakteriums den einzelnen Mitteln gegenüber nicht gleichzeitig und vor allem nicht in gleich starkem Ausmaße eintritt (B o s h a m m e r). Dabei spielen die Art der Verwendung und der Rhythmus in der Abwechslung offenbar eine untergeordnete Rolle. Wir in der Schweiz halten uns im großen und ganzen an die nachstehenden L e i t s ä t z e :

1. Die Behandlung soll g r u n d s ä t z l i c h nur nach Aufnahme eines genauen urologischen Status (Cystoskopie, Pyelographie, Tierversuch mit separiertem Nierenharn) begonnen werden. Den Patienten in Abständen urologisch kontrollieren.

2. Die Therapie ist weitgehend zu individualisieren:

a) Bei F r ü h f ä l l e n ohne nachweisbare radiologische Veränderungen kombinierte Streptomycin- (SM-) PAS-Kur mit täglich $1/_2$ g SM und 6 g PAS während 2—3 Monaten. Während der folgenden 3 Monate wöchentlich zweimal $1/_2$—1 g SM, an den Zwischentagen 6 g PAS. An Stelle von PAS alternierend Tebacyl (Conteben) täglich 100 mg oder Rimifon (INH) täglich 300—400 mg.

b) Bei kavernösen Prozessen, besonders bei B i l a t e r a l i t ä t, Einleiten der kombinierten Behandlung mit 10—15 g SM, täglich $1/_2$ g; dazu fortlaufend 6 g PAS täglich. Vom 2. Monat ab SM, PAS, Tebacyl und Rimifon wie oben. Vom 4. Monat an Pausen von 14 Tagen bis 1 Monat einschalten.

c) Rimifon kann an Stelle von SM treten bei einer alternierenden PAS- und Tebacylmedikation.

3. Der Blutstatus ist laufend zu kontrollieren, um toxische Einflüsse (Leukopenie, Abfall der Erythrozytenwerte und des Hb, Rest-N-Steigerung) rechtzeitig zu beachten.

4. Bei sichergestellter Einseitigkeit einer kavernösen Nierenphthise soll das kranke Organ operativ entfernt werden, sofern eine P a r t i a l r e s e k t i o n nicht in Frage kommt. Der letzteren muß eine mindestens zweijährige medikamentöse Behandlung vorangehen.

5. Wenn keine Besserung erzielt wird, ist auf Bazillenresistenz zu untersuchen.

Es werden folgende drei Ziele angestrebt:

1. Die Beseitigung der Dysurie, das subjektiv lästigste Symptom. Hier ist der Erfolg am augenfälligsten. Die damit verbundene Drosselung der Bazillurie enthebt den Kranken seiner Asozialität, weil er für seine Umgebung keine Infektionsgefahr mehr bedeutet.

2. Die Beeinflussung der in der sogenannten gesunden Niere liegenden, latent-aktiven oder besser gesagt in In-

aktivierung sich befindenden Herde, um einem von dieser
Seite aus drohenden späteren Rezidiv rechtzeitig zu be-
gegnen. Mir persönlich scheint dies eine der wesentlichsten
Leistungen der Chemotherapie zu sein.

3. Erst in dritter Linie wird versucht, auf den eigentlichen Nierenherd einzuwirken, was je nach Sitz und Ausdehnung desselben sich mehr oder weniger erfolgreich
gestaltet.

Bei solchem Vorgehen sind wir übrigens auch in der
Lage, ein operatives Eingreifen auf einen späteren Termin
zu verschieben, wodurch wir Zeit gewinnen, den Fall
ohne Ueberhastung nach allen Seiten hin diagnostisch
abzuklären oder — sofern die Akuität des Prozesses per-
sistiert — den Eingriff in einem vom Standpunkte der
Gesamttuberkulose aus opportunen Zeitpunkt vorzunehmen.
Diese Ansicht wird heute auch von d e B e a u f o n d, B o s -
h a m m e r, C o u v e l a i r e, F e y, G ü t g e m a n, L j u n g-
g r e n, L i n d e n u. a. geteilt. Wertvoll und für die Steigerung der Widerstandskraft entscheidend ist das möglichst
lange Profitierenkönnen des Organismus von den funktionstüchtigen Partien der kranken Niere, womit die so
gefürchtete Ueberlastung des Schwesterorgans umgangen
werden kann.

Zahlreich sind die Veröffentlichungen über die bisherigen Behandlungsergebnisse mit den Tuberkulostatika
und ebenso vielseitig die Vorschläge für die Art ihrer
Verwendung. Eine kritische Beurteilung ist heute noch
nicht möglich, denn die Beobachtungszeiten sind noch viel
zu kurz, um ein abschließendes Urteil zu gestatten. Ich
halte hier lediglich fest, daß alle Beurteiler in dem Punkt
übereinstimmen, daß ein Erfolg am ehesten gewährleistet
wird, je frischer die Affektion ist und je frühzeitiger mit
der Therapie eingesetzt werden kann; also bei den hämatogenen Streuungen mit positivem Bazillenbefund im Urin
ohne röntgenologisch nachweisbare Veränderungen am
Nierenbeckenkelchsystem. In solchen Fällen ist es möglich,
innerhalb 6 bis 12 Monaten eine völlige Harnwegsanie-
rung zu erreichen, die nach B o s h a m m e r auf 80%
geschätzt wird. Somit ist alles daranzusetzen, die Frühdiagnose mittels Tierversuch oder kulturellem Verfahren
zu fördern.

Sind bereits Kavernen gebildet, kann eine Inaktivierung
innerhalb Jahresfrist nicht mehr erwartet werden. Die
Mehrzahl der Forscher ist daher der Ansicht, daß nach

einer mehr oder weniger lang dauernden Vorbehandlung nur eine operative Intervention Aussicht auf Dauererfolg habe. Daß man bei erwiesener Einseitigkeit die kavernösen Nierenphthisen eliminiert, ist selbstverständlich; das hat man schon vor 50 Jahren ohne Tuberkulostatika mit Erfolg getan. Neu ist jedoch der günstige Effekt der medikamentösen Vor- und Nachbehandlung, womit sich die postoperative Mortalität gegenüber früher von durchschnittlich 15 auf 1% gesenkt hat. Diese Therapiephase kann meines Erachtens nicht lange genug durchgeführt werden und soll mindestens 2 Jahre dauern.

Bei doppelseitiger Nierentuberkulose oder bei den Restnierenerkrankungen nach bereits erfolgter Nephrektomie sind wir ausschließlich auf die medikamentöse Therapie angewiesen. Ein Erfolg hängt in erster Linie davon ab, ob sich eine Resistenz der Tuberkelbazillen gegenüber einzelnen oder gar allen bekannten Chemotherapeutika einstellt. Glücklicherweise ist es aber bereits erwiesen, daß bei häufigem Medikamentenwechsel, insbesondere aber durch Verwendung geeigneter Kombinationen — wie eingangs erwähnt — die Entwicklung dieser Resistenz auf lange Sicht verhindert werden kann. Was das neueste Präparat, das Isonikotylhydrazid (Rimifon oder Neoteben) anbelangt, so hat es sich nach meiner persönlichen Erfahrung auch für die Urogenitaltuberkulose als wertvoll erwiesen. Nach einer kürzlich an der Medizinischen Universitätsklinik Zürich von B e h r e n s u n d R o s e n m u n d durchgeführten Untersuchungsreihe konnte festgestellt werden, daß das Medikament im Urin rasch ausgeschieden und derart angereichert wird, daß die Konzentration hier diejenige des Serums um das Zwanzig- bis Dreißigfache übertrifft. Aehnliches wissen wir auch vom Tebacyl bzw. Conteben, das, in kleinen Dosen verabreicht, für die Harnwegerkrankungen immer noch ein recht brauchbares Mittel darstellt und mit Vorteil zur Resistenzverhinderung abwechslungsweise eingeschaltet wird. Wir können ohne Bedenken über einige Zeit 100 mg pro Tag verwenden, ohne — wie S t a u b kritisch bemerkt hat — uns der „Massenvergiftung" schuldig zu machen. Dagegen haben wir auf die Verwendung von Chaulmoogra-Oel und Vitamin D nach C h a r p y verzichtet, weil wir von einer weiteren Belastung der ohnehin gehemmten Ausscheidungsfunktion der Niere Umgang nehmen wollten.

Diese auf Monate und Jahre hinaus sich erstreckende, periodisch mit dazwischen geschalteten Pausen sich wieder-

holende Medikation habe ich die p r o t r a h i e r t - f r a k -
t i o n i e r t e Behandlungsmethode genannt und dieselbe
allen theoretischen Einwänden zum Trotz seit 1947 durchgeführt. Das Ergebnis illustriert die nachfolgende Demon-
stration.

D e m o n s t r a t i o n e n

Die B l a s e n g e s c h w ü r e verschwinden meistens
sehr rasch und man ist immer wieder überrascht, wie oft
gar keine Residuen zurückbleiben. Der Prozeß wird gewissermaßen aus seinem Abseuchungsgebiet in die primäre
Nierenkaverne zurückgetrieben.

F a l l 1: 18jähriges Mädchen mit doppelseitiger Nierentuberkulose. Heilung der total geschwürig veränderten Blasen-
schleimhaut und des Oedems am rechten Ostium innerhalb $2^1/_2$ Monaten unter 26 g SM und 200 g PAS.

Die R i n d e n h e r d e sind nur in den seltensten
Fällen röntgenologisch nachweisbar, nämlich dann, wenn
sie subkapsulär gelegen zu Infarktbildung Anlaß geben.
Das eindrückliche klinisch-radiologische Symptom leistet
in solchen Fällen wertvolle diagnostische Dienste.

F a l l 2: 38jähriger Mediziner. Rechtsseitiger Rindeninfarkt;
Inaktivierung und Verkalkung innerhalb 10 Monaten unter 20 g SM
und 850 g PAS.

Auch die M a r k h e r d e sind in ihren Anfangsstadien
kaum erkennbar. Es wird das Radiogramm eines 18jährigen
Jünglings gezeigt, der nach einer postprimären Frühgeneralisation zunächst an Lungentuberkulose und doppelseitiger Nierentuberkulose und bald darauf an Meningitis tuberculosa erkrankt. Die ersten Pyelogramme zeigen
scharf begrenzte Nierenbecken-Kelchsysteme. Nach der erfolgreichen kombinierten Therapie mit 210 g SM und 3040 g
PAS lassen sich im Markgebiet beider Nieren, vornehmlich
links, kleine Schattenherde feststellen, womit die größeren,
jetzt verkreideten Marktuberkel sichtbar geworden sind.

Bei den F ä l l e n 4 (32jähriger Mann) u n d 5 (28jährige
Frau) wird die Vernarbung größerer Markprozesse demonstriert.
Hier begünstigten offensichtlich die engen Fistelkanäle die völlige
Abriegelung. Es handelt sich bei diesen beiden Kranken um die bis
jetzt am längsten beobachteten bilateralen Nierentuberkulosen,
die beide seit 5 Jahren bazillenfrei sind. Der männliche Patient
hat während der ganzen Dauer der Behandlung seine Tätigkeit als
kaufmännischer Angestellter nie unterbrochen!

Eine andere Art von Vernarbung wird bei den beiden folgenden Fällen gezeigt: die sogenannte Amputation der Nierenkelche.

Fall 6: 47jährige Frau, bei der schon seit einer Reihe von Jahren das doppelseitige spezifische Nierenleiden nachgewiesen ist. Von 1948—1950 erhält sie 55 g SM, 1200 g PAS. Die Dysurie ist seit 1950 verschwunden und die Tierversuche negativ geblieben. Die linke Niere zeigt an 2 Stellen amputierte Kelche; auf der rechten Seite erkennt man einen großen intramural gelegenen Kalkherd gegenüber dem ebenfalls narbig verzogenen mittleren Kelch.

Fall 7: 45jähriger Mann. Aehnliche Kelchverschlüsse bilateral nach 101 g SM, 2020 g PAS und 31 g .Rimifon innerhalb $1^1/_2$ Jahren.

Besonders lehrreich sind Beobachtungen, bei denen unter der Behandlung auf der kontralateralen Seite Herdverkalkungen in Erscheinung treten als Beweis, daß der Prozeß bilateral ist, zunächst aber nur einseitig realisiert wird.

Fall 8: 26jähriger Mann, bei dem vor Jahresfrist eine linksseitige Nierentuberkulose festgestellt wird. Intensive Vorbehandlung zwecks Nephrektomie. Während dieser Zeit tritt am oberen Pol der rechten, „gesunden" Niere ein im Mark gelegener Kalkherd röntgenologisch in Erscheinung. Die konservative Behandlung wird nun fortgesetzt, um diese Niere nicht zu überlasten. Mittlerweile sind die Tierversuche auch links negativ ausgefallen. Die Behandlung hat im ganzen 5 Jahre gedauert und wird gegenwärtig noch fortgesetzt.

Die Nachteile der bakteriologischen Therapie äußern sich im besonderen bei geschwürigen Prozessen am Ureter, die bei rascher Vernarbung zu Stenosierungen, ja sogar zum Verschluß kommen können, was von Alken als „erwünschte Vernarbung am unerwünschten Ort" genannt worden ist. So kann es schon frühzeitig zur Autonephrektomie kommen.

Fall 9: Der 25jährige Mann wird 1948 wegen schwerer hämatogener Streutuberkulose mit Knochen-, Muskel- und Nierenmetastasierungen einer massiven SM-Kur unterzogen. Er erhält innerhalb 3 Monaten 99 g SM. Im Verlauf dieser Zeit ist der linke Ureter zunächst noch sondierbar; die erweiterten Nierenkelche deuten aber bereits auf ein Abflußhindernis hin. 5 Wochen später kann der Ureter nicht mehr passiert werden. Nach 4 Monaten Nephrektomie: Das Operationspräparat zeigt den narbigen Verschluß im oberen Harnleiterabschnitt Im Nierenparenchym sind noch größere und kleinere Tuberkel festzustellen, an denen histologisch streptomycinbedingte, sklerosierende Veränderungen nachweisbar sind.

Besonders tragisch ist jene Minderzahl von Fällen mit Restnierentuberkulose, bei denen wir trotz wiederholter Therapiestöße eine langsame, aber unaufhaltsam weiterschreitende Parenchymeinschmelzung feststellen müssen.

Fall 10: 43jähriger Mann. Trotz fortgesetzter kombinierter Therapie (total 70 g SM, 1200 g PAS, 5 g Tebacyl und 28 g Rimifon) schreitet der phthisische Prozeß am oberen Pol der restierenden rechten Niere weiter. Dabei subjektives Wohlbefinden und Arbeitsfähigkeit.

Solche Fälle waren es, welche die Chirurgen immer wieder angeregt haben, die partielle Nierenresektion zu versuchen. Von Semb unter tuberkulostatischer Abschirmung praktisch erprobt, hat sich diese Operation bereits ihren festen Platz in der modernen Tuberkulosetherapie gesichert. Ich bin auch überzeugt, daß es möglich sein wird, dieser Operationstechnik zum vollen Erfolg zu verhelfen, sofern lange genug vorbehandelt wird und die Nierenherde vorher zur Isolierung und Abriegelung gebracht werden.

Fall 11: 29jähriger Mann. Kavernöse Einschmelzung am rechten oberen Nierenpol. Behandlung seit Mitte Juni 1951. Er erhält bis zum 15. August 1953 insgesamt 26 g SM, 1100 g PAS, 11 g Tebacyl, 22 g Rimifon. Der TV. ist seit Februar 1953 negativ. Resultat: vollständige Polabriegelung, so daß jetzt die Partialresektion in Erwägung gezogen werden darf.

Fall 12: 40jähriger Mann, der seit 1945 an doppelseitiger Nierentuberkulose erkrankt ist und seit 1948 unter protrahiert-fraktionierter Behandlung steht. Während die linke Seite partiell vernarbt, scheidet die rechte Niere stets Bazillen aus. Im Dezember 1952 wird der rechte obere Pol reseziert. Seit 7 Monaten ist diese Seite nun auch bazillenfrei geblieben und zum erstenmal der Tierversuch beider Harne negativ ausgefallen.

Soweit meine persönlichen Erfahrungen! Sie basieren gegenwärtig auf zirka 85 Fällen, die in der erwähnten Weise behandelt worden sind und von denen ich 75 in der nachstehenden Tabelle zusammengestellt habe. Die Beobachtungen jüngeren Datums wurden weggelassen. Das Krankengut ist in drei Gruppen unterteilt:

1. die bilateralen Formen, welche mit 48 Fällen mehr als zwei Drittel ausmachen;

2. die unilateralen Prozesse, die in Vorbehandlung stehen, aber noch nicht operiert sind;

Form der Nierentbc.	An-zahl der Fälle	Inaktiv TV. neg.	Resultate Beschwerdefrei		Unbe-einflußt	Ge-storben
			TV. ∓	Baz. +		
Doppelseitige Nierentbc.	28	8	9	6	3	2
Einnierige nach Nephrektomie..	14	3	4	2	2	3
Frische hämatogene Streuung	6	4	2	—	—	—
Total der bilateralen Formen	48	15 (31%)	15 (31%)	8 (16%)	5 (11%)	5 (11%)
			78%			
Unilaterale Formen:						
a) vorbehandelt, nicht nephrektomiert ...	16	7	4	3	2	—
b) vorbehandelt und nephrektomiert ...	11	11	—	—	—	—

Abb. 3. Resultat der kombinierten tuberkulostatischen Therapie
(75 Fälle)

3. die Nephrektomierten mit ausgiebiger antibiotischer Vor- und Nachbehandlung.

Bei den Resultaten sind fünf Kategorien ausgeschieden:

a) die sanierten Fälle mit normalisiertem Urin und wiederholt negativ gebliebenem Tierversuch;

b) subjektive Beschwerdefreiheit mit meist negativen, dazwischen aber wieder positiv ausfallenden Tierversuchen;

c) Beschwerdefreiheit mit wohl abgeschwächtem aber stets positivem Bazillennachweis;

d) unbeeinflußbare Fälle;

e) letal verlaufende Fälle.

Bei zirka einem Drittel der bilateralen Formen wurde bis heute andauernde Bazillenfreiheit erzielt; in 8% völliges Verschwinden der subjektiven Beschwerden. Bei den unilateralen Formen verdient die Tatsache besondere Beachtung, daß alle nach Vorbehandlung Nephrektomierten bis heute, d. h. durchschnittlich über $3^1/_2$ Jahre, rezidivfrei geblieben sind.

Die 15 inaktiv gewordenen doppelseitigen Nierentuberkulosen sind in der Abb. 4 nochmals graphisch zusammengestellt und daneben die Gesamtdosis der angewandten Tuberkulostatika angegeben. Der Erfolg der Tena-

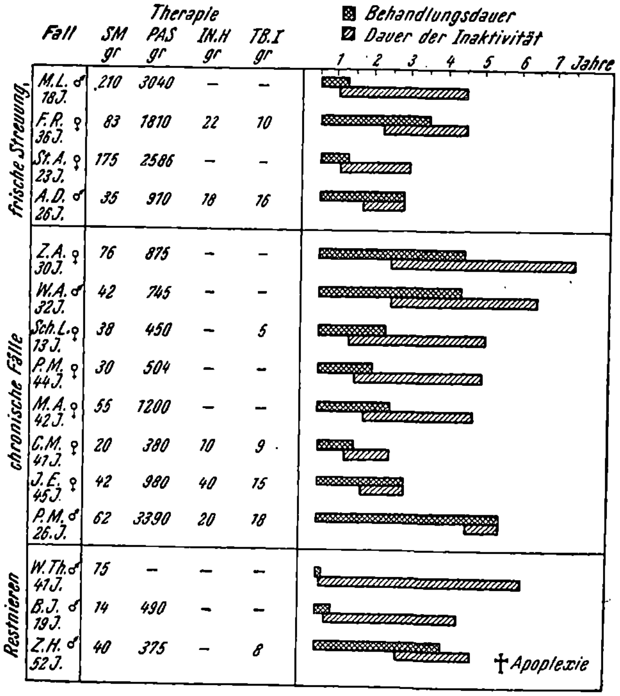
Therapie
Fall
SM gr
PAS gr
IN.H gr
TB.I gr
Behandlungsdauer
Dauer der Inaktivität
1 2 3 4 5 6 7 Jahre
frische Streuung
M.L. ♂ 18J. 210 3040 – –
F.R. ♀ 36J. 83 1810 22 10
St.A. ♀ 23J. 175 2586 – –
A.D. ♂ 26J. 35 910 18 16
chronische Fälle
Z.A. ♀ 30J. 76 875 – –
W.A. ♂ 32J. 42 745 – –
Sch.L. ♀ 13J. 38 450 – 5
P.M. ♀ 44J. 30 504 – –
M.A. ♀ 42J. 55 1200 – –
C.M. ♀ 47J. 20 380 10 9
J.E. ♀ 45J. 42 980 40 15
P.M. ♂ 26.J. 62 3390 20 18
Restnieren
W.Th. ♂ 47J. 75 – – –
B.J. ♂ 19J. 14 490 – –
Z.H. ♂ 52J. 40 375 – 8
† Apoplexie

Abb. 4. 15 inaktivierte Fälle von bilateraler Nierentuberkulose. Behandlungsdauer und Dauer der Inaktivität überschneiden sich teilweise bis zu 2 Jahren

zität in der Behandlung ist hier augenfällig; mehrheitlich wird sie über viele Monate bis Jahre hinaus nach erfolgter Urinsanierung fortgesetzt.

Gesamthaft betrachtet stellt die medikamentöse Behandlung der Urogenitaltuberkulose einen bemerkenswerten Fortschritt gegenüber der früheren rein chirurgischen dar. Wir verfügen jedoch noch nicht über eine genügend lange Beobachtungszeit, die uns zu einem abschließenden Urteil berechtigen würde, sondern nur zu

einem g e d ä m p f t e n O p t i m i s m u s. Früher sind
schon Spontaninaktivierungen beobachtet worden, die jahrelang anhielten, um unerwartet — vielleicht im Anschluß an
eine interkurrente Affektion — wieder aufzuflackern.

B e i s p i e l : 47jährige Frau, die wegen angeblicher Stein-
kolik auswärts nephrektomiert wird. Die vom Kollegen vermuteten
Steine erwiesen sich aber als Parenchymverkreidungen. Außerhalb
des umschließenden Bindegewebswalles fanden sich einzelne frische
Tuberkelknötchen. Der Prozeß 'glimmt also weiter!

Von Kittnieren ist dies wiederholt berichtet worden
und veranlaßt uns, die Autonephrektomie als proble-
matische Heilung zu bewerten und die Entfernung
des ausgeschalteten Organs vorsichtshalber zu beantragen.
Diese hartnäckige Persistenz des für überwunden gehal-
tenen Prozesses ruft uns zur ständigen Ueberwachung und
zur etappenweisen Weiterbehandlung des sogenannten geheilten Individuums auf. Die Planung der Therapie muß
sich deshalb — wie bereits erwähnt — über Jahre hinaus
erstrecken. Nicht nur das Tuberkulostatikum ist ein Heilfaktor, auch die günstigen Lebensbedingungen, die Ruhe
und die klimatischen Einflüsse tragen heute noch in wertvoller Weise zur Genesung des Kranken bei. Auf einen einfachen Nenner gebracht, bedeutet dies, daß wir mit unserer medikamentösen Unterstützung dem kranken Organismus helfen, seine Abwehr selbst zu organisieren, um mit
seinen eigenen Antikörpern der eingenisteten Infektion
Herr zu werden.
Die Tuberkulostatika haben zwar die Chirurgie aus
ihrer dominierenden Stellung in der Behandlung der Harnwegtuberkulose etwas verdrängt, sie aber keinesfalls in
die Bedeutungslosigkeit versetzt. Im Gegenteil: die operativen Maßnahmen sind heute individueller und differen-
zierter geworden und rufen zur intensiven Kollaboration
zwischen dem Tuberkulosearzt und dem urologischen Operateur. Zu der heute wohl kleineren Zahl von Total-
nephrektomien werden immer mehr die Partialresektion
und die Entfernung stenosierender Ureternarben, also
parenchymerhaltende Eingriffe, hinzukommen und an das
chirurgische Können größere Anforderungen stellen denn je.
Ich komme zum Schluß meiner Ausführungen, die
Ihnen gezeigt haben mögen, daß in der Behandlung der
Nierentuberkulose eine neue Aera begonnen hat. Von besonderer Bedeutung ist die Tatsache, daß von nun an die
praktischen Aerzte und die Phthisiologen wieder in die

Arbeitsgemeinschaft eingeschaltet sind. Ihnen kommt in erster Linie die Aufgabe zu, die zumeist arbeitsfähigen Patienten zu überwachen und die medikamentöse Therapie zu leiten. So sind sie denn aufgefordert, im ärztlichen Streben nach Besiegung der Volksseuche gemeinsam mit den Urologen und Chirurgen den Vernichtungskampf fortzusetzen, getreu einer alten österreichischen Devise: Viribus unitis!

Aussprache: Hr. Doz. Dr. R. Herbst (Graz): Es ist für mich einigermaßen schwer, zur Diskussion zu dem schönen Vortrag von Gloor, der die große Tradition der schweizerischen Tuberkuloseforschung zeigt, noch etwas hinzuzufügen.

Wir können die Tuberkuloseforschung auch auf dem Gebiet der Urogenitaltuberkulose einteilen in die Vor- und Nach-Streptomycinära.

Was die Genitaltuberkulose des Mannes betrifft, so müssen wir feststellen, daß unser Behandlungsplan sich auch heute noch nicht wesentlich · von der Vor-Streptomycinära unterscheidet. In einer ausführlichen Arbeit aus der II. Chirurgischen Universitätsklinik Prof. D e n k, Wien, habe ich 1934 dargetan, daß, entgegen dem einseitigen Standpunkt von S u s s i g und anderen, nicht allein der Nebenhoden als genitoprimärer Herd anzusehen ist, sondern auch die Prostata. Wir halten aber den heute von manchen Autoren vertretenen Standpunkt, daß die Prostata der einzige genitoprimäre Herd sei, als ebenso einseitig.

Die Epididymitis tbc. verläuft in vielen Fällen nicht · lehrbuchmäßig chronisch schleichend, sondern, wie jede unspezifische Epididymitis oft stürmisch, akut. Dabei fehlen häufig Veränderungen der Prostata und Samenblasen. Das erschwert naturgemäß die Diagnose. Ich habe schon in der oben angeführten Arbeit nachgewiesen, daß in allen Fällen von Genitaltuberkulose des Mannes bei serienmäßiger Harnuntersuchung mit dem Löwensteinschen Kulturverfahren wenigstens ein Harn bazillenpositiv ist. Da in der Diagnosenstellung alle spezifischen Reaktionen, wie Oppenheim, Tuberkulin usw., versagt haben, ist der Bazillennachweis in Zweifelsfällen als einzig sicheres Diagnostikum anzusehen.

Wir stehen auch heute noch bei der Epididymitis tbc. auf dem Standpunkt der Operation, die wir genau so wie in der Vor-Streptomycinära n i e m a l s im akuten Stadium schon wegen der Gefahr einer Meningitis ausführen. Haben wir damals durch Zuwarten sie in ein chronisches Stadium übergeführt, so geschieht dies heute unter Mithilfe von Streptomycin, PAS, eventuell Rimifon.

Die Operation wird ausgeführt, weil

1. in manchen Fällen der Hoden miterkrankt ist und diese Erkrankung oft nur autoptisch festzustellen ist;

2. eine Ausheilung auf konservativem Wege nur schwer, in vielen Fällen unmöglich ist;

3. der oft noch gesunde Hoden durch Streuung vom Nebenhoden aus erkranken kann.

Aus diesem Grunde ergibt sich von selbst unser Vorgehen:

Die Operation hat zunächst autoptischen Charakter, es wird festgestellt, ob der Hoden miterkrankt ist oder nicht. Im ersteren Falle wird die Semikastratio, im zweiten die Epididymektomie als Operation der Wahl angesehen. Ein erkrankter Hoden kann als funktionsminderwertig entfernt werden, denn selbst die Ausheilung geschähe unter Zugrundegehen seiner Funktion.

Vergessen wir nicht, daß die Feststellung des Stadiums, in welchem sich die Epididymitis befindet, nur durch Palpation geschehen kann und deshalb trügerisch ist. Als ausgeheilt könnten wir höchstens den Palpationsbefund verwerten, der eine mehr oder minder diffuse Induration mit geringer Verdickung des Nebenhodens aufweist. Die k n o t i g e F o r m zeigt auch nach beträchtlicher Verkleinerung zentrale, nicht abgeheilte Käseherde. Solche finden wir, wie ich zeigen konnte, selbst nach jahrelanger Röntgenbestrahlung, wobei der Palpationsbefund eher für Ausheilung zu sprechen schien. Dasselbe gilt für die Pseudoheilung nach Inzision von Abszessen, welche wir ablehnen. Ich konnte in Fällen von Abszeßeiter durch das Kulturverfahren keine Bazillen finden, obwohl histologisch in der Umgebung Käseherde waren.

Inwieweit es eine Nebenhodentuberkulose ohne Tuberkel gibt (natürlich unter Ausschluß einer Mischinfektion), können wir heute nicht ausführen. Wir hatten seinerzeit einige einschlägige Fälle beobachtet. Vielleicht sind nur diese es, die total ausheilen können.

Was die Prostata- und Samenblasentuberkulose betrifft, so wird sie wohl in den allermeisten Fällen auch nach Eliminierung von Hoden- und Nebenhodenherden konservativ zu behandeln sein. Früher heliotherapeutisch und durch Röntgenstrahlung, jetzt auch mit den modernen Antituberkulotika und Vitamin D. Inwieweit diese Ausheilung auch jetzt möglich ist, wird erst die Zukunft lehren, ich verweise darauf, daß ich seinerzeit selbst nach jahrelanger konservativer Behandlung mit Röntgenbestrahlung unter Ausschluß einer Nieren- und Hodentuberkulose Bazillen im Harn nachweisen konnte.

Was die Nieren- und Blasentuberkulose betrifft, so hat sich allerdings eine grundsätzliche Wandlung der Indikation ergeben. Die Nephrektomie wird ausgeführt: 1. nur in geeigneten Fällen, 2. zum entsprechenden Zeitpunkt, 3. nur nach eingehender Vorbehandlung. In der Behandlung ist die Kombination Streptomycin-PAS. souverän, dazu kommt noch Rimifon und Tb I. Die Dosierung darf niemals zu gering sein, die Therapie wird durchaus nicht dogmatisch durchgeführt und fortgesetzt bis über das serienweise kontrollierte Negativsein des Harnes.

Ich möchte hier noch erwähnen, daß wir offene Nierenkavernen auch mit Rimifoninstillationen behandeln.

Die Nierentuberkulose kann durchaus konservativ ausheilen. Mit W i l d b o l z bin ich einer Meinung, daß die Röntgenuntersuchung der Niere zwar ein wertvolles Hilfsmittel ist, aber niemals eine Frühdiagnose gestattet und daß ihre einseitige Anwendung ein Rückschritt ist, der sich ungünstig für den Patienten

auswirken kann. Wir erheben die Forderung, daß die Urogenitaltuberkulose in erster Linie in die Hände des Urologen und auf
eine entsprechende Abteilung gehört.

Die Nephrektomie wird ausgeführt: Erstens bei funktionslosen
Pyonephrosen, auch dann und gerade dann, wenn die andere Seite
erkrankt ist. Das Belassen solcher Nieren schädigt auf die Dauer
funktionell die andere Seite (siehe die unspezifische Pyonephrose).
Der Ureter wird bis zur Einmündung in die Blase mitentfernt.
Ein schwer erkrankter zurückgelassener Ureterstumpf kann nicht
ausheilen, was schon pathologisch-anatomisch begründet ist.

Die Nephrektomie wird zweitens ausgeführt bei Progredienz
des Prozesses. Bei doppelseitigen Erkrankungen mit funktions-
fähigen Organen wird unter allen Umständen konservativ vorgegangen, nephrektomiert nur bei einseitiger progredienter Form.

Ich erwähne hier kurz, daß wir schon mehrere Fälle mit
doppelseitiger Nierentuberkulose beobachten, die wir derzeit als
ausgeheilt führen können. Ein Fall liegt jetzt 3 Jahre zurück.

Was die Pathogenese der einseitigen Nierentuberkulose betrifft, so kann ich mich nicht der Ansicht C o u l a u d s an-
schließen, auch wenn die Experimente dafür zu sprechen scheinen.
Die Auffassung der unbedingten doppelseitigen Erkrankung der
Niere, auch bei klinisch einseitig manifestem Prozeß, ist eine
rein mechanistische. Sie erscheint auch reichlich kompliziert, weil
wir annehmen müssen, daß dann die zweite Seite abheilt. Das
ist auch schon vom Standpunkt der Immunitäts- oder, wenn Sie
wollen, Allergieverhältnisse schwer verständlich.

Die schlechten Spätresultate nach Nephrektomien in der
Vor-Streptomycinära sprechen aber durchaus nicht für die Ansicht
der primären doppelseitigen Durchseuchung der Nieren. Wir
müssen bedenken, daß früher genug tuberkulöse Herde, wie
Ureter, Blase, Lymphdrüsen usw. als weitere Streunester zurück-
gelassen wurden, nicht zu vergessen die Streumöglichkeit durch
die Nephrektomie schon allein. Heute sind die Gefahren durch
die allgemeine antituberkulöse Vor- und Nachbehandlung mehr
oder minder gebannt.

In dieser Hinsicht zeige ich Ihnen den Fall einer 39jährigen
Frau mit einer schwerst tuberkulös erkrankten Doppelniere und
Blasentuberkulose. Im intravenösen Pyelogramm findet sich der
obere einkelchige Anteil der Doppelniere normal ausscheidend,
ohne Destruktion. Bei der Nephroureterektomie fand sich eine
allerschwerste, das ganze Nierenparenchym zerstörende tuberkulöse Pyonephrose der unteren zwei Drittel der Niere. Der Ureter
war schwerst erkrankt. Der einkelchige obere Anteil samt zugehörigen Ureter unverändert. Wie könnten wir mit M e d l a r
hier eine Ausheilung des oberen Poles bei vorheriger Gesamt-
erkrankung des Organs annehmen, wenn wir die 1. schwerste
Erkrankung des mit jenem innig zusammenhängenden Hauptteiles
der Doppelniere in Betracht ziehen, 2. daß hier nur ein Stamm
der A. renalis vorlag und 3. daß doch allgemein bei der Doppelniere gerade der einkelchige Anteil als minderwertig angesehen wird.

Die tuberkulöse Erkrankung der Niere manifestiert sich klinisch sehr häufig, wenn wir uns so ausdrücken wollen, segmentär. Das ergibt nach vorheriger Vorbehandlung die Berechtigung zur Resektion. Ein Beispiel: 23jähriger Mann mit rechtsseitiger Nebenhodentuberkulose, Streptomycin-PAS-Vorbehandlung, Epididymektomie. Sie sehen 1. das Röntgenbild vor der Operation, 2. das Resektionspräparat mit den gereinigten Kavernen im Markanteil der Niere, 3. Zustand nach der Operation.

Was die Blasentuberkulose betrifft, wird sie nach den bisherigen Anschauungen immer noch als kanalikulär entstanden angesehen. Ich glaube, daß wir auch da unsere Ansicht in manchen Fällen korrigieren müssen und eine metastatische primäre Entstehung ins Auge fassen können. Therapeutisch ist die Blasentuberkulose oft schwer zu beeinflussen. Sie spricht, nach unseren Erfahrungen, auf Lokalbehandlung mit Rimifon sehr gut an.

Das schwierige Kapitel der Mischinfektion der Urogenitaltuberkulose muß ich aus Zeitmangel übergehen.

Lassen Sie mich noch am Schluß eine grundsätzliche Bemerkung machen: Wenngleich wir mit den bisherigen Fortschritten auf dem Gebiet der Behandlung der Urogenitaltuberkulose sehr zufrieden sein können, sind wir noch lange nicht am Ende. Die Ergebnisse werden mit den uns derzeit zur Verfügung stehenden Mitteln noch wesentlich besser werden, wenn diese Patienten in ständiger Kontrolle sind. Das setzt aber eine verständnisvolle Zusammenarbeit mit den Phthisiologen und Orthopäden voraus, wobei es im Interesse der Patienten wünschenswert wäre, wenn in allen einschlägigen Heilstätten urologisch kontrollierte Abteilungen wären.

Ueber die Urogenitaltuberkulose

Von

Dr. **S. Rummelhardt**

Wien

Die Urogenitaltuberkulose wird nach dem heutigen Stand der Erfahrungen als örtliche Manifestation einer Allgemeinerkrankung aufgefaßt. Die Behandlung wird sich daher auf den Gesamtorganismus richten und das chirurgische Geschehen kann nur eine Episode in dem individualisierten Kombinationsplan der Heliotherapie, Chemotherapie und Heilstättenkur sein.

Seit 1948 stehen uns die „modernen Mittel" zur Behandlung der Tuberkulose, vor allem das Streptomycin, in ausreichender Menge zur Verfügung. Es wurde daher das nachuntersuchte Krankengut der urologischen Station der I. Chirurgischen Universitätsklinik in die Zeitabschnitte vor und nach 1948 eingeteilt. Außerdem liegt die Beobachtungszeit wenigstens 1 Jahr und mehr seit Behandlungsbeginn zurück.

	Vor 1948	Gestorben	Nach 1948	Gestorben
66 Nephrektomien	44	13 (4 Miliare = 9·2%)	22	2
30 Genitaltbc.....	13	2 (2 Miliare)	17	—
5 bds. Nierentbc.	2	—	3	—
101 Fälle	59	15 (6 Miliare)	42	2

Auffallend in dieser Zusammenstellung ist der hohe Mortalitätssatz an Miliartuberkulose von 9·2% (44/4) im ersten Jahr p. op. bei den vor 1948 durchgeführten Nephrektomien. B o s h a m e r bestätigt diese hohe Frühmortalität mit 10·8 bis 17·4%.

In einer Zusammenfassung der unter tuberkulostatischem Schutz durchgeführten 174 Nephrektomien von A l k e n, M a y, B o s h a m e r und L j u n g g r e n betrug die Sterblichkeit im ersten Jahr p. op. 0·7%; ein Patient (174/1) starb im siebenten Monat p. op. an einer Myokarditis und Pneumonie.

Die in unserer Aufstellung festgehaltenen 2 Todesfälle von den Nephrektomierten nach 1948 sind im zweiten Jahr p. op. erfolgt, und zwar nicht an tuberkulösen Erkrankungen, sondern an einer Hypertonie bzw. Encephalitis.

Es scheint somit die gefürchtete Frühmortalität nach Nephrektomien wegen Tuberkulose, meist verursacht durch eine miliare Aussaat, durch den tuberkulostatischen Schutz gebannt zu sein.

Auf dem „Europäischen Symposion über Urogenitaltuberkulose" in Frankfurt im April d. J. wurden zur Auswertung des Behandlungserfolges die Begriffe der „stabilen und labilen Konversion" als Ausdruck der dauernden (5 negative Tierversuche/4 Monate) bzw. vorübergehenden Bazillenfreiheit festgelegt. Für eine abschließende Beurteilung wird ein Zeitraum von mindestens 5 Jahren verlangt.

Auf Grund dieser „Nomenklaturfestlegung" wurde die nächste Tabelle aufgestellt; es ist dies die Aufschlüsselung der 66 Nephrektomien.

66 Nephrektomien	Vor 1948: 44	Nach 1948: 22
15 gestorben (22·5%)	13 (4 Miliare)	2
26 „geheilt" (39·0%)	24	2
11 stabil (16·5%)	1	10
14 labil (21·0%)	6	8

Als geheilt wurden die Patienten bezeichnet, die mindestens 5 Jahre stabil, also bazillenfrei waren.

Der Prozentsatz der geheilten und stabilen Patienten beträgt zusammen 55·5%, das ist der Prozentsatz, der eigentlich schon seit Jahrzehnten unverändert ist.

Unter den Patienten, die vor 1948 nephrektomiert wurden, befinden sich außer kavernös oder pyonephrotisch veränderten Nieren, auch „Frühfälle", die damals nach dem heute verlassenen Grundsatz sofort operiert wurden. Unter den seit 1948 operierten 22 Patienten befindet sich kein Initialfall mehr. Es sind dabei 15 kavernös veränderte Nieren, die ante operationem tuberkulostatisch behandelt wurden. Zugegeben, es wurde, entgegen den heutigen Erkenntnissen, besonders nach den Feststellungen von S i n g e r, der erst nach 8monatiger Chemotherapie histologisch Heilungsvorgänge feststellte, teilweise zu kurz und zu wenig Tuberkulostatikum verordnet. 6 von diesen kavernös veränderten Nieren wurden aber auch nach den heutigen Forderungen ausreichend tuberkulostatisch in Heilstätten behandelt. Die mikroskopische Untersuchung der Operationspräparate zeigte verkleinerte, gereinigte Kavernen, die zum Teil mit unspezifischem Granulationsgewebe ausgekleidet waren, aber auch frische Epitheloidzellentuberkel enthielten. Tuberkelfrei war keine dieser Nieren.

Vielleicht ist die Behandlungszeit, aber auf jeden Fall ist noch die Nachbeobachtungszeit für eine Beurteilung der Tuberkulostatika zu kurz. Es konnten bis jetzt Heilungstendenzen bei kavernös zerfallenden Nierenprozessen, aber noch keine bewiesenen Ausheilungen beobachtet werden. Der kavernöse Nierenprozeß bleibt nach den bisher festgestellten pathologisch-anatomischen Heilungsvorgängen, Kavernenverkleinerung und Kavernenreinigung, Gegenstand der chirurgischen Therapie.

Die Patienten der labilen Konversion sind gewöhnlich arbeitsunfähig und heilstättenbedürftig. Es soll vor allem die Erkrankung der Restniere verhindert werden, die von S u t e r heute noch mit 38·6% angegeben wird.

14 labile	Restniere ohne oder geringe Rö.	Restniere mit Rö.	10 ♂: Genitaltbc.: 9
Operation vor 1948: 6 (2)	3	3	4
Operation nach 1948: 8 (2)	5	3	5

Die Vergleichszahlen über die labilen Kranken sind wohl klein, trotzdem ist ersichtlich, daß vor und nach Einführung der Tuberkulostatika die Erkrankung der Restniere und das postoperative Auftreten der Genitaltuberkulose fast gleich sind.

30 Genitaltbc.	Vor 1948: 13	Gestorben: 2 (Miliare = 15·4%)	Nach 1948: 17
Epididymect.: 9 ...	3	1	6
Semicastrat.: 13 ...	10	1	3
Progredienz: 9	7	—	2
Konservativ: 8	—	—	8
Progredienz: 3	—	—	3

Auch bei den operativen Eingriffen am tuberkulös erkrankten Genitale scheinen die Tuberkulostatika als Operationsschutz eine miliare Aussaat zu verhindern. Die Frühmortalität im ersten Jahr p. op. betrug 15·4%, also gleich den Zahlen wie bei den Nephrektomien vor 1948.

Frühfälle können vor allem durch Streptomycin zum Abklingen bzw. Stillstand gebracht werden. Eine Abszedierung muß weiterhin operativ behandelt werden. Unter den 8 konservativ, nur tuberkulostatisch behandelten Fällen sind 3 während der Therapie im Tierversuch positiv geworden.

5 bds. Nierentbc.	Streptomycin-PAS	TBK	Rimifon
Stabil: 2	—	—	2
Labil: 3	3	2	3
Miliare: 1	1 geheilt	—	1

Die 5 beiderseitigen Nierentuberkulosen sind beiderseits kavernös destruierende, pyelographisch festgehaltene Fälle, die ohne röntgenologische Besserung der Befunde, zweimal unter Rimifonbehandlung stabil wurden. Bei einem Patienten davon trat unter der Rimifontherapie eine miliare Aussaat auf, die dann auf abermalige Streptomycin-PAS-Behandlung zur Ausheilung kam.

Zusammenfassend darf ich sagen, daß die Sterilisatio magna, so wie sie von den Chemotherapeuticis und Antibioticis nicht erreicht wurde, anscheinend auch von den Tuberkulostaticis nicht zu erwarten ist. Seit der Einführung der Tuberkulostatika ist jedoch keine Frühmortalität zu beobachten, die hauptsächlich durch die gefürchtete miliare Aussaat bedingt war und nach operativen Eingriffen am tuberkulös erkrankten Harntrakt und Genitale aufgetreten ist. Nach der Auffassung von G l o o r u. a. werden primär beide

Nieren tuberkulös infiziert. Durch Inaktivierung der einen Seite und Weiterentwicklung des Prozesses auf der anderen entsteht die einseitige, sogenannte „chirurgische" Nierentuberkulose. Die hier besprochenen Fälle sind unilateralisierte, nephrektomierte Patienten. Durch den tuberkulostatischen Schutz gelang es nicht, wie die allerdings noch kleinen Zahlen unseres Materials vor und nach der Einführung der Tuberkulostatika zeigen, die inaktivierte Infektion der Restniere vor ihrer Aktivierung zu schützen und damit die Späterkrankung der Restniere und des Genitales zu verhindern. Der Initialfall soll konservativ, der fortgeschrittene, kavernöse Nierenprozeß chirurgisch behandelt werden. Im Einzelfall wird durch die Chemotherapeutika eine organerhaltende Operation möglich sein.

Die Behandlung der Meningitis tuberculosa mit Isonikotinhydrazinen

Von

Primarius Dr. J. Patsch

Gmunden

Wenn wir den Stand der Behandlung der Meningitis tuberculosa (M. t.) in den letzten Jahren überblicken, so müssen wir feststellen, daß schon vor Einführung der Isonikotinhydrazine (INH) die M. t. besserungs-, ja selbst heilungsfähig war. Wenn ich heute zu diesem Problem Stellung nehme, so deshalb, weil wir nach einer Behandlungszahl von 110 Fällen in 5 Jahren sicher in der Lage sind, Bindendes über unsere Behandlungsergebnisse zu berichten. Die alleinige Streptomycin- (Str.-) Behandlung der M. t. schien ja im Anfang erfolgversprechend, bedeutete jedoch nur eine Besserung und eine Ueberführung der exsudativen in die produktive zirrhotische Meningitis mit all ihren Folgeerscheinungen. Die Zusatz-PAS-Therapie per infusionem war wohl ein weiterer Fortschritt, aber auch sie erfüllte nicht restlos unsere Erwartungen. Erst als wir darangingen, die Dreierkombination, bestehend aus Str., PAS und Thiosemicarbazonen (TSC) zur Behandlung der M. t. anzuwenden, waren uns Dauererfolge beschieden. Bei dieser Behandlungsserie hatten wir immerhin eine 70%ige Heilungsquote. Zusätzlich führten wir Liquortransfusionen genesender Meningitiskranker durch, um 1. den toxischen Liquor durch einen neuen zu ersetzen, 2. einen hohen Antikörpertiter im Liquor zu erreichen und 3. vielleicht lytisch auf die Fibrinmassen einzuwirken, um Stops und Verklebungen im Liquorraum zu verhindern. Trotzdem erlebten wir immer wieder Versager, besonders bei Spätfällen, bei der Erwachsenenmeningitis, kompliziert mit Tuberkulose anderer Organe, insbesondere des Genitale, und bei der Altersmeningitis, so daß es

nur zu begreiflich war, die inzwischen in die Tuberkulosebehandlung eingeführten INH-Präparate auch zur Behandlung der M. t. einzusetzen. An INH-Präparaten verwendeten
wir die früh im Handel befindlichen Präparate Neoteben,
Rimifon und Nitadon, ohne dabei einem besonderen Präparat den Vorzug zu geben, wobei uns allerdings die Erreich-
barkeit der lokal injizierbaren INH-Präparate dringlich erschien, da wir früh daran dachten, INH auch intralumbal
zu verabreichen.

Der Plan, wie wir die INH grundsätzlich nach erkannter
Wirksamkeit derselben unter Einschluß de.' früher bekannten Chemotherapeutika, des Str., PAS und TSC zum Einsatz
brachten, gestaltete sich folgendermaßen: Zuerst fanden sie
Anwendung bei Str.- und PAS-resistenten Meningitiden bzw.
Rezidiven oder nach erfolglos stattgehabter Str.-, PAS-, TSC-
Therapie, wobei wir die Beobachtung machten, daß hier ein
besonders dankbares Gebiet für die INH-Therapie vorlag.
Wir konnten drei derartig gelagerte Fälle durch INH-Therapie peroral allein (damals fehlte uns noch intralumbal in-
jizierbares INH) retten und heilen. Die im Verlauf einer
Miliartuberkulose auftretende M. t. nach schon durchgeführ-
ter Str.-PAS-Therapie erschien uns mehr als ein erfolgversprechender Versuch, da wir zwei nach dem sechsten
Behandlungsmonat einer Miliartuberkulose aufgetretene Meningitisfälle mit peroraler INH-Behandlung komplett sanieren
konnten. Nebenbei darf ich bemerken, daß wir seit Entdeckung der guten Liquorgängigkeit der INH bei jeder Miliartuberkulose dieselben zusätzlich zum Streptomycin anwandten, um überhaupt das Auftreten dieser gefürchteten
Komplikation hintanzuhalten, was uns in vier so behandelten Fällen auch wirklich gelang. Bei diesen eben beschriebenen, erstmals mit INH peroral behandelten tuberkulösen Meningitiden fielen uns sowohl der klinische Verlauf als auch gewisse charakteristische Liquorbefunde auf,
die uns später durch die intralumbale INH-Injektion bestätigt
wurden und auf die ich noch zurückkommen werde. Als
weiteren Schritt versuchten wir nun in unserer Dreierkombination PAS und besonders die PAS-Infusionen durch INH
zu ersetzen. In der Behandlung spät diagnostizierter, mit
Tuberkulose anderer Organe komplizierter M. t. leistete die
Kombination entschieden Gutes. Wir führten also bei allen
derart gelagerten Meningitisfällen folgende Kombination
durch: Str. intramuskulär und intralumbal, INH und TSC
per os. Dabei können wir rückblickend sagen, daß
dieses Vorgehen völlig ausreichte, der unter strengen

Bedingungen durchgeführten Beobachtungsdauer standzuhalten. Die Indikation dieser Kombinationstherapie war durch den verschiedenartigen Angriffspunkt der einzelnen Chemotherapeutika gegeben, wobei uns die stark bakterizide Kraft der INH und ihre ausgesprochen zentralnervöse Wirkung besonders willkommen schienen. Die perorale Dosierung der INH wählten wir einschleichend bis zu ihrer raschen Steigerung auf 10 bis 15 bis 20 mg pro Kilogramm Körpergewicht täglich. Anfänglich auftretende, vorübergehende Fieberreaktionen, welche als H e r x h e i m e r sche Reaktion zu deuten waren, traten häufig auf. Nie kam es zu Trübungen des Sensoriums, sondern im Gegenteil zu Aufhellungen desselben; rasche Besserung des Allgemeinbefindens, Schwinden der Kopfschmerzen und des Brechreizes, rapide Gewichtszunahme (sicher als diencephaler Reiz der INH zu deuten) und gute Verträglichkeit dieser Medikamente, selbst bei der vorerwähnten hohen Dosierung. Diese perorale INH-Behandlung führten wir 6 Monate lang, wobei Erwachsene durchschnittlich in toto 100 g INH erhielten. An Störungen von seiten der parenchymatösen Organe sahen wir bei 30 so behandelten Fällen zweimal einen Ikterus nach einer Behandlungsdauer von 6 Monaten, der nach Absetzen der INH gänzlich zur Rückbildung gebracht werden konnte. Meningitisrezidive traten nach 1½jähriger Beobachtungsdauer nicht auf. Schrittweise gingen wir dann daran, die intralumbale Streptomycintherapie bei geeigneten Fällen durch die intralumbale INH-Therapie zu ersetzen, wobei wir langsam das Streptomycin intramuskulär abbauten oder, nur bei schweren Fällen (Spätdiagnosen, fortgeschrittene Tuberkulose anderer Organe), weiter gaben. Wir verabreichten Erwachsenen 25 bis 50 mg INH intralumbal täglich, Kindern 10 bis 20 mg. Hierbei kam es zu keinerlei unerwünschten Nebenreaktionen, sondern es ist uns im Gegenteil die ausgezeichnete Verträglichkeit der intralumbalen INH-Therapie aufgefallen, wie überhaupt betont werden muß, daß diese Behandlung als äußerst schonend für den Patienten in Anbetracht der schweren Erkrankung bezeichnet werden muß. Bevor ich auf die erhobenen Liquorveränderungen während INH-Verabreichung eingehe, darf ich vorausschicken, daß unsere Meningitisfälle im oft wiederholten Direktausstrich ein 60%iges positives Ergebnis und im Kultur- und Tierversuch ein 80%iges positives Resultat punkto Erregernachweis ergaben.

Und nun zu den Liquorergebnissen unter intralumbaler und peroraler INH-Therapie: Ansteigen der Eiweißwerte

mäßigen Grades, mäßiges Ansteigen der Zellzahl — bei
weitem nicht die Werte der Streptomycinmeningitis . er-
reichend —, im Differentialausstrich rasch stabile Verschiebung zugunsten der Lymphozyten, weniger ausgesprochen
der Monozyten. Dieses mäßige Ansteigen der Zellzahl doku-
mentierte sich in manchen Fällen in einer zweizipfeligen
Kurve und wurde von einer dauernden Erniedrigung derselben gefolgt. Diese Zellzahlerhöhung war somit vorübergehend, während die Erhöhung der Eiweißwerte durchschnittlich 2 Monate dauerte, um schließlich normalen
Eiweißwerten den Platz zu räumen. Gerinnselbildungen verschwanden rasch, das Symptom der Liquorzuckererniedri-
gung, welches wir bei der M. t. häufig, aber nicht immer
beobachten konnten, normalisierte sich, die oft gefundene
Chloridverminderung bildete sich in kurzer Zeit zurück und
die für M. t. typische Goldsolkurve näherte sich nach drei-
monatiger Behandlung der Norm. Zu Störungen der Liquor-
zirkulation kam es nicht, obwohl wir es in der Mehrzahl
mit schweren und Spätfällen zu tun hatten. Die Färbbarkeit
der Tuberkelbazillen im direkten Ausstrich zeigte uns
markante Veränderungen: Es schwand allmählich die Färbbarkeit der Bazillen nach ZN. und wir beobachteten violett
bis braunrot gefärbte Bazillentrümmer und schließlich Negativwerden des Ausstriches, des Kultur- und Tierverfahrens.
Ob wir es dabei mit einer Virulenzabschwächung der Bazillen zu tun haben, oder ob es sich um ein gänzliches Verschwinden derselben handelt, wird die Nachbeobachtungszeit klären. Der Verlust der Neutralrotfärbbarkeit der Bazillen war jedenfalls augenfällig, was jedoch vorläufig nur
für eine Virulenzabschwächung der Tuberkuloseerreger zu
deuten wäre. Nach Einsatz der peroralen und intralumbalen
INH-Therapie typische Augenhintergrundsveränderungen im
Sinne von Stauungen im venösen Gebiet und Auftreten von
Papillenschwellungen und Papillenödemen. (Keine Engstel-
lung der Arterien wie nach der Str.-Therapie.) Dies ist nach
meiner Meinung ein eklatanter Beweis für den sichtbaren
therapeutischen Effekt der Chemotherapie überhaupt und
ein wertvoller Gradmesser unserer eingeschlagenen Behandlung. Diese Augenhintergrundsveränderungen waren rasch
transparent unter Fortführung der begonnenen Therapie.
     Die vor Beginn der Behandlung der M. t. durchgeführten
Adrenalin-, Insulin- und Traubenzuckerbelastungsproben zeigten paradoxe, ataktische und Reizkurven derselben. Elektro-
dermatogramme (EDG.) nach R e g e l s b e r g e r zeigten vor
der Behandlung tiefgestellte Schock- bzw. reflexlose Kurven.

Nach Einleitung der besprochenen INH-Therapie Auslösung einer sympathikotropen Phase, bewiesen in den eben beschriebenen Belastungs- und EDG.-Versuchen. Besonders im EDG. sahen wir die hochgestellten sympathikotonen Kurven in allen Körperdermatomen, was für den zentralnervösen Angriff bzw. den Angriffspunkt der INH-Präparate am Hypophysenzwischenhirnsystem spricht. Es kommt also zu einer gesteuerten Anregung über das Hypophysen-Zwischenhirn-Nebennierenrindensystem sowohl in quantitativer als auch qualitativer Hinsicht. Der Stress bei M. t. scheint sich nach INH-Therapie auf dem Wege der mineralokortikoiden Nebennierenfraktion abzuspielen. Daß dabei natürlich jederzeit Kippreaktionen bzw. ein Zusammenbruch dieses Systems entstehen können, ist klar und hängt nur vom jeweiligen Funktionszustand desselben ab. Mit den Liquorbesserungen, dem Schwinden der anfänglich gefundenen Stauungserscheinungen und Papillenschwellungen im Augenhintergrund, der Rückbildung der ataktischen, paradoxen und Reiz-Adrenalin-, Insulin- und Zuckerbelastungskurven in starre Kurven der Mittelstellung und der Verwandlung der Schock-EDG. über sympathikotone Kurven in EDG. der Mittellage bzw. völlig normale Kurven (siehe S i e d e k s Triphasie) gingen Hand in Hand der klinische. Fortschritt bis zur völligen Beschwerdelosigkeit. Nach diesen Behandlungsergebnissen ergibt sich folgende Uebersicht: Behandlungszahl 22, davon 2 Todesfälle (bei einem 2jährigen Kind nach Spätdiagnose und 1 Fall einer ungenügend behandelten M. t. mit Str., PAS und TSC und anschließender zu niedrig dosierter INH-Therapie). Alle anderen 20 Patienten sind derzeit praktisch symptomfrei und stehen in einer Nachbeobachtung bis zu 15 Monaten. Perorale Behandlungsdauer je nach Schwere des Falles 5 bis 8 Monate, intralumbale Therapie durch 1 Monat täglich, dann Einschaltung von Intervallen bis zu 14 Tagen. An Unverträglichkeitserscheinungen beobachteten wir Uebelkeit, Schwindel und Störungen von seiten des vegetativ-nervösen Systems in 5 Fällen, waren jedoch nie gezwungen, das Präparat gänzlich abzusetzen, sondern nur seine Dosis zu verringern. Symptome einer Polyneuritis traten im Verlauf einer derartigen M. t.-Behandlung nie auf, wobei ich mir klar darüber bin, daß die Vitamin A- und D_2-Stoß-Therapie, wie der Zusatz des B-Komplexes und des C- und K-Vitamins mit Laevosangaben, zur Vermeidung von schädlichen Nebenwirkungen entscheidend beitrugen.

Durch perorale INH-Therapie allein die M. t. zu beherrschen — wie in einzelnen Veröffentlichungen berichtet

(B ü n g e r, D o m a g k, E l m e n d o r f, K l e e: es wurden 10- bis 50mal größere INH-Konzentrationen als zur Hemmung der Tuberkelbazillen notwendig im Liquor Meningitiskranker bei peroraler INH-Therapie nachgewiesen) —, kann ich nach eigenen Erfahrungen nur empfehlen, da ich erst 7 Fälle einer M. t. dieser Behandlung unterzogen habe: 3 Str.-PAS-resistente Meningitiden, 2 Fälle einer M. t., auftretend im 6. Behandlungsmonat einer Miliartuberkulose nach Str.-PAS-Therapie und 2 Fälle einer Frühmeningitis ohne komplizierende Tuberkulose anderer Organe wurden vorläufig saniert. Die Behandlungsdauer der 2 letzten Frühmeningitisfälle mit INH peroral allein ist noch zu kurz, um von einem Dauererfolg sprechen zu können.

Nach diesem Bericht würde ich also die INH zur Behandlung der M. t. als höchst erfolgversprechend bezeichnen und die Indikationsbreite wie folgt vorläufig skizzieren:

I. Perorale und intralumbale INH-Therapie:

1. Str.-PAS-resistente Meningitiden.

2. Meningitiden ohne wesentliche klinische Besserung nach erfolgter Str.-PAS-TSC-Therapie.

3. Meningitiden, auftretend im Verlauf einer Miliar-TBC nach bereits stattgehabter Str.-PAS-Therapie.

4. Frühmeningitiden ohne tuberkulöse Manifestation in anderen Organen. Die perorale INH-Therapie allein kann versuchsweise in all diesen Fällen unter genauester klinischer und laboratoriumsmäßiger Beobachtung der Krankheit Anwendung finden, um eine eventuell zusätzlich notwendige intralumbale INH-Behandlung zur richtigen Zeit einleiten zu können.

II. Bei Manifestation einer tuberkulösen Erkrankung in anderen Organen, insbesondere Miliartuberkulose, Zusatz von intramuskulärer Streptomycin- und TSC-Therapie.

III. M. t., verbunden mit offener Lungentuberkulose, bei Spätdiagnose und Altersmeningitis auf jeden Fall Dreierkombination: INH peroral und intralumbal, Str. intramuskulär und eventuell intralumbal und TSC; die PAS-Therapie, wie früher geübt, erschien bei unseren Fällen nicht notwendig. Auch die Liquortransfusionen erübrigten sich.

Die weitere Beobachtung bis zu mindestens 3 Jahren wird sicher Aufklärung geben, ob dieser beschriebene eingeschlagene Weg von einem Dauererfolg gekrönt ist und ob wir endgültig berechtigt sind, die bewährte Str.-PAS-TSC-Behandlung der M. t. zugunsten der INH-Therapie zu verlassen.

Männliches Hormon und die Behandlung der Wechseljahre bei Frauen

Von

Professor Dr. L. Adler

New York

Jeder Arzt weiß, daß das Klimakterium für viele Frauen eine kritische Periode ist; eine Periode von Mißstimmung, Angstgefühl, Nervosität, gesteigerter Erregbarkeit. Wallungen, Schweißausbrüche, Schwindel, kardiovaskuläre Symptome der verschiedensten Art, sind die gewöhnlichsten Beschwerden. Viele von ihnen sind verursacht durch den Ausfall der Ovarialfunktion mit gleichzeitiger Ueberfunktion des Vorderlappens der Hypophyse.

Eine zweite Gruppe von Symptomen hat ihren Grund in dem E i n f l u ß d e r G l e i c h g e w i c h t s s t ö r u n g im endokrinen Apparat auf das autonome Nervensystem. Dies ist der p s y c h o - n e u r o t i s c h e Symptomenkomplex: Nervosität, Depression, Angstzustände, Reizbarkeit, Kopfschmerzen.

Drittens ist der rein psychische Faktor außerordentlich wichtig. Wir dürfen nicht vergessen, daß die enorme psycho-sexuelle Störung der das Altern fürchtenden Frau einen besonderen Einfluß auf die nervösen und auch auf die somatischen Symptome ausübt. Das klinische Bild ist außerordentlich wechselnd und hängt wesentlich von der konstitutionellen Prädisposition der Patientin ab.

Es ist kein Zweifel, daß, wenn je in der Medizin Symptome „psycho-somatisch" genannt werden, dies vor allem auf die Beschwerden der Wechseljahre zutrifft.

Zu praktischen Zwecken ist es empfehlenswert, die Fälle in 3 Gruppen einzuteilen:

1. Symptome, die in erster Linie und hauptsächlich durch das Versiegen der Ovarialfunktion bedingt sind.

2. Symptome, die durch die Störung im vegetativen Nervensystem bedingt sind; diese Funktionsstörung ist nur selten eine Störung im Sinne einer reinen Vagotonie oder Sympathykotonie (E p p i n g e r), sondern eine erhöhte Reizbarkeit beider Systeme, die man mit dem Namen „Amphotonie" bezeichnet.

3. Symptome, die zurückzuführen sind auf das Ineinandergreifen von Gruppe 1 und 2.

Durch viele Jahrzehnte ist die Menopause in der ganzen Welt mit Organpräparaten in Form von Pillen oder Injektionen behandelt worden. Mit der Erzeugung der s y n t h e t i s c h e n Sexualhormone wurden die Organextrakte obsolet; aber es muß hier ausdrücklich betont werden, daß zweifellos Erfolge mit Organextrakten erzielt werden konnten, lange bevor die synthetischen Hormone erzeugt wurden.

In der Ueberlegung, daß sehr viele klimakterische Störungen, Wallungen, Schwindel, Schweißausbrüche, Herzklopfen, in letzter Linie bedingt sind durch Störungen des vegetativen Nervensystems, erkannte ich bald, daß nicht alle klimakterischen Störungen mit Follikelhormon erfolgreich behandelt werden können.

In meinen Studien über die Physiologie und Pathologie der Ovarialfunktion fand ich in Tierexperimenten und nach Operationen, daß nach Kastration der Blutkalk vermindert ist. F r ö h l i c h und L o e w i, der Nobelpreisträger, fanden, daß Kalkmangel eine Störung des vegetativen Nervensystems zur Folge hat. Infolgedessen führte ich Kalk in die Behandlung der klimakterischen Beschwerden ein und kombinierte ihn mit Ovarialextrakt und Beruhigungsmitteln.

Ich habe damit gute Erfolge erzielt. Der Kalk hat seine Stellung in der Behandlung der klimakterischen Störungen behauptet, d. h. mit Unterbrechungen. Die staunenswerten Resultate mit synthetischen Hormonen haben es mit sich gebracht, daß diese Erfolge mit Kalk vergessen wurden, und erst in jüngster Zeit scheint der Kalk seine Rolle in der Stärkung des autonomen Systems wieder zu erobern.

Wie soll sich der praktische Arzt im speziellen Fall verhalten? Er muß vor allem in jedem Fall eine genaue Untersuchung der Patientin vornehmen; nicht nur auf Symptome der Menopause, sondern auch auf Organerkrankungen und auf Funktionsstörungen der endokrinen Drüsen. Von größter Wichtigkeit ist die psychische Kondition der Patientin und die Rolle der nervösen Faktoren beim Zustandekommen der klimakterischen Symptome, weil das vegetative Nervensystem und im S u b t h a l a m u s g e l e g e n e Z e n t r e n an dem Entstehen des klimakterischen Symptomenkomplexes sicherlich beteiligt sind.

Behandlung mit Follikelhormon ist indiziert in Fällen von ungenügender Ovarialfunktion. Leider sind die Symptome des Ovarialausfalles häufig nicht so eindeutig, daß sie eine Differenzierung der oben genannten Gruppen ermöglichen. Deswegen hat man sich bemüht, einen objektiven Index für die Diagnose zu finden. Die Bestimmung von Follikulin und Prolan im Urin und Blut hat sich als nützlich erwiesen, aber die Methoden sind nicht einfach und die Resultate nicht verläßlich. Ein großer Fortschritt ist die mikroskopische Untersuchung des Scheidensekretes nach S c h o r r. Wenn der Scheidenabstrich ein typisches Bild der Menopause zeigt, wird die Behandlung mit Sexualhormon wahrscheinlich erfolgreich sein. Wenn das Mikroskop keinen Mangel an Sexualhormon zeigt, sondern normale reife Zellen, gehört der Fall wahrscheinlich nicht in Gruppe 1 und die Behandlung mit Sexualhormon wird keinen Erfolg haben.

Wie sollen wir die Fälle von Gruppe 2 und 3 behandeln? Jahrzehnte hindurch wurden solche Frauen hysterisch genannt, während es heute sichergestellt ist, daß sie an einer Uebererregbarkeit des vegetativen Nervensystems leiden. Es ist klar, daß die Dämpfung dieses Reizzustandes nicht nur in Fällen von Gruppe 2, sondern auch in Fällen von Gruppe 1 und 3 wirksam sein wird. Die Baldrian-Präparate, Bromural, Luminal usw., haben sich als erfolgreich erwiesen, besonders in Fällen, bei denen die psychischen Symptome im Vordergrund stehen. Speziell Bellergal ist in vielen Fällen wirksam. Es enthält Belladonna, das den Vagustonus herabsetzt, Gynergen, das den Sympathicustonus herabsetzt, und etwas Luminal, das ein zentrales Beruhigungsmittel ist. In der letzten Zeit ist Vitamin E empfohlen worden. Wir benützen die Kombination von Bellergal und Vitamin E mit Erfolg seit mehr als 15 Jahren in Fällen, in denen die Hormontherapie entweder nutzlos oder kontraindiziert ist. Die Kombination mit Kalkpräparaten (Calcibronat), oral oder intravenös, hat sich bewährt. Der Effekt ist oft schon nach einigen Tagen bemerkbar. Der Kalk ist später von vielen Autoren in den verschiedensten Kombinationen verwendet worden (Klimasan, Klimakterin, Klimakton, Klimolisin, Klimova usw.), manchmal in Kombination mit Hormonen und anderen Beruhigungsmitteln.

Ich will nicht in Details der Behandlung mit Hormonen eingehen, weil die L i t e r a t u r u n ü b e r s e h b a r ist. Hunderte von Fabriken erzeugen und annoncieren eine enorme Menge von natürlichen und synthetischen Hormonen in Pillen, Injektionen und Salbenform, in neuerer Zeit von Pellets (Subcutantabletten), die unter die Haut implantiert werden. Gegen den s y s t e m a t i s c h e n Gebrauch der Pellets muß ich mich ganz e n t s c h i e d e n aussprechen, weil sich gar nicht selten unangenehme Symptome gezeigt haben (entzündliche Reaktion und mitunter Suppuration, die zur Ausstoßung der Pellets geführt hat). Die Subkutantabletten haben wohl den Vorteil der lang andauernden Wirkung, aber es ist durchaus unphysiologisch, den Patientinnen einen Hormonstoß zu geben, der stark genug ist, das ganze Gleichgewicht zu stören.

Während, wie gesagt, die Literatur über die Behandlung mit weiblichen Sexualhormonen unübersehbar ist, wird nur wenig berichtet über die K o n t r a i n d i k a t i o n e n, und doch ist es von größter Bedeutung, zu wissen, in welchen Fällen weibliches Sexualhormon nicht angewendet werden darf, und was man tun soll, um es zu ersetzen.

Ich teile nicht die Meinung, daß weibliches Sexualhormon, in der üblichen und selbst in größeren Dosen angewendet, Krebs erzeugen kann. Trotzdem ist Follikelhormon kontraindiziert bei Patientinnen mit Krebs in der Brust oder den Geschlechtsorganen. Ich bin auch vorsichtig in Fällen, wo Krebsverdacht vorliegt oder wo Krebs in der Familie vorgekommen ist. Wenn Follikelhormon nicht vermieden werden kann, haben wir es immer mit m ä n n - l i c h e m H o r m o n k o m b i n i e r t, um jeden möglichen karzino-genetischen Effekt zu bekämpfen. Follikelhormon ist ferner kontraindiziert in Fällen von starken Perioden oder unregelmäßigen B l u t u n g e n und bei Uterusmyomen. Ich habe eine ganze Reihe von Fällen gesehen, in denen nach F o l l i k u l i n Myome gewachsen sind. Auch bei Patienten, bei denen wir annehmen, daß es sich um zu viel Hormon handelt (Endometriose), ist Follikelhormon kontraindiziert.

Zusammenfassend lassen sich die Fälle von klimakterischen Beschwerden in drei Gruppen teilen:

1. Beschwerden, verursacht durch ungenügende oder fehlende Ovarialfunktion,

2. Uebererregbarkeit des vegetativen Nervensystems,

3. Kombination von 1 und 2.

1. Diese Fälle sind zu behandeln mit Hormon, wenn Hormonmangel nachgewiesen ist.

2. Mit Sedativen und Kalzium.

3. Mit Kombination von Hormon und Sedativen. In allen 3 Gruppen ist P s y c h o t h e r a p i e wichtig. In allen 3 Gruppen ist K a l z i u m empfehlenswert.

Der klinische Gebrauch des männlichen Hormons stützt sich auf das klassische Experiment von B r o w n - S e - q u a r d 1889, der auffällige Besserung des Allgemeinbefindens nach Injektionen mit Hodenextrakten sah, die er sich selbst gab. Seine Mitteilung ist vor allem in Amerika bezweifelt und als Autosuggestion bezeichnet worden, weil die Erfolge nicht mit synthetisch hergestellten Präparaten erzielt worden sind; und was keine chemische Formel besitzt, gilt in den Vereinigten Staaten nicht; und doch wissen wir, daß schon lange vor der Erzeugung synthetischer Hormone klinische Erfolge mit echten Organpräparaten erzielt worden sind und auch heute noch erzielt werden. Extrakte der Schilddrüsen, Pituitrin, Insulin gehören zu den kostbarsten Errungenschaften der Medizin. Auch die Erfolge der Organpräparate aus den Ovarien waren unbestreitbar. Das Handbuch der Endokrinologie, 1928, sagt: „Die endokrine Bedeutung des Eierstockes, die lange vermutet war, ist definitiv durch A d l e r festgestellt worden, der zeigte, daß man mit einem wässerigen Extrakt von Ovarien Oestrus erzeugen kann. Diese Erfolge gehören zu den allgemein anerkannten Fundamenten der Physiologie, die in allen Lehrbüchern und Handbüchern alle Studenten gelehrt werden.‟

Hodenextrakte sind schon vor Hunderten von Jahren verwendet worden. Schon in der hebräischen Literatur hören wir, daß der Dekokt von Hahnenhoden die Potenz beleben konnte, und die älteste Hinduliteratur rät Hodenextrakte gegen Impotenz.

B r o w n - S e q u a r d s Experiment ist von allergrößter Wichtigkeit, denn es hat sich bei ihm nicht um Wiederherstellung der Potenz gehandelt, sondern um allgemeine Wiederbelebung des Organismus. Das muß darum betont werden, weil das synthetische männliche Hormon in Amerika ursprünglich als reine S u b s t i t u t i o n s t h e r a p i e verwendet worden ist, bei unvollständiger Entwicklung der Hoden und Unterentwicklung der äußeren Genitalien.

Es hat sich in der Folge gezeigt, daß T e s t o s t e r o n mit V o r t e i l bei einer großen Anzahl von anderen Zuständen v e r w e n d e t werden kann.

Während viele Berichte über die Anwendung des Androsterons bei Männern vorliegen, ist es mir trotz Literaturstudien und vielfacher Bemühungen in Bibliotheken, bei Endokrinologen, Gynäkologen und Firmen nicht gelungen, zu erfahren, wann und von wem das männliche Sexualhormon zum erstenmal in der Gynäkologie verwendet worden ist. Aus all diesen Berichten scheint hervorzugehen, daß ich der erste gewesen bin, der Testosteron systematisch in der gynäkologischen Praxis angewendet hat. Ich gebe zu, daß meine ersten Versuche im Jahre 1931 und 1932 intuitiv waren, gestützt auf die primitive Idee, daß das männliche und weibliche Sexualhormon Antagonisten sind. Dies hat sich allerdings nur bis zu einem gewissen Grade als richtig erwiesen. Ich habe damals bei Frauen in den Wechseljahren, die über zu starke Blutungen und gleichzeitig über Wallungen und Schweißausbrüche usw. klagten, nicht gewagt, zur Bekämpfung der Ausfallserscheinungen Follikulin zu geben, sondern habe als Gegengewicht Injektionen mit männlichem Hormon gegeben. Eine andere Versuchsreihe hat die Kombination beider Hormone umfaßt. Obwohl es sich mir ausschließlich um die Wirkung auf das Genitale und auf die Wechselerscheinungen gehandelt hat, ist mir schon damals — es hat sich um 40 bis 50 Patientinnen gehandelt — aufgefallen, daß außer den Erfolgen bei Blutungen und Ausfallserscheinungen V e r ä n d e r u n g e n i m S i n n e e i n e r R e v i t a l i s i e - r u n g eingetreten sind. Meine Versuche sind durch meine Berufung nach USA unterbrochen worden. Hier war die Anwendung des männlichen Hormons bei Frauen unbekannt. Allerdings hat sich bei Gynäkologen, die die Behandlung von Frauen mit männlichen Hormonen für unphysiologisch und irrational hielten, eine heftige Polemik entwickelt. Der Ausdruck „unphysiologisch" ist natürlich unberechtigt. Wir wissen heute alle und vielleicht wissen es sogar die Gegner der Anwendung des männlichen Hormons bei Frauen, daß männliches Hormon auch im Körper der Frau gebildet wird. Wir wissen auch, daß Follikulin im Harn bei Männern gefunden wird.

Weitere Erfahrungen haben uns gelehrt, daß die Wirkungen des männlichen Hormons auf den Stoffwechsel b e i b e i d e n G e s c h l e c h t e r n mannigfach und groß sind.

Die stoffwechselfördernde Wirkung des Testosterons bewirkt die Synthese von neuem Protein. Dies zeigt sich in der positiven Stickstoffbilanz, die mit Retention von Kalium, Natrium, Kalzium, Schwefel und Wasser einhergeht.

Die Synthese von Protein ist die Grundbedingung für das Körperwachstum. Allem Anschein nach erfolgt das Körperwachstum nach der Pubertät unter dem Einfluß des Testosterons. Diese physiologische Wirkung des Testosterons ist mit Erfolg benützt worden, um bei Adoleszenten verzögertes Wachstum anzuregen. Der wachstumsfördernde Erfolg zeigt sich nicht notwendigerweise in einer Wirkung auf die Genitalien und ist nicht an das Geschlecht gebunden. Dieselbe Wachstumsbeschleunigung kann man bei Kindern in einer früheren Lebensperiode erzielen, ohne einen Effekt auf den Sexualapparat zu befürchten. Auch bei Frühgeburten bewirkt die Medikation mit Testosteron Gewichtszunahme bei beiden Geschlechtern.

Nach dem Gesagten ist es verständlich, daß das Hormon besonders bei gestörtem Aufbau und bei unzureichender Ausnützung der Nahrung wirksam ist. Ein wichtiges Feld ist die so häufig katastrophal endigende Simmondssche Kachexie. Man kann durch Testosteron allein bei beiden Geschlechtern bemerkenswerte klinische Besserungen erzielen. Sehr gute Erfolge lassen sich auch bei Anorexia nervosa erzielen.

Die stoffwechselfördernde Wirkung des Testosterons ist besonders bei älteren Patientinnen augenfällig. Die Haut des Gesichtes zeigt besseren Turgor und sieht frischer aus. Die Erklärung liegt darin, daß alternde Gewebe charakterisiert sind durch die Kleinheit der Zellen und der Zellkerne. Unter Testosteron nehmen alternde Zellen mehr Wasser auf und kehren zur Morphologie normaler Zellen zurück. Diesen günstigen Einfluß auf die Haut habe ich zufällig bei einigen Patientinnen entdeckt, bei denen ich aus anderen Gründen Perandrensalbe verordnet hatte. Drei solcher Patientinnen berichteten mir fast gleichzeitig, daß ihre Gesichtshaut viel straffer wurde und daß die Falten um die Augen sich glätteten. Seitdem wende ich bei Frauen gern die Form der Einreibung auf das Gesicht, den Hals und auf die Brust an. Die Wirkung des männlichen Hormons zeigt sich auch in der Gewichtszunahme der Patientinnen. Diese Zunahme erfolgt auch ohne Besserung der Ernährung. Sie ist bedingt durch die Retention von Wasser und durch den Aufbau von neuem Zytoplasma. Die Retention von Wasser bewirkt manchmal eine so bedeutende Gewichtszunahme, daß es empfehlenswert ist, die Salzaufnahme zu beschränken und den Patientinnen Ammoniumchlorid zu geben. Der Gewebsaufbau betrifft nicht nur Natrium-, Wasser- und Stickstoffretention, sondern auch andere Substanzen. Besonders wichtig ist die Retention von Kalziumsalzen bei der so häufig in der Menopause auftretenden Osteoporose. Beide Arten von Osteoporose, die senile und die Inaktivitätsosteoporose, lassen sich durch Testosteron mit Erfolg beeinflussen. Es ist manchmal empfehlenswert, männliches und weibliches Hormon zu kombinieren.

Wenn wir nach dieser allgemeinen Besprechung darangehen, die Indikationen und Kontraindikationen für die Anwendung männlichen Hormons bei Frauen aufzustellen, so möchte ich zunächst mit den rein gynäkologischen Indikationen beginnen.

1. Männliches Hormon ist anzuwenden bei allen Störungen der Wechseljahre, in denen Hormone indiziert sind, bei denen aber weibliches Hormon nicht angewendet werden soll. Z. B. bei Wechselerscheinungen mit profusen Perioden und Blutungen bei Frauen mit Myomen.

2. Bei Frauen in der Menopause, die nach Behandlung mit Follikulin Entziehungsblutungen bekommen. Die tägliche Dosis ist 25 bis 50 mg, solange die Blutungen dauern. In allen solchen Fällen ist eine zytologische Untersuchung und, wenn möglich, eine diagnostische Kürettage zu machen, damit nicht ein beginnender Krebs übersehen wird.

3. Myome bis Mannskopfgröße, bei denen aus irgend einem Grund keine Operation gemacht werden kann und die für Röntgenbestrahlung zu jung sind. Testosteron stillt nicht nur die Blutungen, sondern hat oft das Schrumpfen der Myome bewirkt. Die Wirkung auf die Myomblutungen und auch auf die Myomgröße basiert offenbar auf einer Einwirkung auf den Vorderlappen der Hypophyse· im Sinne einer Hemmung der Produktion des gonadotropen Faktors und außerdem auf einer direkten Wirkung auf das Ovarium. Beide Faktoren hemmen die Produktion von Follikelhormon. Dazu kommt, wie wir 1939 zeigen konnten, die direkte Wirkung auf den Uterus, in dem es Atrophie des Endometrium und Myometrium erzeugt. Bei Blutungen, die durch lokale Ursachen bedingt sind, z. B. Polypen, submuköse Myome, ist das Testosteron gewöhnlich wirkungslos.

4. Störungen der Wechseljahre, die nicht auf Behandlung mit weiblichem Hormon reagieren und bei denen die Behandlung mit Medikamenten, wie Bellergal, Kalkpräparate usw., die das autonome Nervensystem beeinflussen, erfolglos ist.

5. Störungen der Wechseljahre mit ausgesprochenen psychiatrischen Symptomen, speziell mit depressiven Zuständen oder Melancholie. In manchen Fällen ist eine Kombination mit Follikelhormon empfehlenswert.

6. Glanduläre Hyperplasie, sogenannte Metropathie, wenn Kürettage die Blutungen nicht stillt oder wenn die Blutungen wieder auftreten. Menorrhagie und Polymenorrhoe bei normalem Palpationsbefund.

7. Migräne, Kraurosis oder Pruritus vulvae mit oder ohne profuse Menstruationen oder Blutungen und mit Wechselerscheinungen. In manchen Fällen ist kombinierte Behandlung mit beiden Hormonen empfehlenswert.

8. Prämenstruelle, psychische, nervöse und somatische Störungen, Aufregung, Angstzustände, Zanksucht, Kopfschmerz, Brechreiz und Mastopathie. Dosis: 2mal wöchentlich 25 mg, beginnend am 16. Tage des Zyklus.

9. Dysmenorrhoe, nicht nur in einer Dosis, die die Ovulation unterdrückt, sondern auch bei regelmäßig weiter menstruierenden Patientinnen. Dosis: 4 Injektionen, 25 mg, beginnend 10 Tage nach dem Beginn der Periode. Ich habe es nie verstanden, daß wegen Dysmenorrhoe Hunderte von Resektionen der präsakralen Nerven ausgeführt wurden. Ich habe in meiner ganzen Praxis 5 Resektionen von präsakralen Nerven ausgeführt, davon 3 bei Dysmenorrhoe. Seitdem ich das Testosteron verwende, kommt für mich die sogenannte Cotte-Operation nicht mehr in Frage.

10. Chronisch zystische Mastitis, Mastopathie.

11. Endometriosis, selbst mit Bildung von großen Tumoren, wenn chirurgische Behandlung und Röntgenbestrahlungen nicht ausgeführt werden können oder sollen.

12. Frigidität sowohl Mangel an Libido als auch Nichtbefriedigung beim Verkehr. Diese Indikation ist von mir empirisch gefunden worden, als mir Frauen, bei denen das Hormon wegen Blutungen oder wegen Myomen angewendet wurde, freudig berichteten, daß der Geschlechtsverkehr sie viel mehr befriedigte als früher.

13. Inkontinenz und häufiges Urinieren bei Tag und Nacht mit oder ohne Senkung der Scheide. Auch diese Wirkung ist von mir empirisch gefunden worden. Die Wirkung auf die Inkontinenz ist wahrscheinlich darauf zurückzuführen, daß der Muskeltonus der Blase und des Diaphragma pelvis gestärkt wird.

14. Ein wichtiges Indikationsgebiet erscheint die prophylaktische Nachbehandlung nach Operationen und beim Auftreten von Metastasen, nach Brustkarzinomen. Ich habe

bereits im Jahre 1934, ich möchte sagen intuitiv, in allen
Fällen von operierten Karzinomen der weiblichen Genitalien, besonders in nicht radikal operierten, männliches
Hormon in großen Dosen prophylaktisch angewendet. In
Amerika habe ich die Hormonbehandlung mit Erfolg fortgesetzt. Mammakarzinom kann sicherlich nicht durch Hormone geheilt werden, aber es ist zweifellos, daß das Testosteron heute das beste Palliativmittel in Fällen von
ausgedehnten Knochenmetastasen ist. Das Leiden dieser
unglücklichen Patientinnen läßt sich selbst durch große Dosen von Morphin und anderen schmerzstillenden Mitteln
nicht lindern. Testosteron wirkt nicht nur schmerzstillend,
sondern verhindert häufig das Weiterwachsen von Knochenmetastasen. Röntgenbilder zeigen, daß der Knochen an Stellen
von früherer Destruktion sich wieder konsolidiert. Leider
sind die Erfolge viel geringer bei Metastasen in weichen
Geweben, Lymphknoten, Lunge oder Leber. Deswegen versuchen wir auch bei inoperablen Karzinomen und Rezidiven eine kombinierte Therapie mit Testosteron und großen Dosen von Stilboestrol durchzuführen. Diese Kombination empfiehlt sich am besten bei alten Frauen. Da mitunter enorme Dosen, bis zu 16.000 mg, angewendet wurden, sind natürlich die lästigen Nebenerscheinungen, besonders der Virilität häufig. Die Kombination mit Stilboestrol vermindert diese Nebenerscheinungen.

Ebenso. wichtig wie die rein gynäkologischen Indikationen erscheint es, die Indikationen festzustellen, die den
allgemeinen Organismus betreffen, so die Simmondssche
Kachexie und andere Zustände der Unterernährung. Auch
die auffallende Besserung der senilen und Inaktivitätsosteoporose durch die gesteigerte Kalziumspeicherung und
die günstige Beeinflussung des Längenwachstums bei Jugendlichen und die Erfolge der Behandlung von Frühgeburten, ebenso die Veränderungen der alternden Haut
haben nichts mit den Wirkungen auf den Sexualapparat
zu tun.

Das männliche Hormon läßt sich auch bei verschiedenen Arten von Gefäßstörungen mit Erfolg verwenden. Besonders wichtig ist die von vielen Autoren betonte Beeinflussung der A n g i n a p e c t o r i s. Diese Effekte sind nicht
nur symptomatisch, sondern auch an Aenderungen des
E l e k t r o k a r d i o g r a m m s zu erkennen. Weder Hypo-
tension noch Hypertension kontraindizieren den Gebrauch
des Hormons. Hoher Blutdruck kann erniedrigt, niedriger
Blutdruck erhöht werden.

Wir müssen nun auch über die un.erwünschten Nebeneffekte und die Kontraindikationen gegen die Anwendung des männlichen Hormons bei Frauen sprechen.

Starke Ueberdosierung bewirkt in vielen Fällen verstärkten oder neugebildeten Haarwuchs, Tieferwerden der Stimme, gelegentlich Aenderungen der ganzen Person im Sinne einer Vermännlichung. Die Stimmveränderung hat ihren Grund in der Vergrößerung des Kehlkopfes, wie sie bei Jünglingen in der Zeit der Pubertät zu dem sogenannten Mutieren (Stimmbruch) führt. Diese Veränderungen treten nur sehr selten bei Frauen auf, die weniger als 500 mg Testosteron im Monat bekommen. Sie sind reversibel, aber es dauert manchmal 1 bis 2 Jahre, bis diese Frauen ihre normale Stimme wieder bekommen. Es ist klar, daß man bei Sängerinnen mit der Anwendung des Testosterons besonders vorsichtig sein muß. Starke Ueberdosierung kann auch dauernde Schädigung der Ovarien und der Fortpflanzungsfähigkeit bei Mädchen zur Folge haben. Eine weitere zuweilen unerwünschte Nebenwirkung ist der gesteigerte Sexualtrieb, insbesondere bei älteren Patientinnen. Aus diesem Grunde waren wir genötigt, in einigen Fällen von Myomen, die anfänglich auf Testosteron gut reagierten, durch gleichzeitige Medikation mit Follikelhormon die Sexualität zu dämpfen.

Eine weitere unerwünschte Nebenwirkung ist das Auftreten von Akneeruptionen, die derber sind als die gewöhnlichen Aknepusteln, selten vereitern und sich im allgemeinen ohne Narbenbildung, aber nur langsam resorbieren.

Die lästigen Nebenwirkungen des Testosterons lassen sich auf zweierlei Weise vermeiden:

1. Durch Kombination mit Follikelhormon. Wir haben im Laufe unserer Ausführungen wiederholt darauf hingewiesen, daß die Osteoporose sich bei Frauen besser mit einer Kombinierung beider Hormone behandeln läßt, als mit Testosteron allein. Es hat sich gezeigt, daß die kombinierte Behandlung mit beiden Hormonen auch bei der Behandlung der klimakterischen Störungen häufig viel wirksamer ist, als die Behandlung mit Follikelhormon allein. Dies gilt vor allem für Depressionen oder Melancholiezustände, die auf weibliches Hormon allein nicht gut reagieren. Ebenso bei Migräne. Auch bei Kraurosis und Pruritus ist die kombinierte Behandlung empfehlenswert,

um dem atrophisierenden Einfluß des männlichen Hormons auf das Genitale vorzubeugen.

Die Frage, ob eine Kombination aussichtsreich oder empfehlenswert ist, läßt sich durch die Schorr-Färbung entscheiden. Im allgemeinen wird man bei normalem Scheidensekret Testosteron allein verwenden, bei atrophischem die Kombination beider Hormone.

2. Man hat Präparate erzeugt, die bei annähernd gleich starken Effekten auf den Stoffwechsel nur eine ganz geringe Vermännlichung zur Folge haben. Sie wirken auch günstig auf Blutungen und auf die Myomschrumpfung ein und sie werden von der Firma La Roche und Ciba, Basel, erzeugt und sind in Form von Injektionen, Pillen und buccal Tabletten zu haben. Nach meinen Erfahrungen und nach den spärlichen Literaturangaben tritt nach Anwendung der Präparate Maskulinisierung nur selten auf, während die Einwirkung auf den Stoffwechsel und auf die Blutungen, die Myomschrumpfung anscheinend ebenso wie bei dem Testosteron auftreten, allerdings nicht so rasch und nicht in derselben Stärke. Eine sichere Vergleichsbasis zwischen der Wirkung des Protandren oder des Stenediols und des Testosterons existiert meines Wissens noch nicht.

Eine ungemein wichtige Frage, die in der Literatur merkwürdigerweise kaum erwähnt worden ist, ist die, ob durch das Testosteron bewirkte Veränderungen (Verhinderung der Ovulation, Atrophie des Uterus und Endometrium) nicht eine Gefährdung im Sinne einer Unfruchtbarmachung zur Folge haben; mit anderen Worten, ob wir das männliche Hormon bei Mädchen und jungen Frauen überhaupt benützen dürfen. Zu diesen Fällen gehören Dysmenorrhoe, Myom, Endometriosis, der prämenstruelle Symptomenkomplex. Ich habe eine relativ große Anzahl von Patientinnen behandelt, die kurz nach oder sogar während der Testosteronbehandlung gravid wurden und gesunde Kinder zur Welt brachten.

In einem dieser Fälle handelt es sich um eine 20jährige Nullipara, die ich vom Jahre 1940 bis 1948 behandelt habe. Andere Gynäkologen schlugen wegen eines wachsenden Myoms eine Operation vor. Die Patientin litt an schweren Menorrhagien, Dysmenorrhoe und prämenstrueller Anschwellung der Brüste. Sie war durch Jahre hindurch mit Ovarialhormonen behandelt worden, und trotz aller Bemühungen konnte sie nicht schwanger werden. Nach Behandlung mit 150 mg Testosteron wurden die dysmenorrhoischen Beschwerden viel besser, ebenso die Anschwellung der Brüste. Sie wurde nach 8 Monaten gravid. Von April bis Oktober 1943 mußte sie wegen dysmenorrhoischen Beschwerden und wegen des Myoms abermals 150 mg bekommen. Sie wurde noch während der Behandlung gravid und gebar im Februar 1944 ein gesundes 8pfündiges Kind. Nach der Entbindung schrumpfte das Myom und die Perioden wurden normal.

Ein zweiter Fall betraf eine 19jährige Patientin mit unerträglichen dysmenorrhoischen Beschwerden, die mit Dilatation und Kürettage und allen möglichen Medikamenten behandelt wurde und bei der schließlich die Cottesche Operation und Antefixation vorgeschlagen wurden. Im Juni 1946 wurde Perandrenbehandlung begonnen, die im Oktober abermals wiederholt werden mußte. Sie war beschwerdefrei, wurde gravid, hatte ihre Entbindung Ende April 1947 und ist seither völlig gesund.

Diese zwei Fälle, aus einer großen Anzahl ähnlicher Fälle herausgegriffen, zeigen, daß wir Testosteron bei Mädchen und jungen Frauen in nicht zu großen Dosen gefahrlos anwenden können, ohne daß dadurch die Fortpflanzungsfähigkeit beeinträchtigt wird.

Ich hoffe, Ihnen mit meinen Ausführungen gezeigt zu haben, daß es nicht richtig ist, das Testosteron als männliches Sexualhormon zu bezeichnen, dessen Wirkung sich vorwiegend auf die männliche Sexualsphäre erstreckt. Wir müssen es daher für beide Geschlechter nicht ein spezifisches synergistisches bzw. antagonistisches Sexualhormon nennen, sondern handeln richtiger, wenn wir es als Stoffwechselhormon „katexochen" bezeichnen.

Perforations-Peritonitis

Von

Professor Dr. H. Kunz

Wien

In einem Referat über die „Verhütung und Behandlung der Infekte in der Chirurgie" konnte ich vor zwei Jahren über die erfreuliche Tatsache berichten, daß bei der Behandlung der Perforationsperitonitis durch die Entwicklung der gegen die Bakterien der Coligruppe und die übrigen Darmkeime wirksamen Sulfonamide und Antibiotika ein ganz gewaltiger Fortschritt erzielt wurde. Ich habe damals ganz besonders auf die günstige Wirkung der intraperitonealen Anwendung des von D o m a g k entwickelten Präparates Marbadal hingewiesen und die Bedeutung der zusätzlichen Anwendung der Antibiotika Streptomycin, Aureomycin und Terramycin hervorgehoben. Die Hoffnungen, die an die Verwendung dieser Präparate geknüpft wurden, haben sich weitgehend erfüllt.

Wir gehen heute bei der Perforationsperitonitis in folgender Weise vor: Nach Beendigung des notwendigen chirurgischen Eingriffes, der in der Beseitigung oder Verstopfung der Infektionsquelle besteht, wird nach weitgehender Reinigung der Bauchhöhle durch vorsichtiges Abtupfen und vor allem Absaugen des Exsudates vor dem Schluß der Bauchhöhle ein Drainrohr in den Douglas oder an den Ort der Erkrankung eingelegt. Nach der Naht der Bauchdecken, in deren Schichten Marbadal und Penicillin eingebracht werden, werden durch das Drainrohr 5 bis 10 g Marbadal, 1 g Streptomycin und 200.000 E. Penicillin in 20 ccm Peritonitisserum oder physiologischer Kochsalzlösung eingespritzt.

Besteht keine Veranlassung, die Bauchhöhle zu drainieren, dann wird das Drain sofort entfernt. Im anderen

Falle wird es für 2 Stunden verschlossen, damit die eingebrachten Medikamente nicht ausfließen können. Bei schweren Fällen kann, falls drainiert werden mußte, dieselbe Aufschwemmung am 2. oder 3. Tage nochmals in die Bauchhöhle eingebracht werden. Für die Wiederholung der intraperitonealen Einbringung sind besonders L e z i u s, O r a t o r sowie K r a m e r eingetreten. In jedem Falle wird neben der intraperitonealen Anwendung in den nächsten Tagen eine energische Allgemeinbehandlung mit täglich 1 g Streptomycin und mindestens 300.000 bis 600.000 E. Penicillin sowie einem Sulfonamid bis zum völligen Abklingen der peritonealen Symptome durchgeführt. Von Sulfonamiden verwenden wir entweder die Schwesterpräparate des Marbadal, Supronal und Badional, oder Protocid. Supronal entweder als Klysma oder intravenös in Form von Solu-Supronal. Badional oder Protocid werden ebenfalls intravenös gegeben. Die Anwendung der Sulfonamide ist auf die Dauer von 4 bis 5 Tagen zu beschränken, da bei Ueberdosierung Schädigungen vor allem von seiten der Nieren zu befürchten sind.

Obwohl die Mehrzahl der Darmkeime nicht penicillinempfindlich ist, hat sich doch eine Reihe von amerikanischen Autoren, wie vor allem A l t e m e i e r, für die kombinierte Anwendung von Streptomycin und Penicillin ausgesprochen. Außerdem ist uns ja mit dem Penicillin ein wirkungsvolles Mittel zur Verhütung der postoperativen Pneumonie, die ja bei der Peritonitis wegen der Einschränkung der Durchlüftung der unteren Lungenabschnitte immer zu befürchten ist, in die Hand gegeben.

Neben Streptomycin kommen die Wirkstoffe Aureomycin und Terramycin in Frage, die wegen ihrer größeren Wirkungsbreite gerade zur Behandlung der Perforationsperitonitis besonders geeignet erscheinen und in ihrer Wirkung Streptomycin übertreffen sollen. Aureomycin und Terramycin eignen sich jedoch nicht zur intraperitonealen Anwendung, sie kommen daher nur zur Allgemeinbehandlung in Betracht. Da die orale Darreichung dieser Präparate aber bei Peritonitis, wenigstens im Anfang, nicht möglich ist und die intravenösen Präparate sehr kostspielig sind, blieben wir in der Regel dem Streptomycin treu und haben die intravenöse Anwendung von Terramycin und Aureomycin für besonders schwere Fälle reserviert und uns dabei von der günstigen Wirkung überzeugen können.

Was die Frage betrifft, ob wirklich Sulfonamide u n d Antibiotika verwendet werden sollen, oder ob es nicht genügt, entweder ein Sulfonamid oder ein Antibiotikum zu geben, so geht die Erfahrung dahin, daß durch die kombinierte Anwendung die Erfolge verbessert werden können.

Ich darf in diesem Zusammenhang ein Wort zur Frage der Drainage bei der Perforationsperitonitis sagen. Selbst auf die Gefahr hin, als konservativ und altmodisch zu gelten, muß ich mich bei allen Fällen, bei denen der Infektionsherd nicht zur Gänze entfernt und ausgeschaltet oder nicht einwandfrei verstopft werden konnte, als Anhänger der Drainage bekennen, wie ich dies vor Jahren in meinem Buche über das „Akute Abdomen" ausgeführt habe. An dieser Einstellung haben Sulfonamide und Antibiotika nichts geändert. Ich habe wohl schon mehrfach ernste Folgen durch das Unterlassen einer Drainage, niemals aber durch eine vielleicht nicht unbedingt notwendige Drainage gesehen.

Wenn auch zweifellos der Hauptteil der bei der Behandlung der Perforationsperitonitis erzielten großen Fortschritte der Entwicklung der gegen die Darmflora gerichteten Sulfonamide und den antibiotischen Wirkstoffen zuzuschreiben ist, so spielen darüber hinaus noch andere Fortschritte und Erkenntnisse eine Rolle. Es sind hier vor allem die Fortschritte auf dem Gebiete der modernen Narkose zu nennen. Wie meine Mitarbeiter M l c z o c h und T r a u s c h k e schon im Jahre 1950 mitteilten, hat sich die intratracheale Narkose mit Verwendung von Curarepräparaten auch in der dringlichen Bauchchirurgie außerordentlich bewährt. Wir benötigen ein Minimum an Narkotikum und können trotzdem bei völliger Entspannung in Ruhe den notwendigen Eingriff leicht durchführen. Durch die Intubation ist die Gefahr der Aspiration von Magen-Darminhalt während des Eingriffes ausgeschaltet und wir haben während des Eingriffes die Möglichkeit, durch Einführen einer Sonde aufgestauten Darminhalt abzusaugen.

Die Einführung der Miller-Abbot-Sonde und ihrer Modifikationen hat sich auch bei der Peritonitis günstig ausgewirkt. Wohl ist das spontane Vorrücken der Sonde aus dem Magen in den Dünndarm bei bestehender Darmparalyse oft problematisch, doch genügt in vielen Fällen eine Dauersaugdrainage des Magens. Anderseits ist heute die Behandlung mit der Miller-Abbot-Sonde bei dem nach abgelaufener Peritonitis durch Verklebungen und Adhäsionen bedingten mechanischen Darmverschluß das Verfahren der Wahl. Eine Ileostomie braucht heute kaum mehr ausgeführt zu werden.

Bei der Verbesserung der Erfolge hat weiter die Erkenntnis mitgewirkt, daß für den postoperativen Verlauf

die Behebung der durch die Peritonitis bedingten Störungen
des Wasserhaushaltes und des Stoffwechsels von der aller-
größten Bedeutung ist. Durch Erbrechen, durch Darmparalyse, Unmöglichkeit der oralen Flüssigkeitsaufnahme und vor
allem auch durch die Exsudation in die Bauchhöhle kommt
es zur Dehydration, zur Hypochlorämie, zur Steigerung des
Reststickstoffes und zu einer beträchtlichen Hypoproteinämie und damit zu einer Disposition zu Schock-, Gewebs-
und Lungenödembildung. Diesen Zuständen muß durch intravenöse Infusion von Flüssigkeit in der täglichen Menge von
2000 bis 3000 ccm in Form von 5%igem Traubenzucker
und Kochsalzlösung sowie von Eiweiß als Plasmainfusion
oder Bluttransfusion und Darreichung hoher Vitamindosen
(C und B) abgeholfen werden. Besteht die Möglichkeit, über
die Art und das Ausmaß der Störungen durch Laboratoriumsuntersuchungen ein genaues Bild zu bekommen, so wird dies
natürlich von Vorteil sein, da wir dann nach Ausfall der
Untersuchungen je nach Bedarf mehr Eiweiß, Flüssigkeit
oder Kochsalz zuführen werden.

Erwähnt müssen weiter werden die verbesserten Möglichkeiten der Bekämpfung des Kreislaufkollapses durch die
Anwendung von Perkorten und vor allem bei bedrohlichen
Formen durch Adrenor. Nachdrücklich möchte ich darauf
hinweisen, daß das Herz des an schwerer Peritonitis Erkrankten Strophanthin braucht und nicht auf die Digitalis-
wirkung warten kann. Auch bei nicht ganz schweren Fällen
empfiehlt sich die prophylaktische Darreichung kleiner
Strophanthindosen ($^1/_8$ mg). Strophanthin erst beim Eintritt des Versagens der Herzkraft zu geben, halte ich bei
Peritonitis nicht für zweckmäßig. Seitdem wir fast routinemäßig Strophanthin verabfolgen, ist jedenfalls das Versagen
von Herz und Kreislauf zur Seltenheit geworden.

Die erwähnten Erkenntnisse über die Bedeutung der
Störungen von Wasserhaushalt und Stoffwechsel bei den
verschiedenen akuten Abdominalerkrankungen und der
Wunsch, diese womöglich schon vor dem Eingriff durch
die geschilderten Maßnahmen zu beheben, sowie die Möglichkeit, aufgestauten Darminhalt durch eine Saugdrainage
mit der Miller-Abbot-Sonde zu entleeren, haben amerikanische Chirurgen zur Ansicht verleitet, daß es heute eine
wirklich „dringliche Bauchchirurgie", abgesehen von der
massiven Blutung, nicht mehr gibt und vor jedem Eingriff
zuerst die erwähnten Störungen von Wasserhaushalt und
Stoffwechsel zu beseitigen sind. Diesem Standpunkt kann
bei der Perforationsperitonitis nur mit ganz großen Ein-

schränkungen zugestimmt werden, als wir bei schlechtem
Allgemeinzustand, Kreislaufkollaps, Darmparalyse natürlich
trachten, durch sofortige energische Herz- und Kreislauf-
therapie, Kochsalz-Traubenzucker, Bluttransfusion oder
Plasmainfusion diese Störungen schon vor dem Eingriff
in kurzer Zeit im Laufe von wenigen Stunden zu bessern
bzw. dadurch den Kranken überhaupt erst in einen Zustand
zu bringen, in dem ein Eingriff möglich ist. Es wird uns
aber hoffentlich nicht einfallen, verleitet durch solche Mitteilungen amerikanischer Autoren, bei diagnostizierter Perforationsperitonitis und bei gutem Allgemeinzustand des
Kranken vorerst das Ergebnis solcher zum Teil komplizierter Laboratoriumsuntersuchungen abzuwarten und damit für
die Prognose maßgebende Stunden zu vergeuden.

Wenn ich nun nach diesen allgemeinen Bemerkungen
dazu übergehe, das Vorgehen und die Ergebnisse bei den
verschiedenen Formen der Perforationsperitonitis kurz zu
besprechen, dann möchte ich zuerst auf die noch immer
häufigste Form, die Appendixperforation, eingehen. Daß bei
nachgewiesenem oder vermutetem freiem Durchbruch die
Anzeige zum sofortigen Eingriff gegeben ist und nicht etwa
im Vertrauen auf Sulfonamide oder Antibiotika versucht
werden darf, eine Lokalisation und Abkapselung des Prozesses durch konservative Therapie zu erreichen, das wird
hoffentlich von niemandem bestritten. Was die Inzision
betrifft, so empfehle ich, auch beim Durchbruch einen
Wechselschnitt anzulegen, der im Notfall ja jederzeit noch
erweitert werden kann, denn die Nachteile des pararekta-
len Schnittes sind für späterhin so groß, daß das Festhalten
an dieser Inzision meiner Meinung nach auch bei der Peri-
tonitisoperation nicht gerechtfertigt werden kann.

Die Erfolge konnten auf Grund der erwähnten Fortschritte verbessert, die Sterblichkeitsziffer ganz wesentlich
gesenkt werden. Dies geht aus zahlreichen Mitteilungen
des In- und Auslandes und auch aus unseren eigenen Erfahrungen eindeutig hervor. Wir haben, seitdem uns diese
Präparate in genügender Menge zur Verfügung stehen, von
125 Fällen von Blinddarmdurchbruch nur 2 verloren, was
eine Sterblichkeit von 1·6% ergibt. Dabei ist zu bemerken,
daß einer der verstorbenen Fälle erst in hoffnungslosem
Zustand mit einer mindestens 3 Tage zurückliegenden Perforation eingeliefert wurde. Wie mir O r a t o r mitteilte, hatte
er in den letzten 3½ Jahren bei 107 freien Appendix-
perforationen ebenfalls nur 2 Todesfälle. Was das Vorgehen
bei der akuten Appendizitis nach Ausbildung eines peri-

typhlitischen Infiltrates betrifft, so ist die Behandlung bei dieser umschriebenen Form der Perforationsperitonitis jetzt einfacher geworden. Wir können jetzt durch konservative Therapie mit Anwendung antibiotischer Präparate, wie Aureomycin und Terramycin, meist auffallend raschen Rückgang des Infiltrates erreichen. Während wir uns früher ängstlich davor hüteten, nach Ausbildung eines perityphlitischen Infiltrates zu operieren, bei welcher Einstellung der 48-Stunden-Grenze nach Beginn der Erkrankung große Bedeutung zukam, ist es jetzt kein großes Unglück, wenn wir infolge eines diagnostischen Irrtums eine perforierte Appendizitis im Zustande des Infiltrates operieren, denn bei Verwendung von Marbadal, Streptomycin oder einem anderen Antibiotikum ist die Gefahr, daß wir durch den Eingriff eine diffuse Peritonitis erzeugen, recht gering. Ich möchte dabei allerdings nicht so weit gehen wie O r a t o r, der zur Abkürzung des Heilverlaufes die Appendektomie auch bei nachgewiesenem Infiltrat empfiehlt, denn bei diesen Fällen ist die Appendektomie im kalten Stadium doch wesentlich ein-. facher. Ich habe anderseits Fälle gesehen, bei denen die allgemeine Anwendung von Chemotherapie und Antibioticis versagte und die Infiltrate sekundär zur diffusen Peritonitis führten. Daher muß folgender Standpunkt eingenommen werden: Kommt es bei einem perityphlitischen Infiltrat trotz der konservativen Therapie zu irgend welchen peritonealen Erscheinungen oder gehen diese auf diese Therapie nicht rasch zurück, dann ist die Anzeige zur Operation gegeben, die dann natürlich nicht immer in der Appendektomie, sondern manchmal nur in der Drainage eines Abszesses bestehen wird.

Auch bei der Differentialdiagnose gegenüber der Pneumokokkenperitonitis bestehen jetzt keinerlei Schwierigkeiten. Operieren wir unter der Annahme einer Appendixperforation und finden wir dieses Krankheitsbild, dann ist dies kein Unglück, denn wir werden durch Einbringen von Penicillin in die Bauchhöhle die Pneumokokkenperitonitis wirkungsvoller bekämpfen als bei bloßer Allgemeinbehandlung. Dasselbe gilt für die vom weiblichen Genitale ausgehende Bauchfellentzündung.

Bei der Peritonitis infolge Durchbruch eines Magen- oder Duodenalgeschwüres war die Prognose bei innerhalb der 6-Stunden-Grenze durchgeführten operativen Versorgung schon immer recht gut. Sie ist durch die intraperitoneale Anwendung von Marbadal und Allgemeinbehandlung mit Streptomycin oder einem anderen Antibiotikum noch besser geworden, auch dann, wenn die 6-Stunden-Grenze überschritten ist. Meinungsverschiedenheit besteht noch immer darüber, ob im Zustand des freien Durchbruches beim chronischen Geschwür die Radikaloperation erlaubt ist oder ob man sich mit dem konservativen Eingriff der Uebernähung benügen soll. Als im Jahre 1950 am Kongreß der Deutschen Gesellschaft für Chirurgie Probleme der Magenchirurgie als eines der Hauptthemen behandelt wurden, ist die Radikaloperation überraschenderweise eigentlich schlecht weggekommen und der Uebernähung das Wort geredet worden. Im Gegensatz zu diesem Standpunkt bin ich der Meinung, daß wir uns heute viel beruhigter bei nicht zu lange zurückliegender Perforation und gutem Allgemeinzustand zur Radikaloperation entschließen können. Wir haben in den letzten Jahren bei 32 Resektionen nur einen Todesfall erlebt. Bei diesem Falle handelte es sich um das Zusammentreffen von schwerster, seit 3 Wochen bestehender Blutung und nachfolgendem freiem Durchbruch. Ich bin wie früher der Meinung, daß die Resektion durchaus berechtigt ist und die Uebernähung der Perforation eines akuten Ulkus und den Fällen mit schlechtem Allgemeinzustand vorbehalten werden soll.

Ich darf nicht verschweigen, daß nach Einführung der Antibiotika W a n g e n s t e e n und T a y l o r sowie andere ausländische Chirurgen den Vorschlag gemacht haben, bei atypischen Formen (anscheinend sind damit Fälle gemeint, die zu der seinerzeit von S c h n i t z l e r beschriebenen gedeckten Perforation überleiten) oder bei Fällen, bei denen der Durchbruch länger als 24 Stunden zurückliegt, unter chemotherapeutischer und antibiotischer Behandlung bei gleichzeitiger Dauersaugdrainage des Magens rein konservativ zu behandeln.

Bei den sicher gedeckten Durchbrüchen besteht gewiß auch heute kein Anlaß zu einer sofortigen Operation. Wir werden bei diesen die konservativ-abwartende Behandlung natürlich durch Chemotherapie und Antibiotika unterstützen und eventuell auch eine Saugdrainage des Magens anlegen. Treten aber Symptome auf, die dafür sprechen, daß die gedeckte Perforation sich in eine freie verwandelt, dann muß sofort eingegriffen werden. Im übrigen besteht beim freien Durchbruch natürlich keinerlei Veranlassung, eine sichere Methode, nämlich die operative Versorgung zugunsten eines recht unsicheren Verfahrens aufzugeben. Das konservative Vorgehen kommt beim freien Durchbruch meiner Meinung nach nur für Kranke in Frage, deren Allgemeinzustand so schlecht ist, daß vorerst an einen Eingriff gar nicht gedacht werden kann.

Die Fortschritte, welche durch die moderne Peritonitistherapie erzielt wurden, beschränken sich aber naturgemäß nicht auf den Blinddarm- und Magengeschwürsdurchbruch, sondern sie wirkten sich auch bei allen anderen Formen von Perforationsperitonitis aus, die in gleicher Weise zu behandeln sind. Es gilt dies für den freien Durchbruch der akuten Cholecystitis, der nach meinen statistisch belegten Erfahrungen in den letzten Jahren wesentlich häufiger vorkommt, als dies in früheren Jahren der Fall war. Es gilt dies ebenso für die Perforationen von Dünn- und Dickdarm. So konnten wir eine 68jährige Frau mit schwerer sterkoraler Peritonitis infolge Perforation des unteren Ileum bei Galleinsteinileus durch Darmresektion, Marbadal und Streptomycin zur Heilung bringen. Die erzielten Fortschritte geben uns weiter die Möglichkeit, die Altersgrenze auch bei den dringlichen Laparotomien beträchtlich hinaufzusetzen. Wir brauchen heute dringliche Eingriffe selbst bei Kranken in hohem Alter nicht mehr abzulehnen. Wir haben kürzlich bei einer 82jährigen Frau mit einer 48 Stunden zurückliegenden Perforation eines Duodenalulkus Heilung erzielt. Eine 86jährige Frau mit einer von einer perforierten Gallenblase ausgehenden schweren Peritonitis wurde mit Erfolg operiert. Bei dieser Kranken wurde nicht nur die Cholecystektomie ausgeführt, sondern es wurden gleichzeitig trotz der Peritonitis Steine aus dem Choledochus entfernt. Einer meiner Assistenten konnte bei einem 78jährigen Patienten im Zustand der freien Perforation eines hochsitzenden Magenkarzinoms mit Erfolg eine totale Magenresektion ausführen.

Selbst bei der prognostisch bisher so ungünstigen Perforation typhöser Geschwüre scheint durch die Antibiotika ein Lichtblick aufgetaucht zu sein. Aus einer Reihe von Mitteilungen geht hervor, daß durch den Eingriff in Kombination mit energischer antibiotischer Therapie, bei welcher Aureomycin und vor allem Chloromycetin die Mittel der Wahl sind, die Erfolge ganz wesentlich verbessert werden konnten. So hat z. B. der Italiener L o i z z i bei 6 von 7 Fällen durch Operation, Antibiotika und Sulfonamide Heilung erzielt.

Wie groß die Fortschritte sind, die erreicht wurden, geht aus folgenden Zahlen hervor: Als ich im Jahre 1937 in Salzburg an der 13. Alpenländischen Aerztetagung gemeinsam mit C l a i r m o n t ein Referat über

Perforationsperitonitis hielt, da konnte ich feststellen, daß die Sterblichkeit bei Blinddarmdurchburch durch die seinerzeit von K a t z e n s t e i n, L ö h r und mir inaugurierte Serumbehandlung der Peritonitis von rund 17% auf rund 9% herabgedrückt werden konnte. Heute, 16 Jahre später, beträgt sie durch Entwicklung der Chemotherapie und der Antibiotika nicht einmal mehr 2%.

Bei anderen Formen der Perforationsperitonitis liegt die Sterblichkeitsziffer zwar noch höher. Sie beträgt in unserem Krankengut bei der durch Perforationen der Gallenwege bedingten Peritonitis noch 25%, bei den Ulkusperforationen noch 10%. Aber auch bei diesen Krankheitsbildern könnte durch die erwähnten Fortschritte die Mortalität noch bedeutend gesenkt und bei der Appendizitis noch weiter verbessert werden, wenn die so klaren und eindeutigen Symptome der drohenden oder eben eingetretenen Perforationsperitonitis und die nicht minder klare Anzeigestellung zur Frühoperation endlich Allgemeingut der Aerzte würden.

Die Therapie des Prostatakarzinoms

Von

Professor Dr. **R. Uebelhör**

Wien

Der Weg der Therapie des Prostatakarzinoms war zunächst durch die Beobachtung der günstigen Wirkung einer Kastration und dann durch die Entdeckung der erstaunlich guten Beeinflussung durch Oestrogene vorgezeichnet. Was in letzter Zeit zusätzlich gefunden wurde, rechtfertigt wieder einmal eine Zusammenfassung der Behandlungsmöglichkeiten. Kastration und Oestrogene wirken ungefähr gleich, die einen durch Ausschaltung der Androgenproduktion, die Oestrogene durch eine, grob gesagt, derartige Schädigung der Hoden, daß dies einer Kastration gleichkommt. Das Wachstum der normalen Prostata hängt ab von der endokrinen Tätigkeit der Hoden. Nicht nur in der Entwicklungszeit, sondern auch später besteht dieser Satz zu Recht. Es ist eine einwandfreie Erfahrung, daß bei Spätkastraten die Prostata immer atrophiert. Die endokrine Tätigkeit der Hoden wieder hängt von der anregenden Wirkung durch die Gonadotropine ab. Oestrogene bremsen die Gonadotropinproduktion, daher auch die Vorstellung der Wirksamkeit der Oestrogene über den Hypophysenvorderlappen. Es wurde sogar der Vorschlag gemacht (allerdings mit wesentlich komplizierterer Begründung), Androgene zur Behandlung zu verwenden. Die Bremswirkung der Androgene auf den Hypophysenvorderlappen ist eine ähnliche und durch die verwendeten hohen Dosen ist eine lang dauernde Ruhigstellung der Hoden sehr wahrscheinlich. Theoretisch ist jedenfalls die Kastration das einfachste Mittel eine Atrophie der Prostata zu erreichen. Nebenbei bemerkt, wurde noch bei keinem Kastraten ein Prostatakarzinom beobachtet. Die Frage, wieso die Kastration nicht nur die normale Prostata atrophisch umwandelt, sondern auch rückbildend auf das Prostatakarzinom wirkt, kann noch nicht eindeutig beantwortet werden. Es ist jedenfalls eine Tatsache, daß mit dem Wegfall der Androgene auch ein Prostatakarzinom Rückbildungserscheinungen zeigen kann. Das drüsenbildende Karzinom ist der normalen Prostata biologisch offenbar sehr ähnlich, als eine verzerrte Form mit anderen Wachstumsgesetzen. Je unähnlicher der Aufbau des Prostatakarzinoms dem der normalen Prostata ist, desto weniger wird eine therapeutische Möglichkeit gegeben sein. Dies ist auch die Erklärung für die Grenzen der Therapie. Es sei denn, daß bei einem beginnenden Karzinom durch die Zerstörung des Mutterbodens etwas zu erreichen sein wird. Die in der Praxis ungenügende Wirkung der Kastration hat dazu geführt, daß immer mit der Oestrogenbehandlung kombiniert wird. Nun haben die Oestrogene bei langem Gebrauch eine zerstörende Wirkung auf die Hoden. Die histologischen Bilder der Hoden zeigen, je nach der Länge und Dosierung der Oestrogenmedikation, alle Uebergänge vom Flacherwerden des Samenepithels bis zum Zerfall dieses Epithels und Schwund des Zwischengewebes. Diese medikamentöse Kastration ist aber sozusagen eine sehr mühsame und ist belastet mit allen Nachteilen einer beträchtlichen Feminisierung. Dies spielt bei den alten Männern in psychischer Hinsicht keine allzugroße Rolle. Körperlich können die starke Brustentwicklung, der Fettansatz, die Oedemneigung und Störungen der Zirkulation als unerwünschte und gelegentlich einmal bedenkliche Nebenwirkungen bezeichnet werden. Eine Karzinombildung in der Mamma des Mannes ist beobachtet worden, jedoch so selten, daß dies vernachlässigt werden kann. Die Oestrogene haben aber auch eine direkte Wirkung auf die Prostata im Sinne einer Schädigung des Drüsenepithels und beträchtlicher Bindegewebsvermehrung. Sie haben eine ganz ähnliche Wirkung auch auf das Karzinom bzw. das Adenokarzinom, nicht nur der Prostata, sondern auch auf die Metastasen. Man kann also summarisch sagen: Die Androgene sind der Wachstumsfaktor für die Prostata und für das Adenokarzinom der Prostata, die Oestrogene stellen den Rückbildungsfaktor für die Prostata und deren Karzinom dar. Man behauptet neuerdings von den Oestrogenen auch, daß sie als Zytostatika wirken, und zwar stärker und selektiver als etwa das Stickstofflost.

Versager der Therapie ließen vermuten, daß im Körper noch vorhandene Produktionsstätten, nämlich die Nebennieren, nicht ausschaltbar seien. Man hat sogar gefunden, daß die Oestrogene eine Größenzunahme der Nebennierenrinde bewirken, was anscheinend auch eine vermehrte endokrine Tätigkeit der Nebennieren zur Folge hat. Man hat daraus auch die Konsequenzen gezogen und ist sogar so weit gegangen, in therapieresistenten Fällen die Nebennieren zu exstirpieren. Sehr ermunternde Ergebnisse hat dies nicht gezeitigt. Ein anderer Versuch ist der, die durch das Cortison entstehende Atrophie der Nebennierenrinde zu verwerten. Die Ergebnisse dieser Versuche und die Voraussetzungen der Behandlung mit Cortison sind in den Arbeiten von L i n d n e r und mir veröffentlicht (Wien. klin. Wschr., 1953, Nr. 36/37). Diese Versuche können mit einer noch später zu nennenden Einschränkung als aussichtsreich bezeichnet werden. Eine noch nicht entschiedene Frage ist die, ob die Ausschaltung der Nebennierenrinde primär oder erst bei Versagen der bisher üblichen Therapie versucht werden soll.

Ich habe in der oben zitierten Arbeit angeregt, bei schwereren Krankheitsfällen mit der Cortisonbehandlung zu beginnen, bald die Orchidektomie auszuführen und dann in individueller Dosierung die Oestrogenbehandlung anzuschließen.

Ueber das bisher Erreichte orientieren bereits zahlreiche Arbeiten. Eine Zusammenfassung und eine Statistik, auf großen Zahlen fußend, steht noch aus. Wenn ich mein eigenes Material überblicke, das jetzt bald 800 Fälle von Prostatakarzinom umfaßt, komme ich gleich auf eine Schwierigkeit. Die stationär behandelten Fälle stellen eine Auslese der schwereren Fälle dar, diese allein zu berücksichtigen, ergäbe ein falsches Bild. Die Patienten der Praxis, die nicht ins Krankenhaus aufgenommen werden, sind sozusagen der gutartigere Teil der Gesamtzahl, sind anderseits nicht so genau erfaßt und durchuntersucht und wahrscheinlich werden viele solche Fälle in den Statistiken gar nicht berücksichtigt. Wir wissen ja schon lange, daß es Prostatakarzinome gibt, die sehr langsam wachsen und Jahre hindurch weder eine wesentliche Harnretention verursachen, noch auch Metastasen setzen, wenn die Behandlung nur durchgeführt wird, und zwar in geringer Dosierung. Daß unbehandelte Patienten durch Jahre hindurch beschwerdefrei bleiben, keine Metastasen oder sonstige Komplikationen bekommen, bestreite ich. Früher hielt ich dies, so wie viele andere Beobachter, für möglich. Erst eine Statistik des eigenen Materials aus der Zeit vor der Oestrogenbehandlung belehrte mich eines besseren. Ich fand damals eine durchschnittliche Lebensdauer der ganz unbehandelten Patienten von 11 Monaten, gerechnet von dem Tag an, an dem die Patienten Beschwerden bekamen. Ich muß allerdings zugeben, daß symptomlose Prostatakarzinome viel häufiger bei Obduktionen gefunden werden, als dies dem klinischen Durchschnitt entspricht. Man muß also einschränkend sagen, daß die wegen der Beschwerden untersuchten und diagnostizierten Prostatakarzinome unbehandelt sehr rasch tödlich verlaufen. Die moderne Behandlung hat da tatsächlich einen beachtlichen Wandel geschaffen. Wir rechnen jetzt mit einer durchschnittlichen Lebensdauer von über 3 Jahren. Diese Zahl wird von manchen als immer noch recht ungünstig angesehen werden, es ist daher notwendig, zu betonen, daß eine kleinere Anzahl bis jetzt 6 bis 7 Jahre in Beobachtung steht. Wesentlich ist es, daß diese lange Zeit nicht eine Zeit schweren Siechtums ist. Die Lebensdauer von Patienten mit bereits nachweisbaren Metastasen zur Zeit der Diagnose ist trotz intensivster Behandlung in meinem eigenen Material mit maximal 5 Jahren bemessen. Dies aber nur als Ausnahme. Am meisten interessiert natürlich die Frage, ob eine Dauerheilung durch die konservative Behandlung möglich ist. Dies kann ich immer noch nicht beantworten, d. h. aber auch, daß ich dies nicht für gänzlich ausgeschlossen halte. Einige wenige Beobachtungen ermutigen dazu, die Arbeit mit dem Ziele einer echten Heilung weiter zu intensivieren. Ein autoptischer Befund — das gänzliche Verschwinden eines vorher histologisch und klinisch verifizierten Karzinoms — liegt noch nicht vor, wohl aber wurden weitgehende Remissionen im histologischen Bild festgestellt. Auch mittels der Kombination Radikaloperation und Hormonbehandlung führe ich in meinem Material einige Patienten in Evidenz, die bisher nach 5 bis 6 Jahren keinerlei Zeichen eines Rezidivs erkennen lassen. Von einer Dauerheilung etwa nach 5 Jahren zu sprechen, ist gänzlich ausgeschlossen. Ich berichte ganz kurz über einen Patienten, dessen Krankengeschichte recht charakteristisch ist. Ein jetzt 77jähriger wurde im Mai 1946 zum erstenmal untersucht und behandelt. Beträchtliche Harnverhaltung, daher Elektroresektion. Der mikroskopische Befund bestätigt die Diagnose eines Prostatakarzinoms. Anschließend bis im Juni 1953 Behandlung ausschließlich mit Retalonlinguetten, nur ganz im Anfang auch einige Injektionen. Bis zum Juni 1953 ganz beschwerdefrei. Dann neuerliche Dysurie und Rückenschmerzen. Palpationsbefund bis dahin immer der einer etwas härteren aber kleinen Prostata mit verschwimmenden Grenzen. Jetzt beträchtliche, ganz asymmetrische, sehr harte

Vergrößerung. Keine nachweisbaren Metastasen. Allgemeinzustand etwas schlechter. Man kann aus diesem Bericht
schließen, daß dieses Karzinom durch 7 Jahre einigermaßen
stationär blieb. Die Zeichen der Feminisierung sind ausgeprägt, beide Hoden sind ganz klein und weich. Was ist
nun geschehen? Trat eine Gewöhnung an die gleichmäßige
Oestrogendosis auf? Wurde zu wenig gegeben, oder handelt
es sich um ein ganz neues Karzinom? Alle diese Fragen
sind unentscheidbar. Inzwischen hat der Patient bereits
höhere Dosen bekommen und der Befund wird wieder langsam besser. Dieses Faktum, nämlich eine neuerliche günstige Reaktion bei Verstärkung der Dosis auch des gleichen
Präparates, sehe ich übrigens immer wieder. Alle diese
Fragen leiten über zum Behandlungsplan. Die Kastration
allein wird verhältnismäßig selten ausgeführt. Nach meiner
Meinung wird dieser Eingriff überhaupt zu selten vorgenommen. Man tut zweifellos gut daran, diese kleine Operation
in der üblichen Weise (Spaltung der Hoden, Entfernung des
Parenchyms, Insichvernähen der Tunika, Belassen der
Nebenhoden, Vasektomie) bei sicherer Diagnose gleich oder
wenigstens bald auszuführen. Als einzige Therapie ist dies
nicht genügend. Eine zusätzliche Oestrogentherapie ist notwendig. Die Anfangsdosen müssen hoch sein, gleichgültig,
ob die Orchidektomie bereits ausgeführt ist oder nicht. Ich
empfehle ölige Lösungen in der Menge von 30 bis 50 mg im
Tag. Die Mindestmenge sind 10 Injektionen. Sofort anschließend kommt die Erhaltungsdosis, die dann lebensläng-
lich mit individuellen Variationen einzuhalten ist. Diese Erhaltungsdosis heißt entweder Implantation von Oestrogen-
stäbchen (50 bis 100 mg einmal in 5 Monaten) oder per-
linguale (perorale) Medikation täglich 5 bis 10 mg. Ich muß
auf die Nennung der einzelnen Präparate verzichten, es
sind lediglich die entsprechenden Vorschriften und die Dosierung einzuhalten. Ein Wechsel der Präparate kann gut
sein, wenn man den Eindruck hat, daß nach einiger Zeit
keine Fortschritte mehr erzielt werden, oder das betreffende
Präparat nicht vertragen wird. Zwischen diesen beiden Be-
handlungsformen liegt die intermittierende Medikation mit
Kristallsuspensionen oder öligen Lösungen mit Depotwir-
kung. Diese Behandlung ist zweckmäßig im Anschluß an
die täglichen Injektionen, wenn es sich um ein schwereres
Krankheitsbild etwa mit ausgedehnten Metastasen handelt.
Irgend etwas Unbefriedigendes blieb bei diesem Behand-
lungsschema — nicht nur in Hinsicht auf die letzten Erfolge. Zu starke und zu rasche Feminisierung, Oedeme, Zir-

kulationsstörungen usw. sind besonders bei Vorhandensein anderer Krankheiten nicht gleichgültig. Man hat das Bedürfnis, die Dosen noch zu steigern, kann aber aus den angeführten Gründen über eine gewisse Grenze nicht hinaus. Es ist überhaupt fraglich, ob bei ständig steigender Dosis die für den Tumor wirksame Konzentration jemals erreicht wird. Hier kommt nun eine ganz neue Idee zur praktischen Bewährung.

Es ist schon lange bekannt, daß in der normalen Prostata, noch mehr aber im Prostatakarzinom sowie seinen Metastasen eine Phosphatase gebildet wird, deren Bestimmung auch diagnostischen Wert hat. Wenn man nun das Diphosphat eines Oestrogens injiziert, so hat dies in wäßriger Lösung keine sehr differente Wirkung im Organismus — auch nicht bei hoher Dosis. Durch die Phosphatase im Tumor und seinen Metastasen wird das Phosphat abgespalten und es entsteht im Tumor selbst die gewünschte wirksame Form. Das wasserlösliche Präparat kann intravenös in hohen Dosen injiziert werden (bis zu 2000 mg). W i l l - m a n n s hat das mehr oder weniger indifferente Diphosphat-Oestrogen als Transportform bezeichnet, die — soweit nicht im Tumor die entsprechende Umsetzung erfolgt — rasch wieder aus dem Körper ausgeschieden wird. Man kann daher eine sehr hochdosierte und durchaus gezielte Behandlung vornehmen, die frei von den oben beschriebenen Nebenwirkungen ist. Diese gute Idee ist im Präparat St-52 der Astawerke, deren wissenschaftlicher Leiter, Herr W i l l - m a n n s mich in dankenswerter Weise mit genügenden Mengen versorgt hat, verwirklicht. D r u c k r e y und R a a b e haben dazu die experimentellen, chemischen und klinischen Vorarbeiten geleistet. In 20, meist bereits vorbehandelten Fällen, konnte ich mich von der Wirkung des Präparates überzeugen, die gelegentlich bei ausgezeichneter Verträglichkeit eine erstaunliche war. Die Dosierung ist 500 mg in täglichen intravenösen Injektionen durch eine individuell verschiedene Zeit. Es unterliegt keinem Zweifel, daß man damit eine wesentlich höhere Gesamtdosis in wirksamer Form an den Tumor und die etwa vorhandenen Metastasen heranbringt. Eine Grenze dieser Behandlungsform mag darin liegen, daß die Phosphataseproduktion in der Prostata während der Behandlung wesentlich abnimmt, wie ja auch die Phosphatasebestimmung ergibt, die oft einen Sturz auf ganz niedrige Werte zeigt. Es handelt sich wohl auch um eine Art Stoßbehandlung, die natürlich wiederholt werden kann und soll, vor allem dann, wenn die Phosphatasewerte wieder ansteigen. Es wird aber auch bei dieser Therapie eine Kombination mit anderen Maßnahmen, etwa der Orchidektomie und der dauernden Oestrogenbehandlung vielleicht in etwas modifizierter Form das Beste sein. Eine ganz ähnliche Idee, nämlich die Konzentration möglichst hoher Dosen Oestrogen im Tumor sucht man durch die Injektion des Medikamentes in oder in die Umgebung des Tumors zu erreichen. B i b u s hat in einer kürzlich erschienenen Arbeit über die Injektion von Kristallsuspensionen in die Umgebung des Prostatakarzinoms berichtet. Wir haben wasserlösliche Präparate in den Tumor selbst injiziert. Ich bin mit B i b u s der Ansicht, daß dies eine zusätzliche Therapie ist, die man weiter verfolgen sollte. Bei einem Prostatakarzinom, das sich kaudal von der Prostataspitze ausbreitete, die Harnröhre komprimierte und resistent gegen die bisher durchgeführte Therapie war, palpierte ich eine deutliche Verkleinerung des Tumorzapfens nach mehreren örtlichen Injektionen. Wenn man bedenkt, daß die schon vorher erwähnte Cortisonbehandlung eine weitere Möglichkeit darstellt, so sieht man, daß die Behandlung des Prostatakarzinoms eine vielfältige sein kann und auch neue Wege begangen werden, um die bisherigen Resultate zu verbessern. Dazu kommt nun noch die Radikaloperation. Die Fälle, die bei ganz kleinem Tumor (eigene Erfahrung: haselnußgroß in einem Prostatalappen) eine einwandfreie Exstirpation ermöglichen, sind leider ganz selten. Auch ist es bekannt, daß schon bei kleinem Tumor und gut abgrenzbarer Prostata Krebsnester in den Lymphgefäßen der weiteren Umgebung sein können. Ich verfolge seit Jahren die Möglichkeit, das Prostatakarzinom dann zu exstirpieren, wenn der Tumor durch die konservative Behandlung wesentlich kleiner geworden ist. Die Idee ist naheliegend, bei solchen Karzinomen, die auf die Oestrogenbehandlung reagieren, den Krebsherd zu entfernen und die schon vorhandenen Ablagerungen mit der Oestrogenbehandlung zumindest im Zaum zu halten, was möglicherweise leichter dann gelingt, wenn der Primärtumor entfernt ist.

Wenn man nun erst in zweiter Linie in Betracht zieht, daß es sehr befriedigend ist, wenn man durch die geschilderte Behandlung eine Harnretention bessert, die Ischialgien und andere Schmerzen zum Verschwinden bringt, Knochenmetastasen in günstigem Sinne beeinflußt und den Allgemeinzustand wesentlich bessert, so bleibt doch als erstes Ziel die Heilung des Karzinoms. Um dies zu versuchen und dieses Ziel seiner Verwirklichung näherzubringen, gehört — unzählige Male schon betont — die frühe Diagnose.

Dazu wieder gehört die wiederholte Rektaluntersuchung bei Männern über 60 Jahre. Es bürgert sich allmählich ein, daß die Patienten einmal im Jahr zum Arzt kommen, nur um nachsehen zu lassen. Da darf auf die Rektaluntersuchung nicht vergessen werden. Weiter halte ich es für das beste, jeden Patienten, bei dem die Diagnose einigermaßen gesichert ist, ins Krankenhaus aufzunehmen. Die verschiedenen Untersuchungen üblicher Art, ferner die Bestimmung der Phosphatase, die Kurve der 17-Ketosteroide usw., die Zusammenfassung aller Untersuchungsergebnisse zu einem einigermaßen abgerundeten Bild, der Beginn der Behandlung, eventuell die Durchführung der Orchidektomie erfordern zweifellos die Fachabteilung. Ist die Behandlung in entsprechender Weise eingeleitet, übernimmt der Praktiker die wesentliche Aufgabe der Kontrolle, die wohl alle 3 Monate fortlaufend erfolgen soll. Ich lege Wert auf die Feststellung, daß diese Kontrolle nichts Kompliziertes sein muß, daß vielmehr die Rektaluntersuchung das einzige wirklich Ausschlaggebende ist. Der Untersucher muß sich nur gegenwärtig halten, welchen Palpationsbefund eine atrophische, flache, fibröse Prostata ergibt. Dies wäre das ideale Ergebnis. Dazu gehören noch die üblichen Fragen nach dem Allgemeinbefund, nach Schmerzen, besonders in den Beinen, und die Ueberprüfung der Blutsenkungsgeschwindigkeit. Jede Abweichung von einem gleichbleibenden klinischen Befund erfordert eine Aenderung der Behandlung oder des ganzen Behandlungsplanes, worüber wieder der Facharzt zu entscheiden hat.

Wenn ich alle die geschilderten therapeutischen Möglichkeiten und die bisherigen Erfolge überblicke, so möchte ich doch den Standpunkt eines noch vorsichtigen Optimismus vertreten. Vielleicht sind wir auf dem richtigen Weg, eine besonders bösartige Form des Karzinoms heilen zu können.

Klinische Diagnostik
des rheumatischen Gewebsschadens

Von

Professor Dr. **Karl Gotsch**

Graz

Meine Aufgabe ist es, die Möglichkeiten aufzuzeigen, die der Klinik zur Verfügung stehen, um rheumatische Gewebsschäden zu erkennen. Diese Gewebsveränderungen sind nun außerordentlich verschiedenartig und vielgestaltig. Der Vielzahl der Krankheitserscheinungen, die zu den rheumatischen Krankheiten gezählt werden, entspricht eine Vielfalt von geweblichen Veränderungen. Daraus ergeben sich die ersten Schwierigkeiten, dieses Thema in bemessener Zeit erschöpfend zu behandeln. Weitere sind darin begründet, daß die Auffassungen darüber, was als rheumatisch anzusehen ist, auch heute noch auseinander gehen. Trotz vielfacher Bestrebungen, den Rheumabegriff einzuengen, ist auch den neuen Einteilungen das Symptom des ziehenden Schmerzes zugrunde gelegt. Auf alle geweblichen Veränderungen, die dem Symptom eines ziehenden Schmerzes zugrunde liegen können, einzugehen, ist hier heute natürlich nicht möglich. Aus verschiedenen Gründen wird in den folgenden Ausführungen vielmehr nur von jenen Gewebsschäden die Rede sein, die in den heute üblichen Einteilungen rheumatischer Krankheitserscheinungen als entzündlicher Rheumatismus von den degenerativen Formen abgegrenzt werden. Daß aber auch bei diesem entzündlichen Rheumatismus, zu dem vor allem die akute Polyarthritis und die primär- bzw. sekundär chronische Polyarthritis gehören, degenerative Erscheinungen nicht fehlen, wird heute mehrfach zum Ausdruck gebracht werden. Schon die ersten morphologisch faßbaren Veränderungen, die wir bei der klassischen Polyarthritis finden, sind wenigstens zum Teil als degenerative anzusehen, wie schon E p p i n g e r hervorgehoben hat.

Die Veränderungen am Bindegewebe, die als morphologisches Substrat des Rheumatismus bekannt sind, sollen nur kurz angeführt werden. Neben perivaskulär gelegenen, hydropisch gallertigen Bezirken mit Verquellung der Zwischensubstanz und Fibrinbildung, die K l i n g e als Frühinfiltrate bezeichnet hat, finden sich granulomatöse Zellwucherungen, wie sie zuerst von A s c h o f f und später von G e i p e l und G r ä f f u. a. am Herzmuskel festgestellt und beschrieben wurden. Diese Veränderungen konnten auch experimentell erzeugt und die Bedingungen studiert werden, unter denen sie auftreten. K l i n g e hat dann gezeigt, daß die rheumatischen Gewebsveränderungen nicht unter dem Einfluß einer spezifischen Noxe oder eines spezifischen Erregers zustande kommen, sondern durch ganz verschiedene Schädlichkeiten und Einwirkungen hervorgerufen werden können, wenn diese einen entsprechend vorbereiteten Organismus treffen. Aus den exsudativ-degenerativen Veränderungen entstehen nach Wochen die rheumatischen Granulome, aus diesen nach Monaten die Narbe. Die Verquellungsherde können sich aber auch vollständig zurückbilden ohne irgendwelche Veränderungen zurückzulassen, sie können in Narben übergehen, ohne daß es vorher zur Granulombildung gekommen war.

Diese Veränderungen finden sich überall im Bindegewebe, in der Muskulatur, an den Sehnenansätzen, im subserösen Bindegewebe der Pleura, Pericards, des Peritoneums, in den inneren Organen, im subkutanen Gewebe. Sie sind ferner am Gefäßsystem festgestellt worden, an den großen Arterien, wie an den kleinen Venen. Alle Schichten können befallen sein oder jede allein. Der Ablauf des rheumatischen Prozesses an den Gefäßen ist grundsätzlich der gleiche wie im Bindegewebe selbst. Im Beginn steht auch hier die fibrinoide Verquellung, am Ende die Narbe.

In Abhängigkeit von Art und Ausmaß der Veränderungen, ihrer Verbreitung und Lokalisation können sie zu einer Vielzahl von Krankheitserscheinungen führen. Neben typischen Krankheitsbildern, wie z. B. die klassische Polyarthritis acuta mit Endo-Myo-Pericarditis, kommen rheumatische Gewebsveränderungen ausschließlich an inneren Organen ohne jegliche Gelenkaffektion vor und schließlich gibt es rein periphere Formen, bei denen nur eine Erkrankung der Gelenke, der Haut, der Sehnen, der Nerven vorliegt, die inneren Organe aber weitgehend oder ganz verschont bleiben. An den Gefäßen schließlich führen rheumatische Prozesse durch Stenosierung von Arterien zu Störungen der Blutversorgung, durch thrombotische Vorgänge in den Venen zu Störungen des venösen Abflusses, durch Verschlechterung der Windkesselfunktion größerer Gefäße zu Störungen der Kreislaufregulation u. a. m. An den Kapillaren können sie die Austauschvorgänge erschweren und bilden hier einen Teil des rheumatischen Gewebsschadens selbst. Diese rheumatischen Veränderungen an den Gefäßen werden wegen ihrer großen Bedeutung für die Klinik in letzter Zeit immer mehr gewürdigt und gewinnen auch für die Pathogenese des rheumatischen Gewebsschadens zunehmend an Interesse.

Die Erkennung aller dieser rheumatischen Gewebsschäden ist bei ausgeprägten Krankheitsbildern, wie beim rheumatischen Fieber, der klassischen Polyarthritis, schon aus den klinischen Erscheinungen und dem Verlauf möglich. Auch die sogenannte primär-chronische Polyarthritis mit der charakteristischen Streckung im Mittelgelenk, Beugung am Grund- und Endgelenk der Finger, der Ulnardeviation, der Atrophie der Haut, der Symmetrie der Erscheinungen ist so typisch, daß sie auch ohne weitere diagnostische Hilfsmittel erkannt werden kann. Schwieriger ist die Diagnose bei Krankheitsbildern, die ihnen

als R e i t e r sches Syndrom mit Urethritis, Konjunktivitis, Polyarthritis,

als S t i l l - Syndrom bei Kindern mit Polyarthritis, Drüsenschwellungen und Milztumor,

als F e l t y - Syndrom bei Erwachsenen mit chronischer Polyarthritis, Schwellungen des gesamten lymphatischen Apparates, Milztumor, Leukopenie,

als S j ö g r e n sches Syndrom mit Atrophie der Tränen- und Speicheldrüsen, Polyarthritis, hoher Senkung, hypochrome Anämie und

als L i b m a n n - S a c h s sches Syndrom bekannt sind mit Endo- und Perikarditis, Pleuritis und den als Erythematodes bezeichneten Hauterscheinungen.

Es handelt sich hier um Krankheitsbilder, die zwischen der akuten Polyarthritis und der Sepsis lenta stehen entsprechend einer unterschiedlichen Relation zwischen den Abwehrkräften des Makroorganismus und der Virulenz des Mikroorganismus.

Schwierig gestaltet sich die Erkennung der rheumatischen Natur einer Erkrankung der Aorta oder der Koronargefäße, des Myokards, der Beingefäße oder eines Nerven. Man wird an eine rheumatische Genese denken, wenn die Beschwerden zusammen mit anderen rheumatischen Krankheitserscheinungen gleichzeitig auftreten. Ist das nicht der Fall, so kann die Diagnose vielfach sogar ganz unmöglich sein. Klinischer Verlauf, Alter, Ansprechbarkeit auf Salizylate, Erfolg oder Mißerfolg anderer therapeutischer Maßnahmen können Hinweise für die rheumatische Genese geben, die erst angenommen werden darf, wenn alle anderen Ursachen ausgeschlossen wurden. Das erfordert oft viel sorgfältige Arbeit und kostspielige Untersuchungen. Rheumatische Gewebsveränderungen an inneren Organen können schließlich so latent oder mit so uncharakteristischen Erscheinungen verlaufen, daß vielfach nicht einmal die Möglichkeit einer rheumatischen Genese erwogen wird. Angesichts der Häufigkeit atypischer Krankheitsbilder und der Zunahme schleichend verlaufender rheumatischer Prozesse in den Jahren nach dem zweiten Weltkrieg stellt dies zweifellos einen unbefriedigenden und beunruhigenden Zustand dar. Er zwingt uns, alle diagnostischen Möglichkeiten zu erschöpfen, die uns zur Verfügung stehen und spezielle, zum Teil komplizierte Untersuchungsmethoden heranzuziehen, wenn klinischer Befund und die Standarduntersuchungen nicht zum Ziele geführt haben. Man wird mit ihrer Hilfe freilich die rheumatische Natur einer Erkrankung nicht beweisen, aber wertvolle Hinweise erhalten, die mit dem klinischen Befund und dem Verlauf zusammen zur Diagnose beitragen können. Von solchen Methoden sind in den letzten Jahren eine ganze Anzahl entwickelt worden. Entsprechend der verschiedenen Auffassung der einzelnen Forscher von der Aetiologie und Pathogenese des rheumatischen Gewebsschadens sind hierbei recht unterschiedliche Wege beschritten worden. Man bediente sich

1. des Nachweises eines Eiterherdes, eines sogenannten Fokus, dessen Fokusstoffe direkt, vor allem aber auf dem Umwege über eine hypererergische Umstimmung rheumatische Gewebsveränderungen zu erzeugen imstande sind. Außerdem wurden für diagnostische Zwecke noch benützt:

2. der Nachweis von Antikörpern im Serum gegen bestimmte Erreger bzw. Fermente derselben.

Auch der Nachweis des Erregers selbst ist diagnostisch, besonders für die Grenzfälle zur Sepsis lenta, von Wert.

3. Der Nachweis von bestimmten g e w e b l i c h e n Ve r ä n d e r u n g e n und F u n k t i o n s s t ö r u n g e n am Orte des rheumatischen Krankheitsgeschehens selbst: am G e f ä ß b i n d e g e w e b s a p p a r a t.

4. Der Nachweis einer F u n k t i o n s s t ö r u n g des H y p o p h y s e n n e b e n n i e r e n s y s t e m s.

5. Der Nachweis einer h y p e r e r g i s c h e n R e a k t i o n s l a g e.

6. Der Nachweis von Störungen im vegetativen Nervensystem.

In Abhängigkeit von der unterschiedlichen Auffassung über Aetiologie und Pathogenese des rheumatischen Gewebsschadens wird das Augenmerk einmal mehr auf den Erreger bzw. den Fokus, einmal mehr auf hormonale oder neurovegetative Störungen oder die Reaktionslage gerichtet. Die krankhaften Veränderungen im Bindegewebe selbst, denen — zumindest von klinischer Seite — nicht diese Beachtung geschenkt wurde, wie sie es meines Erachtens verdienen, scheinen jetzt wieder mehr in den Mittelpunkt zu rücken, wie u. a. auch der letzte internationale Rheumatologenkongreß in Genf gezeigt hat.

Ohne auf die einzelnen Auffassungen von der Bedeutung des Erregers, der Allergie, des vegetativen Nervensystems, der Hypophysennebennierenachse beim Zustandekommen der rheumatischen Gewebsveränderungen einzugehen — diesen Fragen ist heute ein eigenes Referat gewidmet — sollen nun die zu den ersten drei Gruppen gehörenden Methoden besprochen werden, während die Bestrebungen, aus dem Nachweis einer Funktionsstörung des Hypophysennebennierensystems, aus dem Nachweis einer hyperergischen Reaktionsbereitschaft oder von Störungen im vegetativen Nervensystem diagnostisch verwertbare Rückschlüsse zu ziehen — nicht zuletzt aus Zeitgründen —, heute unerwähnt bleiben müssen.

Dem Nachweis eines aktiven, streuenden Fokus dienen zahlreiche Methoden. Sie kennen die künstliche Aktivierung durch Hyperämisierung des Herdes mittels Kurzwellendurchflutung oder Röntgenbestrahlung, mittels Injektion von abgetöteten Bakterienstämmen, wie sie sich im Fokus finden (B o t t y a n und G a n s l m a y e r), die Pyriferinjektion von S c h e l l o n g und den Penicillintest von F e n n e r. Ich nenne weiter den Histamintest an der Haut von R a t s c h o w, den Histamintest auf der Bindehaut von R e m k y - R o h r s c h n e i d e r, die Bestimmung der

Kapillarresistenz und der Impletoltest von H u n e k e. Es
gibt noch viele andere Teste. Ich kann sie nicht alle auf-
zählen und muß auf die diesbezüglichen zusammenfassenden Darstellungen verweisen. Aber über die Bewertung
der mit Hilfe dieser Teste erhaltenen Ergebnisse müssen
einige Worte gesagt werden. Es wurde mehrfach darauf
hingewiesen, daß man hier nicht genug vorsichtig sein
könne. Die Teste wären unspezifisch und ein positiver Ausfall wäre noch gar kein Beweis dafür, daß ein aktiver Fokus
vorläge. Man teste mit diesen Methoden nicht den Herd,
sondern Aenderungen der vegetativen Tonuslage, und solche
könnten nicht nur vom Fokus, sondern auf die verschie-
denste Weise hervorgerufen werden. Daß letzteres zutrifft,
wird niemand leugnen. Testen wir aber mit allen Methoden
n u r eine vegetative Tonusänderung, und besagt die lokale
Reaktion nach Pyrifer oder Penicillin dasselbe wie der
positive Ausfall der Histaminprobe? Und sind alle diese
Proben in bezug auf ihre diagnostische Bedeutung gleich
zu bewerten? Die Antwort hängt zusammen mit der Frage
nach dem Mechanismus, über den ein Fokus rheumatische
Krankheitserscheinungen auslöst: mit der Frage, ob die toxischen Fokusstoffe direkt wirksam sind oder mehr über
eine hyperergische Umstimmung, die mit hormonalen und
neurovegetativen Störungen gekoppelt ist, oder ob der Fokus
einen Störfaktor in einem nervalen Störungsfeld darstellt,
wie es Huneke auch von Narben gezeigt hat, oder ob man
ihm — zumindest für einen Teil rheumatischer Krankheitserscheinungen — jede Bedeutung absprechen kann u. a. m.
Diese Fragen zu beantworten, ist heute zweifellos schwieriger,
seitdem wir die Bedeutung unspezifischer Reize kennen. Es
wird bezweifelt, daß die Exacerbation der rheumatischen Beschwerde z. B. bei künstlicher Aktivierung des Fokus als Beweis für einen Zusammenhang zwischen Fokus und der
rheumatischen Beschwerde angesehen werden könne. Wenn
wir früher einen verdächtigen Herd dann als den Ur-
heber einer rheumatischen Erkrankung angesprochen haben,
wenn die Krankheitserscheinungen nach Beseitigung des
Herdes geschwunden sind und lediglich die Möglichkeit
einer spontanen Besserung zu erwägen war, so müssen
wir heute auch damit rechnen, daß die Sanierung selbst
als unspezifischer Reiz über das Hypophysennebennieren-
bzw. neurovegetative System wirksam gewesen ist. Ein
Stress kann bekanntlich bei einem bestehenden chronischen
Entzündungsprozeß sowohl günstig als auch ungünstig wirken, wie zahlreiche Beobachtungen zeigen. Wir wissen frei-

lich recht wenig darüber, welchen Anteil der operative Eingriff als solcher z. B. am Schwinden der Beschwerden nach einer Tonsillektomie hat. Aber die alte Frage, ob man einen Eiterherd beseitigen soll oder nicht, wird in neuer Form wieder gestellt, ob eine operative Maßnahme nicht etwa durch eine andere ersetzt werden kann, die dieselben Umstellungen im vegetativen System hervorruft, ohne daß die Tonsillen herausgeschält und die Zähne gezogen werden müssen. Die Erfolge von Einspritzungen ganz unspezifischer Mittel in die Umgebung von Eiterherden oder in das zugehörige Segment, in sogenannte neurale Störungsfelder, wie sie von H u n e k e, N o n n e n b r u c h und G r o ß u. a. aufgezeigt wurden und ich sie auch selbst gesehen habe, zwingen uns, diesen Fragen weiter nachzugehen. Liegen die Dinge so, daß wir mit der Entfernung eines Eiterherdes 24 Stunden nach Krankheitsbeginn zu spät kommen, weil das pathologische Engramm im Nervensystem bereits irreversibel verankert und eine weitere Beeinflussung des Krankheitsgeschehens jetzt nur mehr über eine solche des Nervensystems möglich ist? Ist der Erfolg einer Herdsanierung, den doch jeder von uns kennt, dann nur Folge des Stoßes, den das vegetative Nervensystem erhalten hat, der aber genau so erzielt werden kann durch Injektion eines ganz unspezifischen Mittels in die Umgebung des Herdes oder in ein nervales Störungsfeld? Schon werden Druckknöpfe im vegetativen Nervensystem vermutet, auf die man nur zu drücken braucht, um diesen Wandel zu erzielen. Wenn diese Konzeption richtig ist, müssen wir dann nicht beginnen, die Suche nach einem Fokus zu ergänzen durch die Suche nach neuralen Störungsfeldern, die auch durch Narben bedingt sein können und stört die Narbe nach einer Tonsillektomie nicht genau so weiter als der Eiterherd, da sie im gleichen Störungsfeld liegt. Eine Frage ergibt die andere. Wir haben leider noch keinen genügenden Einblick in diese Vorgänge, die sich hier abspielen, und in die kausalen Zusammenhänge, und müssen deshalb bis zur Klarstellung grundsätzlicher Fragen der Herdwirkung und Rheumapathogenese naturgemäß auch in der Bewertung der verschiedenen Teste eine gewisse Zurückhaltung bewahren. Das soll aber nicht hindern, diejenigen Teste, über die ausgedehnte Erfahrungen vorliegen, zur Verlaufsbeobachtung oder als Suchreaktionen weiter zu verwenden, auch wenn ihre theoretische Fundierung nicht nach allen Seiten gesichert und abhängig ist von der jeweiligen Auffassung über die Bedeutung eines Fokus bzw. der Fokusstoffe. Sie werden von Nutzen sein, wenn man in ihnen nur einen Baustein einer umfassenden Diagnostik sieht, die die Gesamtheit der klinischen und Laboratoriumsbefunde berücksichtigt und nicht versucht, Diagnosen auf sie allein zu stützen.

Daß selbst der gelungene Nachweis eines streuenden Fokus im Einzelfall nicht als Beweis dafür angesehen werden kann, daß rheumatische Krankheitserscheinungen durch ihn hervorgerufen sind, braucht nach diesen Ausführungen nicht noch gesondert begründet zu werden.

An zweiter Stelle unter den Untersuchungsmethoden, die dem Nachweis eines rheumatischen Gewebsschadens dienen können, wurde der Nachweis von Antikörpern gegen antigene Substanzen bestimmter Erreger erwähnt. Die heutige Auffassung über die Bedeutung der Streptokokken für die Entstehung rheumatischer Krankheitserscheinungen, wie sie insbesondere in den angelsächsischen Ländern vertreten wird, darf ich als bekannt voraussetzen. Bei den Erregern, die wir bei Tonsillitiden, die bekanntlich sehr oft einer Polyarthritis vorausgehen, finden, handelt es sich vorwiegend um die Untergruppe A der β-hämolytischen Streptokokken, die im Gegensatz zu den α-hämolytischen Streptokokken, die die Blutplatte vergrünen, eine durchsichtige Hämolyse auf der Blutplatte bewirken. Diese Streptokokken vermögen antigene, enzymatische und toxische Stoffe zu bilden, die für die Entstehung rheumatischer Krankheitserscheinungen verantwortlich gemacht werden.

Von den antigenen Stoffen, gegen die der Organismus Antikörper bildet, die im Serum auftreten und zum Nachweis der Infektion benützt werden können, kommen in Betracht:

1. Streptolysine,
2. die Streptokinase und
3. die Streptokokkenhyaluronidase.

Die entsprechenden Antikörper des Serums werden als

1. Anti-Streptolysin, als
2. Anti-Streptokinase und
3. Anti-Hyaluronidase bezeichnet.

Während Streptolysine von allen β-hämolytischen Streptokokken der serologischen Gruppe A gebildet werden, wirken nur etwa 75% fibrinolytisch und nur etwa zwei Drittel bilden Hyaluronidase. Es wird deshalb zu erwarten sein, daß sich bei rheumatischen Erkrankungen durch β-hämolytische Streptokokken Antikörper am ehesten gegen Streptolysine finden werden bzw. daß deren Nachweis am ehesten

Rückschlüsse auf das Vorliegen einer Infektion mit den genannten Erregern zulassen wird.

Der Nachweis des Antistreptolysins (T o d d, C o b u r n) ist heute dank der Bemühungen von K a l b a k, der die Technik angegeben hat, nach einem Antiserum standardisiert, so daß die Befunde einzelner Autoren miteinander absolut vergleichbar sind. Die minimum haemolyzing doses (MHD) der meist verwendeten Streptolysin-Präparate gegen 0·5 ccm einer 5%igen Kaninchenblutkörperchenaufschwemmung beträgt 0·16 bis 0·2 ccm.

Mit dieser Antistreptolysinreaktion lassen sich auch beim Gesunden Streptolysine nachweisen. Sie verdanken ihre Entstehung wahrscheinlich latenten Infektionen mit β-hämolytischen Streptokokken. Dieser sogenannte Normaltiter variiert in Abhängigkeit vom Lebensalter. Beim Neugeborenen entspricht er dem der Mutter, fällt dann im Laufe der nächsten Lebensmonate auf Nullwerte ab, um dann bis zum 20. Lebensjahr anzusteigen (C h r i s t). Beim Erwachsenen werden 200 Antistreptolysineinheiten in 1 ccm Serum als „Normaltiter" angesehen. Werte über 200 Einheiten finden sich nach einer akuten Angina, um dann rasch abzufallen, wenn keine Komplikationen eingetreten sind. Beim Auftreten einer akuten Polyarthritis steigen die Titerwerte bis zu 1000 und darüber an und fallen erst viel später ab als bei unkomplizierten Anginen. Diese Verzögerung im Abfall der Titerwerte wird mit der Bildung eines Fokus in den Tonsillen durch β-hämolytische Streptokokken begründet. Auch latente Infektionen mit β-hämolytischen Streptokokken können zu einem länger dauernden Titeranstieg über den Normalwert führen, der unter Umständen einen wertvollen Hinweis auf das Vorliegen eines latenten Infektionsherdes mit diesen Streptokokken bilden kann. S c h e i f f a r t h und Mitarbeiter haben darauf erst kürzlich wieder hingewiesen. Ueber den Zusammenhang zwischen hohen Titerwerten und der vorliegenden Erkrankung ist eine Aussage freilich nur möglich, wenn die Titerwerte über längere Zeit verfolgt wurden, die Abweichungen größere sind und parallel gehen mit den Krankheitserscheinungen. Bei geringeren Erhöhungen über den sogenannten Normaltiter kann es sich um unspezifische Titersteigerungen handeln, wie sie gelegentlich bei hoch fieberhaften Infektionen auftreten können. Solche unspezifisch erhöhte Titerwerte fand C h r i s t auch nach Hepatitis epidemica und bei Leberzirrhosen und erklärt sie mit einer Verschiebung der

Serumeiweißkörper bei diesen Krankheiten. Die Titerwerte bleiben hier aber längere Zeit auf derselben Höhe und zeigen keine Parallelität mit den Krankheitserscheinungen. Trotzdem wird man aus geringen Titersteigerungen keine weitgehenden diagnostischen Schlüsse ziehen können.

Stark erhöhte Antistreptolysinwerte finden sich in einem hohen Prozentsatz bei der akuten Polyarthritis, im akuten Schub einer chronischen Polyarthritis, bei der Endocarditis rheumatica und der akuten diffusen Glomerulonephritis. Ihre diagnostische Bedeutung bei diesen Krankheiten wird hier immer mehr betont, auch wenn ein regelmäßiger Zusammenhang zwischen Titerhöhe und Intensität bzw. Dauer der klinischen Erscheinungen nicht immer feststellbar war (C h r i s t). Im allgemeinen aber gehen schwerere Krankheitsbilder mit erhöhten Titerwerten einher und umgekehrt leichte Fälle mit mäßigen Steigerungen.

Bei der primär chronischen Polyarthritis und den chronischen Nephritiden ist der Antistreptolysinwert im Serum nur ausnahmsweise über den sogenannten Normaltiter erhöht.

Weniger einheitlich wird der Wert der Antistreptokinase-Reaktion für die Diagnose beurteilt.

T i l l e t und G a r n e r konnten erstmalig feststellen, daß Filtrate von hämolytischen Streptokokken Fibringerinnsel aufzulösen vermögen. T i l l e t fand dann pathologisch erhöhte Antifibrinolysinwerte im Serum von Patienten mit rheumatischer Arthritis. Die fibrinolytischen Eigenschaften des Bakterienfiltrates beruhen auf ihrem Gehalt an Streptokinase, die aber nicht direkt auf das Fibrin einwirkt, sondern lediglich das Profibrinolysin des Plasmas zum wirksamen Fibrinolysin aktiviert. Sowohl gegen die Streptokinase, deren Aktivität also an die Gegenwart von Plasma gebunden ist, als auch gegen das Fibrinolysin werden Antikörper im Blute gefunden.

Zum Antistreptokinasenachweis werden im allgemeinen verschiedene Modifikationen der von S c h m i d t angegebenen Methode verwendet. Wegen methodischer Einzelheiten der Herstellung der Reagentien (Fibrinogen und Thrombin) sei auf die entsprechenden Arbeiten verwiesen. Als Streptokinase wird im allgemeinen ein gereinigtes und standardisiertes Präparat der Firma L e d e r l e verwendet. Diejenige Menge, die bei 35^0 in 10 Minuten das Standardgerinnungssystem noch löst, wird als Streptokinaseeinheit bezeichnet. Diejenige Antikörpermenge, die eine Lösung der Streptokinaseeinheit in 30 Minuten gerade noch verhindert, bildet eine Antistreptokinaseeinheit.

Hohe Antistreptokinasewerte fanden C o b u r n und Mitarbeiter bei akuten und chronischen Polyarthritiden, W a l t e r und K e e f e r bei Erysipel und Scharlach, T a r a n und Mitarbeiter auch bei Patienten ohne Anhalt für eine Streptokokkeninfektion, während sie bei vielen akuten Polyarthritiden eine Erhöhung der Titerwerte vermißten.

Erhöhte Antifibrinolysinwerte finden sich neben akuten Streptokokkenaffektionen und rheumatischen Erkrankungen, wo sie auch in der Gelenkflüssigkeit nachgewiesen werden können, auch bei Anämien, Leberzirrhosen u. a.

Auf die Bedeutung der Hyaluronidase und Hyaluronsäure für die Entstehung von Gewebsveränderungen kann ich nur kurz eingehen. Die Hyaluronidase bewirkt einen Abbau der Hyaluronsäure, die ein wichtiges Bauelement mesenchymaler Gewebe darstellt und führt damit zu einer Auflockerung des Bindegewebes und einer Permeabilitätssteigerung der Gefäße, die für Eiweiß erhöht durchlässig werden mit einer serösen Durchtränkung des Gewebes als Folge. Injiziert man einen Farbstoff gleichzeitig mit Hyaluronidase, so breitet er sich schneller aus als wenn er allein gegeben wird (S p r e a d i n g - Test). Auch bei intraartikulärer Injektion erfolgt die Resorption des Farbstoffes rascher und erscheint früher im Urin, wenn er mit diesem Ferment verabreicht wird (S e i f t e r - Test). Die Hyaluronidase, die als S p r e a d i n g - Faktor schon vor 30 Jahren in Hodenextrakten und Bakterienkulturen nachgewiesen wurde, wird unter anderem auch von hämolytischen Streptokokken (M a y e r und Mitarbeiter, C r o w l y) gebildet, die als Ursache rheumatischer Krankheitserscheinungen diskutiert werden. Die Bakterien vermögen offenbar mit Hilfe der von ihr produzierten Hyaluronidase besser in das Gewebe einzudringen. Im Blut von Kranken mit akuten und chronischen rheumatischen Krankheitserscheinungen fand man regelmäßig erhöhte Hyaluronidasewerte. Vor allem aber war der Gehalt des Blutes dieser Patienten an Antikörpern gegen dieses Ferment erhöht.

Der Hyaluronidasegehalt oder besser die Hyaluronidaseaktivität kann auf verschiedene Weise ermittelt werden. In vitro durch Bestimmung der reduzierenden Stoffe, die aus Hyaluronsäure durch die Hyaluronidase gebildet werden, durch Verringerung der Trübung eines durch Essigsäure gefällten Hyaluronsäure-Albumingemisches unter der Einwirkung der Hyaluronidase (Turbidity-Test), durch die Aenderung der Viskosität einer Hyaluronsäurelösung unter dem Einfluß der Hyaluronidase und schließlich durch den schon erwähnten Spreading-Test und den Seifter-Test. Hartmann und Martijević haben den Hyaluronsäuregehalt einer 4%igen Lösung nach Zusatz von 0·4 Serum von Kranken mit Polyarthritis elektrophoretisch bestimmt und bei Rheumakranken, bei chronischen wie akuten Fällen, eine erhöhte Hyaluronidaseaktivität festgestellt. Die Fähigkeit des Blutes, von Rheumakranken, Hyaluronsäure abzubauen, ist im allgemeinen etwa doppelt so groß wie bei Gesunden. Sie kann durch DOCA gesteigert, Salizylsäure, ACTH, Cortison, Glukuronsäure und Germanin verringert werden. Es ist bemerkenswert, daß die meisten Mittel, die als Antirheumatika besonders wirksam sind, eine Verringerung der Hyaluronidaseaktivität bewirken, woraus gewisse Schlüsse auf ihre Wirkungsweise gezogen wurden. Auch die aktivitätssteigernde Wirkung von DOCA gibt einen Hinweis auf die Bedeutung von hormonellen Verschiebungen, die S e l y e als Diskortie bezeichnet.

Ein erhöhter Gehalt des Blutes an Antihyaluronidase bei Patienten mit Streptokokkeninfektionen wurde zuerst von F r i o u und W e r n e r festgestellt. Besonders hohe Werte fanden sich beim rheumatischen Fieber, aber auch bei der akuten Nephritis. Bei beiden Krankheiten bestand allerdings keine regelmäßige Parallelität zwischen den Titerwerten und den Krankheitserscheinungen (C h r i s t).

Zum Nachweis der Antihyaluronidase dient im allgemeinen der Mucin-Gerinnungsverhütungstest von R o b e r t s o n und Mitarbeiter. Er basiert auf der Fähigkeit der Hyaluronsäure aus Serumeiweiß ein faseriges Gerinnsel zu bilden. Diese Gerinnselbildung bleibt aus, wenn Hyaluronsäure mit Hyaluronidase zusammengebracht wird. Als Streptokokkenhyaluronidase wird ein Filtrat der Bouillon-Kultur eines besonderen Streptokokkenstammes benützt. Nach Bestimmung der minimal lösenden Dosis wird der Antihyaluronidasegehalt des Serums festgestellt.

Unter Antihyaluronidase werden meist zwei verschiedene Hemmstoffe verstanden, von denen der eine (thermolabile) die Entwicklung der Hyaluronsäure unspezifisch hemmt, während der zweite (thermostabile) Hemmstoff ganz spezifisch gegen die Streptokokkenhyaluronidase gerichtet ist und Hyaluronidasen anderer Provenienz, z. B. von Pneumokokken, nicht beeinflußt.

Zusammenfassend kann gesagt werden, daß es mit Hilfe der Antistreptolysin-, Antistreptokinase- und Antihyaluronidase-Reaktion gelingt, den serologischen Nachweis einer Infektion mit β-hämolytischen Streptokokken in

einem hohen Prozentsatz von akuten Polyarthritiden zu erbringen, wobei die Antistreptolysinreaktion als die diagnostisch am meisten verwertbare angesehen wird. Bei den
primär und sekundär chronischen Polyarthritiden läßt sich
eine solche Infektion auf diese Weise nur in einem sehr
geringen Prozentsatz feststellen.

Von serologischen Untersuchungsmethoden, die bei
entzündlichen rheumatischen Krankheitserscheinungen zu
diagnostischen Zwecken herangezogen wurden, sei weiterhin
die Agglutination gegen tote Streptokokken und die sogenannte Living-Agglutination von E d s t r ö m und W i n b l a d
erwähnt. Darunter versteht man die Fähigkeit des Serums,
lebende hämolytische Streptokokken zu agglutinieren. Die
Agglutination wurde bei akuten Fällen von rheumatischer
Arthritis nur in einem geringen, bei chronischen in einem
größeren Prozentsatz erhöht gefunden. Andererseits fanden
sich erhöhte Titerwerte in einem fast gleich hohen Prozentsatz auch bei zahlreichen nichtrheumatischen Erkrankungen
ohne nachweisbaren Streptokokkeninfekt. Die Spezifität der
Reaktion wird derzeit von den meisten Nachprüfern in
Frage gestellt und die Agglutination auf das Vorhandensein
eines unspezifischen Serumfaktors (W a l l i s) bezogen, der
die Wirkung schon normalerweise vorhandener Agglutinine
beschleunigt.

Als Begleiterscheinung bei Streptokokkenerkrankungen
wurde schließlich das Auftreten von Agglutininen gegen
sensibilisierte Hammelblutkörperchen gefunden.

R o s e und Mitarbeiter konnten 1948 feststellen, daß
das Serum von Polyarthritikern sensibilisierte Hammelblutkörperchen höher zu agglutinieren imstande ist als nicht
sensibilisierte Erythrozyten.

Zur Sensibilisierung der Erythrozyten wird hammelblut-
lösendes Kaninchenserum, wie es für die WaR. Verwendung findet,
benützt. Im allgemeinen wird eine 2%ige Erythrozytensuspension,
der die vierfach verdünnte minimale Agglutinationsdosis zugefügt
wurde, mit dem Serum des Patienten in einer Verdünnungsreihe
zusammengebracht.

Auch über diesen Agglutinationstest liegen bereits
zahlreiche Publikationen vor. In letzter Zeit haben G a m p
und G i l l i s o n über ihre Erfahrungen berichtet. Uebereinstimmend mit den Untersuchungsergebnissen anderer
Autoren konnten sie feststellen, daß der Test bei primär
chronischer Polyarthritis in einem sehr hohen Prozentsatz
(um 60 bis 80 bis 90%) positiv ausfällt, nicht aber bei akuter
Polyarthritis, bei der Spondylarthritis Bechterew und vor

allem nicht bei degenerativen Gelenk- und Wirbelsäulenerkrankungen. Andere Autoren finden einen niedrigeren Prozentsatz. Der Test zeigte im allgemeinen keine signifikante
Korrelation mit den klinischen Krankheitserscheinungen,
der Höhe an Blutsenkungsgeschwindigkeit und dem Gehalt
des Serums an γ-Globulinen.

Von weiteren Untersuchungsmethoden sollen die folgenden nur genannt sein:

Das Bluteiweißbild, insbesondere der Nachweis von
vermehrten γ-Globulinen im Serum und die davon abhängigen verschiedenen Kolloidlabilitätsreaktionen im Serum und
die Blutsenkungsgeschwindigkeit. Sie bilden wie EKG.-,
Röntgenbefund und Blutbild auch sonst die Grundlagen
klinischer Diagnostik und dürfen als bekannt vorausgesetzt
werden.

An dritter Stelle wurden die Untersuchungsmethoden
genannt, mit denen es gelingt, Veränderungen am G e f ä ß -
b i n d e g e w e b s a p p a r a t zu erfassen, als dem Terrain,
auf dem sich die verschiedenen toxischen, nervalen und
humoralen Einflüsse auswirken und zu dem führen, was
wir als rheumatischen Gewebsschaden bezeichnen.

Von den morphologischen Veränderungen können die
Granulome manchmal als palpable Knoten unter der Haut
feststellbar sein. Zum Nachweis der geringfügigen Störungen, die sich beim rheumatischen Krankheitsgeschehen insbesondere im Beginn desselben am Gefäßbindegewebsappa-
rat abspielen, bedarf es naturgemäß spezieller Methoden.
Die möglichen Störungen sind von E p p i n g e r in seiner
bekannten Stufenleiter angeführt.

Wir finden hier alle Uebergänge von den l e i c h t e s t e n F o r -
m e n der Störung der physiologischen Permeabilität, aber noch ohne
histologische Veränderungen, über die m i t t l e r e n G r a d e mit
starker K-Verarmung und Na-Anreicherung der Zellen sowie schon
histologisch nachweisbaren Veränderungen bis zu den h ö h e r e n
G r a d e n, der serösen Entzündung mit Eiweißdurchlässigkeit
der Kapillarwand, Verdickung derselben, Verbreiterung des Inter-
stitiums, gestörter Zellernährung, Kapillarzerreißung und Austritt
von roten Blutkörperchen ins Gewebe und schließlich als h ö c h -
s t e n G r a d der Gewebsschädigung die Nekrose mit Leukozyten-
einwanderung und vollkommenem Spannungsausgleich an der
obersten Sprosse der Stufenleiter.

Diese Störungen und Schäden bilden in ihren verschiedenen Formen das Substrat zahlreicher Erkrankungen
der verschiedensten Organe bzw. Organsysteme. Sie können
Gradmesser eines Gewebsschadens sein, vor allem aber
dienen sie als Indikator eines solchen.

Grundsätzlich sind zum Nachweis von Gewebsschäden alle Methoden geeignet, mit deren Hilfe die erwähnte Stufenleiter der Gewebsstörung aufgestellt werden konnte. Für klinische Zwecke wird allerdings je nach der Fragestellung eine gewisse Auswahl getroffen werden müssen, nicht nur in bezug auf die Leistungsfähigkeit der Methode, sondern auch hinsichtlich ihrer Empfindlichkeit.

Für klinisch-praktische Zwecke eignen sich besonders:

1. die Bestimmung der Kapillarresistenz,

2. die Bestimmung der Durchlässigkeit der Kapillarwand für Wasser, Eiweiß und O_2, und schließlich

3. die Aenderungen der Beschaffenheit und der Eigenschaften der an die Gefäße angrenzenden Bindegewebsschicht.

Der Begriff „Kapillarresistenz" wird bekanntlich definiert als der Widerstand, den die Kapillaren einem von innen wirkenden Ueberdruck oder einem von außen angreifenden Unterdruck entgegensetzen, ohne zu zerreißen. Dieser Widerstand ist bei verschiedenen Erkrankungen verringert, so daß schon geringe äußere Einwirkungen, wie z. B. eine einfache Stauung mit der Blutdruckmanschette, zu einer Zerreißung führen können und damit zur petechialen Blutung, wie sie schon von R u m p e l l beim Scharlach erzeugt werden konnte. Geschädigte Gefäße werden einem bestimmten Ueberdruck einen geringeren Widerstand entgegensetzen können und früher zerreißen als gesunde. Zählt man die Petechien und setzt sie in Beziehung zur Dauer der Stauung und zur Druckhöhe, so erhält man ein gewisses Maß für die Festigkeit der Kapillaren.

Bei den sogenannten Saugmethoden erhöht man nicht den Druck in den Kapillaren durch eine venöse Stauung, sondern erzeugt einen Unterdruck an der Haut durch Anlegen einer Saugglocke. Auf methodische Einzelheiten kann ich heute nicht eingehen, desgleichen auch nicht auf die Vorzüge und Nachteile der einzelnen Methoden. Ich will nur erwähnen, daß wir bei unseren Bestimmungen das Saugverfahren verwendeten und auch ein Gerät benützten, das eine Modifikation der von B o r b e l y und J e r s i l d entwickelten darstellt. Anlaß zu diesen Untersuchungen über das Verhalten der Kapillarresistenz bei rheumatischen Erkrankungen gaben Mitteilungen anderer Autoren über das Verhalten der Kapillarresistenz bei Rheumatikern, bei denen in einem gewissen Prozentsatz der Fälle eine herabgesetzte Kapillarresistenz festgestellt werden konnte. Systematische Untersuchungen, die mit K r e s b a c h an meiner Klinik durchgeführt wurden, haben dann ergeben, daß sich die Verringerung der Kapillarresistenz am häufigsten bei einem bestimmten Formenkreis von rheumatischen Krankheitserscheinungen fand, nämlich jenen, bei denen als Ursache der rheumatischen Beschwerde eine fokale Infektion — nach der damals herrschenden Ansicht — als sichergestellt angesehen werden konnte. Nach erfolgter Sanierung normalisierte sich die Kapillarresistenz schon nach kurzer Zeit, oft schon nach Tagen. Eine Hyperämisierung der Herde bewirkte mit einiger Regelmäßigkeit eine vorübergehende Resistenzverminderung, die nach erfolgreicher Sanierung wieder schwand.

Eine Verringerung der Kapillarresistenz war auch bei Patienten zu finden, die keine rheumatischen Beschwerden hatten. Mit großer Regelmäßigkeit fanden sich dann beherdete Zähne oder eine chronische Tonsillitis. Auch hier normalisierte sich die Kapillarresistenz nach der Sanierung.

Freilich fanden wir eine herabgesetzte Kapillarresistenz auch bei gewissen Krankheitszuständen, bei denen keine Anhaltspunkte für eine Streuung aus einem Fokus gefunden werden konnten.

Ich habe schon bei der Besprechung der Teste zum Herdnachweis erwähnt, wie schwierig es geworden ist, den kausalen Zusammenhang zwischen Fokus und Krankheitserscheinungen zu beurteilen, auch dann, wenn eine Sanierungsmaßnahme erfolgreich war und daß wir bis zur Klärung vieler ätiologischer und pathogenetischer Fragen in der Deutung vorsichtig sein müssen. Auch eine Aenderung der Kapillarfestigkeit nach einer Herdsanierung kann möglicherweise ebenso durch den Eingriff als solchen hervorgerufen sein wie durch den Wegfall von Fokusstoffen; das hängt mit der Frage zusammen, wie diese Fokusstoffe wirksam sind.

Von besonderem Interesse waren jene Fälle, bei denen die Kapillarresistenz trotz anzunehmender fokaler Streuung nicht herabgesetzt war. Besonders auffällig war, daß Patienten mit akuter Polyarthritis nahezu immer eine normale Kapillarresistenz zeigten, desgleichen auch die tuberkulösen, gonorrhoischen und typhösen Rheumatoide. Vermißt wurde eine Verringerung der Kapillarresistenz aber auch bei einigen Patienten, bei denen es im Anschluß an eine Tonsillektomie oder einen anderen operativen Eingriff zu einer Exacerbation der Beschwerden oder zu einer Nephritis gekommen war. Die Verschlechterung des Zustandes hat hier nicht, wie zu erwarten gewesen wäre, zu einer

Abnahme der Kapillarresistenz geführt, sondern zu einer Normalisierung. Solche Beobachtungen bildeten den unmittelbaren Anlaß, die einzelnen Faktoren näher zu studieren, die für den Ausfall der Kapillarresistenzproben verantwortlich sind.

Nun wissen wir, daß die sogenannte Kapillarresistenz, wie wir sie heute bestimmen, nicht nur von der Beschaffenheit der Kapillarwand allein, sondern auch noch vom Kapillarinnendruck und von den mechanischen Gewebseigenschaften abhängt, um nur die wichtigsten zu nennen. Die Kapillaren sind als Ort des Stoffaustausches so dünnwandig als möglich. Sie bestehen nur aus einer ganz dünnen Haut. Ihre Eigenfestigkeit ist außerordentlich gering. Die Kapillarwand ist nicht einmal imstande, den in der Kapillare herrschenden Druck auszuhalten, sondern nur einen Teil desselben. Sie würde sofort reißen, wenn nicht ein elastischer Gegendruck von außen auf sie einwirken würde. Dieser Druck von außen ist aber nichts anderes als die örtliche Gewebsspannung, die bei der Kapillare die fehlenden Gefäßschichten ersetzt. Aendert sich aber diese Gewebsspannung, nimmt sie z. B. ab, so kann es selbst bei primär vollkommen gesunder Kapillarwand zu einer Ruptur des Gefäßes kommen und eine petechiale Blutung entstehen. Nun wissen wir, daß die Gewebsspannung auch beim gesunden Menschen dauernd Aenderungen unterworfen ist; sie hängt ab: von der Durchblutung, vom Quellungszustand der Gewebskolloide, diese wieder von zahlreichen exogenen und endogenen Faktoren, wie klimatischen Einflüssen, von der Ernährung, von der Kochsalz- und Flüssigkeitszufuhr, vom endokrinen Gleichgewicht und damit von der Funktion der sogenannten Hypophysen-Nebennierenachse. Summieren sich nun mehrere Faktoren, die in gleicher Richtung wirksam sind, so ist es denkbar, daß plötzlich eine scheinbar ganz unmotivierte kapillare Blutung auftritt, auch bei primär intakter Kapillarwand.

Umgekehrt kann bei einem geschädigten Gefäß eine Blutung ausbleiben, wenn die Beschaffenheit des Bindegewebes sich entsprechend ändert.

Von den physikalischen Eigenschaften des Bindegewebes interessieren uns vor allem die Härte, die Reißfestigkeit und Gleitfähigkeit. Sie sind im Verein mit der Hautspannung und dem Blutdruck am Hervorbringen der sogenannten „mechanischen Gewebsspannung" maßgebend beteiligt. Am lebenden Gewebe sind die Elastizität und

Härte am leichtesten einer Untersuchung zugänglich. S c h a d e konnte mit einem von ihm konstruierten Elastometer, mit dem sowohl die Elastizität als auch die Härte des Gewebes erfaßt werden kann, bei verschiedenen Krankheitszuständen gewisse Elastizitätsverluste feststellen. Am ausgeprägtesten waren solche beim manifesten entzündlichen Oedem nachweisbar. Aber auch beim latenten Oedem war die Elastizität unverkennbar herabgesetzt. H a e b l e r hat festgestellt, daß solche Elastizitätsverluste nicht an das Vorhandensein eines Oedems oder Präödems gebunden sind, sondern auch unabhängig davon auftreten und als ein sehr feiner Indikator einer Gewebsstörung angesehen werden können.

Das Verhalten der Elastizität hat K r e s b a c h an meiner Klinik bei einer großen Zahl von Krankheitsfällen geprüft. Er verwendete ein Elastometer, das gegenüber dem von S c h a d e angegebenen Gerät nur einige kleine Aenderungen aufweist. Es handelt sich im wesentlichen darum, Bewegungen eines auf die Haut aufgelegten Meßtasters zu registrieren, Bewegungen, die bei Belastung und Entlastung desselben mit Gewichten erzeugt werden, indem sich der Taster bei aufgebrachter Last in das Körpergewebe eindrückt und bei Entlastung durch die elastischen Kräfte des Gewebes wieder gehoben wird. Wegen methodischer Einzelheiten sowie der theoretischen Grundlagen der Methode sei auf die Arbeit von K r e s b a c h verwiesen. Die erhaltenen Kurven zeigen beim Gesunden einen

a) steilen Anstieg und einen steilen Abfall der Kurve, beide Teilstrecken verlaufen parallel zueinander,

b) die mittlere Steigung des Kurvenstückes b und d als Maß für die Geschwindigkeit des Verformungsvorganges bei kleinen Deformationsgeschwindigkeiten ist gering,

c) nach Entlastung kehrt die Kurve zur Ausgangshöhe zurück.

Unter pathologischen Bedingungen z. B. bei Kranken mit Oedemen finden wir unter anderem

a) einen weniger steilen Anstieg oder Abfall, vor allem aber

b) kehrt die Kurve nicht mehr zum Ausgangswert zurück, sondern bleibt in einem bestimmten Abstand über der Bezugslinie zurück.

Vergleichende Untersuchungen über das Verhalten der Kapillarresistenz und des Elastogrammes, die K r e s b a c h bei den verschiedensten Erkrankungen durchgeführt hat, haben nun ergeben, daß sich die Kapillarresistenz bei den genannten Fällen gerade zu einem Zeitpunkt zu normalisieren pflegte, in dem die Elastometerwerte die größten pathologischen Abweichungen zeigten. Wir ergänzen deshalb die Kapillarresistenzbestimmung in unklaren Fällen immer durch die Elastometrie als einen brauchbaren Indikator einer Gewebsstörung.

Zum Nachweis von Störungen der Kapillardurchlässigkeit für Wasser und Eiweiß wird im allgemeinen die L a n d i s sche Methode verwendet. Sie beruht darauf, daß bei einer 30 Minuten langen Stauung einer Extremität bei einem Druck von 40 mm Hg beim Gesunden nur ein geringer Flüssigkeitsverlust aus dem Gefäßsystem eintritt, ein Eiweißaustritt jedoch überhaupt nicht erfolgt. Bei geschädigter Kapillarwand findet sich demgegenüber ein bedeutender Flüssigkeits- und Eiweißverlust. Schon E p p i n g e r fand mit dieser Methode einen vermehrten Eiweißaustritt bei Patienten mit akutem Rheumatismus und bei chronischen nur gelegentlich akute Schübe; V a n č u r a, S m i r k, S a r r e und S o s t m a n n sowie K ü c h m e i s t e r fanden einen erhöhten Eiweißaustritt bei der akuten Glomerulonephritis, nicht bei der chronischen. Man fand schließlich eine erhöhte Permeabilität für Proteine bei einer Reihe von akuten und chronischen Infekten. Eine Parallelität zwischen der Schwere der Erkrankung und dem Eiweißgehalt des kapillären Filtrats konnte dabei freilich nicht festgestellt werden.

Ein weiteres Zeichen einer geschädigten Kapillarfunktion bildet die Störung der Durchlässigkeit der Kapillaren für O_2. R ü h l, K l e i n u. a. haben gezeigt, daß geschädigte Kapillaren den O_2-Durchtritt bedeutend erschweren können. Das Blut wird dann hinsichtlich seines O_2-Gehaltes schlechter ausgenützt, der Oxyhämoglobingehalt des venösen Blutes steigt an, und nähert sich dem des arteriellen, die arterio-venöse Differenz wird geringer. Eine Deckung des O_2-Bedarfes der Gewebe wird hier durch eine Zunahme der Durchströmungsgröße, also des Herz-Minutenvolumens erfolgen müssen. Wir sehen solche Verhältnisse bei der Histaminwirkung und bei allergischen Reaktionen. P i l g e r s d o r f e r u. a. fanden bei der akuten diffusen Glomerulonephritis eine Zunahme des Minutenvolumens, die für die initiale Blutdruckerhöhung verantwortlich gemacht wird.

Andere Autoren fanden daneben auch noch eine verringerte a—v-Differenz für O_2, also eine schlechtere O_2-Utili-

sation. Auch wir fanden eine verschlechterte Ausnützung
und ein erhöhtes Minutenvolumen bei normalem oder mäßig
erhöhtem Sauerstoffverbrauch. Wir führen solche Analysen
immer mehr routinemäßig durch, seitdem wir die arterio-
venöse Differenz nicht durch Analyse des arteriellen und
des venösen Mischblutes bestimmen, sondern errechnen,
und zwar aus dem Minutenvolumen, das nach W e z l e r
und B ö g e r bestimmt und dem O_2-Verbrauch, der mit dem
K n i p p i n g - Gerät festgestellt wird. Man erhält die arterio-
venöse Differenz nach der F i c k schen Formel, wenn man
den O_2-Verbrauch durch das Minutenvolumen dividiert.

Auf diese Weise sind freilich nur relative, nicht
aber absolute Werte zu erhalten. Wohl aber ist es möglich, durch wiederholte Bestimmungen, die unter den gleichen Bedingungen durchgeführt wurden, Aenderungen der
wichtigsten Kreislaufgrößen während verschiedener Phasen
einer Erkrankung, so auch beim Ablauf fokalinfektiöser
Prozesse, bei rheumatischen Schüben nach Tonsillektomie
u. a. zu verfolgen.

Bei rheumatischen Erkrankungen haben wir so während
akuter Schübe mit mehr oder minder erhöhtem O_2-Verbrauch
die arterio-venöse Differenz geringer, das Minutenvolumen
höher gefunden, als nach Abklingen der akuten Erscheinungen.

Auch diese Methode eignet sich natürlich noch nicht
für Routineuntersuchungen. Es wurde deshalb versucht,
sie durch einfachere zu ersetzen. Am geeignetsten für die
Beurteilung der Durchlässigkeit größerer Gefäßgebiete für
O_2 schien uns die Lunge zu sein. Unter gewissen Voraussetzungen kann hier auf eine Störung geschlossen werden,
wenn es sich zum Beispiel erweist, daß das Atemäquivalent
bei O_2-Atmung geringer ist als bei Luftatmung, d. h. daß für
die Aufnahme einer bestimmten Menge O_2 ein viel geringeres Minutenvolumen der Atmung notwendig ist, wenn
reiner O_2 eingeatmet wird statt Luft. Wie K n i p p i n g und
seine Schüler gezeigt haben, sind beim Gesunden die Unterschiede nur angedeutet, oder sie fehlen ganz. So wird man
aus dem Fehlen einer solchen Differenz bei Luft- und O_2-
Atmung auf eine normale Durchlässigkeit der Lunge für
O_2 schließen können unter der Voraussetzung, daß das
Minutenvolumen gleich bleibt. Bestimmt man auf diese
Weise das Atemäquivalent bei den verschiedenen rheumatischen Erkrankungen, so ergibt sich folgendes: Die zum
rheumatischen Fieber gehörigen Formen und ein Teil der
Fälle mit rheumatoider Arthritis weisen bei O_2-Atmung ein

geringeres Atemäquivalent auf als bei Luftatmung. Bei fokalinfektiösen Zuständen ohne Arthritis verhält sich das Atemäquivalent in Abhängigkeit von der Akuität des Prozesses verschieden. Fälle mit fokaler Streuung und akuten rheumatischen Krankheitserscheinungen benötigen bei O_2-Atmung für die Aufnahme der gleichen Menge O_2 durch die Lungen ein geringeres Minutenvolumen der Atmung als bei Luftatmung, während diese Unterschiede bei demselben Fall nach Abklingen der akuten Erscheinungen nicht mehr nachweisbar sind. Aehnliches konnte bei der akuten diffusen Glomerulonephritis beobachtet werden. Bei der einfachen fokalen Streuung hingegen war eine Differenz auf diese Weise nicht feststellbar.

Eine Störung der O_2-Aufnahme in den Lungen kann in leichten Fällen durch eine Erhöhung des Minutenvolumens der Atmung kompensiert werden. Die arterielle Sättigung des Blutes ist dann normal, eine Zunahme des Minutenvolumens des Herzens tritt nicht ein. Bei höhergradigen Störungen und insbesondere dann, wenn nicht nur die O_2-Aufnahme in den Lungen, sondern auch die O_2-Abgabe in der Peripherie behindert ist, wird, um die O_2-Versorgung der Gewebe zu gewährleisten, auch das Minutenvolumen des Herzens höher sein müssen, wenn entsprechende Aenderungen der Blutverteilung ungenügend wirksam bzw. wegen Störungen der Regulation in unzweckmäßiger Weise oder gar nicht erfolgt sind. Diese Erhöhung müßte sich auch bei normalem O_2-Bedarf finden, um so mehr natürlich dann, wenn der O_2-Bedarf durch einen akuten Krankheitsprozeß bzw. die damit verbundene Steigerung der Stoffwechselvorgänge auch noch erhöht ist.

Tatsächlich findet sich diese Minutenvolumenerhöhung sehr häufig, als sogenannter Minutenvolumenhochdruck im Beginn der akuten diffusen Glomerulonephritis am ausgeprägtesten.

Bleibt eine Minutenvolumenerhöhung des Herzens in solchen Fällen aus, so stehen dem Organismus keine weiteren wirksamen Möglichkeiten mehr zur Verfügung, um den O_2-Bedarf der Gewebe zu decken, und es wird insbesondere an stärker beanspruchten Stellen zu Schädigungen durch Hypoxie kommen müssen, am ehesten natürlich dort, wo durch gleichzeitige Gefäßveränderungen auch die Blutzufuhr behindert ist. Es liegen Anhaltspunkte dafür vor, daß dies bei der rheumatoiden Arthritis, bei jener Form, die wir auch als primär chronische Polyarthritis bezeichnen, der Fall sein kann. Dafür sprechen gewisse Erscheinungen an den Extremitäten, wie die trockene Haut, die niedrigen Hauttemperaturen, die Rissigkeit der Nägel, dann die Atrophie der Interossei. Dafür sprechen die wichtigen Beobachtungen, die A. L e b (Graz) an solchen Patienten gemacht hat. Er wies zunächst darauf hin, daß die röntgenologischen Veränderungen an der Hand bei einem Teil der Patienten mit primärchronischer Polyarthritis den Charakter von Durchblutungsstörungen haben und sich unverkennbar von den anderen, entzündlichen Prozessen an den Gelenken unterscheiden. Durch vasographische Untersuchungen der Extremitätenarterien fand er in Bestätigung seiner Ansicht in diesen Fällen eine Einengung der peripheren arteriellen Strombahn, insbesondere der Fingerarterien über den Mittel- und Endphalangen, aber auch an anderen Stellen. Diese Gefäßveränderungen waren schon zu einer Zeit vorhanden, wo Veränderungen am Gelenk noch fehlten. L e b denkt deshalb nicht an eine koordinierte Erkrankung von Gefäß und Gelenk, sondern sieht in der Gefäßerkrankung die primäre Ursache und spricht in solchen Fällen nicht mehr von einer Polyarthritis, sondern von einer Polyarthrose. Diese von L e b am Menschen erhobenen Befunde decken sich mit den von B l u m e n c r o n schon früher experimentell erhobenen. Auch er ist der Meinung, daß sich der ursächliche Prozeß an den Gefäßen abspielt und die Gewebsveränderungen Folge sind einer ungenügenden Blutversorgung, die durch zunächst funktionelle Zirkulationsstörungen und später durch morphologisch nachweisbare Veränderungen an den Gefäßen verursacht wird. Ich möchte diese Veränderungen an den größeren Gefäßen, wie auch diejenigen, wie sie L e b beschrieben hat, den Störungen an den Kapillaren koordinieren als unterstützender Faktor, der bei gestörter O_2-Abgabe in den Kapillaren am Zustandekommen der Gewebsschäden mithilft, in manchen Fällen vielleicht sogar entscheidend.

Im Anschluß an diese Ausführungen über den Nachweis von Störungen am Gefäß-Bindegewebsapparat möchte ich es nicht unterlassen, besonders zu betonen, daß es sich dabei zunächst nur darum handelt, eine Störung überhaupt festzustellen oder auszuschließen. Wie diese Störung im einzelnen zustande kommt, wie weit hormonale, humorale, nervale oder toxische Einflüsse überwiegen, stand deshalb nicht zur Diskussion und damit auch nicht die Frage, ob sie einen Indikator einer vegetativen Tonusänderung, einer Entgleisung im hypophysen Nebennierensystem darstellt

·oder ob sie zusammenhängt mit der Funktion des Bindegewebes als Filterorgan.

Damit komme ich zum Schluß. Ich habe eine Anzahl von Methoden besprochen, deren Anwendung verspricht, zur Diagnose eines rheumatischen Gewebsschadens beizutragen. Vieles mußte leider unerwähnt bleiben. Die Diagnose, die in typischen Fällen leicht ist und aus Anamnese und klinischem Befund gestellt werden kann, muß sich in atypischen Fällen auch auf eine Reihe von zum Teil komplizierten Untersuchungsmethoden stützen. Eine spezifische Reaktion gibt es noch nicht. Auch der Nachweis von Antistreptolysinen, z. B. im Serum, beweist zunächst nur, daß eine Infektion mit Streptokokken vorliegt, aber nicht mehr. Aehnliches gilt für die hier angeführten Funktionsproben und Teste. Klinischer Befund, Verlauf, Nachweis von Eiterherden, serologische Untersuchungen und Ergebnisse verschiedener Funktionsproben, Erfolg oder Mißerfolg der Therapie sind die Bausteine, auf die sich die Diagnose in unklaren Fällen aufbauen muß. Trotz der Schwierigkeiten, die die Diagnose eines rheumatischen Gewebsschadens heute noch bereiten kann, ist aber zu erwarten, daß es bei Anwendung aller uns heute zur Verfügung stehenden Möglichkeiten gelingen wird, die Zahl der Fälle, die zum Rheumatismus gezählt werden, aber nicht dazu gehören, ebenso herabzusetzen wie die Zahl der Erkrankungen, deren rheumatische Natur unerkannt geblieben ist.

Röntgendiagnostik
der rheumatischen Gelenkerkrankungen

Von

Professor Dr. **Konrad Weiss**

Wien

Wer der Aufgabe nachkommen will, Leistung und Leistungsgrenzen der Röntgendiagnostik auf dem Gebiete der rheumatischen Gelenkleiden zu skizzieren, müßte zunächst sich selbst darüber im klaren sein, welche Gelenkerkrankungen als „rheumatisch" zu bezeichnen sind. Nun glaube ich aber, daß heute niemand in der Lage ist, diesen Begriff präzise und allgemein verbindlich abzugrenzen — denn es ist unbestreitbar, daß im letzten Jahrzehnt unter der Einwirkung neuer Erkenntnisimpulse die Frage der Zugehörigkeit oder Nichtzugehörigkeit zum Rheumabegriff offener geworden ist —, mehr denn je der persönlichen Ansicht des einzelnen überlassen. Und darum wird jedwede Darstellung der rheumatischen Gelenkleiden schon wegen ihrer letzten Endes stets etwas subjektiven Begriffsbegrenzung dort oder da auf gegenteilige Meinung stoßen müssen.

Die Röntgenologie hatte es mit der Einteilung und Gruppierung der Gelenkkrankheiten niemals leicht; denn sie konnte für ihren Gebrauch keines der zahlreichen Einteilungsschemen übernehmen, die im Bereich der Pathologie und der Klinik allenthalben entstanden und in Gebrauch waren. Eine einzige Richtlinie konnte man vorbehaltlos auch in der Röntgenologie als wertvolles Ordnungsprinzip anerkennen, die von Fr. v. M ü l l e r 1913 inaugurierte Unterscheidung der primär entzündlichen von den primär degenerativen Gelenkerkrankungen. Und diese aus der Klinik geborene und für die Klinik bestimmte Einteilung erhielt ihrerseits eine wesentliche Stütze durch die Röntgenologie, weil gerade das Röntgenbild die tiefgreifenden

Wesensverschiedenheiten dieser beiden Hauptgruppen überzeugend und objektiv zur Darstellung bringt. Die rheumatischen Gelenkerkrankungen aber gehörten für die Röntgenologie zu den primär entzündlichen Erkrankungen; primär degenerative Prozesse wurden im allgemeinen n i c h t als rheumatisch bezeichnet. Mit der Lehre der Pathoanatomie und der Klinik stand diese Einstellung früher durchaus im Einklang. Aber in rascher Folge haben sich — namentlich nach dem zweiten Weltkrieg — auch prominente Pathoanatomen und Kliniker für eine Ausweitung des Rheumabegriffes entschieden und haben in denselben die degenerativen oder regressiven Gelenkveränderungen einbezogen; und wenn man auch selbst diese Maßnahme weder für sehr glücklich, noch für ausreichend begründet hält — man kann doch an derselben nicht mehr vorübergehen; darum will ich heute hier in zweiter Linie auch die Röntgensymptomatik der primär degenerativen Erkrankungen kurz streifen — nicht etwa, weil ich persönlich dieselben gleichfalls dem Rheumabegriff zuordne, sondern um ihre Gegensätzlichkeit zu den primär entzündlichen Erkrankungen herauszustellen. An dieser Gegensätzlichkeit müssen ja wohl auch diejenigen festhalten, welche die degenerativen Gelenkveränderungen, die Arthrosen und funktionsmechanischen Arthropathien, dem Rheumatismus zuzählen und d a m i t   b e w u ß t   ä t i o l o g i s c h   u n d   p a t h o g e n e t i s c h   v ö l l i g   v e r s c h i e d e n e   V o r g ä n g e   z u   e i n e m   n o c h   n i c h t   s c h a r f   u m r i s s e n e n   k l i n i s c h e n   R a h m e n b e g r i f f   z u s a m m e n f a s s e n.

Ausgangspunkt und Grundlage für die Beurteilung pathologischer Gelenkröntgenbilder muß stets das Bild des gesunden Gelenkes sein. Wenn Jakob E r d h e i m, dieser hervorragende Kenner der Gelenkpathologie, einmal gesagt hat, daß der Anblick eines eröffneten normalen Gelenkes im Beschauer zwingend den Eindruck des Vollkommenen, des technisch Vollendeten erwecke, so gilt dieses Wort mutatis mutandis auch vom Röntgenbild des gesunden Gelenkes — und wir müssen uns alle wesentlichen Einzelheiten dieses Bildes der Norm tief einprägen und dabei unsere besondere Aufmerksamkeit jenen Elementen des Bildes zuwenden, die im Erkrankungsfalle erfahrungsgemäß die ersten Abweichungen von der Norm aufweisen — und das sind (Pr.)*: Die Ansatzgebiete der Gelenkkapsel am Knochen, die gleich-

---

* Projektion(en). Von einer Reproduktion der projizierten Bilder muß hier Abstand genommen werden.

mäßig zarte röntgenologische Gelenklinie, deren anatomisches Substrat nicht einheitlich ist, sondern komplex zusammengesetzt aus der kompakten Knochengrenzlamelle und aus der Kalkknorpelschicht, das trajektoriell angeordnete Bälkchenwerk des subchondralen spongiösen Knochens, die Weite des in der Röntgendiktion sogenannten Gelenkspaltes, der bekanntlich kein wirklich räumlicher Spalt ist, sondern der Ausdruck der Schichtdicke des kalkfreien Knorpels beider Gelenkkörper, und schließlich werden wir auch die dem Gelenk benachbarten Knochenpartien sowie das Weichteilbild der Gelenkkapsel in unsere Prüfung einbeziehen müssen. Jede von diesen Komponenten des Röntgenbildes eines Vollgelenkes kann erster und einziger Sitz nachweisbarer Veränderungen sein oder kann gemeinsam mit anderen dem jeweils vorliegendem pathologischen Zustandsbild seine besondere Note geben; und da jedes von diesen Elementen des Gelenkorgans von Veränderungen verschiedener Art und vielfältig verschiedenen Grades betroffen sein kann, ergibt sich in praxi eine gigantische Anzahl von Kombinations- und Variationsmöglichkeiten, die eben in summa den schier unübersehbaren Formenreichtum der Röntgensymptomatologie der Gelenkkrankheiten ausmacht.

Betrachten wir nun die Röntgenzeichen der primärentzündlichen Gelenkerkrankungen, zu denen ja das Gros der unstrittig rheumatischen Gelenkprozesse zählt: Welch einer Aetiologie dieselben auch immer sein mögen, sie nehmen ihren Ausgang nahezu ausnahmslos von der G e l e n k k a p s e l; und gleichgültig, ob sie einen akuten, subakuten, primär oder sekundär chronischem Verlauf zeigen, sie rufen zumindest prinzipiell gleichartige Initialveränderungen der Gelenkkapsel hervor, nämlich H y p e r ä m i e und S c h w e l l u n g von graduell sehr verschiedenem Ausmaß und vielfach E x s u d a t i o n — also Gelenkerguß. Obwohl sich auch diese ausgesprochenen Weichteilveränderungen mit einer besonderen Aufnahmetechnik röntgenographisch darstellen lassen, möchte ich mich hier nicht mit diesen Bildern beschäftigen, da die palpierende Hand des Klinikers vielfach Gleiches zu leisten vermag. Wenn aber der entzündliche Zustand der Kapsel durch längere Zeit anhält, dann führt er auch zu Veränderungen an Knochen und Knorpel, und damit beginnt die ureigene Domäne des Röntgenverfahrens.

Der knöcherne Gelenkteil wird bekanntlich in erster Linie von Gefäßen ernährt, die von der Gelenkkapsel in den Knochen einstrahlen; und darum muß jede länger dauernde Entzündung — id est jede länger dauernde Zirkulationsstörung — der Gelenkkapsel notwendig zu Störungen im physiologischen Knochenumbau des zugehörigen Epiphysenknochenabschnittes führen —, und wir dürfen wohl auf Grund unserer Kenntnisse auf dem Gebiete der allgemeinen Knochenpathologie schon a priori erwarten, daß die Hyperämie zu einer Steigerung des Knochen a b b a u e s Anlaß geben wird. Das ist auch tatsächlich der Fall, · wir finden als Ergebnis dieses gesteigerten Abbaues im Kapselansatzgebiet eine umschriebene O s t e o p o r o s e (Pr.), die je nach Dauer und Intensität der Entzündung sehr verschiedene Grade aufweisen kann, deren höchster und letzter der völlige Knochenschwund ist, d. h. bis im Kapselansatzgebiet ein umschriebener kerbenartiger Knochendefekt entstanden ist (Pr.).

Und hier gestatten Sie mir einen kleinen Exkurs, der es zum Ziele hat, daß auch auf diesem Gebiet eine Nomenklatur verwendet werde, die den pathoanatomischen Gegebenheiten entspricht, richtige Vorstellungen erweckt und uns allen verständlich ist: Diese umschriebene Porosierung im Kapselansatzgebiet soll nicht als E n t k a l k u n g bezeichnet werden, denn hier wird nicht der Kalkgehalt des bestehenden Knochens verringert, sondern die Masse des kalkhaltigen Knochens; das ist pathogenetisch ganz und gar nicht dasselbe.

Von diesen umschriebenen Osteoporosen und Defekten wäre schließlich noch zu sagen, daß sie sich röntgenbildmäßig in einer praktisch unendlichen formalen Vielfalt präsentieren können, deren Analyse oft weitgehende Schlüsse auf den bisherigen Decursus gestattet — namentlich hinsichtlich Dauer, Intensität und Aktivitätslage des Prozesses. Daß es im besonderen bei rheumatischen Gelenkprozessen Knochenveränderungen nicht nur im Kapselansatzgebiet gibt, sondern auch fern vom Kapselansatz, darauf werde ich später zurückkommen.

Auch der G e l e n k k n o r p e l wird unausweichlich in Mitleidenschaft gezogen von jedem länger währenden entzündlichen Zustand der Gelenkkapsel, deren innerste Schicht, die Synovialis, die Randpartien des Gelenkknorpels bedeckt; und von diesem knorpeldeckenden Synovialissaum aus erfolgt, sobald der schmerzhafte entzündliche Prozeß die Gelenkfunktion einschränkt oder gänzlich stilllegt, ein oberflächliches Ueberwuchern des gefäßlosen Gelenkknorpels durch einen gefäßführenden Pannus, der den Gelenkknorpel von dessen Oberfläche her abzubauen vermag. Da-

zu kommt noch, daß gerade die oberflächlichen Knorpel-
schichten hinsichtlich ihrer Ernährung auf die von der
Synovialmembran gelieferte Gelenkflüssigkeit sowie auf ein
gewisses Minimum von Gelenkfunktion angewiesen sind und
darum im Falle länger dauernder Erkrankung der Synovialis Schaden nehmen m ü s s e n. Die vornehmlich aus
diesen Wurzeln herstammende Knorpelschädigung kann natürlich sehr verschiedene Grade aufweisen und dementsprechend graduell verschiedene Röntgenbilder ergeben — von
einer geringfügigen Gelenkspaltverschmälerung (Pr.) bis zu
breitknöcherner Ankylose — id est bis zur völligen Ver-
nichtung des Gelenkes (Pr.).

Und nun — diese kurze, aus Zeitnot bewußt fragmentari-
sche Darstellung des Röntgenbildes der Gelenkentzündung
abschließend — eine sehr wesentliche Feststellung: Alle die
besprochenen Veränderungen an Knochen und Knorpel kommen bei entzündlichen Prozessen verschiedener Aetiologie
vor; sie sind also durchaus n i c h t p a t h o g n o m o -
n i s c h für eine spezielle Krankheitsursache, etwa für irgend
einen bestimmten Erreger, s i e e r w e i s e n l e d i g l i c h
d i e p r i m ä r e n t z ü n d l i c h e N a t u r d e s v o r -
l i e g e n d e n P r o z e s s e s; so wie sich ätiologisch ver-
schiedenartige entzündliche Gelenkprozesse makroskopisch-
anatomisch nur in ganz beschränktem Ausmaß oder gar
nicht differenzieren lassen, so ist das auch in der Röntgenologie. Das mag zunächst enttäuschend klingen, wird
aber im Augenblick verständlich, wenn wir uns daran erinnern, daß seit reichlich 25 Jahren zahlreiche Formen
akut und chronisch entzündlicher Gelenkerkrankungen mit
guten Gründen als allergisch-hyperergische oder partial-
allergische Reaktionen aufgefaßt werden, deren Ablauf durchaus nicht an ein bestimmtes Allergen gebunden ist, sondern durch ganz verschiedene Allergene ausgelöst werden
kann. Wer es als erwiesen annimmt, daß verschiedene
Schädlichkeiten die gleiche Gewebereaktion auslösen können, darf nicht erstaunt sein darüber, daß ein Röntgenbild
zwar den eindeutigen Ausdruck eines reaktiv entzündlichen pathologischen Zustandes bietet, aber keinen Hinweis gibt auf die spezielle Aetiologie desselben. Wie oft
bin ich z. B. gefragt worden, ob irgend eine primär chronische Polyarthritis tuberkulöser Natur sein dürfte! Und
fast immer war der Fragende sichtlich enttäuscht, wenn
ich zur Antwort gab, das ließe sich aus dem Röntgenbild
nicht erkennen; auch der Tuberkelbazillus könne das Bild
einer rheumatischen Polyarthritis hervorrufen, ohne daß

es dabei zu pathoanatomischen, für Tuberkulose charakteristischen Gewebsveränderungen komme; und folglich könne auch das Röntgenbild in solchen Fällen keinen Hinweis auf die tuberkulöse Natur enthalten.

Damit will ich nun durchaus nicht gesagt haben, daß das Röntgenbild niemals gestattet, die spezielle Aetiologie einer Gelenkentzündung richtig zu erkennen — das gelingt dem Geübten de facto gar nicht selten; aber g e - n e r e l l darf man bei den entzündlichen Gelenkerkrankungen eine quoad aetiologiam exakte Diagnose von der Röntgenologie weder erwarten noch verlangen. Die Röntgenologie hat viel geleistet, wenn sie durch sorgfältige Bildanalyse die makroskopisch faßbare Pathogene des Einzelfalles klarstellt — und d a s ist sie imstande.

Wollen wir nun noch kurz der Frage nachgehen, welche allgemein als rheumatisch anerkannten Gelenkerkrankungen positive Röntgenbefunde ergeben, die in die eben besprochene Gruppe gehören, so ist weitaus an erster Stelle zu nennen die p r i m ä r c h r o n i s c h e P o l y a r t h r i t i s. Der a k u t e G e l e n k r h e u m a t i s m u s gibt — wie nicht anders zu erwarten — lediglich das Bild von Kapselschwellung und Erguß — ohne erweisbare Veränderungen an Knochen und Knorpel; die Tatsache, daß gelegentlich Gelenke, über welche irgend einmal — etwa in der Jugend — ein Schub von akutem Gelenkrheumatismus hinweggegangen ist, nach Jahrzehnten völliger klinischer und röntgenologischer Symptomfreiheit an einer rasch progredienten Arthropathia deformans erkranken, gehört nicht unmittelbar hierher; denn diese Arthropathia deformans folgt nur mehr ihrem eigenen Gesetz, braucht keinerlei entzündliche Erscheinungen zu zeigen und unterscheidet sich in keiner Weise von einer genuinen Arthropathia deformans, die als erster Schaden an einem Gelenk auftritt; ob man nun so eine Arthropathia deformans als sekundär bezeichnen will, ist eine reine Nomenklaturfrage von untergeordneter Bedeutung. Der s e k u n d ä r c h r o n i s c h e G e - l e n k r h e u m a t i s m u s wiederum ist röntgenologisch kaum vom Bilde der primär chronischen Polyarthritis zu unterscheiden, das gleiche gilt von dem hierhergehörigen Rheumatismus fibrosus J a c c o u d. Die Röntgensymptomatologie der primär chronischen Polyarthritis aber, dieser Hauptrepräsentantin der rheumatischen Gelenkerkrankungen, wollen wir nun an einer kurzen Bilderreihe in ihren markanten Typen passieren lassen (Pr.).

Prinzipiell andersartig sind die Veränderungen, die wir

bei den primär degenerativen Gelenkerkrankungen finden, welche sich — ganz allgemein gefaßt — dann entwickeln, wenn ein Mißverhältnis zwischen der statischen Qualität und der tatsächlichen Beanspruchung der Gelenkgewebe entstanden ist. Wenn die statische Qualität der Gelenkgewebe wesentlich abgenommen hat, dann ist schon die normale Beanspruchung zu hoch und der Organismus muß trachten, das Gleichgewicht zwischen Anforderung und Leistung wiederherzustellen; zu diesem Behufe nun setzt er kompensatorische und reparatorische Maßnahmen verschiedener Art ein. Zunächst werden die K a l k k n o r p e l - s c h i c h t und die K n o c h e n g r e n z l a m e l l e verstärkt, was sich im Röntgenbild in einer V e r d i c k u n g d e r G e l e n k l i n i e (Pr.) äußert. Aber nicht nur die Knochengrenzlamelle wird verstärkt, sondern auch die von derselben abgehenden Spongiosabälkchen und (Pr.) auch neue Bälkchen werden zusätzlich gebaut. Daraus resultiert eine deutliche Verdichtung der subchondralen Spongiosa, die man allgemein als s u b c h o n d r a l e S k l e r o s i e - r u n g bezeichnet und die an manchen statisch hochbeanspruchten Gelenken dazu führt, daß an Stelle einer Spongiosa sich unter dem Knorpel eine mächtige sklerotische Knochenschicht findet; dieser Vorgang wird meist mit der recht unglücklichen Bezeichnung O s t i t i s c o n d e n s a n s benannt, er hat aber an sich nichts mit einer Entzündung zu tun (Pr.). Dort, wo die statisch besonders hohe Beanspruchung der Randpartien des Gelenkknorpels zu umschriebener Degeneration derselben geführt hat (Pr.), setzt e n c h o n d r a l e O s s i f i k a t i o n im unterwertig gewordenen Gelenkknorpel ein, die bald unter Neubildung von Faserknorpel über das alte Areale der Gelenkfläche hinausgeht und den Ihnen allen wohlbekannten R a n d w u l s t (Pr.) bildet, der die Auffangfläche für die einwirkenden Kräfte vergrößert und damit die Belastung für die Flächeneinheit herabsetzt. Durch solche Maßnahmen kann das bedrohte Gleichgewicht zwischen Anforderung und Leistung auf lange Zeit hinaus oder auch dauernd wiederhergestellt werden; und darum sind diese allgemein als Symptome der Arthropathia deformans beschriebenen Veränderungen k e i n e s w e g s i m m e r Z e i c h e n e i n e s a k t i v e n P r o z e s s e s, einer aktiven E r k r a n k u n g, sondern lediglich ü b e r l e b e n d e Z e u g e n e i n e r m e h r o d e r w e - n i g e r g e l u n g e n e n R e p a r a t i o n. Daher die so häufigen überraschenden Zufallsbefunde von selbst sehr beträchtlichen Veränderungen im Röntgenbild, die ihrem Träger so gut wie keine Beschwerden verursachen. Das sind die Fälle, in denen es zwar ausgiebiger Reparationsmaß- nahmen bedurft hat, um einen quoad functionem befriedi- genden Zustand herzustellen, bei welchen diese Repara- tion aber von dauerndem Erfolg begleitet war. Das ist natürlich nicht immer der Fall: Wenn die Kompensation ungenügend ist oder zu spät kommt, dann kann es zu Ein- brüchen in der Knochengrenzlamelle (Pr.) und zur Entstehung verschieden großer Blutungszysten (Pr.) im subchondralen Knochen kommen; auch diese Schäden sind noch einer Reparation durch Kallusbildung und nachfolgende Ossifi- kation (Pr.) zugänglich, sofern es gelingt, für die zur Wie- derherstellung notwendige Zeit die statische Beanspruchung entsprechend einzuschränken, was unter Umständen ohne jede therapeutische Maßnahme allein durch Schmerz und konsekutive Schonung bewirkt wird; sehr häufig gelingt dies aber nicht, und es können sich schrittweise die schwe- ren Verunstaltungen der Gelenkkörper mit den entsprechen- den Funktionsstörungen entwickeln, die am Hüftgelenk wegen dessen hoher statischer Beanspruchung ihren imposantesten Ausdruck finden.

Es ist durchaus nicht schwierig, die große prinzipielle Verschiedenheit zwischen der Symptomatologie der primär entzündlichen und der der primär degenerativen Gelenk- leiden an geeigneten Beispielreihen darzutun, und es ist didaktisch sicher zweckmäßig, hierbei in jeder der beiden Reihen nur solche Fälle zu zeigen, die kein Symptom der anderen Reihe aufweisen; um aber den tatsächlich gegebenen Verhältnissen gerecht zu werden, muß man so- gleich anfügen, daß es auch — und zwar gar nicht selten — Fälle gibt, welche n e b e n e i n a n d e r S y m p t o m e a u s b e i d e n R e i h e n p r ä s e n t i e r e n — und das ist eigentlich schon von vornherein zu erwarten; denn einerseits kann eine statische Unterwertigkeit des Gelenk- knorpels, die den Auftakt gibt zu einem degenerativen Prozeß, das Ergebnis eines irgend einmal an diesem Ge- lenk abgelaufenen entzündlichen Prozesses sein, der an dem Gelenk auch im Röntgenbild zum Ausdruck kommende bleibende Veränderungen gesetzt hat (Pr.); und anderseits wissen wir aus der Pathoanatomie, daß sich im Zuge primär degenerativer Gelenkerkrankungen recht häufig entzündliche Vorgänge in der Gelenkkapsel entwickeln, die bei länge- rem Bestand natürlich auch wieder ihre eigenen Röntgen- zeichen hervorrufen (Pr.). Recht häufig gelingt es, durch sorgfältige Analyse des Röntgenbildes allein zu der Erkenntnis zu gelangen, welcher Prozeß der erste pathologische Vorgang an dem Gelenk überhaupt war; in anderen Fällen müssen wir die Anamnese des Falles für diese Entscheidung heranziehen. An der grundsätzlichen Verschiedenheit zwischen primär entzündlichen und primär degenerativen Gelenkerkrankungen vermag das Vorkommen von Fällen mit Symptomen aus beiden Reihen natürlich nichts zu ändern.

Vor dem gleichen Gegensatz zwischen primär entzündlich und primär degenerativ stehen wir im Bereich der Wirbelsäule; hie Spondylarthritis ankylopoetica — hie Spondylosis oder Spondylarthropathia deformans; die klassischen Bilder der beiden Affektionen sind so allgemein bekannt, daß ich nicht Zeit versäumen möchte mit ihrer Beschreibung. Aber einige Besonderheiten der ankylosierenden Form halte ich der Erwähnung wert; zunächst die so häufige Mitbeteiligung der Hüftgelenke, die den fundamentalen Unterschied in der Röntgensymptomatik primär entzündlicher und primär degenerativer Gelenkleiden ganz besonders eindrucksvoll präsentiert (Pr.): Wir finden da keinerlei statische Reparationsmaßnahmen — nur Knorpelabbau und Osteoporose; und noch etwas Bedeutsames zeigen nicht selten diese Bilder als Hinweis auf die Generalisation des rheumatischen Prozesses: im Sehnenansatzbereich am Tuber ossis ischii mächtige Knochenanbildung, die geradezu an ein vom Knochen ausgehendes Blastom gemahnt — etwa an ein Osteochondrosarkom; tatsächlich hatte ich wiederholt Gelegenheit, diese schwerwiegende Fehldiagnose richtigzustellen. In der pathoanatomischen Literatur ist es bisher merkwürdig still geblieben betreffs rheumatischer Knochenveränderungen. K l i n g e sagt noch in seinem Kapitel im Handbuch von H e n k e - L u b a r s c h, es gebe wohl typische rheumatische Verquellungsherde in Periost und Sehnen, aber k e i n e r h e u m a t i s c h e n V e r ä n d e r u n g e n i m K n o c h e n. Das ist zweifellos unzutreffend: Es gibt auch außerhalb der Gelenke echte rheumatische Knochenveränderungen (K. W e i s s - R u t i s h a u s e r), die wohl in der Regel von der Nachbarschaft her auf den Knochen übergreifen (Beispiele).

Auch im Bereiche der Wirbelsäule kann es in Einzelfällen bei der Deutung selbst schwerer Veränderungen Schwierigkeiten geben; ich möchte das kurz an einem Beispiel aus meinem Material zeigen, das Sie gleichzeitig mit einem pathologischen Zustandsbild der Wirbelsäule bekanntmacht, das in jüngster Zeit von französischen Forschern (F o r e s t i e r u. a.) als eigene nosologische Einheit beschrieben wurde. Sie sehen bei einem 66jährigen Mann, der seit etwa 4 Jahren über nur geringe Beschwerden in Form von Steifigkeit klagt, die Halswirbelkörper durch mächtige neugebildete Knochenmassen an ihrer Vorderfläche synostotisch verbunden, die Intervertebralgelenke aber sind durchwegs erhalten (Pr.). Im Bereich der Brustwirbelsäule die verschmälerten Bandscheiben durch seitliche Knochenspangen überbrückt, die von einem Wirbelkörper zum anderen ziehen — ein Bild, das gewisse Aehnlichkeiten aufweist mit dem typischen „B a m b u s s t a b" der B e c h t e - r e w - W i r b e l s ä u l e; auch im Lumbalbereich (Pr.) finden sich mächtige, zum Teil spangenartige Randwülste, die Kreuzdarmbeinfugen aber sind erhalten, wenn auch in ihrem kranialen Anteil verschmälert. Das klinische Bild ist ganz und gar nicht das eines vorgeschrittenen B e c h - t e r e w, die Blutsenkung ist mit 6/13 W als normal zu bezeichnen und das Röntgenbild zeigt wohl Aehnlichkeiten mit Bildern dieser Erkrankung — vor allem die knöcherne Ankylosierung größerer Wirbelsäulenabschnitte —, aber auch Verschiedenheiten. Die Franzosen betrachten dieses Bild, das sich fast ausnahmslos bei älteren Männern findet, als nosologische Einheit und haben ihm den unverbindlichen, aber treffenden Namen „H y p e r o s t o s e a n k y l o s a n t e v e r t é b r a l e s é n i l e" gegeben. Ich kann hier auf Einzelheiten nicht eingehen, möchte aber den Standpunkt vertreten, daß solche Fälle sicherlich nicht als echter „Bechterew" zu klassifizieren, sondern der Spondylosis deformans zuzuweisen sind, innerhalb welcher sie allerdings sowohl ätiologisch als auch morphologisch eine gewisse Sonderstellung einnehmen.

Nur wenige Worte noch über die durch Stoffwechselanomalien verursachten oder doch wenigstens eingeleiteten Gelenkprozesse. Vor allem die G i c h t. Darüber, daß sie den entzündlichen Gelenkerkrankungen zugehört, kann kein Zweifel bestehen; denn als erste anatomische Veränderung findet sich hier eine durch Uratanreicherung in der Synovia hervorgerufene S y n o v i t i s; dazu gesellt sich im akuten Anfall eine allergisch-hyperergische Komponente und die Pathoanatomie lehrt, daß sich auch t y p i s c h r h e u - m a t i s c h e Gewebeschäden finden. All diese Veränderungen aber produzieren im Röntgenbild selbst bei langem Bestande nichts als eine geringfügige, völlig uncharakteristische Osteoporose und leichte Gelenkspaltverschmälerung, die vielfach verschiedener Aetiologie sein könnten; erst wenn es im K n o c h e n zu Uratablagerungen kommt (was

keineswegs bei jedem Uricafall einmal eintritt), wird das
Röntgenbild charakteristisch, ja pathognomonisch (Pr.); solange durch Uratdepots bedingte Knochendefekte fehlen, gibt
es keine Röntgendiagnose „Arthritis urica". Bei der viel
selteneren O c h r o n o s e kommt die Knorpelschädigung
viel regelmäßiger und markanter als beträchtliche Gelenkspaltverschmälerung bzw. Bandscheibenreduktion zum Ausdruck (Pr.); relativ wenig bekannt ist, daß in den Bandscheiben die Knorpelschädigung oft von intensiver Verkalkung gefolgt ist, und daß es auch fernab vom Gelenk im
Knochen zu Einlagerungen von Homogentisinsäure kommt in
einer Art, die nahezu pathognomonisch für Ochronose ist
(Pr.).

In beiden Fällen liegt die Bedeutung des Röntgenverfahrens weniger in der Diagnosestellung — die ja meist
schon mit klinischen Mitteln erfolgt ist — als in der E r -
h e b u n g v o n A r t u n d A u s m a ß d e r G e w e b e v e r -
ä n d e r u n g e n, vor allem der Knorpel- und Knochen-
beteiligung.

Diese letzterwähnte Tatsache ist im übrigen nicht nur
bei den Stoffwechselanomalien gegeben, sondern eigentlich
im Gesamtbereich der rheumatischen Gelenkerkrankungen.
Kaum jemals wird der Kliniker sich bei einer primär chronischen Polyarthritis über die Diagnose im unklaren sein
zu einem Zeitpunkt, in dem sich bereits ausgesprochene
Röntgenzeichen finden. Das gleiche gilt von der sekundär
chronischen Polyarthritis und gilt auch von den G e r -
h a r d t s c h e n R h e u m a t o i d e n verschiedenster Aetiologie. Nur bei der Spondylarthritis ankylopoetica werden
die klinischen Frühsymptome — unbestimmte Kreuzschmerzen — nicht immer den Kliniker an die Möglichkeit
einer entzündlichen Affektion der Kreuz-Darmbeingelenke
als Initialveränderung eines Bechterew denken lassen, und
t a t s ä c h l i c h i s t d i e R ö n t g e n d i a g n o s e „b e g i n -
n e n d e r B e c h t e r e w" g a r n i c h t s o s e l t e n f ü r
d e n K l i n i k e r e i n e U e b e r r a s c h u n g.

Eines sehr häufigen Zustandsbildes wäre noch kurz
Erwähnung zu tun: der P o l y a r t h r i t i s m i t H e b e r -
d e n s c h e n K n o t e n. Allem voraus sei festgehalten, daß
die dem ganzen Zustandsbild den Namen gebenden Knoten
an den Interphalangealgelenken zweiter (und auch erster)
Ordnung weder rheumatische Knoten sind noch Gicht-
typhi, sondern als Substrat (Pr.) knöcherne R a n d w ü l s t e
haben, wie wir sie bei der A r t h r o p a t h i a d e f o r m a n s
kennen; und tatsächlich dürfen wir das unkomplizierte Bild

der Heberdenschen Knoten der Arthropathia deformans zuzählen. Das allgemein bekannte postklimakterische Auftreten bei Frauen ist lediglich ein Hinweis darauf, daß die primäre Knorpelschädigung endokrin mitbedingt ist — das weitere Geschehen aber folgt durchaus dem Typus der funktionsmechanischen Arthropathie. O h n e F u n k t i o n g i b t e s k e i n e H e b e r d e n s c h e n K n o t e n! Ein bündiger Beweis hierfür ist die Tatsache, daß bei halbseitig Gelähmten die charakteristischen Veränderungen nur an der funktionstüchtigen, niemals an der gelähmten Hand auftreten. Da die Arthropathia deformans kein ätiologisch einheitliches Leiden ist, kann es nicht wundernehmen, daß sich auch nach Knorpelschädigungen aus anderer Ursache (etwa entzündlicher Natur) — sofern dieselben die Funktion nicht dauernd ausschalten — typische Heberdensche Knoten entwickeln können; so können sich auch im Zuge einer s c h u b w e i s e m i t R e m i s s i o n e n v e r l a u f e n d e n primär chronischen Polyarthritis Heberdensche Knoten entwickeln, und in solchen Fällen kann es auch — wenngleich selten — zu knöchernen Ankylosen der Interphalangealgelenke kommen, die wir sonst bei degenerativen Gelenkprozessen im allgemeinen nicht antreffen.

Z u s a m m e n f a s s e n d sei noch einmal hervorgehoben, daß der Schwerpunkt der Bedeutung des Röntgenverfahrens bei den rheumatischen Gelenkleiden in der Erfassung der Pathogenese liegt und in der objektiven Klarstellung des jeweils vorliegenden anatomischen Zustandes der Gelenkgewebe. Und hierin ist die Methode — sofern sie optimal ausgewertet wird — souverän.

Pathophysiologie des Rheumatismus im Lichte der modernen Rheumatherapie

Von

K. Fellinger und J. Schmid

Wien

Mit 7 Abbildungen

Seit der Einführung der Hormontherapie des Rheumatismus sind 5 Jahre vergangen. Während dieser Zeit hat sich das Interesse breiter Kreise der inneren Medizin wieder einer Krankheit zugewendet, die schon Jahre hindurch unmodern gewesen war. Zahlreiche Arbeiten erschienen auf diesem Gebiete, die anfangs größtenteils unfundiert und überschwenglich, später zu kritisch und pessimistisch ausfielen und aus deren Ueberblick sich erst jetzt langsam die wahren Fortschritte durch Cortison und ACTH in theoretischer und praktischer Hinsicht erkennen lassen. Für den Rheumatologen, der die Schwierigkeit in seiner Sparte kennt und oft daran verzweifelt sein mag, der aber auch gelernt hat, nebensächlich erscheinende Heilbehelfe für eine zielgerichtete Behandlung zu benützen, sind diese stark wirkenden Medikamente im Rahmen der Allgemeintherapie ein unschätzbares Hilfsmittel geworden. Für den abseits stehenden Arzt, der sich anfangs damit ein Mittel gegen die Polyarthritis mit ähnlich starker Wirkung wie Penicillin oder Sulfonamide gegen Infekte erhoffte, wurde damit kaum ein Schritt näher an das noch immer ungelöste Rheumaproblem gemacht.

Betrachtet man die Fortschritte, die während der neuen Rheumaära erzielt wurden, so kam es zunächst zur blitzartigen Verbreiterung der schon lange vorher in den Grundzügen aufgestellten und publizierten Stresstheorie von S e l y e. Ohne die Entdeckung des Glukokortikoids Cortison wäre sie wahrscheinlich kaum bekannter geworden als zahllose andere Theorien, die nur dem wissenschaftlich Interessierten hin und wieder in die Hände fallen. Eine Zeitlang schien mit der Theorie S e l y e s der Nagel auf den Kopf getroffen worden zu sein. Uebereinstimmend wurde anfangs eine Nebennierenschwäche bei der Polyarthritis, später ein Ueberwiegen der Mineralokortikoide festgestellt und schließlich blieb nur mehr eine Verminderung einzelner Fraktionen im 17-Ketosteroiddiagramm des Harnes als mehr oder weniger charakteristisch für diese Erkrankung übrig. Heute wissen wir, daß viele Untersuchungsergebnisse wegen der Kompliziertheit dieser Hormonbestimmungen nur mit Vorsicht verwertet werden dürfen, daß auch die physiologische Schwankungsbreite der Kortikoidbildung beträchtlich ist und daß wahrscheinlich nur das fraktionierte 17-Ketosteroiddiagramm eine für die primär chronische Polyarthritis charakteristische Verminderung der Aetiocholanolon-Dehydroisonandrosteron- und Androsteronfraktionen zeigt. Diese Verminderung tritt besonders schön bei Belastungsversuchen zutage und ist auch häufig bei Angehörigen von Polyarthritikerfamilien, die sonst ein normales Ketosteroiddiagramm zeigen, nach Belastung erkenntlich. Allerdings sind die fraktionierten 17-Ketosteroiddiagramme noch viel zu wenig häufig bestimmt worden, als daß damit gesagt werden könnte, daß diese Kurvenform nicht auch bei anderen chronischen Erkrankungen gefunden werden könnte.

Eine Zeitlang sah man in jedem Rheumamittel einen gewaltigen Stressor, der nur über eine Aktivierung des Hypophysen-Nebennierenrindensystems seine heilsame Wirkung entfalte. Auch hier stellte sich jedoch bald heraus, daß viele noch viel stärkere Stressoren fast keinen Einfluß auf den Gelenkrheumatismus besitzen.

Nach einigen Jahren angestrengten Arbeitens auf diesem Gebiet des Hormonhaushaltes mußten wir erkennen, daß wohl das Glukokortikoid Cortison und auch ACTH eine eindeutige Wirkung auf die Polyarthritis besitzen, diese aber keineswegs sicher durch die derzeitige Theorie S e l y e s vom General-Adaptation-Syndrom erklärt werden könne, ebenso wie wir weder die Aspirin- noch die Pyramidonwirkung zur Gänze verstehen.

Die Theorie S e l y e s ist damit vom Gesichtspunkt vieler Rheumatologen aus nichts anderes, als ein weiterer Erklärungsversuch für den Rheumatismus, der, ebenso wie die Infekt-, Allergie- oder neurogene Theorie, viele Lücken und Mängel aufweist, die seinen Wert problematisch erscheinen lassen.

Nach den bisher erwähnten Ergebnissen ist verständlich, daß in allerletzter Zeit auf anderen Wegen näherer Einblick in die Zusammenhänge zwischen Rheumatismus und der Stresstheorie von S e l y e gesucht wurden. So schien uns vor allem der Lipoid-, Kohlehydrat- und Aminosäurestoffwechsel in gewissen Beziehungen noch viel zu wenig ausgewertet zu sein. Besonders für die Erfassung der beiden ersten Stoffwechselvorgänge standen uns neue verläßliche Methoden zur Verfügung, mit denen der Einblick in zumindest bisher nicht veröffentlichte Vorgänge ermöglicht wurde.

Nach der Entwicklung der Papierelektrophorese von Serumeiweißkörpern war es nur mehr ein Schritt zur Auswertung dieses Weges auch für die Bestimmung von Lipoid- und Kohlehydratfraktionen im Serum. Swahn[1] konnte dementsprechend auch erstmalig mit Hilfe von zwei Filterpapierstreifen, die er mit dem gleichen Serum beschickte und über die gleiche Zeit der gleichen Stromeinwirkung aussetzte, Serumeiweiß und Serumlipoide elektrophoretisch trennen. Sie ließen sich mit differenten Färbemethoden nachweisen. Swahn teilte die Lipoidkomponenten, entsprechend ihrer Lage zu den Eiweißfraktionen in α-, β- und γ-Lipoide ein.

Da bisher noch keine Arbeiten über das Verhalten der **Lipoidfraktionen** bei der Polyarthritis erschienen und die Erkrankung nach Ansicht vieler Autoren eher eine Hypolipämie aufweist, versuchten wir, dieses Verfahren bei 48 Patienten mit primär chronischer Polyarthritis zu verwerten.

Die prozentuale Aufteilung der Serumlipoide an unseren Normalfällen ergab zunächst für die α-Lipoide 10 bis 25%, β-Lipoide 40 bis 50% und γ-Lipoide 30 bis 40%. In Abb. 1 sind nun vergleichsweise die Kurventypen eines normalen Patienten und eines Falles mit primär chronischer Polyarthritis dargestellt. Man ersieht daraus, daß beim Polyarthritiker die γ-Lipoidfraktion gegenüber der β-Lipoidfraktion beträchtlich vermindert ist. Wir konnten bei allen unseren Fällen im aktiven Stadium der Erkrankung eine γ-Lipoidkonzentration zwischen 20 und 30% feststellen. Eine Erklärung hierfür liegt bisher noch nicht vor.

Möglicherweise ist sie die Folge einer Glukokortikoidverminderung, da dessen Konzentrationszunahme durch ACTH- oder Cortisonzufuhr eine Hyperlipämie bewirkt. Die Alarmreaktion ist ja durch den abrupten Abbau der Fettdepots charakterisiert. Diese stellen die Nachschublager für die verschiedenen Stoffwechselvorgänge im Organismus dar und liefern Fettsäureester in das Blut ab. Nach Selye vermögen nun eine Reihe von Kortikoiden, die während der Alarmreaktion mobilisiert werden, einen Fetttransport von den Depots in die Leber zu bewirken. Während dieser Zeit steigen die Serumlipoide, und zwar vor allem die γ-Fraktion beträchtlich an. Nur diese Fraktion zeigt bei allen Veränderungen des Fettstoffwechsels, die von uns untersucht wurden und mit dem Hypophysen-Nebennierenrindensystem in Zusammenhang gebracht werden konnten, Schwankungen im positiven oder negativen Sinne, je nach dem Zeitpunkt ihrer Bestimmung.

Seit es durch die Untersuchung von H o t c h c i s s[2] ermöglicht wurde, auch die K o h'l e h'y d r a t e mit Hilfe der Papierelektrophorese färberisch darzustellen, hat sich

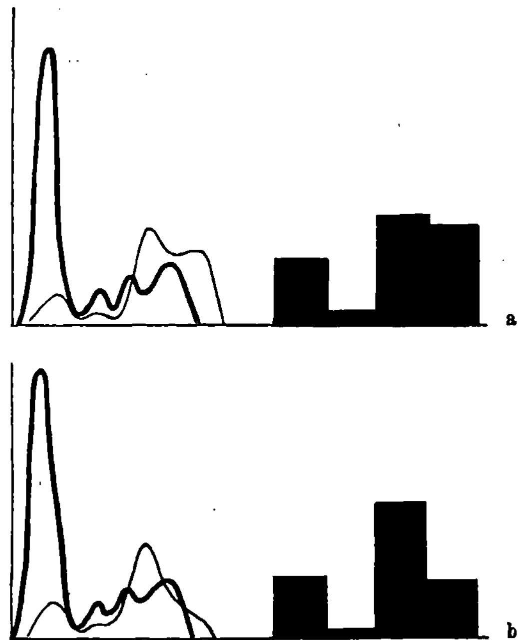

Abb. 1. (━━━) Eiweiß- und (————) Lipoidelektrophorese eines Normalfalles (a) und eines Patienten mit primär chronischer Polyarthritis (b)

ein weites, noch völlig unerforschtes Wissensgebiet eröffnet. Während man früher durch die Blutzuckerbestimmung allein den Kohlehydratstoffwechsel erfassen zu können glaubte, wird nun immer klarer ersichtlich, daß die in Form der prosthetischen Polysaccharide an die Plasmaproteine gebundenen Kohlehydrate nicht nur mengenmäßig weit überwiegen, sondern auch für den Einblick in viele Krankheiten wesentlich wichtiger sind als der Blutzucker. Die prosthetischen Kohlehydrate werden, im Gegensatz zur Glukose, nur sehr langsam abgebaut und erneuert. Die funktionelle Bedeutung beruht daher nicht auf dem kalorischen Wert, sondern im Aufbau der kohlehydrathaltigen Gewebsproteine. Wahrscheinlich werden die prosthetischen Polysaccharide der Plasmaproteine nach dem Uebertreten aus der Blutbahn abgebaut und für die Bildung von Kreatin, Elastin, Gonadotropin, Blutgruppensubstanzen, des Thrombogen, Heparin usw. verwendet. Gerade für die Ausbreitung des Gelenkrheumatismus werden immer wieder Hyaluronsäuren verantwortlich gemacht, die in die Gruppe der Aminopolysaccharide einzureihen sind und neben Azetylglukosamin, Glukuronsäurereste enthalten. Sie finden sich vor allem in den intrazellulären Spalträumen des Gewebes und dürften zweifelsohne das Kohlehydratelektrophoresediagramm beeinflussen. Auch eine Reihe von weiteren Aminopolysacchariden, die neben Azetylglukosamin und Glukuronsäure Schwefelreste enthalten und sich vor allem im Knorpel und mit Hyaluronsäure in der Synovialis und Synovia befinden, wirken in diesem Sinne.

Unsere Voruntersuchungen an Normalfällen ergaben für die α-1-Globuline 21·2%, α-2-Globuline 34·2%, β-Globuline 23·7% und für die γ-Globuline 12·8% prosthetische Kohlehydrate. Die statistische Auswertung unserer Ergebnisse zeigte neben einer großen Schwankungsbreite auch eine beträchtliche Streuung um den Mittelwert, was mit den Untersuchungen von S t a r y, der allerdings mit Hilfe von Fällungs- und Titrationsmethoden vorging, bestätigt wird. Wegen dieser Streuung konnten wir an unseren unbehandelten Polyarthritikern bisher noch keine signifikanten Veränderungen der prosthetischen Kohlehydrate finden. Allerdings gelang es uns aus technischen Gründen noch nicht, den prozentualen Kohlehydratanteil jeder einzelnen Serumeiweißfraktion zu bestimmen. Es ist somit möglich, daß neben den soeben angeführten Schwankungen auch noch solche des prozentualen Kohlehydratgehaltes der einzelnen Eiweißfraktionen bestehen. Bei der schon erwähnten großen Streuungsbreite der Kohlehydratfraktionen und den sehr häufig nur geringen Verschiebungen des Eiweißspektrums sind aber keine großartigen Ergebnisse zu erwarten. Einzig die γ-Globulinfraktion scheint bei schweren Erkrankungen interessant zu sein. Unsere Untersuchungen vor und nach Schwefelbädern in Baden bei Wien zeigen auch, daß mit der Kohlehydratelektrophorese therapeutische Vorgänge im Organismus erfaßt werden können. Es kommt im Verlaufe der 21tägigen Badekur zu einer beträchtlichen Zunahme der mit der α-1-Fraktion der Globuline wandernden Kohlehydrate, wie aus Abb. 2 ersichtlich ist.

Zur weiteren Identifizierung der α-1-Kohlehydratfraktion setzten wir verschiedenen Serumproben desselben Patienten nach einer Badekur Hyaluronidase zu.

Nach unseren bisherigen Ergebnissen vermag die Hyaluronidase die α-1-Fraktion abzubauen, so daß unsere Ergebnisse für eine Beeinflussung des Hyaluronsäure-Hyalu-

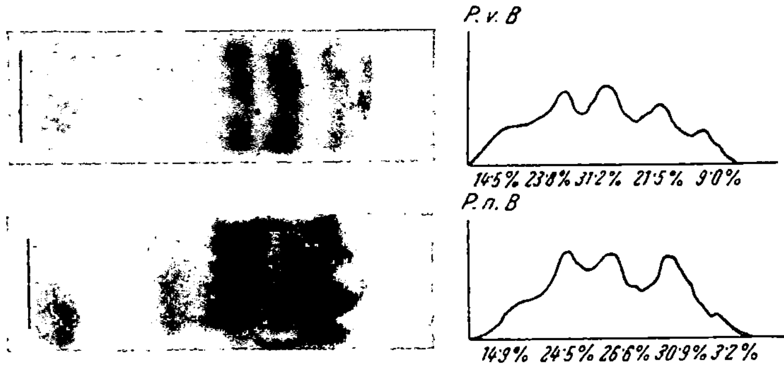

Abb. 2. Kohlehydratelektrophorese bei einem Patienten mit primär chronischer Polyarthritis vor (P. v. B.) und nach (P. n. B.) einer 21tägigen Badekur in Baden bei Wien, Zunahme der α_1-Fraktion von 21·5% auf 30·9% K. H.

ronidase-Gleichgewichtes durch die Schwefelbäder sprechen. Somit konnte die immer wieder vermutete, aber nicht nachgewiesene Vermehrung von Hyaluronsäuren durch Schwefelbäder einwandfrei bewiesen werden. Diese Verbindung beeinflußt bekanntlich die Permeabilität des Bindegewebes und kann damit einen wesentlichen Faktor im Wirkungsmechanismus von Schwefelbädern darstellen. Auch hier besteht ein Zusammenhang mit der Glukokortikoidwirkung, da Cortison bekanntlich einer der stärksten Inhibitoren der Hyaluronidase ist.

Schließlich griffen wir noch die Tatsache auf, daß unter ACTH und Cortisongaben parallel mit dem Eintreten der Remission eine Reihe von A m i n o s ä u r e n, wie Histidin, Lysin, Threonin, Tyrosin, Glycin und Asparagin, deutlich vermehrt im Harn ausgeschieden werden[3]. Asparagin, das normalerweise nicht im Harn nachgewiesen werden kann, erscheint während der Hormontherapie in besonders großen Mengen[4]. Glycin, dessen Ausscheidung ebenfalls stark ansteigt[5], stellt außerdem nach dem Natriumbenzoattest ein Mangelprodukt dar. Weiterhin soll Cholin nach Handler und Bernheim[6] wahrscheinlich über den Aminosäurestoffwechsel die ACTH-Wirkung potenzieren. Wir fanden zunächst, daß die Erhöhung der Aminosäureausscheidung zeitlich mit dem Abfall des Hämagglutinationstiters und dem Rückgang der Beschwerden unter ACTH und Cortison zusammenfällt. Da die Besserung der Polyarthritis bei Leberparenchymschäden ebenfalls von dem hierbei eintretenden Hämagglutinationstiter abhängt[7] und auch hier Histidin, Tyrosin, Lysin usw. vermehrt ausgeschieden werden, lag der Gedanke nicht fern, daß der Polyarthritiker möglicherweise in der Leber einen unspezifischen Beschleunigungsfaktor für eine Reihe von Agglutinationsvorgängen bilde, der diese Aminosäuren enthalte. Seine Zerstörung, an der erhöhten Aminosäureausscheidung erkenntlich, könnte den Rückgang der Gelenkerkrankungen bewirken.

Unsere anfänglichen Versuche, durch Entzug der fraglichen Aminosäuren die Bildung des Akzelerators zu unterdrücken und damit die Polyarthritis günstig zu beeinflussen, fielen vollkommen negativ aus. Damit blieb noch die Möglichkeit übrig, daß der Organismus um jeden Preis aus Depots und vielleicht sogar Fermentsystemen wichtige Aminosäuren zugunsten des Akzelerators entziehe. Durch ACTH und Cortison wird diese Bildung des Akzelerators unterdrückt, wodurch zunächst die Mangelaminosäuren frei in der Blutbahn zirkulieren, bis sie nach einigen Tagen oder Wochen von den sich erholenden Fermentsystemen verbraucht werden können.

Aehnliche Ueberlegungen gelten übrigens auch für die Inaktivitätsatrophie von Hormonsystemen in der Hypophyse bei besonderer Steigerung der ACTH-Bildung. Auch beim schweren Ikterus parenchymatosus leidet das Akzeleratorsystem durch die Zerstörung von Zellen, die Exsudation, gallige Imbibition usw., es kommt zum Titersturz und damit zur Besserung der Gelenkbeschwerden. Bei Zutreffen der Theorie könnten sich möglicherweise einige Stoffwechselveränderungen, die durch relativen Aminosäuremangel bedingt sind, nach Zufuhr der Mangelstoffe bessern, anderseits dürfte die Akzeleratorbildung eher gefördert werden.

Wir verabreichten deshalb an eine große Anzahl von Polyarthritikern Citracholin und die Aminosäuren Histidin, Lysin, Threonin, Glycin, Tyrosin, Asparagin und Methionin in zusätzlichen Tagesdosen parenteral und beobachteten anschließend den Effekt auf Gelenkbeschwerden, Leberfunktionsproben, Eiweißbildung und ACTH- bzw. Cortisonwirkung. Es stellte sich hierbei zunächst heraus, daß Cholin, Lysin, Glycin und Threonin in 1 bis 2 Wochen bei fast allen Patienten die Takata-Reaktion und γ-Globuline wieder zur Norm brachten, während die anderen Aminosäuren wirkungslos blieben[9]. Die Gelenkbeschwerden und Antikörpertiter der Patienten blieben in beiden Gruppen unbeeinflußt (Tab. 1).

Tabelle 1

Therapie	Beginn			Nach 2 Wochen		
	Takata	γ-Globuline	Häm-agglutination	Takata	γ-Globuline	Häm-agglutination
Cholin ..	40	36	128	90	24	128
	60	28	64	100	18	128
	60	32	256	100	20	128
Lysin ...	50	28	64	100	21	32
	40	36	256	90	26	256
	80	26	32	100	18	32
Glycin ..	60	33	64	100	24	128
	80	32	32	100	18	64
	40	29	128	100	21	256
Threonin	50	36	128	70	27	64
	40	28	64	100	17·5	64
	70	29	32	100	19	64
Placebo .	50	34	64	60	31	32
	80	26	32	70	28	64
	40	24	128	40	29	128

Verhalten von Takata, γ-Globuline und Hämagglutination bei 12 Patienten mit primär chronischer Polyarthritis nach zweiwöchiger Gabe von Placebo und Citracholin, Lysin, Glycin und Threonin in zusätzlichen Tagesbedarfsdosen

Später fanden wir, wie aus Abb. 3 ersichtlich ist, eine beträchtliche Potenzierung der Glukokortikoidwirkung durch Cholin und die Aminosäuren Lysin, Glycin und Histidin. Es kam bei vielen Patienten nicht nur zu einer wesentlich stärkeren und anhaltenderen Wirkung von ACTH-Infusionen auf subjektive Gelenkbeschwerden, Ergometerwerte, Arthrokymogramme und Anoxämieschmerz, wenn die besagten Aminosäuren gleichzeitig zugeführt wurden, sondern auch die Vergleiche wochenlanger systematischer ACTH- und Cortisongaben bei gleichzeitiger Zufuhr dieser Aminosäuren fielen deutlich zugunsten der Kombinationstherapie aus. Möglicherweise hängt also auch die Blockierung des Gewebes gegen Glukokortikoide beim Polyarthriker von einem relativen Aminosäuremangel ab.

Unsere Versuche sind noch nicht abgeschlossen. Immerhin haben wir aber in Fortentwicklung dieser Gedankengänge schon die Frage einer zweckentsprechenden Rheumadiät angeschnitten. Bisher entbehrten alle Diätangaben für die verschiedensten Erkrankungen des rheumatischen Formenkreises jeder plausiblen Unterlage. Man ließ sich immer

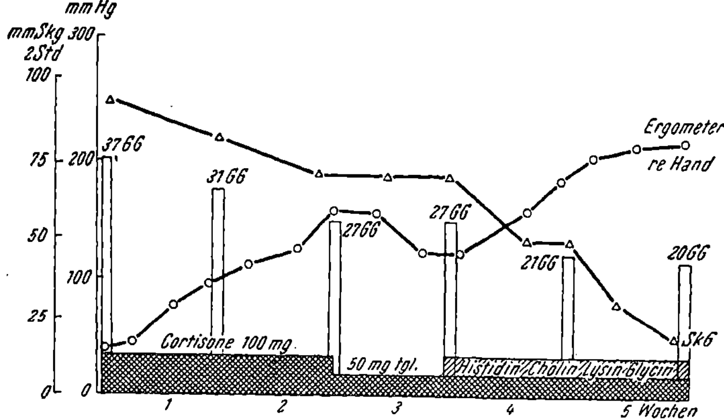

Abb. 3. Verhalten von Ergometerwerten (rechte Hand), γ-Globulinen und Skg bei einem Polyarthritiker unter Cortisontherapie allein und bei gleichzeitiger Gabe zusätzlicher Tagesdosen von Histidin, Cholin, Lysin und Glycin

wieder von dem Gedanken leiten, unter Diät nur solche Speisen zu verstehen, die nichts Verbotenes enthalten. Aehnlich wie der Ulkuskranke keine Säurelocker, der Herz- und Nierenkranke kein Eiweiß und Salz, der Gallensteinkranke kein Fett essen darf, wollte man auch den Rheumatiker auf Rohkost, Hungerkost und sogar oft auch auf eine Gichtkost setzen. Anscheinend muß aber gerade bei dieser Erkrankung ein Weg beschritten werden, für den unsere Vorstellung von Diät noch sehr wenig Platz hat. Was er essen muß, sind nicht Ueberbleibsel von Verbotslisten, sondern zusätzliche Nährstoffe, die eine Potenzierung seines darniederliegenden Glukokortikoidstoffwechsels ermöglichen.

Die Zusammenstellung einer derartigen Diät ist aber,

wie sich bald herausstellte, sehr schwierig. Nahrungsmittel mit den oben erwähnten Aminosäuren sind in unseren Breiten nicht zu haben oder müssen, wie der Stierhoden, Heringsrogen, Blutwürste usw., oft mit Ueberwindung gegessen werden. Pflanzliche Eiweiße mit einem höheren Gehalt an den besagten Aminosäuren kommen nur in den Subtropen oder Tropen vor und müßten in vielen Fällen erst auf ihre Genießbarkeit erprobt werden, was der engsten Zusammenarbeit zwischen Aerzten, Botanikern, Biochemikern und schließlich auch der staatlichen Nahrungsmittelüberwachungsstellen bedürfte. Wir haben uns deshalb entschlossen, in der nächsten Zeit mit vitaminierten Teigwaren, die an der Klinik in Erprobung stehen, zu arbeiten. Diese Vitaminnudel haben zu guten Erfolgen bei der Behebung des Vitamindefizits von Polyarthritikern geführt und sollen nun außerdem Cholin und die Aminosäuren Lysin, Glycin und Histidin in Tagesdosen zugesetzt erhalten, so daß der Rheumatiker nach einmaliger oder zweimaliger täglicher Einnahme einer derartigen Nudelsuppe mit einer optimalen Verwertung seiner reduzierten Glukokortikoidreserven rechnen kann. Ueber die Ergebnisse dieser Untersuchungsreihen wird an anderer Stelle ausführlich berichtet werden.

Außer der Stresstheorie S e l y e s hat auch die n e u r o g e n e T h e o r i e in letzter Zeit wesentlich zur Besserung vieler Behandlungswege des Rheumatismus beigetragen. Hier konnten wir nachweisen, daß Polyarthritiker viel stärker als Normalpersonen zur Entwicklung bedingter Reflexe neigen.

Legt man einer Normalperson Eisumschläge auf das Kniegelenk und bringt gleichzeitig eine Stauungsbinde am rechten oder linken Oberarm an, die während der Zeit der Einwirkung des Eisumschlages auf 90 mm Hg gehalten wird, so kommt es manchmal, wenn derartige Versuche 1—2 Tage lang täglich einige Male wiederholt werden, zur Entwicklung eines bedingten Reflexes, d. h. daß die Normalperson bei alleiniger Anlegung der Stauungsbinde dieselben Veränderungen am Kniegelenk zeigt, wie sie durch den Eisbeutel ausgelöst wurden. Der bedingte Reflex ist aber schon am nächsten Tag vergessen und kann nur durch neuerliches Trainieren ausgelöst werden. Der Polyarthritiker hingegen entwickelt ihn meist schon nach einigen wenigen Vorversuchen und behält ihn tage-, ja meist wochen- und monatelang. In Abb. 4 ist ein derartiger Versuch dargestellt. Die Veränderungen an der Haut wurden durch Messungen mit Hilfe des Elektrodermatometers und der Spannungskennlinie festgehalten. Darnach drängt sich die Frage auf, ob die Bereitschaft des Polyarthritikers zur Entwicklung bedingter Reflexe mit langer Wirkungsdauer in den Gelenkdermatomen nicht wesentlich zum Fortschreiten dieser Erkrankung beiträgt.

Schon seit der Einführung des Begriffes Allergie wurde immer wieder darauf hingewiesen, daß bei der Polyarthritis sehr häufig eine Parallergie gefunden werden könne, die sich durch die Auslösung von hyperergischen Reaktionen an den sensibilisierten Gelenken nach Einwirkung un-

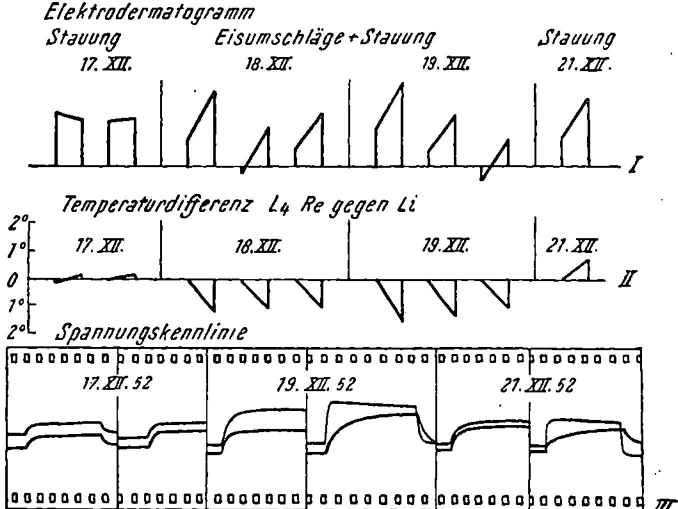

Abb. 4. Verhalten von EDG., Hauttemperatur und Spannungskennlinie bei Einlernung eines bedingten Reflexes

spezifischer Agentien manifestiert, unter denen nicht nur Allergene, sondern auch Traumen, Kälte und andere Witterungsfaktoren verstanden werden. Der Begriff der komplexen Aetiologie der Polyarthritis, wonach für die Entwicklung der Erkrankung stets zwei Erreger, wie z. B. Streptococcus und Tuberkulosebazillus oder Staphylococcus und Streptococcus notwendig seien, weist ebenso wie die Lehre Selyes von der gekreuzten Sensibilisierung bei der Adaptationskrankheit Polyarthritis, womit ebenfalls die erhöhte Empfindlichkeit des Patienten gegen eine ganze Reihe von unspezifischen Stressoren gemeint ist, auf die Ausbildung von bedingten Reflexen hin.

Darnach könnte im Verlaufe der Polyarthritis zunächst eine Affektion der Gelenke durch Bakterientoxine oder Allergene bestehen, die infolge der konstitutionellen oder erworbenen Bereitschaft des Rheumatikers zur Entwicklung von bedingten Reflexen nicht ausheilen kann. Während die rheumatischen Beschwerden normaler Personen innerhalb weniger Tage wieder verschwinden, reagiert der Rheumatiker, obwohl die primäre Affektion oft schnell überwunden ist, auf die weitere Einwirkung von zufälligen Begleitfaktoren aus dieser Zeit mit immer wiederkehrenden Reaktionen zumindest seines Nervensystems in diesem Abschnitt. Dadurch kommt es zu Durchblutungsveränderungen, Stoffwechselstörungen usw. und schließlich zum klinisch faßbaren Krankheitsbild der primär chronischen Polyarthritis. Auch die Fokustheorie läßt sich in dieses Schema zwanglos einbauen. So kann ein Granulom zu Gelenkbeschwerden führen, seine Beseitigung infolge nunmehrigen Fehlens einer Reflexkomponente ein Abklingen der Arthritis herbeiführen und ein Späterauftreten eines anderen Granuloms die alte Reflexbereitschaft wieder aufleben lassen. Viele Auslösungsursachen der Polyarthritis und Theorien über ihre Entstehung lassen sich von diesem Gesichtspunkt aus erklären. Die detaillierte Ausführung würde aber über den Rahmen dieser Untersuchungen hinausgehen. Es ist damit jedenfalls verständlich geworden, wieso sich die Erkrankung auch bei kompletter Fokussanierung und Ausschaltung jedes anderen Infektes weiterentwickeln kann. Sie wird von einem gewissen Stadium an zur Nervenerkrankung und muß dann auch als solche behandelt werden. Nur wenige ganz allgemein wirkende Medikamente, wie z. B. ACTH, Cortison Fieberstöße und einige andere vermögen auch diese Reflexabläufe vorübergehend zu beeinflussen. Das Mittel der Wahl sind hier die Lokalbehandlungen in den entsprechenden Segmenten und Nervenblockaden, wobei Medikamente angewendet werden müssen, deren Klassifizierung nach Wirkungsstärke auf autonome Zentren und bedingte Reflexabläufe noch aussteht.

Aus den angeführten theoretischen Ueberlegungen ergeben sich wichtige Folgerungen für die T h e r a p i e des R h e u m a t i s m u s. Während man z. B. früher durch alleinige Cortisongaben sein Auslangen bei allen Erkrankungsformen dieser Gruppe zu finden hoffte, weiß man heute, daß hier von einem gewissen Stadium an nur durch zusätzliche Lokaltherapie befriedigende Ergebnisse erzielt werden können. In Tab. 2 sind unsere Erfolge an 216 Polyarthritikern, die fortlaufend Cortison erhielten, dargestellt. Die Behandlungsdauer schwankte bei ihnen zwischen 4 Wochen und 16 Monaten; die durchschnittlichen Cortisondosen betrugen, je nach der Schwere des Falles, 8·1 mg bis 57·6 mg täglich. Man sieht auf den ersten Blick, daß hier keineswegs von einem Wundermittel gesprochen werden kann, was um so bedauerlicher ist, als ein beträchtlicher Prozentsatz (bis 30%) dieser Fälle Nebenerscheinungen aller Art aufwiesen, die nicht selten zum Absetzen der Therapie zwangen.

Tabelle 2

Primäre chronische Polyarthritis	Fälle	Durchschnittliche Cortisontagesdosis	Erfolge			
			ausgezeichnet	gut	mäßig	keine
Schwer.....	87	57·6 mg	4	40	41	2
Mittelschwer	62	31·2 mg	19	28	15	0
Leicht	67	8·1 mg	47	19	1	0

Therapeutische Beeinflussung von 216 Patienten mit primärer chronischer Polyarthritis, die durch Zeiträume von 4 Wochen bis 16 Monaten intermittierend mit Cortison behandelt wurden

Wesentlich geringer sind die Nebenerscheinungen bei der ACTH-Therapie. Sie ist allerdings auch kostspieliger als die Cortisonbehandlung und deshalb noch nicht auf so breiter Basis durchführbar. Während wir anfangs ACTH in Dosen von 4mal 25 mg, später 2mal 25 mg täglich intramuskulär verabreichten, sind wir in letzter Zeit nur mehr auf intravenöse Acton-Tropfinfusionen übergegangen. Wir kombinieren hierbei Acton mit einer Reihe anderer Medikamente, wodurch sich der antirheumatische Effekt noch wesentlich steigern läßt. Tab. 3 stellt die Zusammensetzung

Tab. 3. Zusammensetzung einer ACTH-Tropfinfusion für Polyarthritis
Tropfdauer: 1 bis 2 Stunden

ACTH	25 mg
Irgapyrin	5 ccm
Vitamin C	1·0 g
Centramin	5 ccm
Ronicol	2 ccm
Dextroselösung 5%	300 ccm

eines bewährten „Rheuma-Cocktails" dar, dessen Bestandteile, je nach der Krankheit, noch erweitert oder eingeengt
werden können. Die Infusionen werden an schwereren Patienten 2- bis 3mal wöchentlich, an leichte Fälle 1mal
wöchentlich verabreicht und sind wirkungsvoller als intramuskuläre 100-mg-ACTH-Dosen. Sie sind allerdings nur an
der Klinik oder in Krankenhäusern durchführbar, weshalb
die Einführung eines Depot-ACTH-Präparates (Acthromon
prolongatum Braumapharm) in Oesterreich begrüßenswert
ist. Nach allen bisherigen Erfahrungen kommt es nämlich

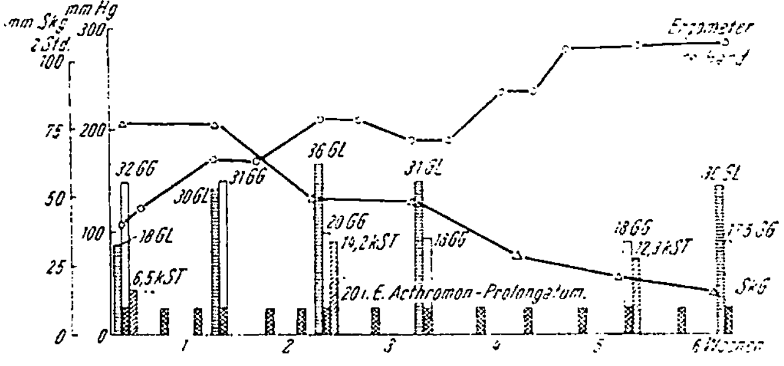

Verhalten von Ergometerwerten re Hand (-o—o-) Gammaglobulinen (☐)
17-Ketosteroiden (▨) Gammalipoiden (▤) und SkG (-△—△-) Bei einer Patientin
mit prim. chron. Polyarthritis unter Therapie mit Acthromon-prolongatum. (▨ 20 i.E.)

Abb. 5

für die Erzielung eines optimalen therapeutischen Effektes
nicht so sehr auf die Verabreichung von hohen ACTH-
Stößen, sondern auf einen konstanten, wenn auch niedrigen
ACTH-Spiegel im Blute an. In diesem Sinne wirken sowohl
die 1 bis 2 Stunden lang dauernden intravenösen ACTH-
Infusionen als auch das Depot-ACTH-Präparat Acthromon
prolongatum, dessen Konzentration pro Ampulle ebenfalls
20 mg ACTH entspricht. Der Wirkstoff wird nur sehr langsam an das Gewebe und in das Blut abgegeben, so daß er
optimal ausgenützt werden kann. Abb. 5 zeigt einige Befunde bei einem unserer Actonpatienten. Wir injizieren
das Präparat anfangs jeden zweiten Tag, nach 14 Tagen
2mal wöchentlich. γ-Globuline, Senkung, Ergometerwerte,
γ-Lipoide, Ketosteroide ändern sich in der Regel sehr
schnell und deutlich. Nebenerscheinungen konnten an unserer allerdings noch verhältnismäßig geringen Zahl von
21 Patienten auch nach monatelanger Behandlung bisher

nicht beobachtet werden. Die Erfolge waren durchwegs ausgezeichnet.

Im Bestreben, die teuren Präparate Cortison und ACTH einzusparen, verwenden wir außer den besagten Aminosäuren immer mehr das Präparat Butazolidin der Firma Geigy. Diese Verbindung wurde anfänglich als Lösungsvermittler im Irgapyrin verwendet. Später stellte man fest, daß sie einer der Hauptfaktoren der Irgapyrinwirkung überhaupt ist, und brachte sie allein in den Handel. Sie besitzt im Tierversuch in hohen Dosen eine starke Retardwirkung und potenziert beim Polyarthritiker, allerdings ohne die Ausscheidung des jeweiligen zweiten Medikamentes wesentlich zu verzögern, dessen therapeutischen Effekt beträchtlich. Auch die Salizylwirkung kann durch die Kombination mit Butazolidin stark erhöht werden. So infundieren wir mit gutem Erfolg Salesin, einen Glykolsäureäther, der Salizylsäure, mit Butazolidin. Zur Cortison- und ACTH-Einsparung genügen in der Regel 1 bis 2 Butazolidindragees à 200 mg an den Hormontagen. Die Hormondosis kann daraufhin meist sehr bald auf die Hälfte bis ein Viertel der vorherigen reduziert werden.

Die Schwierigkeiten der Allgemeintherapie liegen in erster Linie in der Dauer der Erfolge. Man ist deshalb gezwungen, die vorübergehende Besserung der Beweglichkeit und die Schmerzfreiheit für aktive und passive Bewegungsübungen und orthopädische Maßnahmen geschickt auszunützen. Läßt sie nach einiger Zeit oder schon von Anfang an zu wünschen übrig, dann kann durch L o k a l t h e r a p i e an den entsprechenden therapieresistenten Gelenken nachgeholfen werden.

Ihre Indikationen, Kontraindikationen und Lokalisation stellen Probleme dar, von deren richtigen Lösung der therapeutische Effekt in weitestem Ausmaße abhängt. Da hierfür keine allgemein gültigen Richtlinien aufgestellt werden konnten und die technische Durchführung dieser Behandlungsmethoden weitgehend von der Intuition des Arztes abhing, wurden neben beachtlichen Erfolgen auch immer wieder Versager erlebt, die dieses Verfahren in Mißkredit zu bringen drohten. Seit der Einführung einer Reihe von Testmethoden für die Erfassung der nervösen Veränderungen in den Segmenten scheint aber Klärung in manchen Fragen der Lokaltherapie des Rheumatismus einzutreten.

Hier ist vor allem die Elektrodermatographie (EDG.) zu erwähnen. Es wird damit versucht, über die als Sinnesorgan des vegetativen Nervensystems geltende Haut Einblick in die vegetative Zustandslage des Organismus zu gewinnen. Man kann hiermit zweierlei Reaktionsrichtungen erfassen, die als ergotrope und trophotrope Phase bezeichnet werden und der sympathischen bzw. parasympathischen Reaktionslage weitgehend entsprechen. Erstere tritt hauptsächlich in Segmenten mit akuten Entzündungserscheinungen auf, letztere in solchen, die sich in der Heilphase befinden.

Als eine Fortentwicklung des EDG. kann die Bestimmung der Spannungskennlinie nach J a n t s c h[8] aufgefaßt werden. Hier werden mit Hilfe eines Elektrokardiographen und eines Zusatzgerätes die Aufladegeschwindigkeiten des Hautkondensators gemessen. Aus der Kurvenform der ansteigenden Linie können wiederum Rückschlüsse gezogen werden, ob sich der Patient in einer ergotropen oder trophotropen Phase befindet. Mit diesen Apparaten lassen sich bei Gelenkerkrankungen typische Veränderungen in den entsprechenden Segmenten nachweisen. Sie können durch therapeutische Eingriffe rückgebildet oder verstärkt werden, wobei sich die subjektive Schmerzempfindung des Patienten fast immer parallel zur pathologischen Verschiebung des EDG. oder der Spannungskennlinie verhält. Wir besitzen somit ein Mittel zur objektiven Kontrolle des therapeutischen Effektes verschiedener Eingriffe und Medikamente beim Polyarthritiker. Weiterhin konnten einige Autoren, vor allem G r o s s und Mitarbeiter, nachweisen, daß die pathologischen, meist hyperästhetischen Zonen bei chronischen Gelenkerkrankungen nicht immer der segmentalen sensiblen Versorgung folgen, sondern auch Störungsfehlern der arteriellen Gefäßversorgung entsprechen und als kurze Axonreflexe der sympathischen Gefäßinnervation anzusehen sind. Man kann also auch durch Nadelstiche oder Kneifen pathologische Areale beim Arthritiker feststellen und ihre Vergrößerung oder Verkleinerung nach verschiedenen therapeutischen Eingriffen verfolgen.

Unter Anwendung aller hier erwähnten Verfahren konnten wir verhältnismäßig bald Richtlinien für die optimale Lokaltherapie bei Gelenkerkrankungen entwickeln. Immer wieder wurde festgestellt, wie ein und dasselbe Medikament — an verschiedenen Orten appliziert — differente Wirkungen entfaltet. So konnte der Effekt von Hautreizmitteln (Systral, Apisan) beträchtlich erhöht werden, wenn sie in die gesunden Nachbarsegmente erkrankter Abschnitte eingebracht wurden. Nur dadurch kam es zu einem oft momentanen und verblüffenden Abklingen aller Schmerzsymptome im erkrankten Segment.

Wird dieser Eingriff nach einigen Tagen Intervall mehrmals wiederholt, so schwindet ein monatelang bestehender Gelenkschmerz in oft überraschend kurzer Zeit und auch die vorübergehend schmerzhaft gewordenen Nachbarsegmente werden schon wenige Tage nach Absetzen der Therapie wieder beschwerdefrei.

Während die Hautreizmittel nicht direkt an das·erkrankte Dermatom gebracht werden sollen, wirken die Lokalanästhetika nur dann, wenn sie die Schmerzleitung im erkrankten Segment blockieren. Je länger sie dies vermögen, um so größer ist der therapeutische Effekt, weshalb man in letzter Zeit zur Verwendung von Depotnovocainpräparaten — aber nicht immer mit bestem Erfolge — übergeht.

Da Novocaininfiltrationen bei Polyarthritikern nicht selten zu länger anhaltenden entzündlichen Erscheinungen im infiltrierten Bezirk führen, infiltrieren wir in letzter Zeit fast regelmäßig mit Novocain-Cortisongemischen, wobei auf 20 ccm Novocain ungefähr 1 ccm Cortison kommt. Dieses hemmt weitgehend die Ausbildung von Granulationsgewebe und fördert an sich den heilenden Effekt von Novocain im infiltrierten Areal. Seine günstige Wirkung ließ sich wiederholt durch Temperaturmessungen über den infiltrierten Bezirken und durch vergleichende Ergometerbestimmungen bei Infiltrationen mit und ohne Cortison verifizieren.

Auch die zielgerichtete Behandlung pathologischer vasaler Irritationszentren führt oft bei Fällen, die jeder Therapie trotzen, zu überraschenden Erfolgen. Die Hyperästhesie in diesen Gebieten dürfte durch andauernde Kontraktionszustände des Gefäßsystems, in dessen Bereich sich ein sensibilisierender Fokus befindet, bedingt sein. Werden Vasodilatoren entweder intraarteriell oder bei geeigneten Präparaten periarteriell wiederholt verabreicht, kommt es zur Durchbrechung schon eingespielter Reflexmechanismen, in deren Folge bei genügend langer Dauer der Therapie eine Ausheilung des Restzustandes erreicht werden kann. Den besten Einblick in die Rückbildung der Krankheitserscheinungen erhält man durch wiederholte Bestimmung der Ausdehnung der entsprechenden viszeralen Irritationszentren. Diese bleiben meist streng auf das Gebiet der arteriellen Gefäßversorgung des entsprechenden Stammes beschränkt und schrumpfen von einer Behandlung zur anderen zusammen. Es ist nach unseren bisherigen Erfahrungen gleich, ob die nervöse Versorgung des Fokus durch intra- oder perifokale Novocaininfiltrationen ausgeschaltet oder ob durch paravertebrale Blockaden des Sympathicus Hyperämien erzielt werden oder ob endlich durch wiederholt erzwungene Erweiterungen des gesamten arteriellen Gefäßapparates der erhöhte Gefäßtonus und die Bereitschaft zu pathologisch langen Gefäßkontrakturen schwinden.

Abb. 6 stellt die Aenderungen des Rheogramms

bei einem Patienten mit primär chronischer Polyarthritis dar, der nach einer Tonsillektomie im Tonsillenbett einen neurogenen Fokus entwickelte, von dem aus sich eine stark hyperästhetische Zone im Bereich der A. carotis externa rechts bildete. Impletolinfiltrationen ins Tonsillenbett wurden jedesmal von einer Verkleinerung des hyperästhetischen Bereiches, einer Zunahme der Ergometerwerte und einer deutlichen Gefäßdilatation an der gemessenen linken Hand mit beträchtlichem Sinken des Vasotonus gefolgt.

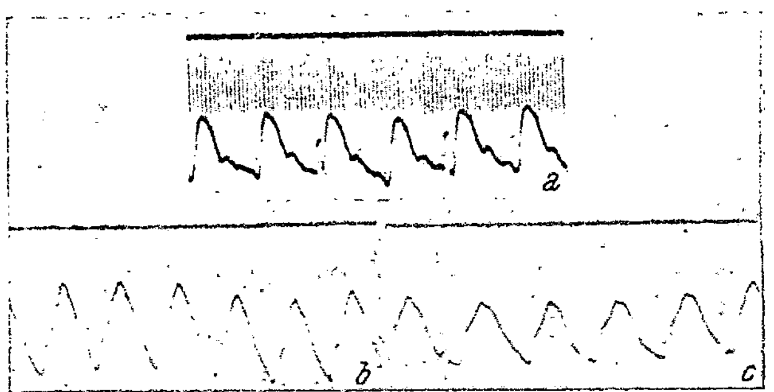

Abb. 6. Verhalten des Rheogramms (linker Unterarm) eines Patienten mit primär chronischer Polyarthritis vor, unmittelbar nach und 3 Stunden nach Impletolinfiltration der linken Tonsillennarbe

Aehnliche Beobachtungen konnten auch immer wieder nach intraarteriellen Azetylcholininjektionen bei unbeeinflußbaren Kniegelenkerkrankungen erhoben werden. So schwanden oft schon nach wenigen derartigen Injektionen Gelenkergüsse, die vorher monatelang ergebnislos behandelt worden waren.

Außer in den bisher angeführten Behandlungsarten kam man auch in der Balneotherapie des Rheumatismus seit Einführung der Cortisonbehandlung zu nicht unwesentlichen Fortschritten, die auf unserer neuen Blickrichtung gegenüber dem rheumatischen Geschehen aufgebaut sind. Während man früher den Effekt von Schwefelbädern, Solebädern, radioaktiven Bädern usw. durch die Resorption von Schwefel, Spurenstoffen, radioaktive Strahlung usw. zu erklären versuchte, glaubt man ihm jetzt hauptsächlich in der Nebennierenrindenstimulierung sehen zu können. Von vielen Autoren wurden eine Zunahme der 17-Ketosteroidausscheidung, Vergrößerung der Nebennieren-

rinde und eine Reihe weiterer Stoffwechselveränderungen
aufgezeigt, die im Laufe der Badekur auftreten und eindeutig
auf eine Funktionssteigerung der Nebennierenrinde hinweisen. Wir[10, 11] selbst konnten ebenfalls eine Erhöhung verschiedener Hormone der Nebennierenrinde bei der fraktionierten
17-Ketosteroidbestimmung nach Huminsäure- und Schwefelbädern nachweisen, wie sie bei ACTH-Tropfinfusionen immer wieder vorkommt. Es zeigten sich aber sowohl in der
Stärke der 17-Ketosteroidausscheidung als auch in der Beeinflussung der Serumlipoide deutliche Unterschiede, woraus wir auf eine untergeordnete Rolle des Stresseffektes
beim Schwefelbade schließen. Wir konnten außerdem in
zahlreichen Versuchen nachweisen, daß es im Anschluß
an Salhumin- und Schwefelbäder gleichzeitig mit dem Einsetzen der Vagotonie zu einer starken Potenzierung der
ACTH- und Cortisonwirkung kommt. In diesem Stadium
bewirkt ein Zehntel der ursprünglichen Cortison- oder ACTH-
Dosis die gleichen Stoffwechselveränderungen wie vorher.
Wir schlossen daraus auf eine Deblockierung des Gewebes
durch Heilbäder, die im Zusammenhang mit deren starken
Einfluß auf das vegetative Nervensystem entstehen müsse
und bemühten uns, möglichst lange Vagotonien im Anschluß an die Bäder zu erzielen.

In weiterer Verfolgung dieser Untersuchungsrichtung
konnte auch eine Reihe praktischer Ergebnisse erzielt werden. So wurden zunächst bei fortlaufender Registrierung
der Elektrodermatometerwerte an den oberen Segmenten
C_1, C_2, C_3 von Polyarthritikern während der Einnahme
des Schwefelbades in Baden bei Wien einige charakteristische Reaktionstypen gefunden. Sie konnten an
zahlreichen Patienten immer wieder festgestellt werden und
sind in Abb. 7 veranschaulicht. Alle Patienten, bei denen
keine anhaltende Vagotonie im Anschluß an die Schwefelbäder auftrat, klagten über schlechte Verträglichkeit des
Bades. Wir konnten hierbei einen leichteren Typ unterscheiden, bei dem wohl eine kurze Vagotonie zu beobachten war, die aber sehr bald von einem heftigen Anstieg in die ergotrope Phase gefolgt wurde, und
einen schweren Typ, bei dem die hohen ergotropen Werte
im Schwefelbad nicht abfielen. Durch Verkürzung der Badedauer gelang es, fast in allen Fällen mit anfänglich pathologischen Reaktionstypen doch noch Vagotonien zu erzielen
und gleichzeitig damit alle unangenehmen Nebenerscheinungen des Schwefelbades zu beseitigen. Da die Länge der
Vagotonie bis zu einem gewissen Grade von der Länge

des Schwefelbades abhängt und die Reaktionstypen, nach unserer bisherigen Erfahrung, während der ganzen Kurdauer konstant bleiben, wäre es wichtig, daß am Beginn jeder Kur zur Erzielung der optimalen Badewirkung eine derartige EDG-Messung durchgeführt würde. Hierbei müßte die maximale Badedauer ermittelt werden, die noch eine

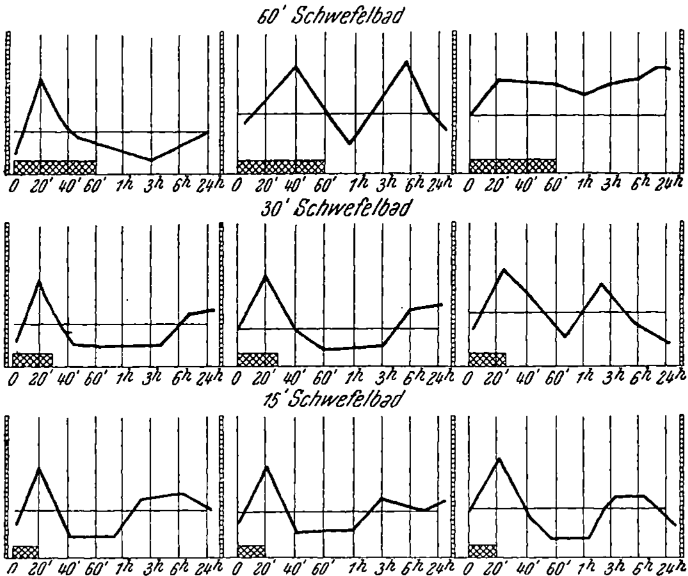

Abb. 7. Die drei häufigsten Reaktionstypen im EDG. bei Schwefelbädern in Baden bei Wien. Durch Verkürzung der Badedauer gelingt es, auch stark ergotrope Reaktionstypen in die erforderliche Badereaktion zu bringen

anhaltende Vagotonie bewirkt. Wir haben uns jedenfalls zur Regel gemacht, alle Fälle mit schlechter Verträglichkeit des Bades auf diese Art und Weise einzustellen, da die pathologische Badereaktion mit akuten Gelenkschüben, Fieber, Senkungsbeschleunigung usw. fast immer bei solchen Patienten auftritt, die schon eine Zeit vorher die Bäder schlecht vertrugen. Unsere endgültigen Erfolgsstatistiken dieser neuen individuellen Balneotherapie können erst in späterer Zeit veröffentlicht werden.

Außer den Beobachtungen am vegetativen Nervensystem konnte auch die Hormonpotenzierung durch Schwefel-

                                K. Fellinger und J. Schmid:

bäder und gewisse Aminosäuren therapeutisch verwertet werden. So lassen sich zu geringe Heilerfolge durch zusätzliche Gaben kleiner ACTH- oder Cortisonmengen oder durch
die Verabreichung normaler Tagesdosen von Histidin, Lysin,
Cholin, wie in Tab. 4 dargestellt ist, beträchtlich bessern.
Wir führten diese Zusatztherapie besonderes bei schwereren
Polyarthritikern regelmäßig durch und konnten auf diese
Weise fast immer wesentlich bessere Badeeffekte erzielen,.
als bei denselben Patienten in den vorangegangenen Jahren
möglich war. Es erhebt sich somit auch die Frage, ob der
Kurerfolg in Schwefelbädern in Zukunft außer von den
Quellen und bioklimatischen Verhältnissen nicht noch von
der entsprechenden aminosäurehaltigen Diät bestimmt wer-
den wird.

Tabelle 4

	Weltmann		Takata		γ-Globuline		Ergometer	
	vor	nach	vor	nach	vor	nach	vor	nach
Schwefelbad + Acton ...	5	3	50	100	38	22	120	260
Schwefelbad + Cortisone	5	3	50	100	37	23	90	240
Schwefelbad + Histidin .	5	3	60	100	32	20	90	180
Schwefelbad + Lysin ...	5	3·5	60	90	36	25	140	240
Schwefelbad + Cholin...	4	3	60	100	32	19	120	210
Schwefelbad + Placebo .	5	5	60	80	36	28	100	180

Verhalten von Weltmann, Takata, γ-Globuline und Ergometerwerten bei gleichartigen Polyarthritikern vor und nach Schwefelbad
und Placebo sowie vor und nach Schwefelbad und Acthromon prolongatum, Cortison, Histidin, Lysin und Cholin in normalen Tagesdosen

Aus diesen Untersuchungen dürfte jedenfalls entnommen
werden können, daß seit der Einführung der Hormontherapie
des Rheumatismus eine Reihe von Problemen angeschnitten
wurde, die noch durchaus im Fluß sind und vielleicht über
die Enttäuschung, die manchem das Cortison bereitet hat,
hinweghelfen können. Wir kommen immer mehr in eine
Behandlungsweise hinein, die auf lange Sicht ausgerichtet
ist. Während man früher Polyarthritiker einige Wochen
im Spital behielt und sie dann ihrem Schicksal überließ,
werden sie jetzt ambulant weiterbehandelt, auf Erhaltungs-
dosen eingestellt und beruflich beraten. Nur dadurch können die Rückfälle reduziert werden, die langsam zur Ver-
krüppelung der bedauernswerten Opfer führen, und lassen

sich viele Rheumatiker wieder in den Arbeitsprozeß eingliedern. In zahlreichen Ländern wurden schon eigene Berufsberatungsstellen für Rheumatiker eingerichtet und arbeitet man am Aufbau von Rheumaheilstätten, wo die Patienten wie Tuberkulosekranke unter günstigen klimatischen und eventuell balneologischen Bedingungen optimal behandelt werden können. Man erkennt langsam die große soziale Bedeutung dieser meist so harmlos beginnenden Erkrankung, der alljährlich ein Vielfaches der Kosten geopfert werden muß, die für Tuberkulose, Krebs oder Kreislauferkrankungen ausgegeben werden. Man sieht aber auch die schwachen Stellen und kann bei richtigem Vorgehen einwandfreie Behandlungserfolge buchen, die größere finanzielle Opfer für die Bekämpfung dieser Volksseuche gerechtfertigt erscheinen lassen.

L i t e r a t u r : [1] S w a h n : Scand. J. clin. Labor. Invest., 4 (1952): 2. — [2] H o t c h c i s s : Arch. Biochem., 16 (1948): 131. — [3] H a l b r o o k und Mitarbeiter: 1rst Clinical ACTH-Conference, Philadelphia, 1950. — [4] S t e p h e n s : Soc. exper. Biol. a. Med. (Am.), 74 (1950): 275. — [5] R o b e r t und Mitarbeiter: Canc. Surg., 1951: 275. — [6] H a n d l e r und B e r n h e i m : Amer. J. Physiol., 162 (1950): 248, 275. — [7] F e r s t l : Wien. Z. inn. Med., 33 (1952): 532. — [8] J e n t s c h und S c h u h f r i e d : Wien. med. Wschr., 1952: 1026. — [9] S c h m i d, J.: Med. Klin., 1953: 1322. — [10] D e r s e l b e : Med. Klin., 1953: 849. — [11] D e r s e l b e : Internat. Balneol.-Kongreß d. ISMH. München, Oktober 1952.

Aussprache: Hr. Prof. Dr. K. H o r n e c k (Trient): Aus der Fülle des heute Dargebotenen erlaube ich mir nur auf eines Bezug zu nehmen, nämlich auf die von meinem Vorredner erwähnte Erforschung eines Rheumareflexes, der auf der Klinik Fellinger erstmalig beschrieben wurde und praktisch angewendet wird.

Gestatten Sie, daß ich in dieser Erforschung eine Verheißung erblicke, eine Verheißung einer Aurora der Therapie der rheumatischen Erkrankungen.

Wenn wir ehrlich sind, müssen wir zugeben, daß zwischen unserem hohen Wissen um das Rheumaproblem und dem tatsächlichen therapeutischen Effekt eine Diskrepanz besteht.

Hier nach der Feststellung und praktischen Verwertung eines Rheumareflexes, aus welchem nicht allein das klinische Bild erkennbar wird, sondern auch das, was der Italiener so treffend als portamento bezeichnet — also nicht nur, wie sich der Kranke in der Krankheit trägt, sondern was er in sie schon mitbringt —, klassisch wie graphisch zum Ausdruck gebracht werden kann, wird der Tenor einer Rheumabehandlung vom klinischen Bild auf den Organismus selbst gelenkt. Wenn man bedenkt, daß in der Diagnose wie in der Therapie ausnahmslos nur vom klinischen Bild ausgegangen wird, dadurch ohne Frage die Blickrichtung eingeengt ist, ergibt sich von selbst, daß mit der Auswertung des Rheumareflexes mit der Zeit die Möglichkeit geschaffen ist, rheumagefährdete Personen als solche vor Manifestwerden eines klinischen Bildes zu erkennen und einer Behandlung zuzuführen, die ein solches verhindert.

Denn es ist sicher und gar nicht mehr diskutabel, daß der Organismus in erster Linie ausschlaggebend ist für das Manifestwerden einer Krankheit. Ein Arthritiker ist eben vor seiner Erkrankung und erst recht nach seiner zumeist sehr relativen Heilung Arthritiker.

Wie Herr S c h m i d t andeutete, sind auf der Klinik F e l l i n g e r Beratungsstellen für Rheuma, in vielen Kulturländern aber bereits die Rheumaprophylaxe eingeführt. Hier wird es nach und nach möglich sein, das Terrain zu erforschen und zu sondieren, auf welchem sich klinische Krankheitsbilder manifestieren können, worauf unsere Diagnostik wie unsere therapeutischen Maßnahmen einsetzen und zu ihrem vollen Wert gebracht werden können. In gleichem Maße wird dann eine Krankheitsverhütung angebahnt werden und nach und nach das Ausbreiten und Ueberhandnehmen dieser sozialen Geißel verhindert werden können.

Die Klinik und Therapie der chronischen Arthritiden und Arthrosen

Von

Professor Dr. **Ph. Erlacher**

Wien

Der Mißbrauch der völlig abwegigen Bezeichnung Arthritis deformans führt immer wieder dazu, daß auch von hervorragenden Klinikern in ihren Arbeiten und Diskussionen die strenge und für die wissenschaftliche Aussprache unbedingt notwendige Trennung der entzündlichen Arthritis von der nichtentzündlichen Arthrose oder richtiger Arthropathia deformans vernachlässigt wird. Wesen, Entstehung, Verlauf und therapeutische Beeinflußbarkeit dieser beiden Erkrankungen sind so verschieden, daß durch ihre ständige Vermischung im gewöhnlichen Sprachgebrauch nur Unklarheit und Mißverständnisse erzeugt werden. So gebraucht W. M ü l l e r in seiner ausgezeichneten Abhandlung über „die Biologie der Gelenke" immer wieder den Ausdruck Arthritis deformans, beschreibt aber in sehr eingehender Form die Ursachen und Entstehung der arthrotischen Veränderungen. Daher klagt der Innsbrucker Pathologe F. J. L a n g in seiner „Pathologie der chronischen Gelenkleiden", erschienen als Einzeldarstellung aus dem Gesamtgebiete der rheumatischen Erkrankungen: „daß selbst 10 Jahre nach P o m m e r s Untersuchungen in weltbekannten Lehrbüchern der inneren Medizin noch Arthropathia deformans und chronische Polyarthritis = chronische Infektarthritis, chronischer Gelenkrheumatismus als Arthritis deformans beschriftet sind".

Wenn wir den pathologisch-anatomischen Untersuchungen von P o m m e r, L a n g, H a s l h o f e r, den chemischen von H ä b l e r über den Kolloidzustand des Knorpels, den klinischen von P a y r, W. M ü l l e r, F e n z, um nur einige Namen zu nennen, Rechnung tragen wollen, so läßt sich

die Arthropathia deformans als eigenes Krankheitsbild streng
und klar abgrenzen und vom Rheumatismus ebenso wie
von der chronischen Polyarthritis abtrennen. L a n g stellt
ausdrücklich fest: Die Arthrosis deformans ist eine funktionsmechanische Arthropathie und ist aus dem Kreis der entzündlichen Gelenkerkrankungen auszuscheiden. F e n z bezeichnet es als falsch, die Arthrose als rheumatische Erkrankung zu bezeichnen und direkt auf einen Infekt zurückzuführen. Er macht die einprägsame Formulierung: Der Arthritiker ist ein kranker Mensch mit entzündeten Gelenken,
der Arthrotiker ein gesunder Mensch mit abgenützten (oder
vielleicht richtiger defekten) Gelenken. Damit ist der grund-
legende Unterschied zwischen beiden aufgezeigt, der immer
beachtet werden sollte!

Tab. 1. Einteilung der Gelenkleiden nach F. J. Lang

A. Entwicklungstörung

....

Dysplasie

..........;

B. Verletzungen;

C. Belastungs- und Haltungs-
deformitäten. Falsche Gelenk-
stellung;

D. Kreislaufstörungen;

E. Arthrosen;

F. Funktionsmechanische Arthropathien;

G. Neuropathische Gelenkleiden;

H. Gelenkentzündung:

   I. Nichtinfektiöse Arthritiden:

     a) traumatisch,

     b) durch Ablagerung von
Fremdstoffen,

     c) allergisch,

     d) toxisch.

   II. Infektiöse Arthritiden:

     1. eitrig,

     2. nichteitrige Infektarthr-
itiden:

     a) akute Rheumatoide,

     b) unspezifisch rheuma-
tische Polyarthritis:

      aa) akute fokale Arthr-
itis bei chronischem
Infektherd,

      bb) chronische fokale
Arthritis bei chro-
nischem Infektherd
= chronische In-
fektarthritis = fo-
kaler Rheumatis-
mus = primär chro-
nischer Gelenkrheu-
matismus,

     c) spezifisch rheumati-
sche Polyarthritis, se-
kundär chronischer
Gelenkrheumatismus,

     d) tuberkulöse Arthritis,

     e) syphilitische Gelenk-
leiden;

I. Gelenkleiden bei Störung der
inneren Sekretion;

K. Geschwülste der Gelenke;

L. Gelenkleiden bei Erkrankung
des periartikulären Gewebes,
Ruheschaden und Restzu-
stände nach erloschener Funktion.

Wenn wir die „Einteilung der Gelenkleiden" nach F. J. L a n g uns vor Augen halten, so zählen zu den Arthrosen die Folgen von Dysplasie, von Verletzungen, dann die große Gruppe der primären Arthrosen selbst, die funktionsmechanischen Arthropathien und die neuropathischen Gelenkleiden einschließlich hormonaler Störungen. Die nichtinfektiösen G e l e n k e n t z ü n d u n g e n können traumatisch, allergisch oder toxisch entstehen. Bei den infektiösen Arthritiden sind besonders die nichteitrigen, infektiös bakteriellen, toxischen oder allergischen von Bedeutung. Dazu gehört vor allem die chronische fokale Polyarthritis bei chronischem Infektherd — chronische Infektarthritis —, fokaler Rheumatismus, der primär chronische Gelenkrheumatismus, endlich der sekundär chronische Gelenkrheumatismus und gewisse Gelenkleiden durch Störungen der inneren Sekretion. Die tuberkulösen Gelenkleiden sind hier nur insofern von Interesse, als ihre Abgrenzung gegenüber anderen chronischen Gelenkentzündungen außerordentlich schwer sein kann.

Bei der G e l e n k e n t z ü n d u n g oder A r t h r i t i s stehen — ich folge hier im wesentlichen der Darstellung von L a n g — die entzündlichen Veränderungen im Vordergrund. Sie beginnen immer mit der Entzündung der Gelenkinnenhaut, einer primären Synovitis. Die Synovialis ist verdickt, samtartig gerötet, zeigt Oedeme, fibrinoide Verquellung und papilläre Zotten. Es erfolgt ein Exsudat ins Gelenk, das sich fibrös oder in Granulationsgewebe umwandeln kann; es entsteht ein Pannus. Die Entzündung greift auf den Knorpel über, es zeigen sich Knorpeldefekte, die durch Pannus ersetzt werden. Es kommt zur Knorpelverdickung, Verquellung, Erweichung und Zerstörung. Es kommt zur Infiltration des sub- und perisynovialen Gewebes, zur Verlötung der umgebenden Weichteile, zur fibrösen, später knöchernen Versteifung.

Die Ursachen sind infektiös-bakteriell, -toxisch, -allergisch. Sie werden durch Infektionserreger direkt oder durch infektiös-allergische Wirkung hervorgerufen und erzeugen zeitlich und örtlich wechselnde Schmerzen. Auch hier spielt die funktionsmechanische Beanspruchung bereits eine Rolle, denn die Beschwerden entstehen bevorzugt dort, wo die funktionsmechanische Beanspruchung am stärksten ist. Wenn wir nur auf die uns näher interessierenden, zahlenmäßig häufigsten chronischen Arthritiden eingehen, so ist der sogenannte primär chronische Gelenkrheumatismus oder die fokale chronische Arthritis bei chronischem Infektherd am wichtigsten.

Wie schon erwähnt, handelt es sich um eine primäre Synovitis mit Uebergreifen der Entzündung von der Kapsel auf die benachbarten Weichteile, die vor allem beim Knie zu einer frühen Verlötung des Recessus führt. Durch Zusammenwachsen der Granulationsschichten der artikulierenden Teile entsteht eine fibröse Ankylose.

Für die primär chronische Polyarthritis ist klinisch der schleichende Beginn charakteristisch. Sie beginnt niemals mit einer Angina, wohl aber findet sich eine fokale Infektion, die von einem Herd in der Mund·höhle, besonders der Zähne, vom Darm oder von der Leber oder den Geschlechtsorganen ihren Ausgang nehmen kann. In der Regel erkranken zuerst die kleinen Gelenke der Finger, später auch die großen Gelenke der oberen Extremität, seltener Hüfte, wohl aber Knie- und Fußgelenke; meist symmetrisch. Nach und nach werden in Schüben in monate- und jahrelangem Verlauf immer wieder neue Gelenke befallen, die dann versteifen. Die Krankheit beginnt meist n a c h dem 40. Lebensjahr, selten bei Männern, häufiger bei Frauen nach der Menopause. Im Beginn ist das Gelenk warm, geschwollen, spindelförmig aufgetrieben. . Die Haut ist etwas gerötet. Seröse Ergüsse sind immer frühzeitig und fast während des ganzen Verlaufes vorhanden. Mit zunehmender Versteifung wird die Haut über den Gelenken gespannt, weiß glänzend, lackiert. Auch findet sich eine geringgradige Schwellung der regionalen Lymphknoten. Gleichzeitig erkranken auch die Schleimbeutel der Gelenke. Durch den Erguß oder die synoviale Schwellung ist anfänglich der Gelenkspalt erweitert, später finden sich Knorpelrandusuren und durch Knorpelabnützung eine Verengerung des Gelenkspaltes. Die Folge sind Bewegungseinschränkungen, Kontrakturen und Fehlstellungen. Leichte Temperatursteigerung kommt namentlich anfangs vor. Die Blutkörperchensenkungsgeschwindigkeit ist immer stark erhöht. Herzfehler sind bei der primär chronischen Polyarthritis selten.

Für die sekundär chronische Polyarthritis ist ein Beginn mit hohem Fieber und Angina typisch. Der Fokus liegt also in den Tonsillen. Die Gelenkentzündung des akuten Schubes heilt nicht vollkommen ab und geht in die chronische Form über. Beginn v o r dem 30. Lebensjahr. Der schubweise Verlauf, der sich ins Alter fortsetzt, ist von Fieber und starken Gelenkschwellungen begleitet. Die Beteiligung der Gelenke ist unregelmäßig und asymmetrisch. Nach jedem Schub erfolgt eine zunehmende Versteifung, es kommt zu Fehlstellungen, Kontrakturen und

Ankylosen. Zunächst kommen die großen Gelenke, dann erfolgen die kleinen und die Wirbelgelenke. Häufig kommt es zu Herzklappenfehlern.

Sehr früh findet sich eine Knochenatrophie, schon wenige Wochen nach Krankheitsbeginn, aber auch eine Atrophie der Muskulatur. Da der fokalchronischen Arthritis ein Infektherd zugrunde liegt, kann die Arthritis i n e i n e m o d e r m e h r e r e n, u n d z w a r v e r s c h i e d e n e n Gelenken h ä u f i g e r d e r o b e r e n, a b e r a u c h d e r u n t e r e n E x t r e m i t ä t, a u c h i n d e n k l e i n e n Gelenken a u f t r e t e n. Die Mischung großer und kleiner Gelenke ist fast die Regel. Ein Nichtbefallensein der oberen Extremität spricht gegen Polyarthritis. Monartikuläre Formen kommen gelegentlich vor.

Zur fokalen chronischen Arthritis gehört auch die Spondylarthritis ankylopoetica nach B e c h t e r e w, S t r ü m - p e l, M a r i e. Aber auch bei ihr ist die Blutkörperchensenkungsgeschwindigkeit beschleunigt.

Die A r t h r o p a t h i a d e f o r m a n s beginnt mit Knorpelveränderung und führt zur Formveränderung. Die Arthropathia deformans ist eine nichtentzündliche Abnützung des Knorpels, wobei ausgesprochen degenerative Veränderungen oder traumatisch verursachte Schäden eine besondere Rolle spielen, auch krankhafte Prozesse, vorausgegangene Knorpelschädigungen und andauernder Gebrauch oder physiologisches Altern. Schließlich kann eine ungleichmäßige Belastung und Abnützung zur Arthrose führen.

Im Beginn finden sich Rauhigkeit, Auffaserung, Zerklüftung, Auflockerung und Erweichung des Knorpels, namentlich am Rande der Gelenkflächen. Die geradlinige Begrenzung des Knochenrandes geht verloren. Es finden sich Einkerbungen, Vertiefungen, Gruben, Usuren, schließlich Randexostosen. Es kommt zur Knochenneubildung in der subchondralen Spongiosa. An der Knochenknorpelgrenze kommt es zur Verdichtung, zur Hypertrophie, zu Infraktionen und Einbrüchen, zur Kallusbildung. Es kommt zum Einpressen und zur Abkapselung von Splittern, zu Umbauvorgängen, zu Knorpelknötchen und zur Bildung abgekapselter Zysten. Das sind keine entzündlichen, sondern rein mechanisch funktionelle Aeußerungen. Die Folge sind Abplattung, Zylinderform, Pilzform. Es kommt zur Abschleifung der Randwülste und der zentralen Knochenerhebungen und Verlust des Knorpels. In der Pfanne kommt es zur Abflachung durch Erhöhung des Pfannenbodens, zur Vertiefung durch Randwulstbildung. Es entstehen freie Gelenkkörper. An der Wirbelsäule finden wir die spondylotischen Zacken und Wülste, Bandscheibendegeneration und die Veränderungen der Zwischenwirbelgelenke; Spondylarthrose.

Wir finden nebeneinander regressive Veränderungen des Gelenkknorpels und reaktive an der Knorpel-Knochengrenze im Sinne einer enchondralen Ossifikation.

Die Arthropathia deformans entsteht nur im bewegten Gelenk, es kommt praktisch nicht zur Ankylosenbildung, der Gelenkspalt bleibt unter Aufrechterhaltung der Funktion frei, die Deformierung schreitet unter Beanspruchung des Gelenkes fort. Es fehlt die Kapselschrumpfung. Die Arthropathie ist im wesentlichen die mechanische Folge eines Mißverhältnisses zwischen Beanspruchung und Leistungsfähigkeit, gleichgültig, ob eine übermäßige Beanspruchung eines gesunden Gelenkes oder eine normale Beanspruchung eines minderwertigen Gelenkes vorliegt. Die Blutkörperchensenkungsreaktion bleibt daher normal.

Die weitaus häufigste Ursache der Arthropathie ist das, was wir mit Dysplasie eines Gelenkes bezeichnen, eine angeborene Minderwertigkeit und Unterentwicklung des Gelenkes, das so lange symptomlos bleiben kann, als es keiner übermäßigen Beanspruchung ausgesetzt wird. Diese Verhältnisse sind besonders in der Hüfte eingehend studiert worden. Ich darf sie als Beispiel anführen (Tab. 2).

Der leichteste Grad einer Hüftdysplasie, eine geringgradige Minderwertigkeit kann Jahre und jahrzehntelang erscheinungsfrei sein, bis erst im höheren Alter von 50 bis 60 Jahren eine Arthropathia deformans, ein Malum coxae senile Beschwerden bereitet. Leichte Grade werden bereits mit Einsetzen des Klimakteriums als Arthrosis deformans mit den begleitenden Schmerzen sich bemerkbar machen. Hier finden wir als Folge einer Unterentwicklung jene Fälle von Inkongruenz und ungenügenden Gelenkkontakt, die C a l o t veranlaßt haben, die Subluxation der Hüfte als die eigentliche Ursache der Arthropathie der Hüfte zu bezeichnen. Es entspricht dies dem P r e i s s e r schen Gesetz, daß eine Inkongruenz der Gelenkflächen zur Arthrose führt. Sitzt die Minderwertigkeit besonders im Pfannendach, so finden wir zwischen 20 bis 30 Jahren, daß alte in der Kindheit eingerenkte Hüftluxationen allmählich reluxieren und Beschwerden machen. In manchen Fällen dürfte die Reluxation schon früher und unbemerkt eingetreten sein. Ist die Minderwertigkeit hauptsächlich in der Epiphysengegend, so sehen wir vielleicht beim Hin-

zutreten endokriner Störungen zwischen 12 bis 18 Jahren
die Epiphysiolysis capitis femoris. Sitzt sie hauptsächlich
im Femurkopf, so haben wir zwischen 8 bis 10 bis 14 Jahren das bekannte Krankheitsbild des M. Perthes. Wir finden diese Vorgänge nicht selten aber schon als Umbau-
vorgänge in der Nachbehandlung einer Hüftluxation beim

Tab. 2. Dysplasie der Hüfte

	Jahr	
Minderwertigkeit	60	
	50	Malum coxae senile
Unterentwicklung	40	Arthrosis deformans
	30	Spätreluxation
Subluxation	20	Epiphysenlösung Perthes
	10	
Luxation	1	Umbau

Kinde, oft schon während der eigentlichen Luxations-
behandlung des Kleinkindes. Alle diese Veränderungen endigen mit mehr oder minder schweren
Formveränderungen der Gelenkanteile, einer
Arthropathia deformans.

Diese Veränderungen finden sich im besonderen bei
der Dysplasie, deren Folgen wir an der Hüfte genauer
studiert haben, die aber ebenso an der Wirbelsäule, am
Fuß usw. beobachtet werden können. Aber wie Payr schon
festgestellt hat: Alles, was die Elastizität des Knorpels über
das physiologische Maß hinaus beansprucht oder durch
unmittelbare Schädigung herabsetzt, was eine Minderwertigkeit gegenüber einer statischen und mechanischen Beanspruchung bedingt, kann eine Arthropathie hervorrufen. So
führen schwere Arbeit, übertriebene Beanspruchung beim
Sport, Fettleibigkeit ebenso zur Arthropathia deformans wie
die ungleichmäßige Belastung beim X- oder O-Bein, bei
einseitigen Fußdeformitäten oder Beinverkürzung. Derartige
statische Störungen zählen mit zu den häufigsten Ursachen

einer Arthropathia deformans. Wir finden daher die Arthropathie hauptsächlich an den anatomisch und statisch exponierten großen Gelenken der unteren Extremität, am Knie, an den Hüften, im Sprunggelenk und in der Wirbelsäule. Sie sind meist monartikulär, wenn auch gelegentlich beide Knie oder Hüften befallen werden.

Die klinischen Merkmale der Arthropathie beginnen meist unbemerkt mit Reiben im Gelenk bei Bewegung. Die Schmerzen treten nur bei Beanspruchung des Gelenkes auf, besonders nach der Ruhe — Eingehschmerz —, klingen dann aber ab und treten später bei Ermüdung wieder stärker auf. Die Geräusche bei Bewegungen werden deutlicher. Das Gelenk zeigt eine plumpe unregelmäßige, verdickte Form. Gleichzeitig finden sich Myogelosen der Muskulatur.

Die Arthropathie der Hüfte ist häufiger bei Männern als bei Frauen und äußert sich in Schmerzen, die meist „in der Kugel" empfunden werden, aber in die Leiste und in den Oberschenkel ausstrahlen können. Während die Beugung lange unbehindert bleibt, gehen Abduktion und Rotation bald verloren, das Bein wird kürzer, trotzdem ist das Schuhanziehen erschwert. Die Arthropathie der Kniegelenke, die bei Männern und Frauen etwa gleich häufig ist, bei Frauen meist beidseitig, bei Männern überwiegend einseitig, äußert sich durch das starke Reiben im Gelenk und in Behinderung der Beugung. Die Arthropathie der Fußgelenke äußert sich meist in Plattfußbeschwerden. Nicht selten ist die Arthropathie des Großzehengrundgelenkes, die Großzehensteife (Hallux rigidus), die in einer Behinderung der Dorsalflexion der Zehe besteht, meist bei Männern, während die Arthropathie des Daumengrundgelenkes bei Frauen häufiger ist. Die übrigen Gelenke werden wesentlich seltener befallen.

Diese typischen Formen der entzündlichen chronischen Arthritiden und nichtentzündlichen Arthropathien besitzen zwei Ausnahmen, die das Bild etwas verwirren. Es kann einmal vorkommen, daß auf eine schwere und bis dahin beschwerdefreie Arthropathie eine Gelenkentzündung aufgepfropft wird, also eine sekundäre Arthritis bei bestehender Arthrose entsteht, oder es führt ein chronisch entzündliches Gelenk infolge geänderter funktioneller Beanspruchung zur sekundären Arthrose.

Das wichtigste Unterscheidungsmerkmal wird immer eine genau aufgenommene Vorgeschichte der Erkrankung,

unterstützt durch gute Röntgenbilder, und die Blutkörperchensenkungsgeschwindigkeit bilden.

Was nun die Therapie betrifft, so kann es nicht meine
Aufgabe sein, die bewährten Methoden der inneren Medizin
zur Behandlung der chronischen Polyarthritis hier zu besprechen oder die allgemein anerkannten Richtlinien der
Behandlung der Arthrosen zu wiederholen. Es genügt, wenn
ich sie in Schlagworten aufzähle.

Bei Arthritiden wird zur Schmerzlinderung das Rheuma-
spezifikum Salizyl in verschiedenen Formen und hohen Dosen verwendet, ferner Pyramidon, Atophanyl und das durch
seine therapeutische Breite ausgezeichnete Irgapyrin. Von
Schwermetallen kommen Kupfer und Gold als Solganal,
Auromeol und Aurodetoxin zur Verwendung. Die Hormone:
das hochaktive Cortison, ACTH, Progynon und Cyren B sind
sehr wirksam. Als gefäßerweiternde Mittel finden Histamin
und Azetylcholin (intraarteriell injiziert) gegen das Kälte-
gefühl, gegen den Infekt die Sulfonamide und Penicillin
Anwendung. Zur Reizbehandlung und Fieberkur — aber
nur nach vorheriger „Sanierung“ — dienen Pyripher- und
Sanarthrit sowie Injektion von Milch, Schwefel, Eigenblut;
auch Bienen- und Schlangengifte. Badekuren in Thermal-
und Schwefelbädern sind besonders wirksam und beliebt,
ebenso neuerdings der Böcksteiner Stollen.

Bei Arthrosen wirken Injektionen von Mirion mit Jod,
Irgapyrin und manchmal Atophanyl gut. Von Hormonen
haben wir Plazentagewebe mit gutem Erfolg implantiert,
andere verwenden die Schilddrüse; auch Progynon und
Cyren B sind wirksam. Das gefäßerweiternde Azetylcholin
bringt in manchen Fällen Erleichterung. Badekuren in radioaktiven Thermalbädern und jodhältigen Bädern sind sehr
beliebt und meist von nachhaltiger Wirkung.

Eine besondere Beachtung verdient die Schmerzbe-
kämpfung. Die Unterbrechung der Schmerzspirale, über die
schon so viel gesprochen wurde, ist ein wichtiger Heilfaktor. Während man die Schmerzerregbarkeit im Zentrum
durch interne Medikamente herabsetzen kann, wird dies
peripher durch Wärmeapplikation erreicht. Die Lokalanästhe-
sie, die Umspritzung mit Novocain oder Procain (ohne
Adrenalinzusatz), ist eine gezielte Schmerzausschaltung, die
entweder am Ort der Schmerzentstehung durch Infiltration
der ganzen Gelenkkapsel oder in den ableitenden Nerven
oder in den entsprechenden Nervenwurzeln ausgeführt werden kann.

Dabei ist zu berücksichtigen, daß ein Gelenk oft von mehreren Nerven versorgt wird, zur völligen Schmerzausschaltung also die Blockierung aller versorgenden Nervenstämme notwendig ist. So wird das Hüftgelenk von vier Nerven versorgt, vorne außen vom N. femoralis, innen vom N. obturatorius, hinten oben vom N. glutaeus caudalis und unten vom N. ischiadicus. Es genügt daher meist nicht, die sehr empfohlene Ausschaltung des N. obturatorius allein vorzunehmen. Das Kniegelenk wird von drei Nerven, innen vom N. obturatorius, oben und außen vom N. femoralis und hinten vom N. ischiadicus, versorgt.

Die Blockierung dieser Nerven genügt aber nicht immer, um eine dauernde Schmerzfreiheit zu erzielen, sie muß dann mehrfach wiederholt oder durch die Resektion dieser Nerven ersetzt werden. In hartnäckigen Fällen kann auch die Nervendurchschneidung nicht genügen. Dann bleibt nur ein Ausweg, das Gelenk als solches durch sparsame Resektion und anschließende Arthrodese zu beseitigen. Damit werden Gelenkschmerzen absolut sicher, aber gleichzeitig auch die Funktion beseitigt. Nun sind aber in ganz schweren Fällen nicht selten z. B. beide Hüftgelenke befallen; eine Versteifung beider Hüften bedeutet aber eine schwerste funktionelle Einbuße, die man unter allen Umständen zu vermeiden trachtet. Man macht daher in solchen Fällen wenigstens an einer Seite eine Arthroplastik. Dadurch erhält man ein bewegliches, wenn auch nicht immer ein ganz schmerzfreies Gelenk.

Bei schmerzhaften arthrotischen Gelenken kann es oft zweckmäßig sein, ein Daueranästhetikum, wie Analgol oder Depolipon, ins Gelenk selbst zu injizieren, wobei leider manchmal eine 3 bis 4 Tage dauernde heftige Schmerzreaktion eintreten kann; ihr folgt dann erst die Schmerzlinderung.

W ä r m e ist unter allen Umständen angenehm und schmerzlindernd. Wichtig ist zu wissen, daß bei der akuten Entzündung die Schmerzen durch Wärme noch vermehrt werden können, daher auch bei der chronischen Entzündung die Wärme nicht zu intensiv angewendet werden darf, während bei der Arthrose starke Hitze und längere Dauer meist gut vertragen werden (Heißluft, Kurzwellen, Schlamm, Moor, Paraffin).

Da es sich bei der Arthrose meist um eine funktionsmechanische Störung handelt, ist die mechanische Behandlung durch Schonung, Entlastung und Führung besonders wirksam.

Ruhigstellung wird immer schmerzlindernd wirken. Wir wissen aber, daß das entzündete Gelenk bei Ruhigstellung versteift, daher darf die absolute Ruhigstellung etwa im Gipsverband immer nur kurze Zeit, höchstens 3 Wochen, betragen. Wird das entzündete Gelenk bewegt, so wird es umgebaut. Es erscheint aber gerade bei der Polyarthritis wichtig, die Beweglichkeit zu retten, selbst auf Kosten einer sekundären Arthrose.

Die Arthrose wieder finden wir hauptsächlich jenseits des 40. Lebensjahres. In diesem Alter führt jede länger dauernde Ruhigstellung zur Versteifung. Daher soll auch beim arthrotischen Gelenk eine Ruhigstellung im Gipsverband nicht länger, als zur Schmerzlinderung unbedingt notwendig ist, dauern, also 3 Wochen nicht überschreiten.

Schonung. Jedes kranke oder veränderte Gelenk soll geschont werden. Schonung ist aber nicht Unbeweglichkeit, sondern Bewegung ohne Schmerzen, Bewegung ohne Belastung. Der Kontrakturneigung muß energisch entgegengetreten werden. Daher sind Bewegungen im warmen Bad (Unterwasserbehandlung) fast immer möglich, Bewegungen der Gelenke in Schwebelage zur Verhinderung der Belastung, an der unteren Extremität Schlenkerübungen bei hängendem Bein bei Arthrose dringend zu empfehlen, bei der Arthritis oft möglich. Diese Entlastung kann durch eine Extension verstärkt werden. Ein schwerer Bergschuh am Fuß wird das Schlenkern bei einer Kniearthrose fördern. Eine Extension am Fuß während der Nacht mit 3 bis 5 kg wird eine Hüftarthrose wirksam entlasten. Man kann diese Extension dauernd die ganze Nacht oder intermittierend jeweils eine viertel bis eine halbe Stunde mehrfach wiederholt durchführen.

Massage der Muskeln fördert ihre Funktion, Massage der Gelenke ist verboten.

Schwer arthrotisch veränderte Gelenke der unteren Extremität, die schmerzhaft sind, können oft nur durch dauernde Entlastung in einem orthopädischen Stützapparat schmerzfrei gemacht werden. Solche Entlastungsapparate sind für die Hüfte, das Knie und das Sprunggelenk möglich. Allerdings ist der hüftentlastende Stützapparat bei fettleibigen Personen recht voluminös und wird daher nicht gern getragen, dagegen wird man bei schmerzhafter Arthrose der Fußgelenke beim Schwerarbeiter mit gutem Erfolg zum orthopädischen Stützapparat greifen.

Es ist bekannt, daß Fehlstellungen im Kniegelenk bei X- und O-Beinen zur Arthropathie führen und daher Beschwerden machen. Durch die Knorpelabnützung kommt es zum Wackelknie, das sehr schmerzanfällig ist. In solchen Fällen genügt es, das Gelenk zu führen. Die leichte Knieschiene nach R h o m i c h, die mit elastischen Binden angewickelt wird, gibt eine ausreichende Führung des Gelenkes und beseitigt oft schlagartig die Schmerzen. Gleiches gilt für die Schiene nach H o h m a n n für Hüfte und Sprunggelenk. Diese Schienen sind bewußt kein Stützapparat und suchen nur den Fehlgang zu beseitigen, sind viel leichter gebaut und belästigen den Patienten viel weniger.

Oft genügt sogar der einfache Zinkleimverband bis unter das Knie, um die Schmerzen eines etwas unstabilen Kniegelenkes zu beseitigen.

Wir sehen also, daß die Erkennung und Unterscheidung von Arthritis und Arthrose durch Anamnese, Röntgenbild und Blutkörperchensenkungsgeschwindigkeit in typischen Fällen leicht möglich ist, daß aber Uebergänge besonders von der chronischen Polyarthritis in die deformierende Arthropathie vorkommen. Praktisch hat die Arthropathie nichts mit Rheumatismus zu tun. Auch in der Behandlung haben beide Leiden viel Gemeinsames; immer aber wird in der Arthritis die intern-medikamentöse Therapie, die uns immer neue und wirksamere Remedien zur Verfügung stellt, im Vordergrund stehen, wobei die Kontrakturbekämpfung nicht vernachlässigt werden soll. Bei der Arthropathie als einem mehr funktionsmechanisch bedingten Leiden werden wir uns hauptsächlich auf die physikalisch-mechanische Behandlung, in schweren Fällen auf die orthopädische Behandlung stützen. In beiden Fällen aber können wir dem Patienten helfen und seine Beschwerden lindern.

Dabei soll nicht unerwähnt bleiben, daß bei ausgedehnten Versteifungen nach einer Polyarthritis durch orthopädisch-plastische Operationen an den Gelenken sehr erfreuliche Erfolge erzielt werden können. So konnte ich eine Patientin, deren beide Hüft- und beide Kniegelenke völlig versteift waren, durch eine Gelenkplastik an einer Hüfte und an beiden Kniegelenken wieder zum Gehen und zum Sitzen befähigen. Sie ist mit den Erfolgen außerordentlich zufrieden!

Für die Praxis wichtige Erfahrungen in der Balneo-Physikotherapie rheumatischer Erkrankungen

Von

K. Inama, M. Halhuber und **E. Haus**

Innsbruck

Mit 3 Abbildungen

Unsere Untersuchungen galten der Klärung einiger grundsätzlicher Fragen bei der Anwendung von physiko-balneo-therapeutischen Maßnahmen, die sich jeder in der Praxis stehende und in der Sozialversicherung tätige Arzt immer wieder stellt und auf die er meist nur ausweichende oder gar keine Antworten erhält.

In Kürze nur die Ergebnisse unserer Beobachtungen an über 1000 Patienten ohne Besprechung von Arbeits: methodik und Auswertung. Ich gehe lediglich epikritisch auf einige praktisch bedeutungsvolle Fragen ein.

1. Besteht bei der Anwendung allgemein physikalischer Maßnahmen und balneologischer Kuren im Behandlungs-erfolg zwischen entzündlichem und degenerativem Rheu-matismus ein Unterschied? — Die beiden Formen sind bekanntlich klinisch oft schwer zu trennen und zeigen flie-ßende Uebergänge.

Abb. 1 zeigt die Erfolge bei zirka 500 Patienten, auf-gegliedert in degenerative und entzündliche Rheumaformen.

Der Prozentsatz der negativen (Note 4 und 5) und aller positiven Kurerfolge (Note 1, 2 und 3) zusammen ist bei degenerativen und entzündlichen rheumatischen Erkran-kungen gleich.

Innerhalb der positiven Erfolge (zirka 80%) sind Ver-schiebungen nur in dem Sinne festzustellen, daß bei den entzündlichen Erkrankungen um 10% mehr objektivierbare Kurerfolge (Note 1 und 2) beobachtet wurden, als beim degenerativen. Dieses Ergebnis ist durch die Art der Krankheit und Krankheitsbeobachtung bedingt. Entzündungserscheinungen sind leichter zu beeinflussen und in ihren Veränderungen eher zu objektivieren, als z. B. Abnützungserscheinungen.

Die annähernd selben Verhältnisse, wie wir sie bei Patienten feststellen konnten, welche einer Thermalstollen-

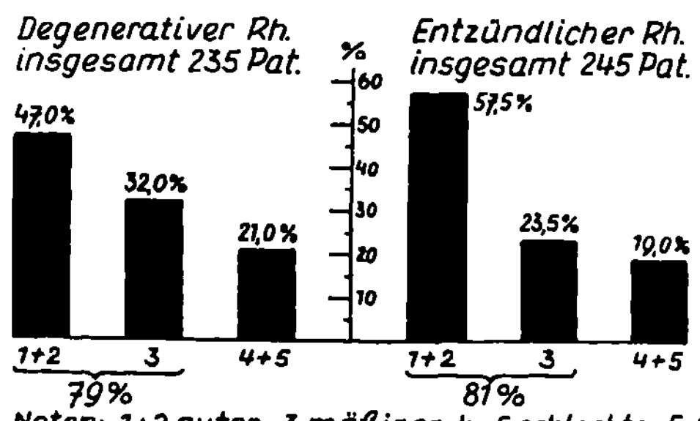

Abb. 1. Vergleich der Behandlungserfolge

behandlung in Böckstein zugeführt wurden (Abb. 1), fanden wir auch bei Anwendung allgemein hydrotherapeutischer Maßnahmen.

Daraus ergibt sich, daß balneo-therapeutisch-prognostisch die praktisch klinisch oft nicht durchführbare Trennung von degenerativen und entzündlichen Prozessen bei einer rheumatischen Gelenkerkrankung nicht so wichtig erscheint, wie oft vermutet wird.

2. Spielt das Alter der rheumatischen Erkrankung oder das Lebensalter der Patienten hinsichtlich Kurverlauf und Erfolg eine entscheidende Rolle?

Gewöhnlich erwartet man, daß ein chronisches Leiden mit zunehmender Krankheitsdauer therapeutisch schlechter beeinflußbar wird. Diese Vermutung konnten wir — wie aus Tab. 1 ersichtlich — nicht bestätigen, denn Patienten, bei denen die Krankheit bereits über 10 Jahre dauerte, hatten in gleichem Maße gute, mäßige und schlechte Erfolge wie solche, bei denen die Krankheitsdauer unter 5 Jahren lag. Ein kleiner Unterschied ergibt sich nur bei der Aufgliederung in entzündliche und degenerative Formen, wo sich

bei den entzündlichen Erkrankungen mit zunehmender Dauer
der Erkrankung eine etwas schlechtere Beeinflußbarkeit
(10%) zeigt.

Tab. 1. Krankheitsdauer und Kurerfolg

Erfolg	Dauer der Erkrankung		
	bis 5 Jahre	6 bis 10 Jahre	10 Jahre bis
Gut (Noten 1 und 2)....	49·5%	61·6%	49·2%
Mäßig (Note 3)	32·0%	20·9%	30·8%
Schlecht (Noten 4 und 5)	18·5%	17·5%	20·0%

Auch das Lebensalter des Patienten spielt eine wider
Erwarten geringe Rolle. Die Kurerfolge werden mit zunehmendem Lebensalter eher besser, zumindest sind sie
auch bei strengster Kritik in jeder Altersgruppe gleich.

3. Ist es erlaubt, bei entsprechender Indikation aus
der Höhe der BSR. die Entscheidung zu fällen, ob ein Patient zu einer physikalisch-balneologischen Behandlung zu-
gelassen werden kann?

Bei der Unterteilung der BSR. vor Behandlungsbeginn
in 5 Gruppen sahen wir beim entzündlichen Rheumatismus
in den 3 letzten Gruppen mit sicher erhöhter BSR. (über
26 mm nach der ersten Stunde) einen praktisch gleich
hohen Prozentsatz objektivierbar guter Erfolge wie in der
Gruppe 1 bei normaler BSR. (Werte unter 10 mm nach
der ersten Stunde).

Der prozentuale Anteil guter Kurerfolge betrug nämlich in der Gruppe 1 mit sicher normaler BSR. beim entzündlichen Rheumatismus 61·1%, in den Gruppen 3 bis 5
56·2%. Selbst die Gruppe 5 allein mit BSR.-Werten von
mehr als 60 mm in der ersten Stunde hat noch in 50%
objektiv gute Erfolge. Nach manchen Autoren wären Patienten dieser Gruppe, also mit einer BSR. über 60 mm in
der ersten Stunde, grundsätzlich von einer balneologischen
Reiztherapie auszuschließen.

Der Art der Erkrankung entsprechend, zeigten beim
degenerativen Rheumatismus vor Kurbeginn nur 7·7% der
Arthrosen eine BSR. von mehr als 26 mm in der ersten
Stunde.

Wegen dieser kleinen Zahl (17 von 221 Arthrotikern)
ist ein statistischer Vergleich der guten Erfolge nicht ein-

wandfrei. Aber es ist doch bemerkenswert, daß nur 2 von 17 Patienten mit BSR. von mehr als 26 mm in der ersten Stunde keinen günstigen Kurerfolg hatten.

Schließlich sei noch erwähnt, daß bei einem Vergleich der entsprechenden BSR.-Gruppen bei entzündlichen und degenerativen Rheumaformen keine verwertbaren Unterschiede in den Kurergebnissen festzustellen waren.

Zusammenfassend kann hierzu gesagt werden, daß die Höhe der BSR. vor Beginn der Behandlung weder bei entzündlichen noch bei degenerativen rheumatischen Erkrankungen einen Rückschluß auf den Kurerfolg erlaubt und

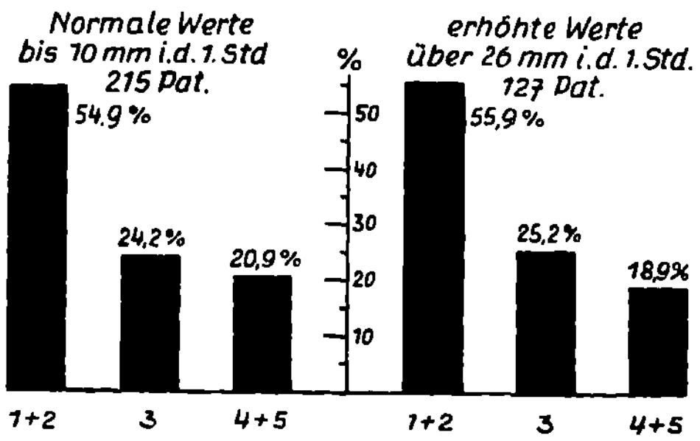

Abb. 2. Kurerfolg und Höhe der BSG. bei chronischem Rheuma

daher in keiner Weise entscheidend sein kann für die Zulassung eines Patienten zu einer balneologischen Kur.

Die Aussicht auf ein günstiges Behandlungsergebnis ist bei chronisch Rheumakranken mit anfangs hoher BSR. gleich groß wie bei solchen mit normaler BSR. (Abb. 2).

4. Kann aus dem Verlauf der BSR. ein Schluß gezogen werden auf Kurverlauf und Kurerfolg?

Auch hier zeigt eine Gegenüberstellung der BSR.-Veränderungen im Laufe einer Behandlung bei vorwiegend entzündlichen und vorwiegend degenerativen Rheumaformen keine wesentlichen Unterschiede, so daß in diesem Punkte ebenfalls auf eine getrennte Besprechung verzichtet werden kann.

Ein Vergleich der Behandlungserfolge bei ansteigender, gleichbleibender und abfallender BSR. während einer Behandlung ergab zusammenfassend folgendes Ergebnis (Abb. 3): Bei ansteigender BSR. ist eher mit einem ungünstigen Therapieergebnis zu rechnen, als bei abfallender oder gleichbleibender BSR.

Während die einmalige BSR.-Bestimmung vor Beginn der Kur von geringem prognostischem Wert ist, sind mehrmalige Kontrollen während der Behandlung (wöchentlich einmal) von praktischem Interesse.

5. Hat ein Fokus in der Anwendung der Physiko- und Balneotherapie bei rheumatischen Krankheiten einen Einfluß auf den Kurerfolg, und schließlich

6. besteht die weitverbreitete Auffassung zu Recht, daß das Herdgeschehen nur beim entzündlichen und nicht beim

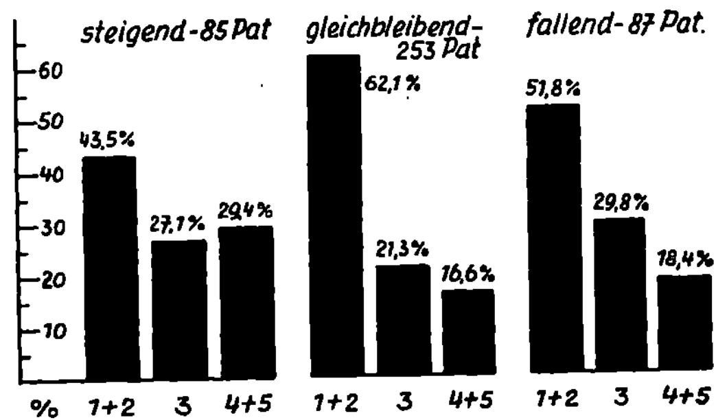

Abb. 3. Kurerfolg und BSG.-Veränderung. 425 Patienten

degenerativen Rheumatismus von Bedeutung ist und Berücksichtigung finden soll?

In den Fragen 5 und 6 kann ich mich, obwohl sie von eminenter Bedeutung sind, kürzest fassen, denn ich habe auf der 2. Sozialmedizinischen Tagung in Dornbirn dieses Thema behandelt und ich verweise auf die diesbezüglichen Veröffentlichungen (Inama).

Das Ergebnis unserer Beobachtungen in ein paar Sätzen:

a) Patienten ohne Fokus haben gegenüber denen mit sicherem Herd, wenn es während der Behandlung zur Aktivierung kommt, bei Anwendung von physikalisch-balneologischen Maßnahmen unvergleichlich bessere Aussicht auf einen sehr guten und guten Erfolg (70% gegenüber 18·6%).

b) Kranke mit möglichem Fokus sind hinsichtlich therapeutischer Beeinflußbarkeit fast gleich zu setzen denen mit klinisch sicherem Herd ohne Aktivierung.

Zwischen entzündlichem und degenerativem Rheumatismus besteht auch in dieser Hinsicht kein Unterschied.

c) Durch die Eliminierung von sicheren, ja sogar von möglichen (potentiellen) Herden schaffen wir in vielen Fällen erst jene Ausgangslage, die eine erfolgreiche Anwendung physikotherapeutischer Maßnahmen zuläßt.

Die Herdsanierung vor Durchführung einer physikalischen oder balneologischen Therapie erscheint somit als eine der vordringlichsten Aufgaben.

Unsere Untersuchungen und Erfahrungen hinsichtlich Fokus und Kurerfolg decken sich mit den Feststellungen einer Anzahl von namhaften Autoren (E v e r s, H i n t z e l - m a n n, K i r s c h, S c h l i e p h a k e) und gelten auch, wie B i r c h e r - B e n n e r betonte, für die diätetische Therapie.

L i t e r a t u r : B i r c h e r - B e n n e r : Zit. n. Slauck: Vom Wesen der Herderkrankungen. Buchverlag Dtsch. Zahnärzteschaft, 1944. — E v e r s : Vortrag auf der Tag. d. Arb.-Gem. f. Herdforschung, Bad Nauheim, 1953. — H i n t z e l m a n n : Dtsch. med. Wschr., 1949: 869. — I n a m a, K.: Zum Herdproblem in der Rheumatismusprophylaxe. Internationale Zschr. für Prophylaktische Medizin (im Druck). — S c h l i e p h a k e : Z. Rheumaforsch., 6 (1943): 121. — D e r s e l b e : Behandlung rheumat. Krankheiten mit Ultrakurzwellen. Dresden-Leipzig 1938.

Der Weg vom dentogenen Fokus zur Fernerkrankung

Von

Dr. Hans Langer

Wien

Ein toter Zahn, der entweder auf dem Wege einer gangräneszierenden Pulpitis oder unter der Einwirkung eines zahnärztlichen Eingriffes devitalisiert wurde, kann unter bestimmten therapeutischen Maßnahmen, deren Summe als Wurzelbehandlung anzusprechen ist, im Körper auch auf lange Sicht und ohne subjektive bzw. objektive Krankheitserscheinungen implantiert bleiben. Bei der Wurzelbehandlung nach der Exstirpationsmethode soll am Apex des Zahnes ein Verschluß aus Hartsubstanz (Zement, Knochen) oder aus Bindegewebe erreicht werden. Kommt es jedoch aus verschiedenen Gründen nicht zu dieser Einheilung, können sich an derselben Stelle manchmal auch ohne subjektive Krankheitszeichen verschiedene pathologische Prozesse entwickeln. Während die granulomatösen und zystischen Reaktionen sowohl im Röntgenbild als auch im Gewebsschnitt leicht nachzuweisen sind, fehlt in manchen Fällen eine im Röntgenbild sichtbare Veränderung am Apex. Nach den klinischen Erfahrungen müssen wir aber gerade diesen Zähnen, die nach dem Sprachgebrauch der Stomatologen als röntgennegative, tote Zähne bezeichnet werden, besondere Beachtung schenken, da sie unmittelbar ohne Zwischenschaltung einer reaktiven Zone (Bakterienfilter nach Driak) auf den Organismus einwirken können.

Die Differenzierung zwischen den ersterwähnten, als Einheilungserfolg anzusprechenden Fällen und der zuletzt angeführten Möglichkeit, beide ohne röntgenologisch sichtbare Apexveränderungen, konnte bisher nur mit Hilfe bestimmter subjektiver Angaben und einigen spärlichen, klinischen Symptomen durchgeführt werden, auf die in diesem Zusammenhang nicht näher eingegangen werden soll.

In den neuen Methoden, die den toten Zahn testen, haben wir eine Untersuchungsform gefunden, die uns in dieser Frage einen Schritt vorwärtsbringt. Diese Testverfahren zur Bestimmung des lokalen Herdes sind als schwächste, leider manchmal nicht dosierbare Provokationen aufzufassen. Sie sollen möglichst in der physiologischen Breite liegen, wobei die natürliche Arbeitsweise der Zähne z. B. nach W i l d e durch Kauen auf einem Holzspatel nachgeahmt wird. Reizverfahren mit starken Dosen auf mechanischer, chemischer und bakterieller Grundlage sind vor allem jenen Zahnärzten bekannt, die, der Ansicht einer Reihe von Autoren folgend, die Zähne zu erhalten suchen und Wurzelbehandlungen in den verschiedenen Stadien apikaler Erkrankungen vornehmen. Während dieser therapeutischen Eingriffe ist es nicht selten möglich, Lokalreaktionen und deutliche Fernwirkungen auszulösen. Diese sogenannten therapeutischen Testungen, welche ein Zahnarzt immer wieder zu sehen bekommt, sprechen in eindringlichster Weise für die Tatsache der Herdwirkung. Während alle bisher versuchten Testmethoden dieser Art nicht objektiv meßbar waren, besitzen wir jetzt mit der Anwendung der Röntgenstrahlen eine genau dosierbare Untersuchungsmöglichkeit. Wir haben uns daher vor allem mit jener Methode beschäftigt, die von P a p e und D r i a k angegeben wurde und als Röntgentest bekanntgeworden ist. Ueber die Anwendung desselben und seine Brauchbarkeit haben schon D r i a k, P a p e u. a. berichtet.

In dieser Besprechung soll nur mitgeteilt werden, welche Veränderungen wir unter der Einwirkung von schwachen Röntgendosen, von 5 bis 20 r, ausnahmsweise mit Dosen bis 80 r, an ruhenden und aktiven Granulomen oder Zysten, weiter an Zähnen ohne röntgenologisch nachweisbare Apexveränderungen mit oder ohne klinische Krankheitszeichen an den Zähnen nachweisen konnten. Mit diesen Bestrahlungen war es in manchen Fällen möglich, experimentell einen Zahn zum Streuherd oder Störungsfeld zu machen und damit den Weg seiner Einwirkung vom dentalen Herd zum Gesamtorganismus zu markieren. Als besonders eindrucksvoll sind die Beobachtungen an jenen Zähnen anzusehen, die von vornherein keine Symptome aufwiesen und unter der Einwirkung dieser schwachen Bestrahlung eine deutliche Lokalreaktion und eine Fernwirkung auslösten.

Schon nach sehr kleinen Strahlungsdosen konnten wir in manchen Fällen neben Erscheinungen am Zahn, die als artefizielle Periodontitiden zu bewerten wären, auch Schwellungen der regionären Lymphdrüsen feststellen. Diese traten entweder in der Folge der ersten Schwachbestrahlung oder nach der Wiederholung der gleichen Dosis, in anderen Fällen nach einer geringen Steigerung der Dosierung auf. Derartige submentale, submandibuläre oder anguläre Schwellungen am Kieferwinkel waren deutlich sichtbar und tastbar. Die gleichzeitig auftretenden Fernwirkungen sprachen dafür, daß in diesen Fällen der lymphatische Apparat an der Krankheitspropagation beteiligt sein müsse. Nach sanierenden Maßnahmen oder einer einfachen Ruhigstellung des angenommenen Herdes schwanden diese Schwellungen in ganz kurzer Zeit; gleichzeitig klangen immer die Fernsymptome ab.

Andere Patienten jedoch boten im Anschluß an diese schwachen Bestrahlungen nach einer kurzen Latenzzeit keine Erscheinungen im submandibulären Raume, sondern als subjektives Symptom waren die Drehbewegungen des Kopfes leicht schmerzhaft und es konnte am Rande des Kopfnickers eine bandförmige, druckempfindliche Zone festgestellt werden. Gleichzeitig auftretende Temperaturen und das Aufflackern von Fernsymptomen sprach für das Vorliegen eines Zustandes, den S i e g m u n d sogar bei ruhenden dentalen Kieferostitiden nachweisen konnte. Es handelt sich dabei um kleine phlebitische Prozesse, die entweder durch Aktivierung des Zahnherdes neu aufgetreten waren, oder um Restherde phlebitischer Prozesse, die durch den erneuten Streuungseffekt des bestrahlten Zahnes wieder manifest geworden sind. Im Gegensatz zu den Lymphdrüsenschwellungen bleiben diese erwähnten Symptome trotz Ausschaltung des primären Herdes wochenlang bestehen.

Eine dritte Gruppe von Patienten zeigte neben geringer Lokalreaktion keine der beiden vorher erwähnten Schwellungen, aber doch deutliche Fernsymptome. Wir haben diese Reaktionen an herdfernen Stellen, um eine Summation des Strahlungseffektes auszuschließen, mit der Pause von einer Woche mit den Röntgenbestrahlungen immer wieder hervorrufen können. Auf welchem Wege diese Fernwirkungen erfolgten, bei denen der lymphatische oder venöse Apparat nicht beteiligt war, kann nach dem heutigen Stand unseres Wissens nicht eindeutig bewiesen werden. Alle lokalen Reizungen eines Herdes, sei es durch Vibration oder Anwendung von Diathermie oder Röntgenstrahlen, beeinflussen ein bereits vorhandenes, entzündliches Geschehen im Sinne einer Intensivierung der Entzündung. Inwieweit hier Zustandsveränderungen im synergistischen System, worunter die Zellterritorien mit ihren Kapillaren, Lymphbahnen und dem nervösen Geflecht zu verstehen sind, eine Rolle spielen, läßt sich noch nicht übersehen. Eine Beobachtung bei diesen experimentellen, dosierten Provokationen gewinnt aber eine gewisse Bedeutung. Diese durch schwache Bestrahlung des Zahnes hervorgerufene Fernwirkung war in mehreren Fällen durch eine Infiltration mit Novocain in der Gegend . der Umschlagfalte des bestrahlten Fokus zu verhindern. Da die Wirkung des Novocains nach einigen Stunden aufhört, haben wir nach dieser Zeit die Anästhesie wiederholt und konnten so die Fernwirkung des bestrahlten Zahnes, die sonst regelmäßig hervorzurufen war, verhindern. An die Anwendung von Mitteln, die eine länger dauernde Blockade ermöglichen (Xylocain, Symprocain), wäre zu denken. S i e g m u n d konnte das Auftreten einer Anachorese fast regelmäßig dadurch hintanhalten, daß er den Entzündungsherd mit Novocain umspritzt hat. Bei diesen Untersuchungen ist uns in manchen Fällen der umgekehrte Effekt gelungen: die erwartete Fernwirkung war durch lokale Novocainanwendung aufzuheben.

Diese Beobachtungen durch experimentelle Testung lassen zwar die Diagnostik der Herderkrankungen nicht leichter erscheinen, sie geben aber doch gewisse Hinweise für die vielfachen Wechselbeziehungen zwischen den einzelnen Teilen des lebenden Organismus im Sinne einer Korrelationspathologie.

Literatur: D r i a k, F.: Oesterr. Zschr. Stomat., 1950, 4. — D r i a k, F. und Pa p e, R.: Oesterr. Zschr. Stomat., 1950, 7. — D r i a k, F. und L a n g e r, H.: Oesterr. Zschr. Stomat. (im Druck). — Langer, H.: Diagnose der Herderkrankungen. München: C. Hanser, 1953. — S i e g m u n d, H.: Dtsch. Zahnhk., 474: 55. — D e r s e l b e : Diagnose der Herderkrankungen. München: C. Hanser, 1953. — W i l d e, H.: Diagnose der Herderkrankungen. München: C. Hanser, 1953.

Die Bedeutung histaminartiger Stoffe beim fokalinfektiösen Geschehen

Von

DDr. E. Borkenstein

Graz

In Verfolgung einer Arbeitsrichtung der Klinik Gotsch, welche sich dem rheumatischen Gewebsschaden zuwendet, soll über die Bedeutung histaminartiger Stoffe beim fokalinfektiösen Geschehen, im besonderen über Kreislauf- und Stoffwechseluntersuchungen nach Histamingaben berichtet werden.

Der Zusammenhang zwischen herdförmig abgekapselten Infekten und dem chronisch-rheumatischen Gewebsschaden ist geläufig und allgemein anerkannt, wenn auch die Pathogenese des letzteren keinesfalls geklärt erscheint. Das primäre histologische Substrat der durch den Herd bedingten Fernwirkung besteht in einer Ablagerung eiweißhaltiger Massen in der Gefäßwand und im perivaskulären Raum sowie in einer stellenweise Eiweißimbibition des Parenchyms, wie es Blumencron mittels fluoreszenzmikroskopischer Technik bei Hunden, denen er künstlich Zahngranulome setzte, nachweisen konnte. Dieses Bild entspricht der von Rößle und Eppinger beschriebenen serösen Entzündung und deckt sich prinzipiell mit den Veränderungen, welche Klinge bei seinen Hyperergiestudien fand. Die heute gültige Auffassung des rheumatischen Gewebsschadens, welche besonders mit den Namen Klinges und Veils und deren Forschungen verknüpft ist, führt diesen ja auch auf einen allergisch-hyperergischen Mechanismus zurück. Rein morphologisch ist aber nur zu erschließen, daß den lokalen Veränderungen primär eine Änderung der Kapillarpermeabilität zugrunde liegt.

Wenn nun streng isoliert nur der Schauplatz des lokalen Geschehens betrachtet werden soll, so erhebt sich vor allem die Frage nach dem wirksamen Agens dieser Veränderungen. D a l e und L a i d l o w konnten schon auf eine auffallende Parallele der Phänomene des allergisch-anaphylaktischen Geschehens und der Histaminwirkung hinweisen. Diesen Tatsachen trägt die Histaminentfesselungs-hypothese Rechnung, welche M a n w a r i n g, D a l e und L e w i s auf die allergische Reaktion anwandten. Darnach wird angenommen, daß auf einen Primärreiz hin das Gefäßendothel oder das Bindegewebe als „histaminähnlich" bezeichnete Stoffe abgibt, welche für die weiteren reaktiven Erscheinungen verantwortlich sind. Im Tierexperiment wurde bei anaphylaktischen Reaktionen das entstehende Histamin auch tatsächlich nachgewiesen. Wenn heute auch nicht bezweifelt wird, daß auch bei allergischen Phänomenen beim Menschen das Histamin und histaminähnliche Körper eine Rolle spielen, so ist der bindende Erweis hierfür aber doch noch nicht erbracht. Ein Ansatz findet sich bei G o t s c h, der bei Allergikern eine gesteigerte Histaminempfindlichkeit nachwies.

Zum Analogieschluß auf die Bedeutung des Histamins beim rheumatischen als allergischem Geschehen verwendeten wir Untersuchungen über die Kapillarfragilität und über den Gasstoffwechsel.

Die ersteren, gemeinsam mit B l u m e n c r o n durchgeführten Versuche basieren auf den Untersuchungsergebnissen von G o t s c h und Mitarbeitern, welche bei aktiv streuenden Herden eine Veränderung der Kapillarresistenz nachweisen konnten. Die Konzeption war nun, daß eine eventuelle Rolle von Histamin oder histaminähnlichen Substanzen beim Zustandekommen dieser mittels Kapillarresistenzbestimmung nachweisbaren Zunahme der Kapillarbrüchigkeit sich aus der Wirkung von Antihistaminicis müßte erschließen lassen. Unsere Versuche wurden mit Antistin-Ciba an Patienten mit Herdstreuung und hierauf zurückzuführender stark herabgesetzter Kapillarresistenz vorgenommen. Wir konnten dabei sehen, daß in 87·2% unseres Untersuchungsgutes unter Antistin eine Besserung der Kapillarresistenz zu erreichen war und aus positiven Gegenproben in Form einer neuerlichen Verschlechterung nach Absetzen des Mittels war zu erkennen, daß bei 69·4% aller Fälle dieser Effekt eindeutig dem Antistin zuzuschreiben war. Unter Berücksichtigung der experimentell weitgehend gesicherten Meinung einer spezifischen Antihistaminwirkung des Antistins ergibt sich hieraus der Hinweis, daß dem Histamin beim Zustandekommen des Kapillarschadens unter der Wirkung eines streuenden Herdes eine aktive Bedeutung zukommen müßte. Auf dem Boden des morphologischen Bildes des fokalinfektiös bedingten Gefäßschadens und der Gefäßveränderungen unter Histamin in Form einer Erweiterung und Durchlässigkeitssteigerung ist das Verständnis hierfür ohneweiters gegeben. Ein eventueller Einwand, daß diesem indirekten Hinweis auf die Rolle des Histamins mangels eines 100%igen Effektes keine Schlußkraft zukomme, verliert an Bedeutung, wenn man neuere Forschungen berücksichtigt, nach denen neben dem Histamin bei der Schockwirkung auf die Kapillare auch die Hyaluronidase, Azetylcholin, Heparin und Pepton mitbeteiligt sind.

Auch die zweiten, neueren Untersuchungen über die Bedeutung histaminartiger Stoffe beim fokalinfektiösen Geschehen zielen mangels direkter Nachweismöglichkeiten auf Analogieschlüsse. Während sich aber die ersteren dargestellten Versuche der Vulnerabilität der pathologisch veränderten Kapillarstruktur zuwandten, gelang es hierbei, die funktionelle Seite der Kapillare, im besonderen die Diffussionsmöglichkeit für Sauerstoff zu erfassen. Sie gehen ebenfalls von Untersuchungen Prof. G o t s c h s aus, welcher bei Patienten mit aktiver Herdstreuung eine Verschlechterung der Sauerstoffausnützbarkeit der Atemluft nachweisen konnte. Er fand bei fokalinfektiös bedingten Kapillarschäden eine bei gesunden Vergleichspersonen nicht zu beobachtende Verkleinerung des Atemäquivalentes unter der Atmung mit sauerstoffangereicherter Luft, welcher Befund eine relative Ateminsuffizienz beim aktiven Fokalinfekt erweist. In Verfolgung dieser Versuche hatten wir die Aufgabe, die Sauerstoffausnützbarkeit der Atemluft auch nach Verabreichung kleiner Histamindosen zu untersuchen.

Es zeigt sich nun, daß die Atemäquivalente zwischen der 5. bis 10. Minute nach Histamin eine teilweise beträchtliche Verschlechterung der äußeren Atemfunktion nachweisen. Dieser Effekt klingt nach 20 bis 30 Minuten wieder ab.

Tab. 1. Atemäquivalente nach Histamin

Fall	Histamin mg	vorher	5. bis 10. Minute	25. bis 30. Minute
1. G., 43 Jahre	0·7	35·8	42.2	35·8
2. W., 48 Jahre	0·5	30·2	36·6	
3. P., 17 Jahre	0·5	24·6	27·0	

Diese Befunde demonstrieren, daß unter Histamin die Sauerstoffausnützung der Atemluft in der Lunge vorübergehend gestört ist. Es gelang aber auch, nachzuweisen, daß konform damit auch die innere Atemfunktion, die Sauerstoffausnützung des Blutes verschlechtert ist, was an Hand der Bestimmung der arterio-venösen Sauerstoffdifferenz möglich war.

Tab. 2. Arterio-venöse Sauerstoffdifferenz
nach Histamin

Fall	Arterio-venöse Differenz	
	vorher	nach 5 Minuten
2.	39·5	33·1
3.	73·6	51·8

Unter Berücksichtigung des analogen anatomischen Substrates der Gefäßveränderungen bei der Fokalinfektion und nach Histamin in Form einer Auflockerung der Gefäßwand und des Plasmaaustrittes wird nicht nur die funktionelle Beeinträchtigung der Kapillare, gemessen an der Sauerstoffdiffusion, verständlich, sondern aus der nachgewiesenen parallelen Verschlechterung der Atemäquivalente ergibt sich ein weiterer Hinweis auf die Rolle des Histamins beim rheumatischen Gefäßschaden.

Wir sind uns bewußt, daß beide Untersuchungsmethoden nicht ausreichen, die Histaminbedingtheit des rheumatischen Gewebsschadens zu beweisen, glauben aber doch, daß sie geeignet sind, die entsprechenden Hypothesen über dessen allergischen Entstehungsmechanismus und die hierbei dem Histamin zugeschriebene Rolle wesentlich zu stützen.

Nur in Parenthese sei die Bemerkung angeführt, daß dem Histamin theoretisch nicht nur bei der Deutung des rheumatischen Gewebsschadens als lokal allergischem Geschehen, sondern auch bei der Annahme einer zentral nervösen Bedingtheit eine Rolle zugesprochen werden kann. Denn Speckmann konnte sagen, daß das Histamin nicht nur bei allergischen Erscheinungen als örtliches Gewebshormon frei wird, sondern auch als Regulator nervös gesteuerter Abwehrvorgänge in der Peripherie anzusehen ist, wie weitere Befunde von Kwiatowski und Euler dafür sprechen, daß auch bei Reizung sensibler Nerven eine Bildung von Histamin stattfindet. Was aber die Mani-

festation des chronischen Gewebsschadens betrifft, so wäre
nicht nur zu erwähnen, daß Histamin — wie aus den dargestellten Untersuchungen geschlossen werden könnte — einen
relativen Sauerstoffmangel des Gewebes hervorruft, sondern
auch daran zu erinnern, daß E p p i n g e r auf eine Steigerung der Histaminproduktion unter Sauerstoffmangel hin-
wies. Es wäre das die Basis für einen echten Circulus
vitiosus, der ohneweiters die sekundären degenerativen Er-
scheinungsbilder des fokalinfektiösen Rheumatismus erklären könnte.

Ueber die Bedeutung der Hyaluronidase im rheumatischen Geschehen

Von

G. Stepantschitz

Graz

Die in den letzten Jahren gewonnenen Erfahrungen
über die Rolle des Hyaluronsäure-Hyaluronidase-Systems
im Stoffwechsel und die Beobachtung der pathogenetischen
Bedeutung von Entgleisungen in diesem System ließen bei
zahlreichen Erkrankungen neue therapeutische Möglichkeiten
gewinnen. Die charakteristischen Veränderungen des Gefäß-
bindegewebsapparates beim rheumatischen Geschehen, auf
die Gotsch[1] wiederholt hingewiesen hat, legen nun gerade bei dieser Erkrankung ein genaues Studium über das
Hyaluronsäure-Hyaluronidase-Verhältnis nahe. Wenn man
die bisher vorliegende Literatur überblickt, so kann gesagt
werden, daß man beim Rheumatismus ein pathologisches
Ueberwiegen der Hyaluronidase annehmen kann. Hierfür
sprechen neben der von mehreren Autoren nachgewiesenen Erhöhung des Hyaluronidase-Inhibitor-Systems die Beobachtungen, daß die Viskosität der Gelenkflüssigkeit beim
Rheumatiker herabgesetzt ist und daß sich zugleich mit
Hyaluronidase in die Haut injizierte Farbstoffe bei Rheumatikern wesentlich rascher ausbreiten als bei Gesunden
(Guerra[2]). In diesem Zusammenhang seien nur noch
die Berichte von Bywaters und Mitarbeitern[3] zitiert,
die nachweisen konnten, daß die Zeit für die Wiederherstellung der Hautgewebsschranke für die Farbausbreitung
bei Rheumatikern verlängert ist.

In letzter Zeit konnte Leb[4] zeigen, daß die Resorp-
tionsgeschwindigkeit von Joduron bei Gelenken von Rheumatikern stark beschleunigt ist. Durch die Hyaluronidase
kommt es zu einem Abbau der die Kapillarwand umhüllen-

den Polysaccharidgele und zu einer vermehrten Permeabilität, und man kann sich mit dem so ermöglichten Durchtritt größerer Flüssigkeitsmengen sowie auch großer Proteinmoleküle das Entstehen der bekannten Schwellungen beim Rheumatiker erklären. Für die Bedeutung der Hyaluronidase spricht auch die Tatsache, daß gerade bei den wirksamsten antirheumatischen Medikamenten angenommen wird, daß zumindest ein Teil ihrer guten Wirksamkeit auf einer Hemmung der Hyaluronidase beruht. Dies gilt für die Salizylsäure ebenso wie für ACTH und Cortison, und auch das Vitamin C kann in diesem Zusammenhang genannt werden.

Es war deshalb naheliegend, die Wirkung auch anderer, die Hyaluronidase hemmender Stoffe beim Rheumatiker zu überprüfen. Neben den schon oben erwähnten Medikamenten ist uns noch eine Reihe von Substanzen bekannt, die, wie das Heparin, synthetische Antikoagulantien und verschiedene Mucine, in ihrem chemischen Aufbau der Hyaluronsäure ähnlich sind und daher eine kompetitive Wirkung entfalten können. Diese Substanzen sind jedoch auf Grund ihrer Einwirkungen auf die Blutgerinnung nur lokal und auch hier nur mit Vorbehalt anwendbar.

Auch sind die bisher vorliegenden Berichte nicht einheitlich; sind doch auch Erfolge bei der Behandlung rheumatischer Gelenkerkrankungen durch Anwendung von Hyaluronidase publiziert worden. Hier muß wohl ein durch die weitere Erhöhung der Permeabilität ermöglichter Abtransport der in der Umgebung der erkrankten Gelenke angesammelten Flüssigkeit angenommen werden, wodurch es zu einer lokalen Entschwellung kommen kann. Aus den Berichten der letzten Zeit[5] geht jedoch hervor, daß diese Behandlungsmethode vor allem bei rein degenerativen deformierenden Gelenkprozessen mit Erfolg angewendet werden kann, während man bei Erkrankungen an akuter oder chronischer Polyarthritis nur gelegentlich kurz anhaltende Besserungen erzielt. Zu bemerken ist noch, daß die lokale Verabreichung der Hyaluronidase wegen ihrer Schmerzhaftigkeit in der Regel zugleich mit Novocain erfolgt, so daß die Wirkung dieses Medikamentes, das durch die Hyaluronidase natürlich besser an den Krankheitsherd herangebracht wird, bei der Beurteilung der beschriebenen Resultate ebenfalls mit zu berücksichtigen ist.

Eine Beeinflussung der Permeabilitätsverhältnisse im Sinne einer Wiederherstellung physiologischer Bedingungen scheint jedenfalls beim Rheumatiker durch eine Hemmung der Hyaluronidase erstrebenswert und auch möglich zu sein. Da es sich hier keineswegs nur um ein lokales Geschehen handelt, sondern um eine allgemeine Schädigung des Gefäßbindegewebssystems, wird ein Medikament vor allem dann mit Aussicht auf Erfolg angewendet werden können, wenn es im gesamten Organismus wirksam ist.

H a h n[6] vom Pharmakologischen Institut der Universität Lund hat nun einige Polykondensationsprodukte des Diphenyl- bzw. Triphenylmethans in vitro und im Tierversuch geprüft und eine stark hemmende Wirkung auf die Hyaluronidase festgestellt. Bei diesen Versuchen wurde bei einem polykondensierten Hexaoxy-Tricarboxy-Triphenylmethan die günstigste Wirkung erzielt. Diese Substanz, die per oral verabreicht werden kann, wurde der Medizinischen Klinik Graz zu Versuchszwecken zur Verfügung gestellt.

Wir konnten bei zahlreichen Versuchen mit Ratten einen deutlichen inhibitorischen Effekt bei Ueberprüfung des bekannten Spreading-Testes beobachten und feststellen, daß auch bei Verabreichung größter Dosen keine toxischen Erscheinungen auftreten. Insbesondere wurde die Zeugungsfähigkeit der behandelten Tiere nicht beeinträchtigt.

Um nun die mögliche Beeinflussung rheumatischer Gelenkschwellungen zu studieren, wurden Versuche bei Ratten mit experimentell erzeugter Formalinarthritis durchgeführt. Hierbei wurde so vorgegangen, daß bei vier Gruppen je 12 gleichschwerer und gleichalter Ratten 0·1 ccm einer 2%igen Formalinlösung unter die Plantarhaut der linken Hinterpfote zweimal in 5tägigen Abständen injiziert wurde.

Bei der ersten Gruppe handelte es sich um unbehandelte Kontrolltiere. Hier kam es regelmäßig bereits am 2. Tag zum Auftreten einer deutlichen Gelenkschwellung, die sich nach der zweiten Injektion wesentlich verstärkte. Diese Gelenkschwellungen waren in allen Fällen am 10. Tag nach Beginn des Versuches noch nachweisbar.

Die zweite Gruppe der Versuchstiere erhielt vom 3. Tag vor Versuchsbeginn angefangen, durch 10 Tage per os den von uns verwendeten Hyaluronidasehemmstoff verabreicht. Hierbei konnte ein deutlich schwächeres und kürzer anhaltendes Auftreten der Formalinarthritis beobachtet werden.

Die dritte Gruppe wurde, ebenfalls vom 3. Tag vor Versuchsbeginn an, durch 10 Tage mit Hyaluronidaseinjektionen (Permease-Sanabo)* behandelt. Bei diesen Ratten kam es zu einem wesentlich intensiveren und länger anhaltenden Auftreten der Arthritis als bei unbehandelten Tieren.

Bei der vierten Gruppe endlich wurde während der gleichen Zeit sowohl der Hyaluronidasehemmstoff als auch Permease verabreicht. Die Kontrolle ergab ein den unbehandelt gebliebenen Tieren weitgehend ähnliches Verhalten.

Es konnte also gezeigt werden, daß die durch Formalin experimentell erzeugte Arthritis bei Verabreichung des von uns überprüften polykondensierten Hexaoxy-Tricarboxy-Triphenylmethans schwächer, bei Hyaluronidasemedikation hingegen deutlich stärker in Erscheinung tritt, und daß sich die Wirkungen der Hyaluronidase und des Hemmstoffes gegenseitig aufheben.

Eine wesentliche Methode zur Ueberprüfung gerade eines die Permeabilitätsverhältnisse beeinflussenden Medikamentes schien uns die Bestimmung der Hautelastizität zu sein. K r e s b a c h[7] konnte nachweisen, daß man beim Rheumatiker eine deutliche Herabsetzung der Hautelastizität als Ausdruck einer Gefäß- und Gewebsschädigung findet, und daß diese meßbaren Veränderungen mit der Schwere der Gelenkerkrankung parallelgehen. In diesem Zusammenhang sind auch die am letzten Internationalen Kongreß für rheumatische Erkrankungen in Genf von H a r t m a n n[8] berichteten Versuche zu erwähnen, die ein Nachlassen der Elastizität der Zwischenbandscheiben des Kaninchens nach Hyaluronidaseverabreichung aufzeigen konnten.

Die Messung der Hautelastizität erfolgte mittels eines Apparates, der es gestattet, die Bewegungen zu registrieren, welche ein am unteren Ende eines Taststiftes angebrachtes Plättchen ausführt, wenn es unter einer aufgebrachten Last in das Körpergewebe eingedrückt und nach Wegnahme der Belastung durch die Rückverformung der belasteten Gewebspartie wieder gehoben wird. Diese Bewegungen werden auf einen rotierenden Papierstreifen aufgezeichnet. Als Meßstelle wurde bei allen Versuchen die dorsale Handgelenkgrube der rechten Hand ausgewählt. Bei den gewonnenen Kurven läßt sich schon bei grober Betrachtung eine Schädigung der Hautelastizität erkennen, und diese kann auch ihrem Grade nach exakt berechnet werden.

---

* Wir danken der Firma „Sanabo"-Wien für die Ueberlassung von Aerztemustern ihres Präparates „Permease".

Auch bei den von uns untersuchten Rheumatikern war stets eine weitgehende Elastizitätsverminderung festzustellen. Unter Verabreichung von polykondensierten Hexaoxy-Tricarboxy-Triphenylmethans kam es nun bei 8 von 10 untersuchten Fällen zu einer völligen Normalisierung der Hautelastizität, während die beiden übrigen Fälle eine deutliche Besserung erkennen ließen. Diese Beobachtung zeigt also eindrucksvoll, daß es mit dem von uns angewandten Medikament gelingt, die beim Rheumatiker bestehenden pathologischen Verhältnisse im Gefäß-Bindegewebs-System im Sinne einer Normalisierung zu beeinflussen, wobei man bei den bekannten Eigenschaften dieses Stoffes zwangsläufig annehmen muß, daß dieser Effekt über eine Normalisierung der gestörten Permeabilität der Kapillaren und des Gewebes erfolgt. Jedenfalls konnte mit Hilfe dieser Methode die günstige Einwirkung des von uns untersuchten Hyaluronidasehemmstoffes bei rheumatischen Erkrankungen objektiviert werden. Ob es sich hierbei lediglich um einen unspezifischen Effekt auf die Permeabilität der Gefäße und des Gewebes handelt oder um eine Hemmung der von den Streptokokken produzierten Hyaluronidase, muß offen gelassen werden und kann im Einzelfall mit den uns heute zur Verfügung stehenden Hilfsmitteln nur schwer entschieden werden.

Wir haben schließlich das polykondensierte Hexaoxy-Tricarboxy-Triphenylmethan auch hinsichtlich seiner Wirkung bei rheumatischen Erkrankungen klinisch erprropt und bereits bei einer größeren Zahl von Patienten durch lange Zeit per oral verabreicht, wobei in keinem Fall unangenehme Nebenwirkungen zu beobachten waren. Es ist freilich bei der Beurteilung einer völlig neuen Behandlungsmethode Vorsicht geboten, und erst weitere Beobachtungen durch längere Zeit werden ein verläßliches Urteil zulassen. Als vorläufige Mitteilung sei heute nur erwähnt, daß wir bei 8 von 30 behandelten Patienten bei Verzicht auf jede andere Therapie deutliche Besserungen feststellen konnten, während in 10 weiteren Fällen Resultate erzielt wurden, die noch als befriedigend bezeichnet werden können. In allen diesen Fällen kam es zu einem Rückgang der Gelenkschwellungen und zu einer Besserung der Beweglichkeit der erkrankten Gelenke. Die erzielten Erfolge konnten auch nach Abbruch der Behandlung durch längere Zeit beobachtet werden. Besonders hervorzuheben ist ein Fall von akuter Polyarthritis, bei dem durch Salizylpräparate kein wesentlicher Erfolg zu erzielen war und der unter den von uns verwendeten Hyaluronidasehemmstoff binnen einer Woche praktisch zur Abheilung kam. Auch ein zweiter Fall von Polyarthritis sprach gut auf die eingeschlagene Therapie an; bei den übrigen Patienten handelte es sich um Erkrankungen von primär oder sekundär chronischer Polyarthritis. Bei diesen Fällen war eine Beeinflussung der Blutsenkung auch bei deutlicher Besserung der Symptome nicht zu erzielen. Unsere Ergebnisse sind also jenen ähnlich, wie sie von H a h n, T h u n e und T r u e t s o n[9] beschrieben wurden. Zu erwähnen ist noch, daß wir nach unseren bisherigen Erfahrungen den Eindruck haben, daß der Erfolg um so besser ist, je kürzer der Erkrankungsbeginn zurückliegt, während bei Erkrankungen von über 10jähriger Dauer Besserungen nicht mehr erreicht wurden.

Wenn also auch ein abschließendes Urteil über die klinische Anwendung des von uns überprüften Hyaluronidasehemmstoffes noch nicht möglich ist, so kann doch grundsätzlich gesagt werden, daß auch auf diesem Wege eine günstige Beeinflussung des rheumatischen Geschehens erfolgen kann. Hierfür sprechen Tierversuche, die Prüfung der Hautelastizität und nicht zuletzt auch klinische Beobachtungen.

L i t e r a t u r : [1] G o t s c h, K.: Il Congreso Europ. d. Reumatol. Barcelona: Editor Scientia, 1951. — [2] G u e r r a, V.: Science, 103 (1946): 686. — [3] B y w a t e r s, E. G. L., Holborow, E. J. und K e e c k, M. K.: Brit. med. J., 17. Nov. 1951: 1178. — [4] L e b, A.: Fschr., T. Rö., 1952, 5. — [5] R ö s s i n g, P.: VIIIe Congrès internat. des Maladies Rhumatismales, Résumés des Communications: 3. — [6] H a h n, L.: Nature, 170 (1952): 282. — [7] K r e s b a c h, E.: Klin. Med., 1953, 7: 298; 1953, 8: 350. — [8] H a r t m a n n, F.: Vortrag beim VIIIe Congrès internat. des Maladies Rhumatismales. — [9] H a h n, L., T h u n e, St. und T r u e d s o n, E.: Nord. Med., 48 (1952), 47: 1615.

Aussprache: Hr. Prof. Dr. F. S e e l i c h (Wien): Trotz der zahlreichen und zweifellos sehr wertvollen Untersuchungen über die Wirkung des Histamins auf die Kapillaren usw. ist der Wirkungsmechanismus auch heute noch ungeklärt. Vor allem wissen wir noch nicht, in welchem Maße und auf welche Weise das Histamin oder histaminartige Stoffe am Zustandekommen der allergischen bzw. anaphylaktischen Erscheinungen beteiligt ist und in welcher Beziehung es zu den auftretenden Zellschädigungen steht. Obwohl bei Antigen-Antikörperreaktionen eine Freisetzung von Histamin (oder „H-Substanzen") erfolgt, ist doch das Histamin z. B. für das Zustandekommen der Kontraktion der glatten Muskulatur nicht notwendig. Auch ein histaminfreier glatter Muskel, der bereits alles mobilisierbare Histamin abgegeben hat, kann noch durch Zugabe eines spezifischen Antikörpers zur Kontraktion gebracht werden.

Was das Zustandekommen von Gewebsschäden als Folge einer Antigen-Antikörperreaktion anbelangt, so erscheint die Tatsache nicht ohne Interesse, daß, wie wir in einer Arbeit mit Dr. S t o c k i n g e r feststellen konnten, Bindegewebszellen in vitro gegen Histamin praktisch unempfindlich sind. Relativ hohe Konzentrationen von Histamin werden reaktionslos vertragen, während die Z u g a b e e i n e s s p e z i f i s c h e n A n t i k ö r p e r s (Serum eines mit jenen Zellen vorbehandelten Tieres) a u c h i n v i t r o z u s c h w e r e n Z e l l s c h ä d i g u n g e n f ü h r t. Diese, unter geeigneten Bedingungen bis zu einer vollständigen Nekrose der Zellen führende Reaktion tritt nur bei Gegenwart von Komplement ein. Mit derartigen Zellveränderungen als Folge von Antigen-Antikörperreaktionen ist auch in vivo im Rahmen allergischer Erscheinungen zu rechnen.

Was die Rolle der Hyaluronidase im rheumatischen Geschehen anbelangt, so dürfte eine Klärung dieser Frage erst dann möglich sein, wenn die Tatsache berücksichtigt wird, daß es v e r s c h i e d e n e, die stickstoffhaltigen Polysaccharide des Gewebes angreifende Fermente gibt und man in der Lage ist, sie zu isolieren und deren Wirkung gesondert zu untersuchen. Es enthält z. B. die ungereinigte Hyaluronidase aus Stierhoden einen Faktor, der die Kapillarwände angreift und sie für hochmolekulare Stoffe permeabel macht, während die gereinigte Hyaluronidase diese Wirkung nicht hat. Histamin scheint den Hyaluronidaseeffekt in vivo zu verstärken, während in vitro keine Beeinflussung erfolgt. Wir stehen auch hier noch vor ungekannten Phänomenen, so daß jeder neue gesicherte Befund sehr zu begrüßen ist.

Hr. DDr. E. B o r k e n s t e i n (Schlußwort): Zur Bemerkung des Herrn Diskussionsredners, daß in vitro Gewebe auf Histamin nicht reagiert, möchten wir erwähnen, daß wir Wert darauf legten, funktionelle Störungen der Kapillaren nach Histamin in vivo darzustellen. Unter diesen Bedingungen scheint es schon verständlich, daß die als Histaminwirkung mehrfach beschriebene Permeabilitätsstörung der Kapillare und die Exsudation die mit geeigneter Methodik jederzeit reproduzierbaren aufgezeigten Diffusionsstörungen für Sauerstoff sowohl in der Lunge als auch in der Peripherie erklären können. Was nun das Geschehen beim fokalinfektiösen rheumatischen Gewebsschaden selbst betrifft, so stehen natürlich auch wir nicht an, auf Grund unserer Versuche dem Histamin die alleinige pathogenetische Rolle zuzuschreiben, was aus den kurzen Ausführungen ja auch hervorging; noch dazu, wo der direkte Histaminnachweis bisher nicht möglich war. Uns ging es gerade wegen dieses Mangels darum, aus einem indirekten Hinweis — den Versuchen mit einem Antihistaminikum — und einem Analogieschluß — eben der Parallele der Phänomene bezüglich der Atemfunktion beim Fokalinfekt und nach Histamin —

die entsprechenden Hypothesen, welche dem Histamin beim allergischen Geschehen eine Rolle zuschreiben, wahrscheinlich zu machen. Man kann natürlich auch nicht sagen, daß die Veränderungen identisch seien, jedenfalls aber war bei der zweiten Versuchsreihe aufzuzeigen, daß das Histamin die Erscheinungen der Fernwirkung des Fokalinfektes zumindest weitgehend imitieren kann.

Hr. G. Stepantschitz (Schlußwort): Es konnte im Rahmen dieser auf ein bestimmtes Teilgebiet beschränkten Ausführungen nicht auf die bekannte Tatsache eingegangen werden, daß es eine ganze Reihe von Hyaluronidasen gibt, denen ebenso eine größere Zahl von Hyaluronidase-Hemmstoffen gegenüberzustellen ist. Hier sollte nur die Wirkung gezeigt werden, die ein Stoff, der als Hyaluronidase-Hemmstoff anzusehen ist, beim rheumatischen Geschehen entfaltet. Die Frage, welche Hyaluronidasen bei unseren Versuchen ausgeschaltet wurden, mußte offengelassen werden.

Ebenso ist es zweifellos richtig, daß die Rolle des Hyaluronsäure-Hyaluronidasesystems beim Rheumatismus noch keineswegs endgültig geklärt erscheint und daß man hierüber die widersprechendsten Ansichten vorfindet. Gerade deshalb haben wir ja unsere Versuche durchgeführt und glauben damit doch auch einen kleinen Beitrag zur Lösung dieses Problems geleistet zu haben.

Das spezifische Elektromyogramm des Muskelrheumatismus und seine diagnostische und therapeutische Verwendung

Von

Med.-Rat Dr. **Franz Halla** und Prof. Ing. **Franz Kracmar**

Wien

Nach H. B a y e r[1] kann das Charakteristikum des gewöhnlichen Muskelrheumatismus darin gesehen werden, daß im erkrankten Organ, dem Muskel, die Entzündung fehlt. Seiner Ansicht nach ist daher der Muskelrheumatismus nicht als eigenständige Krankheit, sondern als Krankheitssymptom aufzufassen, das als Folge der verschiedensten Schädlichkeiten auftritt. Der Angriffsmechanismus dieser Schädlichkeiten, wie der örtlichen oder allgemeinen Unterkühlung, Ueberanstrengung, des Herdinfekts usw., ist wohl noch nicht vollkommen geklärt; doch konnten vor kurzem F e l l i n g e r und S c h m i d[2] zeigen, daß in einem gewissen Stadium der n e u r o g e n e M e c h a n i s m u s wesentlich ist. Es kann als wahrscheinlich angesehen werden, daß die durch diesen neurogenen Mechanismus verursachten örtlichen Durchblutungsstörungen im Muskel für das Zustandekommen des „rheumatischen Muskelsymptoms" hauptverantwortlich sind (H. B a y e r). So konnte experimentell von G ö p f e r t und S c h ä f e r am Menschen nachgewiesen werden, daß bestimmte Grade von Verminderung der Muskeldurchblutung eine sehr kräftige Steigerung der Skeletmuskelsensibilität hervorrufen, was sich im Ansteigen des muskulären Reflextonus äußert. Dieselbe Erscheinung der gesteigerten Muskelerregung liegt aber offenbar auch dem gewöhnlichen Muskelrheumatismus zugrunde.

Nun sind ein direkter Ausdruck der Muskelerregung

die bei jeder Muskelkontraktion auftretenden Muskelaktionsströme, deren zeitlicher Verlauf durch das E l e k t r o m y og r a m m wiedergegeben wird. M. C. G o o d[3] hat nun darauf hingewiesen, daß das gewöhnliche Rheuma durch
Schmerzen, vor allem bei Muskelkontraktion, charakterisiert ist. Es konnte daher erwartet werden, daß das Elektromyogramm des rheumatisch erkrankten Muskels, bei welchem ja u. a. Schmerzen die elektrischen Situationen verändern dürften, in seinem Verlauf gegenüber dem des gesunden Muskels Abweichungen aufweist, worauf von
F. K r a c m a r und mir schon früher hingewiesen wurde[4].

Tatsächlich zeigte Thure W r a m n e r[5], daß das Elektromyogramm von rheumatisch erkrankten Muskeln gegenüber
dem von gesunden Muskeln eine ganz charakteristische
Form aufweist. Es enthält stark ausgeprägte Spannungsspitzen und ist auch ansonsten unregelmäßiger in seinem
Verlauf als beim gesunden Muskel. Diese Spannungsspitzen
finden wir nur beim erkrankten Muskel.

Da die Höhe der elektrischen Spannungen der geleisteten Muskelarbeit innerhalb weiter Grenzen direkt proportional ist (B a y e r und F l e c h t e n m a c h e r), verwendet H. B a y e r[6] das Elektromyogramm zur Diagnostik
muskelrheumatischer Erkrankungen. Mit der von ihm entwickelten M u s k u l o m e t e r m e t h o d e gelingt es, die
E f f e k t i v s p a n n u n g der Muskelaktionsströme zahlenmäßig zu bestimmen und so den jeweiligen Muskelanspannungsgrad quantitativ zu ermitteln. Die Methodik dieses
Verfahrens besteht darin, daß die Muskelaktionsströme mit
ganz kleinen Plattenelektroden abgeleitet werden, die auf
einem Griff aufmontiert, einfach auf die Haut über dem
untersuchten Muskel gedrückt werden. Diese Aktionsströme
werden einem Wechselspannungsverstärker zugeführt, dessen
effektive Ausgangsspannung mit einem Röhrenvoltmeter gemessen wird. Die Anzeige dieses Voltmeters ist nun ein
Maß für den spezifischen Tonus des untersuchten Muskels.
H. B a y e r konnte dadurch zeigen, daß der charakteristische rheumatische Schmerz, die akute Myalgie, in der betroffenen Muskelpartie nur dann auftritt, wenn der spezifische Tonus einen bestimmten Grad überschreitet, d. h.
wenn sich die angezeigte Effektivspannung der Muskelaktionsströme über einem bestimmten Wert befindet. Das
Charakteristikum des erkrankten Muskels ist dabei eine hohe
elektrische Effektivspannung, beispielsweise 90 Mikrovolt
gegenüber 15 Mikrovolt beim gesunden Muskel. Wie bereits
früher ausgeführt, ist das Elektromyogramm des rheumatisch

erkrankten Muskels durch ganz charakteristische Spannungsspitzen ausgezeichnet. Nun konnte H. B a y e r[6] zeigen, daß eine intramuskuläre Injektion von 1%iger Novocainlösung in den rheumatischen Muskel eine vorübergehende, nach einigen Minuten besonders deutliche Verminderung des krankhaft gesteigerten spezifischen Tonus nach sich zieht. Auch W r a m n e r[5] konnte nachweisen, daß nach Injektion von Neostigmin die Muskelaktionsströme so beeinflußt werden, daß im Elektromyogramm die für den Muskelrheumatismus charakteristischen Spannungsspitzen fehlen.

Durch die Injektion von Novocain bzw. Neostigmin werden die elektrophysiologischen Vorgänge im rheumatisch erkrankten Muskel so beeinflußt, daß eine „Auslöschung" der charakteristischen Spannungsspitzen des Elektromyogramms auftritt.

Nun hatten bereits F. K r a c m a r und ich[7] folgendes erwähnt: Eine Beeinflussung der elektrophysiologischen Vorgänge in biologischen Objekten in dem Sinne, daß die auftretenden Aktionsströme „ausgelöscht" bzw. herabgesetzt werden, läßt sich in einfacher Weise mit einem besonderen technischen Verfahren erzielen. Diese Methode ermöglicht auch eine Behandlung rheumatischer Muskelerkrankungen[7]. Die Technik unseres Verfahrens besteht darin, daß von dem erkrankten Muskel die Aktionsströme abgeleitet und einem Wechselstromverstärker zugeleitet werden. Dieser ist so aufgebaut, daß die Ausgangswechselspannung gegenüber der ursprünglich zugeführten Spannung „gegenphasig" ist, d. h. daß beispielsweise einem positiven Wert der Eingangswechselspannung ein negativer Wert der Ausgangswechselspannung am Verstärker entspricht. Wird nun diese Verstärkerausgangsspannung auf den Muskel zurückgeführt, so wirkt sie der ursprünglichen Muskelaktionsspannung entgegen und ruft eine teilweise Auslöschung des ursprünglichen Aktionsstromes hervor.

Durch dieses elektrische Verfahren erreicht man nun die gleiche Wirkung wie durch die Injektion von Novocain oder Neostigmin in den Muskel. Die elektrophysiologischen Vorgänge werden so beeinflußt, daß die Spannungsspitzen im ursprünglichen Elektromyogramm ausgelöscht werden, wodurch eine deutliche Verminderung des krankhaft gesteigerten spezifischen Muskeltonus und eine Verminderung der Schmerzen erreicht wird.

Ueber den therapeutischen Erfolg dieses Verfahrens gibt die nachstehende Auswahl von Krankengeschichten einen Aufschluß:

Frl. L. Rheumatoide Schmerzen von der Außenfläche des linken Knies zentralwärts ziehend. Durch ein Trauma verstärkt. Besonders arg nach Ruhepausen. Blutsenkung negativ. Foci scheinbar nicht vorhanden. Röntgen negativ. Salizylate, Wärmetherapie einschließlich Kurzwellen ohne nachhaltigen Erfolg. Ebenso Novocaininjektionen lokal. Ableitung zeigt charakteristische Spannungsspitzen. Scheinbar allergische Genese (Bäckermeisterin). Zweimalige Behandlung brachte Verschwinden der Spannungsspitzen und der Schmerzen. 3 Monate Weiterbehandlung mit Kalziumpräparat. Rezidivfrei.

Hr. M. Ziemlich akut aufgetretener Lumbago rechts. Schmerzen scheinbar unerträglich. Röntgen: Zeichen einer alten Spondylarthrosis lumbalis. Wunsch nach rascher Schmerzbehebung. Blutsenkung beschleunigt. Salizylate ohne Erfolg. Wärme erhöht die Schmerzen. Von Kurzwellen wird abgesehen, da wiederholte Appendizitisattacken vorausgegangen. Perineurale Novocaininjektionen verstärkten sonderbarerweise die Beschwerden. Ableitung zeigt hohe Spannungsspitzen. Nach dreimaliger Behandlung erträglicher Zustand. Weiterbehandlung der Spondylarthrose nach bekannter Methode.

Frau S. Nach Skiunfall Schmerzen im vorderen Anteil des linken Achselgelenkes. Blutsenkung nicht erhöht. Röntgen: Verschärfung des vorderen Gelenkrandes. Bewegungseinschränkung. Patientin ungeduldig. Jede Wärmebehandlung angeblich wirkungslos, eventuell sogar Beschwerden verstärkend. Salizylate können wegen gastrischer Ueberempfindlichkeit nicht genommen werden. Gegen Zäpfchen und Injektionen Aversion. Kurzwellen werden aus bestimmten Gründen abgelehnt. Hautreize und Galvanisation ohne Erfolg. Ableitung zeigt starke Spannungsspitzen. Nach dreimaliger Behandlung Beschwerdefreiheit, wenn auch die Bewegungseinschränkung nicht beseitigt. Stollenbehandlung in Gastein hierfür vorgesehen.

Literatur: [1] Bayer, H.: Umschau, 52, 395 (1952). — [2] Fellinger, K. und Schmid, J.: Med. Klin., 48, 953 (1953). — [3] Good, M. G.: Med. Klin., 48, 693 (1953). — [4] Halla, F. und Kracmar, F.: Elektrische Dysfunktion beim Rheumatismus und ihre Bekämpfung. I. Internationaler Kongreß f. Rheumaforschung, Badgastein, 1950. — [5] Wramner, Th.: Acta med. scand., Suppl. 242 (1950). — [6] Bayer, H.: Zschr. f. Rheumaforsch., 9, 210 (1950). — [7] Halla, F. und Kracmar, F.: Die Aktionsströme — Verstärkungs- u. Auslöschungstherapie. Oesterr. Aerztekongreß, Salzburg 1950 (wegen Zeitmangels ausgefallen). — [8] Dieselben: Zschr. f. Rheumaforsch., 11, 214 (1952).

Die analgetische und therapeutische Wirkung des Kobratoxins bei rheumatischen Erkrankungen

Von

Dr. Hans Kronberger

Rabenstein a. d. Pielach, N.-Oe.

In der von R o t t m a n n der Kobratoxinpackung des Serotherapeutischen Institutes in Wien beigegebenen Erläuterung ist kurz erwähnt, daß Kobratoxin, kombiniert mit Mirion, als Analgetikum wirkt bei rheumatischen Erkrankungen.

Angeregt durch M. R o l l e r, behandle ich seit sieben Jahren als praktischer Arzt ambulant eine beträchtliche Zahl vorwiegend bäuerlicher Patienten, die mich wegen arbeitsbehindernder rheumatischer Beschwerden aller Art aufsuchen, mit Kobratoxin-Injektionen, intramuskulär, glutaeal, in zwei- bis dreitägigen Intervallen, und zwar ansteigend wie folgt:

1. Injektion	$1^1/_2$ Teilstriche = 6 ME.
2. Injektion	3 Teilstriche = 12 ME.
3. Injektion	5 Teilstriche = 20 ME.
4. Injektion	7 Teilstriche = 28 ME.
5. Injektion	1 cm³ = 40 ME.

Die letzte Dosis von 1 ccm Kobratoxin wird bis zur 12. Injektion beibehalten, mit der die Kur als beendet gilt. Das Intervall kann bei den letzten Injektionen auf 4 bis 7 Tage verlängert werden. Die ganze Kobratoxinkur dauert ungefähr 30 Tage. Das dazu nötige Injektionsmaterial kostet etwas über S 50·—. Also eine billige, für jeden Praktiker einfach durchzuführende Kur.

Kobratoxin wurde schon früher gegen Rheumatismus, allerdings mit schwächeren Dosen und wechselnden Erfolgen, angewendet. Hohe Dosen bis über 40 ME. hat nur R o t t m a n n subkutan bei Neurolues mit unstillbaren Krisen und lanzinierenden Schmerzen gegeben.

Die Erfolge, welche mit Kobratoxin gegen Arthrosen und Neuritiden erzielt werden, sind sehr eindrucksvoll und stehen statistisch denen der modernen Mittel nicht nach. Schon während der Kur, aber verläßlich einige Monate nach Beendigung derselben, können speziell die Bauern ihre Acker-, Feld- und Waldarbeiten beschwerdefrei durchführen. Irgend welche auffallende Reaktionen oder Schädigungen, wie Hämorrhagien, Infiltrate, Nekrosen oder gar allgemeine Giftwirkungen, toxische Magen-Darmerkrankungen oder Schädigungen der Atemtätigkeit, wie es bei Schlangenbissen vorkommt, wurden auch von Martha B r ü n n e r - O r n s t e i n, die allerdings mit kleineren Dosen gearbeitet hat, nicht festgestellt. In ganz vereinzelten Fällen kann es am Tage der 3. oder 4. Injektion zu leichter Uebelkeit oder zu einem Schweißausbruch kommen. Dann wird die nächste Injektion in derselben Dosis nochmals verabreicht, bevor man zur nächsthöheren übergeht.

C a l m e t t e versuchte, die analgetische Wirkung nichttödlicher Dosen des Kobratoxins in der Affinität des Kobragiftes zu gewissen Phosphatiden zu ergründen. Seine Mitarbeiter, T a q u e t und R o u s s e a u, stellten fest, daß lediglich den Neurotoxinen der tierischen Gifte die schmerzstillenden Eigenschaften zukommen. D a v i d J. M a c h t erklärte sich die Wirkung des Kobratoxins ähnlich der des Morphiums auf die Schmerzzentren des Gehirns. Jedenfalls gelingt es, mit Kobratoxin, ähnlich wie mit Novocaininfiltrationen oder mit Cortison, gute Erfolge zu erzielen, die schmerzhafte Phase bei Arthritikern wieder in die schmerzlose zurückzuführen, wie E. F e n z sagt, und eine nachträglich festzustellende heilende Wirkung auf alle arthrotischen und arthrogenen Ausstrahlungsschmerzen zu erreichen.

Inwiefern die rheumatischen Gelenkexostosen oder Periostdehnungen der Gelenke durch Kobratoxin heilend beeinflußt werden, ließe sich nur mit modernen genauen Untersuchungs- und Meßmethoden feststellen. Da sich nach S t u h l f a u t h und K u s c h e um jedes arthrotische Gelenk verkrampfte Muskelpartien vorfinden, die nach T s c h a n n e n neurogen bedingt sind, so können die Neurotoxine im Kobratoxin imstande sein, den Reflexhypertonus der Muskulatur zu entspannen, die Zirkulation zu begünstigen und eine Regeneration herbeizuführen, ohne daß eine Hormon-, Vitamin- oder Serumwirkung in Betracht kommt.

Nun einige Fälle:

1. Hedwig Sp., 57 Jahre alt, Bäuerin, chronische Polyarthritis speziell der Finger-, Hand- und Kniegelenke. Vorher drei Badekuren in Schallerbach ohne befriedigenden Erfolg. Bevor sie 1949 die vierte Schallerbachkur antreten soll, fragt sie mich, ob ich ihr auf andere Weise helfen könne. Beginn der Kobratoxinkur im April 1949. Nach 8 Injektionen war die Patientin 3 Jahre ohne Beschwerden und Klagen in der Landwirtschaft tätig. Weil 1952 ihre Fingergelenke etwas steifer wurden, verlangte sie eine zweite Kobratoxinkur, die sie bis heute von Schmerzen befreit hielt.

2. Stephanie Ch., 40 Jahre alt, Beamtensgattin, Polyneuritis. 1951 Kobratoxinkur. Die Druckschmerzen und Parästhesien in den verschiedenen Nervenstämmen verschwanden und die Patientin lebte sichtlich auf. 1952 wird Wiederholung der Kur verlangt, weil sich wieder quälende polyneuritische Schmerzen bemerkbar machen. Seither ist die Patientin beschwerdefrei und sehr zufrieden.

3. Johanna K., 24 Jahre alt, landwirtschaftliche Arbeiterin, polyarthritische Schwellungen und Schmerzen in sämtlichen Fingergelenken seit ungefähr einem Jahr. Auf 12 intramuskuläre Kobratoxininjektionen, welche ihr vor 2 Jahren ambulatorisch während der Rübenernte, die sie ohne Unterbrechung mitmachte, verabreicht wurden, ist die Patientin bis heute weiter in der Landwirtschaft tätig und hat keine Schmerzen, obwohl ihr nach längerer, angestrengter Arbeit die Fingergelenke leicht anschwellen.

Doch da weder Milchinjektionen, Schwefelbäder, Novocaininfiltrationen, Cutivakzin, Goldinjektionen, ACTH, Cortison noch Kobratoxin allein vollkommen befriedigende Resultate ergeben, entschloß sich Fellinger zur Kombination Novocaininfiltration mit Irgapyrin, Tschannen zur Kombination Azetylcholin mit Vitamin B_1 und D_2, Prostigmin und Progesteron. Ich kombiniere immer häufiger die Proteinkörpertherapie der fraktionierten Milchinjektion nach F. Högler (ungefähr $\frac{1}{2}$ ccm Milch subkutan in kleinen Portionen verteilt entlang der Nerven oder um die größeren Gelenke) mit dem Kobratoxin. In verzweifelten, mit Muskelverkrampfungen einhergehenden Fällen von Arthrosen, wo der Stock dem Patienten unentbehrlich wird, kombiniere ich Kobratoxin mit Chinin (1 bis 2 Tabletten Chininum hydrochloricum täglich), das die Muskelkrämpfe löst. Das Chinin kann im Laufe der Kur zeitweise ausgesetzt werden.

4. Hans G., 26 Jahre alt, Jungbauer, Ischias rechts, seit 1 Jahr unverändert so schwer, daß er sich nach Konsultation mehrerer Aerzte und 5 Wochen Krankenhaus mit dem Gedanken trägt, seinen bäuerlichen Beruf aufzugeben, da er die erforderlichen Ackerarbeiten nicht mehr verrichten kann. Mai 1952 Kobratoxinkur kombiniert mit Milchinjektionen. Nach 12 Injektionen ist der Patient schmerzfrei, nach ungefähr 4—5 Monaten erst kann das Bein wieder ganz durchgestreckt werden.

5. Friedrich H., 46 Jahre alt, Agent, Neuritis des rechten Armes seit 2 Jahren, infolge sehr starker Schmerzen maßloser Pulveresser mit wirklich schmerzverzerrten Gesichtszügen, außer anderen Heilungsversuchen auch 14 Wochen auf einer Wiener Rheumaabteilung ohne Erfolg in Behandlung. März 1952 Beginn der Kobratoxin-Milchinjektionskur. Nach 11 Injektionen nur mehr leichtes Kribbeln in den Fingern. Auch diese restlichen Parästhesien sind nach einem Vierteljahr verschwunden.

Und können Wurzelneuritiden und Ischalgien mit ihrer vermutlichen ursächlichen Spondylarthrose durch kombinierte Milch-Kobratoxinkur nicht analgetisch oder therapeutisch beeinflußt werden, dann ist der Verdacht auf andere pathologisch-anatomische Ursachen berechtigt. Die Einweisung von drei derartigen Fällen in eine Wiener Klinik ergab Diskushernien, die dort auch mit Erfolg operiert wurden.

Mit der Darlegung der spezifischen und sicheren Wirkung des Kobratoxins aus eigener mehrjähriger Erfahrung als Landarzt erscheint somit die Möglichkeit geboten, die für den praktischen Arzt vorwiegend maßgebende symptomatische Therapie in der aufgezeigten Richtung hin zu bereichern.

Literatur: Brünner-Ornstein, M.: Wien. klin. Wschr., 1937, 4. — Fellinger, K.: Med. Illustrierte, Dez. 1952. — Fenz, E.: Paracelsus-Beihefte 1953. — Högler, F.: Mündliche Mitteilung. — Roller, M.: Mündliche Mitteilung. — Rottmann, A.: Wien. klin. Wschr., 1937, 30. — Derselbe: Die pharmazeutische Industrie, H. 17. v. 1. Sept. 1941. — Stuhlfauth, K. und Kusche, E.: Münch. med. Wschr., 1951. — Taquet, C. und Rousseau, E.: Praktische Karzinomblätter, 1934. — Tschannen, F.: Der Krankenhausarzt, Heft 5, Mai 1951.

Zervikale Migräne und ihre Behandlung

Von

Dr. med. **Franz Krammer**

Bad Schallerbach

Angeregt durch das interessante Referat B l u m e n -
c r o n s anläßlich des Deutschen Rheumakongresses in
Travemünde 1952 über die Häufigkeit der Osteochondrose
der Halswirbelsäule, habe ich ein Jahr hindurch alle diese
Fälle aus dem großen mir zur Verfügung stehenden Material gesondert und besonders eingehend beobachtet. Derzeit kann ich über 232 Fälle berichten, die das Okzipitalsyndrom mehr oder minder deutlich aufweisen, d. h. über
dumpfe Schmerzen in der Subokzipitalgegend klagen und
über dem Hinterhaupt, die teilweise über die Schläfen bis
in die Orbitalgegend ausstrahlen können. Die Kopfschmerzen sind bei all diesen Fällen bedeutend ausgeprägter als
die Nackenbeschwerden. Gelegentlich konnten wir diese
Kopfschmerzen nur periorbital oder retrobulbär lokalisieren,
vielfach klagten unsere Patienten auch über Ohrensausen,
Schwindel und auch über Uebelkeiten. Bei allen fand sich
ein ausgesprochener Druckschmerz bei relativ geringer Einschränkung der Beweglichkeit der Halswirbelsäule. Bei einer
großen Zahl dieser Patienten blieben aber die Beschwerden
keineswegs auf diese Regionen beschränkt, sondern zeigten oft Ausdehnung über die obere Hälfte des Brustkorbes
und der Schulter-Armregion. Nach A u e r s p e r g decken
sich diese Schmerzregionen in fast gesetzmäßiger Weise
mit den Austrittsstellen und dem Verlauf der suprafaszia-
len Nervenstämme. Ferner werden Mißempfindungen geklagt, die B e n t e als eine Störung der aus den Tiefen
somatischer Strukturen aufsteigende Afferenzen auffaßt.
Es wird über Müdigkeit und Mattigkeit, über das Gefühl
der Lahmheit, der Steifigkeit und der Muskelschwere in
den betroffenen Körperabschnitten geklagt. Bevorzugte Pro-

jektionsorte sind Schulter und Oberarmpartien. Ein relativ
großer Prozentsatz weist Dysästhesien der Hohlorgane des
Körperinneren auf, die sich bis zu schmerzähnlichen Sensationen steigern können. Hauptsächlich sind es pektanginoide Beschwerden mit Herzschmerz, Mißempfindungen der
Halsorgane wie des Rachens, des Schlundes und der Luftröhre. Diese Patienten berichten nicht selten über Kitzelgefühl in den Luftwegen, Trockenheit im Munde, Parästhesien der Zunge, Fremdkörpergefühl im Halse, Veränderungen in der Stimmlage, wie Stimmhöhe und Heiserkeit.

Bei etwa 60% unserer Patienten haben wir auch Störungen der sensorischen Sphäre beobachtet, wie Wahrnehmungskrisen, immer wieder hören wir Klagen über gesteigerte Lichtempfindlichkeit, Augenflimmern, Verschwommen- und Doppelsehen, Geräuschüberempfindlichkeit, Ohrensausen, vor allem aber Klagen über Schwindelsensationen
mit zeitweiligem Taumeln und Unsicherheit beim Gehen
wie auch beim Stand. 4 Patienten klagten sogar über abnorme Geruchs- und Geschmacksempfindungen. Die Hälfte
aller dieser Patienten zeigte psychische Störungen wechselnder Intensität, wobei die veränderte affektive Grundierung im Sinne einer leicht agitierten subdepressiven
Unterschichtung im Vordergrund stand. Ferner haben wir
bei einem kleinen Prozentsatz auch noch Angstgefühle beobachtet und ganz vereinzelt somatophysische Entfremdungserlebnisse. Als ein bemerkenswertes zentralvegetatives
Syndrom sind Einschlafstörungen, mangelnde Schlaftiefe und
Angstträume bei vielen unserer Patienten geklagt worden.
Auffallend war bei einigen die Hyperästhesie gegenüber
allen Außenreizen, gesteigerte emotionelle Affizierbarkeit,
wie Adynamie in der Bewältigung jeglicher Leistungsforderung. In der Ebene höherer psychischer Leistungen wird
diese mangelhafte Intendierbarkeit der Denkabläufe von
unseren Patienten als Konzentrationsschwäche geklagt. 15%
unserer Kranken haben scharf abgrenzbare Sensibilitätsstörungen des oberen Körperviertels aufgewiesen. Diese Erscheinung spricht für einen irridativen Reizzustand im Bereich des Halssympathicus. Damit scheint dieses Reizsyndrom des oberen Körperviertels geklärt und die hierbei
beobachteten psychischen Störungen sind nichts anderes
als der „Ausdruck der nach zentralen Schaltstellen fortgeleiteten Erregbarkeitsverschiebungen im Sympathicus". Um
mit H e s s zu sprechen, antwortet das Gehirn als Erfolgsorgan der Peripherie. Nach G r o s s spiegelt die Ausbreitung der Sensibilitätsstörungen sympathischer Genese die

Ordnung des arteriellen Gefäßbaumes wider. Das Reizsyndrom des oberen Körperviertels entspricht somit dem Karotis-Subclavia-Irritationsgebiet. Dies ist das Vollsyndrom, die Migräne zervikal als vertebrales Reizsyndrom, eine Untereinheit wie das Subclavia- oder Scalenussyndrom (B e n t e).

Meiner Meinung nach reicht das mechanische Irritationsmoment, worunter man den Druck versteht auf die spinalen und vegetativen Fasern in den verengten Foramina intervertebralia mit allen Folgen dieses Druckes auf die Nerven der Arteria vertebralis oder am Grenzstrang verursacht durch die Osteochondrose, zur Erklärung obiger Beobachtungen a l l e i n nicht aus. Es muß noch eine erhöhte vegetative Erregbarkeit die Voraussetzung sein. Tatsächlich sind in unserem Material fast alle mit schwerer Migräne Behafteten mehr oder minder schwere Neurastheniker. Solche bekommen diese Beschwerden aus einer gewissen Disposition heraus häufiger als vegetativ stabile Menschen. Diese vegetative Labilität muß aber nicht konstitutionell sein und schon gar nicht mit Psycholabilität in Verbindung stehen. Diese kann vielmehr zeitweise dispositionell erhöht sein, wie nach starken Infekten im Klimakterium oder auch bei Fokaltoxikosen. Aus diesem Grund muß die Fokalsanierung auch bei diesem Syndrom die erste Maßnahme sein.

Bevor ich zur Therapie übergehe, möchte ich eine kurze Uebersicht unseres Materials bringen.

Nach Geschlecht gliedern sich unsere Fälle in 180 weibliche und 52 männliche Patienten, woraus geschlossen werden könnte, daß Frauen für das Halswirbelsäulensyndrom anfälliger sind.

Nach Alter gliedern sich unsere Fälle wie folgt:

1.	22—30 Jahre	35 Patienten	davon	25	Frauen	und	10	Männer
2.	30—40 Jahre	58	,,	50	,,	,,	8	,,
3.	40—50 Jahre	60	,,	50	,,	,,	10	,,
4.	50—60 Jahre	70	,,	50	,,	,,	20	,,
5.	60—80 Jahre	9	,,	5	,,	,,	4	,,

Hieraus ergibt sich eine auch in der Literatur bestätigte Zunahme der Anfälligkeit im Alter.

72 Patienten zeigten das eingangs beschriebene reine Okzipitalsyndrom, 190 Patienten zeigten Mischformen zwi-

schen Okzipital- und Zervikobrachialsyndrom mit Brachialgien, Periarthritis humeroscapularis und Epicondylitis.

Nach Schwere der Fälle kann folgende Gruppierung vorgenommen werden, wobei ich zur Beurteilung der Schwere die Schmerzhaftigkeit herangezogen habe:

Ausgesprochen schwere Fälle 37
Mittelschwere Fälle 92
Leichte Fälle 103

Die Röntgenbefunde ergaben einen eigenartigen Kontrast zwischen Geringfügigkeit der röntgenologisch nachweisbaren Veränderungen und dem klinischen Befund. In 180 Fällen zeigte das Röntgenbild Osteochondrose verschiedener Höhe. In 52 Fällen jedoch war es vollkommen negativ trotz manifester klinischer Erscheinungen. Von den 180 Fällen mit positiven Röntgenbefunden zeigten 70 Fälle hochsitzende Osteochondrosen der Halswirbelsäule und 110 solche des unteren Abschnittes der Wirbelsäule des Halses. Typische Bilder von Nukleuspulposushernien hatten wir nur in 11 Fällen gesehen. 20 weitere unseres Materials waren auf solche verdächtig.

Jeder einzelne Fall wurde differentialdiagnostisch geprüft, um mit Sicherheit alle anderen Möglichkeiten ausschließen zu können. In jedem Fall wurden Senkung und Blutbild gemacht. Die Senkungen waren bis auf 7 Fällen fast oder überhaupt normal. Erhöhungen der BSG waren sehr gering. Im Blutbild fand sich bei einigen ganz vereinzelten Fällen eine geringe Eosinophylie, sonst waren die meisten normal.

Nun zur Therapie: Im Vordergrund stand die Balneotherapie mit unserer Schwefeltherme. Die, wie Prof. F e l l i n g e r an Hand eingehender Untersuchungen bewiesen hat, eine cortisonähnliche Wirkung hat. Nach Tierversuchen mit unserer Therme, die K o l d e r und L e o n h a r d s b e r g e r durchführten, aktiviert diese das Hypophysennebennierenrindensystem in erheblichem Ausmaße, so war es nur verständlich, daß unsere balneotherapeutischen Ergebnisse über alle Erwartung gute waren. Von den 232 Patienten zeigten 24 sehr guten Erfolg, 187 Besserung und 21 blieben ungebessert.

Durch eine Arbeit S ä k e r s angeregt, hatte ich schon seit einem Jahr nebst der Bäderbehandlung noch H y d e r g e n gegeben. In erster Linie bei Fällen, bei denen die vegetative Uebererregbarkeit stark im Vordergrund stand. Ich hoffte, dadurch die zentralvegetative sedierende Wirkung einerseits und die sympathikolytische am Gefäßsystem anderseits das Halswirbelsyndrom von der vegetativen Seite aus abzubauen. Die dabei erzielte Wirkung war eine so gute, daß ich das Hydergen, dessen Pharmakologie ich als allen bekannt voraussetze, als Mittel der Wahl bei der Behandlung der Migräne cervical empfehlen kann. Die Dosierung muß streng individuell gehandhabt werden. Es ist Grundsatz, immer mit kleinen Dosen zu beginnen, nur so kann man Nebenerscheinungen verhindern. Ich fange mit 3mal 5 Tropfen täglich an und steigere mit 3mal 2 Tropfen täglich bis 3mal 15 oder 3mal 20 oder 3mal 30, je nach Schwere des Falles. Je höher die vegetative Uebererregbarkeit, desto höher die Dosis. Bei dieser Dosis bleibt man einen Monat und geht auf eine Erhaltungsdosis von 3mal 15 Tropfen zurück, die man 2 bis 3 Monate beibehält. Schwinden in dieser Zeit die Symptome der Migräne, kann das Mittel ohne Gefahr von Rückfall abgesetzt werden. Von unseren 232 Fällen haben wir 126 Fälle für die Hydergenbehandlung ausgewählt, bei diesen dann eine um 90% bessere Wirkung gesehen als bei den restlichen, die nur die Badekur absolviert hatten. Außer dem Hydergen kann noch eine Kombination mit Bindegewebsmassage empfohlen werden, die ich in jedem Fall angewendet habe und die nicht unwesentlich an den Erfolg beteiligt war. Die anfänglich versuchte Ultraschallbehandlung mußte rasch aufgegeben werden, da diese die vegetative Uebererregbarkeit noch gesteigert und so Rückschläge verursacht hatte. Empfehlenswerter scheint mir die Kurzwellenbehandlung.

Zusammenfassend möchte ich auf das so überaus interessante und gerne übersehene Syndrom der zervikalen Migräne hinweisen, worunter wir die zusammenfassende Bezeichnung einer Reihe von Krankheitsbildern verstehen, die alle als Ursache die mannigfachen Veränderungen der Halswirbelsäule haben. Gleichzeitig war ich bemüht, an Hand von 232 Fällen den Beweis zu erbringen, daß die Behandlung dieses Syndroms mit einer auf die Aetiologie des Leidens eingestellte und streng individuell gehandhabte Kombinationstherapie eine ebenso schöne wie erfolgreiche Aufgabe ist.

Literatur: Auersperg: Acta neuroveget. Wien, I, 530 (1950). — Bärtschi und Rochan: Migräne cervical. Bern: H. Huber, 1949. — Bente: Mschr. Psych. u. Neur., 125, 3 (1953). — Bente und Schmid: Die Medizinische, 24 (1952). — Birkmayer und Winkler: Klinik und Therapie der veget. Funktionsstörungen. — Brusstis: Zschr. Rheumaforsch., 10, 7/8, 51. — B u y t e n d i j k : Ueber den Schmerz. Bern: H. Huber, 1948. — D ö r i n g : Klin. Wschr., 1946: 161; 1949: 735. — F e l l i n g e r, E n z i n g e r, S c h m i d und W a r u m : Klin. Med. Wien, 8. Juli 1953. — G o d l o w s k i : Z. Ann. Rheumat. Dis., 8, 285 (1949). — G u t z e i t : Zschr. Rheumaforsch., 12, 7/8, 1953. — D e r s e l b e : Med. Klin., 47, 48, 52; 46, 45, 51. — G r o s s : Nervenarzt, 20, 461 (1942). — H e s s : Die funktionelle Organisation des veget. Nervensystems. Basel: B. Schwabe & Co., 1948. — H o c h r e i n : Rheumatische Erkrankungen. Stuttgart: Steinkopff, 1942. — J o c h u m : Die Erkrankungen des Rückens. Stuttgart: Steinkopff, 1942. — K o l d e r und L e o n h a r d s - b e r g e r : Wien. Z. inn. Med., 34, 5 (1953). — L i c h t i : Die Röntgendiagnostik der WS. Wien: Springer-Verlag, 1948. — M ü l - l e r : Med. Klin., 48, 34 (1953). — R e i s c h a u e r : Z. Rheuma- forsch., 11, 5/6, 52. — D e r s e l b e : Untersuchungen über den lumbalen und cervic. Bandscheibenvorfall. Stuttgart: G. Thieme, 1949. — S ä k e r : Der Nervenarzt, 23. Sept. 1952. — S e l y e : Z. Rheumaforsch. — S c h e i f f a r t h : Z. Rheumaforsch., 8, 7/8, 49. — W a l t h a r d : Vademekum d. rheumat. Krankheiten. Zürich 1952 (Eidgen. Gesundheitsamt).

Intravenöse ACTH-Therapie
der rheumatischen Myokarditis

Von

W. Lutz
Ried, Innkreis

Adrenokortikotropes Hormon wurde bisher nur intramuskulär oder in Form einer intravenösen Dauertropfinfusion[1] verabreicht. Ich habe zusammen mit M e t z e n r o t h[2] vor kurzem gezeigt, daß ACTH auch dann wirksam ist, wenn es in Form intravenöser Einzelinjektionen in ganz kleiner Dosierung von ein- bis zweimal täglich $1/_2$ bis 1 mg verabfolgt wird. Wir zeigten damals bereits Veränderungen des Ekg. nach intravenöser Verabreichung von ACTH.

Daß dieses Hormon tatsächlich in so kleiner Dosierung noch wirksam ist, konnte ich inzwischen an Hand des Thorn-Testes nach einmaliger Verabreichung kleiner intravenöser ACTH-Dosen nachweisen. Untersucht wurde das durchschnittliche Verhalten der Eosinophilen im peripheren Blut von ungefähr je 10 Fällen nach einmaliger Anwendung von 2, 1 bzw. $1/_2$ mg ACTH-Sanabo. Der Tiefstand der Eosinophilenzahl wird bei allen drei Dosierungen nach etwa 2 Stunden erreicht, ein Unterschied in der Wirksamkeit läßt sich nicht erkennen, d. h. $1/_2$ mg ist in bezug auf die Eosinophilendepression des peripheren Blutes noch voll wirksam. Es spricht dies einerseits dafür, daß so kleine intravenöse Dosen tatsächlich therapeutisch brauchbar sind und anderseits für die gute Wirkung des verwendeten ACTH der Firma Sanabo*.

Während bisher ACTH von amerikanischen und auch von europäischen Autoren an Herzfällen meines Wissens

---

* Es sei dieser für die freundliche Ueberlassung von Aerztemustern ihres Präparates ACTH „Sanabo" bestens gedankt.

nur bei Karditis im Rahmen oder im Anschluß an eine Polyarthritis verwendet wurde, haben wir im Laufe unserer
Versuche entdeckt, daß auch Ekg.-Veränderungen bei Myokardschäden, z. B. Senkungen der Zwischenstrecke, Ab-
flachungen der Nachschwankung, atrioventrikuläre Leitungs-
störungen usw., sich einige Stunden nach einer intravenösen ACTH-Injektion von 1 bis 2 mg zurückbilden.
Die Wirkung des Hormons auf das Ekg. beginnt etwa
2 Stunden nach der Injektion und dauert mindestens einen,
häufig mehrere Tage. Bei diesem A C T H-T e s t wird zunächst ein Ekg. mit allen für nötig erachteten Spezial-
ableitungen aufgenommen. Der Patient erhält dann 1 oder
2 mg ACTH intravenös, nach 24 Stunden werden jene Ableitungen wiederholt, welche im Ausgangs-Ekg. abnorm

**Tab. 1. Ausfall des ACTH-Testes bei verschiedenen
Arten von Myokarderkrankung**

			Abs.	%
Fokus +	47%	ACTH +	21	58
		ACTH —	15	42
Fokus —	27%	ACTH +	3	14
		ACTH —	18	86
Koronar +	26%	ACTH +	3	15
		ACTH —	9	45
		ACTH — —	8	40
	Insgesamt.........		77	

waren. Insgesamt habe ich inzwischen über 100 derartige
Fälle untersucht, von denen in der Tab. 1 77 zur Auswertung gelangten (zum Teil waren die Ekg. nicht mehr
greifbar). Das Material wurde gesichtet nach den üblicher-
weise als Ursache für einen Myokardschaden in Frage kommenden Faktoren, nämlich Fokalinfekt, koronare Erkrankung, einseitige Ueberlastung eines Ventrikels (Links- oder
Rechtsstress), endokriner Defekt, Dysproteinämie. In der Tabelle ist das Material vorläufig der Einfachheit halber nur nach
dem Gesichtspunkt geordnet, ob ein Fokus oder eine koronare Erkrankung nachzuweisen war. 27 Fälle waren ACTH-
positiv, d. h. das Ekg. zeigte nach der Injektion eine Tendenz
zur Normalisierung des Kurvenbildes. 21mal war in diesen
Fällen ein Fokus im Bereich Gebiß oder Tonsillen nachzuweisen, in 3 Fällen waren Gebiß und Tonsillen unauffällig.

Mit anderen Worten: die überwiegende Mehrzahl der ACTH-positiven Fälle waren verdächtig auf das Vorliegen eines Fokalinfektes, was um so bemerkenswerter ist, als in den 3 übrigen Fällen ein Fokalinfekt natürlich nicht sicher ausgeschlossen werden konnte. In 8 Fällen von schwerer Koronarsklerose (ohne gröbere Dekompensation) kam es nach ACTH zu einer ausgeprägten Verschlechterung des Ekg. und in 2 Fällen beobachteten wir das vorübergehende Auftreten eines schenkelblockartigen Bildes 24 Stunden nach ACTH. Dazwischen liegen 42 Fälle, bei denen das Ekg. auf ACTH sich nicht veränderte. In 15 dieser Fälle lag der Verdacht auf einen Fokus im Bereich Gebiß-Tonsillen vor, in 18 war ein Fokus nicht nachzuweisen bzw. unwahrscheinlich und in 9 Fällen bestand klinisch und zum Teil auch nach dem Ausfall des Arbeitsversuches der Verdacht auf das Vorliegen einer koronaren Erkrankung. Diese Fälle waren aber leichterer Natur. Nur dreimal kam es zu einem positiven ACTH-Test bei klinischem oder elektrokardiographischem Verdacht auf koronare Durchblutungsstörung, so daß ich annehmen möchte, daß in diesen Fällen vielleicht entzündliche Veränderungen an größeren Koronarästen vorgelegen haben. Ekg.-Veränderungen bei Dysproteinämie (Anazidität[3], Lebererkrankungen[4] usw.), Hyperfunktionstypen, z. B. Hypertonie-Ekg. sowie die Ekg.-Veränderungen bei Myxödem reagieren auf ACTH nicht.

Mein Material reicht natürlich noch nicht aus, um ein endgültiges Urteil über den Wert des ACTH-Testes zu fällen. Immerhin hat man aber schon jetzt den Eindruck, daß ein positiver Test, d. h. die Normalisierung des Ekg. nach ACTH, für das Vorliegen eines Fokalinfektes und die Verschlechterung des Ekg. für eine koronare Erkrankung sprechen. Der negative Test spricht zwar nicht gegen einen Fokus und gegen eine Koronarsklerose, ich habe aber den Eindruck, daß es sich bei den ACTH-negativen Myokardschäden, sofern sie überhaupt entzündlicher Natur und nicht durch Ueberlastung oder durch Dysproteinämie bedingt sind, um schwerere Fälle handelt, bei denen ein echter Entzündungsprozeß im Herzmuskel angenommen werden muß, während die ACTH-negativen Koronarsklerosen wahrscheinlich leichtere Fälle umfassen, bei denen sich der Einfluß des ACTH auf die Sauerstoffversorgung des Herzmuskels noch nicht elektrokardiographisch auswirken kann.

Die Durchführung des ACTH-Testes ist insofern wichtig, als nur ACTH-positive Fälle für eine A C T H - T h e r a p i e in Frage kommen. Diese Patienten reagieren aber ausnahmslos sowohl objektiv als auch subjektiv günstig, d. h. es normalisiert sich das Ekg. und es verschwinden die Beschwerden. Praktisch geht man so vor, daß in eine Flasche mit ACTH-Trockensubstanz eine passende Menge physiologischer Kochsalzlösung eingebracht wird und das jetzt aufgelöste ACTH bis zum endgültigen Verbrauch auf Eis gehalten wird, z. B. in einer Thermosflasche mit einigen Eisstückchen. ACTH „Sanabo" hält sich auf diese Art nachgewiesenermaßen bis 8 Wochen ohne erkennbaren Wirkungsverlust. Ich verabfolge anfangs möglichst zweimal täglich ½ bis 1 mg intravenös, später einmal täglich eine solche Injektion und vergrößere dann die Abstände nach Eintritt der Beschwerdefreiheit, so daß in 4 Wochen 10 bis 20 mg ACTH verabreicht werden. Nach Beendigung der Behandlung verliert sich der Effekt auf das Ekg. in der Regel nach einigen Tagen, die Patienten sind aber meist wesentlich länger beschwerdefrei. Die Flüchtigkeit des therapeutischen Effektes, welche ja auch bei rheumatischen Erkrankungen beobachtet wird, ist zweifellos ein Mangel der Methode, was aber angesichts der Tatsache nicht besonders ins Gewicht fällt, daß wir bisher ja überhaupt über keine medikamentöse Behandlung des Myokardschadens verfügen und es den Patienten regelmäßig außerordentlich beruhigt, wenn man ihm zeigen kann, daß seine Beschwerden durch einige harmlose Injektionen zum Verschwinden zu bringen sind.

Ich fühle mich nicht berufen, schon jetzt eine Erklärung für die Wirkungsweise des ACTH auf das Ekg. zu geben, sondern verweise auf die im Anschluß an die Konzeption des „Allgemeinen Adaptations-Syndroms" durch S e l y e[5] erschienenen Arbeiten. Vielleicht läßt sich aber sagen, daß der günstige Effekt das ACTH auf das Ekg. darauf hinweisen würde, daß in diesen Fällen ein Mißverhältnis unter den Rindenkortikoiden[6, 7, 8] vorliegt, welches durch Zufuhr von antiphlogistischem Hormon, das ja auf ACTH-Reiz in der Nebenniere vorwiegend gebildet wird, sich ausgleicht. Dafür spräche die Tatsache, daß offensichtlich nur die leichten, rein hyperergischen Ekg.-Veränderungen auf das ACTH ansprechen und insbesondere die Beobachtung, daß ein Großteil dieser Herzpatienten Frauen sind, wie ja überhaupt der Myokardschaden eine weitgehend weibliche Angelegenheit darstellt. Man müßte die ACTH-positiven Myokardschäden als leichte Adaptationserkrankungen im Sinne S e l y e s[9] auffassen, wobei durch ACTH eine Korrektur der nicht ganz fehlerfreien autopharmakologischen Maßnahmen gegenüber dem fokal-

18*

toxischen Stress, somit ein absolut physiologischer Effekt erreicht würde.

Literatur: [1] Gordon: J. Labor. a. clin. Med. (Am.), 36 (1950): 827. — [2] Lutz und Metzenroth: Wien. med. Wschr., 1953: 474. — [3] Lutz: Wien. Z. inn. Med., 32 (1951): 463. — [4] Wuhrmann: Schweiz. med. Wschr., 1950: 80. — [5] Selye und Collip: Endocrinol., 20 (1936): 667. — Derselbe: J. clin. Endocrinol., 6 (1946): 117. — [6] Selye: Diskussion in: Adrenal Cortex, Tr. Thrd. Conference, 15., 16. Nov. 1951. New York (N.Y.): Josiah Macy jr. Foundation. — [7] Graber-Duvernay, Herbert, Paillot, Gerbayano und Blanch-Terradas: J. Méd. Lyon, 32 (1951): 537. — [8] Caughy und McCoy: Brit. med. J., 17 (1951): 1189. — [9] Selye: Münch. med. Wschr., 1953: 426.

Indikationsstellung zu Operationen der Herzfehler

Von

Dozent Dr. H. Siedek

Wien

Die Herzchirurgie hat in den letzten Jahren einen gewaltigen Aufschwung genommen, und man kann nur staunen, was für Eingriffe am Herzen möglich geworden sind. Der sprunghafte Fortschritt der Technik gestattet derzeit Operationen, von denen manche wohl schon vor Jahren durchdacht und erprobt worden sind, wegen allzu großer Gefährlichkeit und zu geringem Erfolg wieder aufgegeben werden mußten. Es ist so möglich geworden, eine Reihe von Herzklappenfehlern zu beseitigen oder weitgehend zu bessern, die noch vor wenigen Jahren als unheilbar galten und bei denen man nur durch entsprechende Behandlung ein Fortschreiten aufhalten und die Beschwerden mildern, aber nie die Leistungsfähigkeit wesentlich steigern oder gar normalisieren konnte. Diese neuen Erfolge brachten einen großen Umschwung in der Kardiologie, mit dem sich jeder Arzt auseinandersetzen muß. Es ist aber noch nicht so weit, daß man, ohne genauest die Vorteile und Gefahren abzuwägen, eine Herzoperation durchführen kann, denn die Mortalität ist beträchtlich. Es bedarf einer subtilsten Indikationsstellung, um optimale Erfolge zu erzielen und das Gefahrenmoment möglichst einzuschränken. Aus eigener Erfahrung können wir aber sagen, daß unter Umständen trotz sorgfältigster Indikationsstellung, bester Vorbereitung und optimal ausgeführter Operation ein tödlicher Ausgang nicht unvermeidbar ist, und so sollte man nur die Fälle operieren, die eine wesentliche Besserung versprechen oder ohne Operation sicher verloren sind. Denn es erscheint unverantwortlich, bei jemandem, der einen Herzfehler hat, aber sonst noch eine wesentliche Leistungsfähigkeit aufweist, die den Anforderungen entspricht, eine Herzoperation durchzuführen, die noch mit unvorherseh-baren Gefahren behaftet ist. Ich würde so den Aerzten raten, schon beim ersten Erwähnen einer Herzoperation dem Kranken gegenüber sehr zurückhaltend zu sein, wohl die Möglichkeit erwägend, aber die Entscheidung völlig dem spezialisierten Fachmann zu überlassen. Es kommen nämlich sehr viele Kranke, die unbedingt operiert wer-den wollen, weil der Arzt den Vorschlag gemacht hat, und darauf bestehen, auch wenn man nicht der Ueberzeugung ist, daß eine wesentliche Besserung zu erzielen wäre, die dem Operationsrisiko einigermaßen entspricht.

Zu einer ordentlichen Indikationsstellung gehört selbst-verständlich vor allem eine sichere Diagnose, dann eine möglichst genaue Kenntnis des augenblicklichen Zustandes des Patienten und ein Abwägen der zu erwartenden Besse-rung bzw. des Verhinderns einer weiteren Verschlechte-rung gegen die bestehenden Gefahrenmomente. Am besten trennt man bei der Besprechung der Indikation zu Herz-operationen die angeborenen Herzfehler von den erworbe-nen. Die beiden Gruppen unterscheiden sich nicht nur ätio-logisch und im klinischen Bild, sondern auch dadurch, daß bei den angeborenen Vitien die D i a g n o s e oft g r ö ß t e S c h w i e-r i g k e i t e n bereitet und dabei das „Um und Auf" ist, während bei den erworbenen die B e u r t e i l u n g d e s a u g e n b l i c k l i c h e n Z u s t a n d e s d e s r h e u m a t i-s c h e n G e s c h e h e n s d a s S c h w i e r i g s t e ist. Die Diagnostik der angeborenen Herzfehler hat allerdings durch das eifrige Studium mit subtilsten Methoden eine wesent-liche Klärung erfahren. Die reiche Symptomatologie ge-stattet es derzeit, oft schon nach rein klinischer Unter-suchung eine annähernd sichere Diagnose zu stellen. Auch der Praktiker sollte daher sich nicht mehr mit der all-gemeinen Diagnose „angeborener Herzfehler" begnügen, wenn er sich nur halbwegs für die Diagnostik interessiert und die Symptome kennenlernt, kommt er in vielen Fällen zu der richtigen Diagnose. Die angeborenen Vitien teilt man am besten nach T a u s s i g in solche mit und solche ohne Zyanose ein. Als Prototyp der Vitien mit Zyanose, des sogenannten Morbus caeruleus, gilt die Tetralogie von F a l l o t, die durch eine Pulmonalstenose, hohen Ventrikel-septumdefekt, Rechtsverlagerung des Ursprunges der Aorta und Hypertrophie des rechten Ventrikels gekennzeichnet ist. Sie ist bei Blausucht in 70% zu finden (M a n n-h e i m e r, M e t i a n u, D u b o s t, D u r a n d und H o f fm a n n). Als zweithäufigste Ursache kongenitaler Blausucht folgt, allerdings in weitem Abstand, der Eisenmenger-Komplex, der sich von der Fallotschen Tetralogie dadurch unterscheidet, daß die Pulmonalstenose fehlt, manchmal die Pulmonalis sogar dilatiert ist. Dann folgen die sogenannte Trilogie von F a l l o t mit Pulmonalstenose, intraaurikuläre Kommunikation, d. h. offenes Foramen ·ovale und Hypertrophie des rechten Ventrikels, dann die Tricuspidalatresie, bei der der rechte Ventrikel oft nur rudimentär ausgebildet ist, die reine Pulmonalstenose, der Morbus Lutembacher mit Vorhofseptumdefekt und Mitralklappenfehler, die Transposition der Gefäße und die arterio-venösen Aneurysmen der Lunge, eine kongenitale Erkrankung des pulmonalen Gefäßsystems, die klinisch kaum von einem angeborenen Herzklappenfehler zu unterscheiden ist. Bei großer Erfahrung kann man nach eingehender Röntgenuntersuchung, Elektrokardiogrammbefundung und klinischer Exploration in vielen Fällen, ohne die Angiokardiographie oder die Herzkathedrisierung auskommen, die auch eine gewisse Mortalität haben und deshalb nicht ohne Bedenken durchgeführt werden sollen, besonders wenn Reizleitungs- oder Rhythmusstörungen vorhanden sind. Allerdings gibt es eine Fülle von Täuschungsmöglichkeiten, so stumme Stenosen der Pulmonalarterie, Abnormitäten im Elektrokardiogramm- und Röntgenbefund und ganz besonders Kombinationen der erwähnten Vitien mit anderen Abnormitäten, die selbst stumm sind, aber das typische Bild verändern. Von den übrigen kongenitalen Vitien ohne Zyanose sind der offene Ductus arteriosus und die Isthmusstenose der Aorta die häufigsten, der isolierte Vorhof- bzw. Ventrikelseptumdefekt ist sehr selten zu beobachten.

Bei der Indikationsstellung zur Operation angeborener Vitien ist besonders zu beachten, daß die Prognose der einzelnen Anomalien, mit wenigen Ausnahmen, sehr ungünstig ist und daß die beste Operationsmöglichkeit an ein bestimmtes Alter gebunden ist. Ein Ueberschreiten desselben macht die Operation oft äußerst gefährlich und die Erfolgsaussichten gering. Die geschätzte durchschnittliche Lebenserwartung beträgt bei der Tetralogie von F a l l o t 12 bis 15 Jahre, bei dem Eisenmenger-Syndrom etwas länger, bei isolierter Pulmonalstenose 20 Jahre, bei Ductus arteriosus apertus 30 Jahre, das gleiche bei Isthmusstenose, während der Vorhofseptumdefekt eine Lebenserwartung von durchschnittlich 40 Jahren hat. Der reine Kammerseptumdefekt hat an und für sich eine sehr gute

Prognose, die nur durch die Neigung zur Endokarditis etwas getrübt ist. Die kongenitalen Vitien mit Zyanose sind besonders durch die bestehende Anoxie bedroht, die nicht nur zu Schwindelanfällen, Ohnmachten, Krämpfen und passageren oder bleibenden Lähmungen, sondern auch plötzlich zum Tode führen kann. Der ungenügende Sauerstoffgehalt des arteriellen Blutes ist einerseits durch den Rechts-links-Kurzschluß, d. h. durch Uebertritt von venösem Blut in den großen Kreislauf, anderseits durch die ungenügende Lungendurchblutung bei Pulmonalstenose bedingt. Bei den Vitien mit Rechts-links-Shunt fehlt aber auch durch Umgehung des Lungenkreislaufes die filtrierende Funktion der Lunge und gar nicht selten treten Hirnembolien, die aus dem großen Kreislauf stammen, oder Hirnabszesse auf. Der Grad der sichtbaren Zyanose ist nicht immer maßgebend für die Schwere des Zustandes. Es gibt Fälle, die trotz starker Anoxie keine starke Zyanose haben, bei denen eine Reaktionsschwäche des blutbildenden Systems eine Polyglobulie verhindert oder eine Infektion mit Anämie besteht. Entscheidend ist die Leistungsfähigkeit, die meist sehr gering ist, denn es kommt zu stärkster Dyspnoe oft bei den kleinsten Bewegungen. Charakteristisch für schwere Anoxie ist auch das Hocken der Kinder. Die Fallotsche Tetralogie zeichnet sich oft durch spontane Besserungen aus, die über Jahre scheinbar ohne Grund auftreten. Es ist die Möglichkeit gegeben, einen besonders günstigen Zeitpunkt zur Operation zu wählen, eine akute Indikation zur Operation liegt ja nicht vor. Bei der seltenen Trilogie von F a l l o t ist die Verschlechterung kontinuierlich, sie geht parallel mit einer stetigen Vergrößerung des rechten Ventrikels, der Kranke geht schließlich an einer Herzinsuffizienz zugrunde, die Anoxämie spielt dabei keine solch bedeutsame Rolle wie bei der Tetralogie. Von den übrigen kongenitalen Vitien mit Zyanose kann dem Eisenmenger-Komplex durch eine Operation nicht geholfen werden, ebensowenig der Tricuspidalatresie, falls nicht zusätzlich eine Pulmonalstenose vorhanden ist, und auch nicht der Transposition der großen Gefäße. Sehr ungünstig ist die Prognose bei arterio-venösem Aneurysma der Lunge zu stellen, die Erkrankung führt oft durch eine Ruptur des Aneurysmas in den Brustfellraum zum tödlichen Ende. Hier ist eine Operation möglichst bald nach Diagnosenstellung vorzunehmen. Die Diagnose kann nur durch Herzkathedrisierung gemacht werden, es muß nämlich ein Rechts-links-Shunt im Herzen ausgeschlossen werden.

Auch die Operation eines reinen Vorhofseptumdefektes ist heute schon möglich und kann Erfolg bringen, vor der Operation eines Lutembacher-Syndroms, also Vorhofseptumdefekt plus Mitralstenose, möchten wir jedoch dringend warnen, auch M e t i a n u und Mitarbeiter lehnen eine solche ab. Von den nichtzyanotischen Vitien wird der offene Ductus arteriosus durch das häufige Auftreten einer subakuten bakteriellen Endokarditis und Endarteriitis (10 bis 25% je nach Statistik) bedroht. Ist eine solche Infektion aufgetreten, wird die Operationsmortalität sehr hoch und man muß 2 bis 5 Monate nach Beseitigung der Infektion durch Antibiotika warten, bis man die Operation durchführen kann. Die Fälle von Isthmusstenose sterben meist früher oder später an Aortenruptur, Hirnblutung und Herzversagen, so daß bei ausgeprägten Fällen eine unbedingte Indikation zur Operation besteht. Es wird nur immer wieder die Frage erörtert, ob Fälle, die einen ausgezeichneten Kollateralkreislauf haben und keine Beschwerden angeben, unbedingt operiert werden müssen. Falls nur eine geringe Druckerhöhung bis 150 systolisch und volle Leistungsfähigkeit bestehen, ist es am besten, abzuwarten. Die Operationsgefährdung wächst erst nach dem 22. Lebensjahr, und man kann auch noch gut zwischen dem 20. und 30. Lebensjahr operieren, falls der Druck weiter ansteigt und Beschwerden auftreten. Später macht sich häufig eine Sklerose der großen Gefäße unangenehm bemerkbar. Bei der Fallotschen Tetralogie wird der beste Operationstermin zwischen dem 3. und 7. Lebensjahr angegeben, vor dem 18. Monat und nach dem 15. Lebensjahr soll nicht operiert werden. Das günstigste Alter für die Operation eines offenen Ductus ist zwischen 6 und 15 Jahren, das einer Isthmusstenose zwischen 6 und 16 Jahren.

Viel größere Bedeutung haben die Operationen erworbener Vitien erlangt, vor allem die Operation der Mitralstenose. Da ungefähr 25% aller Herzerkrankungen rheumatische Herzfehler sind und in der Hälfte derselben die Mitralstenose überwiegt (W o o d), ergibt sich ein ungeheuer großes Krankengut, das für diesen chirurgischen Eingriff in Frage kommt. Die Indikationsstellung zur Mitralstenosenoperation ist im wesentlichen festgelegt. Da aber noch immer eine Mortalität von ungefähr 10% vorhanden ist (J a n t o n, G l o v e r und O. N e i l) und 12% durch die Operation ungebessert bleiben, kann man sie keinesfalls als zufriedenstellend bezeichnen. Den Erfahrungen nach lassen sich dann beste Operationserfolge erwarten, wenn

der Patient unter 40 Jahre ist, ein Sinusrhythmus besteht,
ein präsystolisches Geräusch zu hören ist, dagegen ein
systolisches fehlt oder sehr gering ist, der zweite Pulmonalton keine stärkere Akzentuierung aufweist und keine
Lungeninfarkte oder Dekompensationen vorausgegangen sind.
Weiter wenn eine gute Leistungsfähigkeit besteht, die elektrische Herzachse nach rechts abgewichen und der linke
Ventrikel nicht vergrößert sind. Weniger günstig gestalten
sich die Resultate bei einem Alter zwischen 40 und 45 Jahren, wenn Vorhofflimmern besteht, ein protodiastolisches
Geräusch zu hören ist, der linke Vorhof stark erweitert erscheint, der rechte Ventrikel dabei keine besondere Vergrößerung zeigt, im Elektrokardiogramm ein Herzmuskel-
schaden aufscheint, aber keine Dekompensation vorausgegangen ist. Am wenigsten günstig ist eine Operation bei
einem Alter von 45 bis 50 Jahren, bei Vorhofflimmern
und spätdiastolischem Dekreszendogeräusch, bei einem
rauhen systolischen Geräusch und einem stark akzentuierten
zweiten Pulmonalton, wenn die Leistungsfähigkeit schlecht
ist und Lungeninfarkte oder Dekompensationen vorausgegangen sind. Kontraindikation besteht bei einem Alter von
über 50 Jahren, wobei Ausnahmen bestehen: bei erkennbaren aktiven rheumatischen Prozessen, bei bestehender
Dekompensation und kurz nach abgelaufenen Lungeninfarkten und wenn gleichzeitig ein beträchtlicher Aortenklappen-
fehler besteht.

Zusammenfassend kann man sagen, daß die günstigsten
Bedingungen die reine Mitralstenose bietet, die keine oder
fast keine Mitralinsuffizienz zeigt, bei der keine Arhythmie
besteht, der linke Vorhof noch kräftig funktioniert und
keine stärkere Lungenstauung aufgetreten ist. Eine zusätzliche Mitralinsuffizienz oder noch mehr ein Aortenklappen-
fehler, ein höheres Alter, verhärtete Mitralklappen, Vorhofflimmern und damit ein Stillstand der Vorhöfe und so
Neigung zu Thrombenbildung in denselben, Lungenstauung
und erkennbare Aktivität des rheumatischen Prozesses be-
einträchtigen die Erfolge beträchtlich. Man müßte aus dieser Indikationsstellung folgern, daß alle leichten und gerade erst entstandenen Mitralstenosen der Operation zugeführt werden sollen. Man fragt sich da, ob tatsächlich
jeder Mensch, bei dem eine Mitralstenose sich nach rheumatischer Endokarditis entwickelt hat, zu operieren ist.

Ist man der Meinung, daß ein rheumatischer Herzklappenfehler stets ein progredientes Leiden darstellt, so
müßte man mit Nachdruck für die frühzeitige Operation

aller Mitralstenosen eintreten, denn je früher die Operation, je besser die Resultate: Wir haben aber wiederholt darauf aufmerksam gemacht, daß es Klappenfehler gibt, bei denen das rheumatische Geschehen zum Stillstand kommt, und die wohl dann Klappenfehler haben, jedoch ihr ganzes Leben mehr minder beschwerdefrei bleiben und oft gar nichts von ihrem Leiden wissen. Anderseits nahmen wir immer schon bei jedem sich fortschreitend verschlechternden Herzklappenfehler eine mehr minder latente Karditis an, die zu Schädigung des Herzmuskels und zur Verstärkung des Klappenfehlers führt. Wir wiesen darauf hin, daß diese schleichende Karditis kaum mit objektiven Untersuchungsmethoden erfaßbar ist und sich nur in einer fortschreitenden Verschlimmerung, eventuell in Lungeninfarkten äußert. Tatsächlich wurde anläßlich der Mitralstenosenoperationen bei Exzision eines Muskelstückes aus dem Vorhof in einem hohen Prozentsatz (bis 25% und mehr) Aschoffsche Knötchen und andere Zeichen rheumatischer Infektion festgestellt, obwohl klinisch keinerlei Anhaltspunkte dafür vorhanden waren (B i ö r c k, W i n b l a d und Wulff, B l a n d, D e n c k, J a n t o n, G l o v e r und O. N e i l). B i ö r c k, W i n b l a d und W u l f f beschränkten sich bei der Suche nach rheumatischer Aktivität nicht nur auf die Bestimmung der Blutkörperchensenkungsgeschwindigkeit und der fortlaufenden Temperaturmessung, sondern bestimmten auch den Antistreptolysintiter und die Agglutinierbarkeit sensibilisierter Erythrozyten. Trotz negativem Ausfall der Teste zeigten sich bei der Operation oder Obduktion sehr häufig eine floride Endokarditis bzw. eine Myokarditis. Wir glauben, im Verhalten des Organismus auf unspezifischen Reiz, so z. B. nach Milchinjektion einen halbwegs verläßlichen Test auf aktiven rheumatischen Prozeß zu haben, der sich sonst der klinischen Beobachtung entzieht, vor allem, wenn man sich nicht nur auf die Blutsenkungsgeschwindigkeitsbestimmung beschränkt, sondern auch den Landis-Test, die zirkulierende Blutmenge und den Kongorotindex (S i e d e k und W e n g e r) heranzieht. Dieser schleichende Rheumatismus des Herzens, der zur allmählichen Verschlechterung des Zustandes führt, birgt aber auch insofern Gefahren, als er nach der Operation aufflackern kann und zu neuerlichen, floriden Endokarditis führt. Ich erwähne einen Fall unserer Beobachtungen, der nach ausgezeichnetem Operationserfolg eine schwere Endokarditis der Tricuspidalis bekam, die nun schon ein monatelanges Krankenlager erfordert. Glücklicherweise ist dies ein seltenes Ereignis, und man hat den

Eindruck, daß nach der Operation durch Besserung des
Kreislaufzustandes der latente rheumatische Prozeß häufig
zum Stillstand kommt, wenigstens treten Embolien und Lungeninfarkte in der Folgezeit kaum mehr in Erscheinung
(J a n t o n, G l o v e r, O. N e i l), falls solche vorher zu beobachten waren.

Unseres Erachtens ist die I n d i k a t i o n s s t e l l u n g
außer durch die erwähnten Momente auch d u r c h d i e
P r o g r e d i e n z d e r B e s c h w e r d e n g e g e b e n. Eine
selbst langsam, aber kontinuierlich fortschreitende Verminderung der Leistungsfähigkeit ergibt eine unbedingte Indikation, denn sie zeigt an, daß der rheumatische Herz-
prozeß noch nicht zur Abheilung gekommen ist. Man soll
da nicht allzu lange warten, da sich von Jahr zu Jahr
die Prognose verschlimmert. Die erwähnten Punkte einer
Kontraindikation sind selbstverständlich auch da zu berücksichtigen. Vor allem sind es neben der Verschlechterung des Klappenzustandes auch die Veränderungen an
den Pulmonalgefäßen, die bei langem Verlauf irreversibel
sind und den Druck im Pulmonalkreislauf nach der Operation nicht abfallen lassen, so daß es zu keiner Verminderung der Arbeit des rechten Ventrikels kommt, obwohl
der Klappenfehler behoben ist. B i ö r c k, W i n b l a d und
W u l f f fanden in keinem Fall nach der Operation ganz
normale Verhältnisse der Lungenkreislaufdynamik, es kommt
also durch die Operation nicht zu einer völligen Restitutio
ad integrum, auch wenn sich keine Mitralinsuffizienz bildet.
B e f ü r c h t e t m a n e i n A u f f l a c k e r n d e s r h e u -
m a t i s c h e n Geschehens am Herzen nach der Operation,
k a n n m a n d i e s d u r c h v o r b e u g e n d e Pyramidon-
und C o r t i s o n b e h a n d l u n g v e r h i n d e r n, die neben
die Therapie mit Antibiotika tritt. Auch ein soziales Moment spielt bei der Indikationsstellung eine gewisse Rolle.
Leute, die sich zeitlebens schonen können, werden viel
weniger von einer Progredienz des Leidens bedroht und
zeigen so viel seltener eine absolute Indikation zur Operation. Trotz aller dieser Schwierigkeiten hat die Mitralstenosenoperation ausgezeichnete Erfolge, so daß ihre
Durchführung einen gewaltigen Fortschritt der Medizin bedeutet. Das gleiche gilt von der Operation der Aortenstenose, deren Indikationsstellung wegen der geringen Anzahl der bisher operierten Fälle noch nicht genau fest-
steht, die sich aber nur in unwesentlichen Punkten von
der bei Mitralstenose unterscheidet. Trotz dieser großen Erfolge können wir uns aber nicht zufrieden geben. Der Chir-

urg wird bestrebt sein, die Operationsmortalität noch mehr
zu senken und die Erfolge zu vergrößern, wozu der Internist durch einen weiteren Ausbau der Indikationsstellung
wesentlich beitragen kann.

Literatur: Baker, Brock und Campell: Brit.
med. J., 1952: 1043. — Björck, Winblad und Wulff:
Amer. Heart J., 44 (1952): 325. — Bland: Circulation, 5 (1952):
290. — Cutler und Levine: Arch. Surg. (Am.), 9 (1924):
689. — Glover, Bailey und Neill, O.: J. amer. med. Assoc.,
144 (1950): 1049. — Janton, Glover und Neill, O.: Amer.
J. Med., 12 (1952): 619. — Lange: Lehrb. d. Krankh. des
Herzens und der Blutstrombahn. Stuttgart: F. Enke, 1953. —
Siedek: Wien. klin. Wschr., 1949, 61: 40. — Siedek und Wenger:
Wien. Z. inn. Med., 29 (1948): 304. — Taussig: Congen. Heart Dis.
— Tuffier: Tr. Internat. Cong. Med., 11; 249 (1913/14): 329. —
Werkö, Björck, Craford, Wulff, Krook Eliasch:
Amer. Heart J., 45 (1953): 477. — Wood: Diseases of the Heart
a. Circulation. London 1950.

Die chirurgische Therapie der angeborenen und erworbenen Herzfehler

(Einleitende Bemerkungen)

Von

Professor Dr. **W. Denk**
Wien

Die Chirurgie der angeborenen und erworbenen Herzfehler ist ein Gebiet, auf dem in den letzten Jahren Fortschritte erzielt wurden, die man vorher kaum geahnt hatte. Es ist mit größter Wahrscheinlichkeit zu erwarten, daß im Laufe der kommenden Jahre auch heute noch schwer vorstellbare Eingriffe am kranken Herzen durchgeführt werden können. Ich brauche nur zu erinnern an die experimentellen Arbeiten zur Durchblutungssteigerung des Herzmuskels bei Koronarerkrankungen, ein Problem, an dem an meiner Klinik W e n z l und W e n s e eifrig arbeiten und beachtliche experimentelle Erfolge erzielt haben, weiter an die wohl noch sehr komplizierten Apparate zur temporären Ausschaltung der Blutzirkulation in bestimmten Herzabschnitten. Ich erinnere ferner an die temporäre Blutleere des Herzens durch Abklemmen der Venae cava unter Anwendung der Unterkühlungsnarkose. Diese experimentellen Untersuchungen haben das Ziel vor Augen, im Herzinnern unter Blutleere und unter Sicht pathologische Veränderungen festzustellen, Septumdefekte verläßlich zu schließen oder am erkrankten Klappenapparat die notwendigen Korrekturen vorzunehmen.

Diese letztgenannten Methoden sind über das Versuchsstadium noch nicht weit hinaus, wenn auch schon einige Autoren mit Hilfe des extrakorporealen Kreislaufes erfolgreiche Operationen am Menschen ausgeführt haben.

Die Herzchirurgie, über die heute berichtet werden soll, beschränkt sich auf unsere bisher dreijährigen Erfah-

rungen an angeborenen Cardioangiopathien und den Mitralstenosen. Hierzu nur einige grundsätzliche Bemerkungen,
über Details und vor allem über unsere Statistik wird mein
Assistent Dr. S t e i n h a r d t berichten.

Die chirurgische Behandlung angeborener Cardioangiopathien geht auf die grundlegenden Arbeiten von Helen
T a u s s i g, Alfred B l a l o c k, Robert G r o s s und Clarence
C r a f o o r d zurück. Nicht alle Formen der angeborenen
Herzfehler sind einer chirurgischen Therapie zugänglich,
aber auch die operablen Fehler, wie die F a l l o t sche Tetralogie, können durch die heutigen Methoden nur palliativ
behandelt werden, ohne daß die pathologisch-anatomischen
Veränderungen beseitigt werden können.

Ganz anders steht es mit den kongenitalen Angio-
pathien und den erworbenen Herzfehlern. Bei den ersteren
können durch die Ligatur und Durchtrennung des offenen
Ductus Botalli oder durch die Resektion der Isthmusstenose
der Aorta normale Zirkulationsverhältnisse hergestellt werden. Bei den erworbenen Herzfehlern sind es in erster
Linie die Stenosen der Ostien und besonders der Mitralklappen, bei denen durch digitale oder instrumentelle Erweiterung verengter Ostien vom Herzohr und Vorhof aus
zumindest das Hauptübel, eben die Stenose, beseitigt werden kann, wenn auch bei schweren Veränderungen ein normales Klappenspiel nicht erreicht wird. Die bisher erzielten
Erfolge grenzen mitunter ans Wunderbare, und jeder, der
es erlebt hat, wie fast bewegungs- und arbeitsunfähige
Kranke durch den Eingriff wieder einem beinahe normalen
Leben zurückgegeben werden, wird es bedauern, daß von
den sicher in die Tausende zählenden Mitralstenosen in
Oesterreich bisher nur ein verschwindender Teil von dieser
Chance Gebrauch gemacht hat. Ueber alles Nähere, wie
Anzeigenstellung und Durchführung der Operation habe ich
in der Gesellschaft der Aerzte im November vorigen Jahres
berichtet. Natürlich ist nicht jede Mitralstenose operationsbedürftig und operationsreif. Leichte Formen ohne nennenswerte Beeinträchtigung der Arbeitsfähigkeit sind nicht zu
operieren. Bei gleichzeitig bestehender beträchtlicher Insuffizienz soll nicht operiert werden. Dekompensation des rechten Herzens kann unter Umständen die präliminare Ligatur der Cava inferior verlangen. D'A l l a i n e s und Mitarbeiter haben in einer eben erschienenen Arbeit über gute
Erfolge mit dieser kombinierten Operation berichtet. Selbstverständlich gibt es auch absolute Kontraindikationen; die
Anzeigenstellung zur Operation ist gerade bei der Chirurgie

des Herzens von ganz besonderer Bedeutung und die Mitarbeit von Herzspezialisten unerläßlich.

Aehnlich günstig wie die Erfolge bei der erworbenen Mitralstenose sind die erreichbaren Besserungen bei der angeborenen isolierten Pulmonalstenose, die nach der B r o c k schen Methode durch den rechten Ventrikel hindurch mit einem Spezialinstrument gespalten wird. Da bei der angeborenen Pulmonalstenose auch meistens Septumdefekte vorhanden sind, werden die Erfolge dieser Operation noch besser werden, wenn die Methoden zum Verschluß derselben weiter ausgearbeitet und allgemein anwendbar werden.

Damit habe ich auch schon unser künftiges Arbeits- und Forschungsgebiet skizziert. Die Ausarbeitung des Problems der Operationen am temporär blutleeren Herzen, eines brauchbaren Verschlusses von Septumdefekten, einer geeigneten Methode zur Beseitigung von Aortenstenosen und die Lösung des sehr schwierigen Problems der chirurgischen Behandlung von Klappeninsuffizienzen sind die vordringlichsten Aufgaben auf dem Gebiet der Herzchirurgie, die uns in den nächsten Jahren beschäftigen werden.

Das, was derzeit auf dem Gebiet der modernen Herzchirurgie erreicht wird, lohnt alle aufgewandte Arbeit. Inwieweit die Erfolge von Dauer sind, kann erst die Zukunft zeigen.

Aussprache: Hr. W. S w o b o d a (Wien): Von kinderärztlicher Seite muß nunmehr in jedem Fall von angeborenem Herzfehler individuell Indikation und günstigster Zeitpunkt für eine allfällige Operation festgestellt werden.

Die Chirurgie hat bewiesen, daß erfolgreiche Operationen möglich sind, an uns liegt jetzt die sorgfältige Auswahl, damit Enttäuschungen immer seltener werden. So stellen die schweren Fallot-Fälle mit stark rechtsversetzter Aorta leider eine Kontraindikation für eine Operation dar, weil das linke Herz keine richtige Entleerungsmöglichkeit hat. Großen Wert legen wir auf die frühzeitige Tonsillektomie bei Fokusverdacht, da Obduktionen häufig sekundäre endokarditische Veränderungen aufdecken. Die Mandeloperation bei blauen Kindern hat nach unseren Erfahrungen kein besonderes Risiko.

In über 100 Angiokardiographien (das jüngste Kind rund $2^1/_2$ Monate!) haben wir keinen ernstlichen Zwischenfall erlebt.

Die operative Therapie der angeborenen und erworbenen Angiokardiopathien

Von

Oskar Steinhardt

Wien

Vereinzelte Versuche der operativen Behandlung von Herzfehlern wurden schon vor Jahrzehnten unternommen, die Resultate waren begreiflicherweise entmutigend, da die Zeit dafür einfach noch nicht reif war. Erst die jüngste Vergangenheit mit dem hohen Stand der Diagnostik einerseits, die immer innigere Zusammenarbeit der verschiedensten Spezialisten, anderseits die Fortschritte der modernen Anästhesie, die Hilfe der Antibiotika usw. brachten die Voraussetzung zur Vornahme derartiger Operationen. Die Chirurgie selbst mußte unser derzeitiges Niveau erreicht haben, d. h. die chirurgische Beherrschung des Thoraxraumes und der Gefäße sind absolute Notwendigkeiten. Ohne Zweifel hat die Herzchirurgie anderen Disziplinen der Medizin mächtige Impulse zum Fortschritt erteilt.

Nachdem die dringliche Versorgung von Herzverletzungen zur Aufgabe der Scheu vor operativer Behandlung des Herzens zwang und nach Einführung der Unterdruckkammer die Herzoberfläche zugänglich war, beginnt, begünstigt durch die intratracheale Narkose, die Entwicklung der modernen Herzchirurgie. Zunächst waren es die i n - d i r e k t e n Operationsmethoden angeborener Angiokardiopathien: die Ligatur des offenen Ductus Botalli durch G r o s s 1939, die Resektion der Aorten-Isthmusstenose durch C r a f o r d 1944, die Anastomosenoperation bei der Fallotschen Tetrade nach B l a l o c k - T a u s s i g 1944, nach P o t t s 1946, denen ab 1948 die intrakardialen D i r e k t - operationen durch B a i l e y, B r o c k, H a r k e n u. a. sowohl angeborener als auch erworbener Vitien, unter letz-

teren vor allem der Mitralstenose, schon vor langem von
S o u t t a r inauguriert, folgten.

An der Wiener II. Chirurgischen Universitätsklinik sind
wir seit 1950 mit der praktischen Durchführung von Operationen bei Herzfehlern beschäftigt. Zu diesem relativ
späten Zeitpunkt blieben uns die schlechten Anfangserfah-
rungen anderer zum Teil erspart. Inzwischen hat sich, wie
ich hoffe, unsere Arbeit über das Epigonenhafte hinaus
entwickelt.

Die praktische Bedeutung der Angiokardiopathien und
deren Operationen geht aus der Tatsache hervor, daß unter
Tausenden von Sektionen in über 1% Herz-Gefäßmißbil-
dungen beobachtet wurden, die zum Teil operationsbedürftig
gewesen wären. Weiter ist anzunehmen, daß zirka $\frac{1}{2}$%
der Bevölkerung an Herzklappenfehlern leidet, und zwar
überwiegend an Mitralvitien, so daß in Oesterreich einige
tausend Mitralstenosen der Operation zugeführt werden sollten. Da die angeborenen Herzfehler nur 2% aller Herz-
leiden darstellen, ergibt sich die überragende Bedeutung
der erworbenen, zu einem großen Teil rheumatischen,
Vitien. Während für die Operation der angeborenen Angiokardiopathien ihrer Seltenheit wegen nur wenige Spezial-
zentren zuständig sind, wird für die Operation der Mitralstenose in Zukunft eine breitere Grundlage geschaffen werden müssen.

Die indirekten Operationen sind, abgesehen von der
Ligatur des Ductus Botalli, technisch ausgesprochen schwierig, da es sich überwiegend um zyanotische, hypoxisch
schwer geschädigte Kinder mit kleinen Gefäßquerschnitten
handelt, deren Herztätigkeit überspannt ist. Die oft viel-
stündige Operationsdauer verlangt vom Operateur äußerste
Konzentration und richtiggehende Feinarbeit, abgesehen davon, daß er sich zahllosen anatomischen Variationen an-
zupassen hat und auf jeden nur möglichen Zwischenfall
vorbereitet sein muß.

Zur Operation des o f f e n e n D u c t u s a r t e r i o s u s
ist es notwendig, diesen in ganzer Länge übersichtlich darzustellen, über seine Basen hinaus in die Bereiche der
A. pulmonalis und der Aorta, um eine Läsion dieser Gebilde, welche deletär sein kann, zu vermeiden. Persönlich ligiere ich zur Unterbrechung des Ductus doppelt, mit
Injektion einer sklerosierenden Lösung ins Lumen zwischen
die beiden Ligaturen. Das meist gewaltige kontinuierliche
Schwirren in der A. pulmonalis sistiert mit dem Zuziehen
einer Ligatur schlagartig.

Bis Juni 1953 habe ich 12 Fälle von offenem Ductus operiert, die operative Unterbrechung gelang bei 10, einen Todesfall durch Pulmonalisruptur habe ich zu beklagen, einmal wurde die Operation wegen Blutung abgebrochen (die Reoperation erfolgte später mit Erfolg). Bei einer Mortalität dieser Operation im Weltschrifttum von 3·5% sind die Ergebnisse ganz ausgezeichnete. Sowohl gegen die Ueberfüllung und die Hypertension im Pulmonalkreislauf mit ihren Folgen für das Herz, als auch gegen die Prädilektionsstelle der bakteriellen Endokarditis ist die Operation ursächlich gerichtet, verbunden mit der Einleitung einer völligen Restitution. Zur Operation des offenen Ductus besteht absolute Indikation bei optimaler Operationsmöglichkeit vom 3. bis 4. Lebensjahr an.

Die Operation der I s t h m u s s t e n o s e der Aorta (Coarctatio) besteht bei der „Erwachsenenform" darin, die kurzstreckige Stenose nach Durchtrennung des Ligamentum Botalli mit Teilen des Aortenbogens und der Aorta desc. zu resezieren und die Aortenresektionsschnitte durch End-zu-End-Naht zu vereinigen. Bei der selteneren „juvenilen Form" wird der stenotische Arcus aortae ligiert, die Aorta descendens im Bereiche normalen Kalibers quer durchtrennt und mit der immer erweiterten, weit peripher durchtrennten A. subclavia sin. anastomosiert. Die unmittelbare Folge der geglückten Operation ist das sofortige Absinken des Blutdruckes in der oberen Körperhälfte, das schlagartige Auftreten der Pulse in den Femoralarterien.

Die bis Juni 1953 vorgenommenen 4 Stenoseoperationen brachten vollen Erfolg, alle objektiven und subjektiven Symptome sind verschwunden; die Mortalität ist im Weltschrifttum mit 11·4% fixiert. Mit Rücksicht auf die nur geringe mittlere Lebenserwartung der Träger dieser Mißbildung infolge Aortenruptur, Hirnblutung, Endokarditis und Herzversagen ist die Operation bei jenen Fällen indiziert, bei denen sich kein suffizienter Kollateralkreislauf entwickelt hat. Bei Operationsmöglichkeit bis zum 40. Lebensjahr bestehen um das 10. Lebensjahr optimale Bedingungen.

Die Operationsmethoden bei a n g e b o r e n e r B l a u s u c h t waren zunächst ebenfalls indirekte. Bei einer Vielzahl verschiedener Angiokardiopathien, die mit Zyanose einhergehen, ist die größte und für die Operabilität wichtigste Gruppe die der Fallotschen Tetrade: ihre anatomischen Veränderungen am Herzen sind Pulmonalstenose, nach rechts versetzte, über dem Ventrikelseptum reitende Aorta, hoher Ventrikel-Septumdefekt und Rechtshypertrophie. Die

Folgen dieser Summe von Entwicklungsmißbildungen sind Minderdurchblutung der Lunge, weiter, daß die Aorta nur Mischblut aus beiden Kammern erhält und der rechte Ventrikel wegen des Widerstandes der Pulmonalstenose, als auch wegen der Kommunikation mit dem linken Ventrikel gefährlich überlastet ist. Die geniale Operation nach B l a l o c k-T a u s s i g besteht in der Einpflanzung der A. subclavia in einen Hauptast der A. pulmonalis, womit wenigstens die Oxydationsmöglichkeit des Blutes in der Lunge erhöht wird. Bei der Operation nach P o t t s wird eine Lungenarterie direkt mit der Aorta Seit-zu-Seit anastomosiert. In jüngerer Zeit wird bei geeigneten Fällen die direkte Operation, die transkardiale Valvulotomie nach B r o c k, zunehmend angewandt. Bei letzterer wird die Ausflußbahn des rechten Ventrikels inzidiert und die Pulmonalstenose mit einem langstieligen Messer gespalten bzw. mit Sonden gesprengt.

Unter 58 wegen Blausucht bis Juni 1953 Operierten waren 51 Fallot-Fälle, 3 Fallot-ähnliche Zustandsbilder (Tricuspidalatresie mit Septumdefekten), 4 Inoperable (Fehldiagnosen, u. a. Eisenmenger-Komplex). 45 waren nach B l a l o c k operabel, von ihnen verloren wir 6 an Frühmortalität, 4 weitere bis zu 3 Jahren nach der Operation wegen schlecht funktionierender Anastomose als Haupttodesursache. Von den 35 nach der Blalock-Operation Ueberlebenden zeigen derzeit 26 eine bedeutende Besserung, 6 sind mäßig gebessert und 3 unverändert schlecht. Auch der Grad der Besserung ist zum größten Teil von der Funktion bzw. von der Weite der Anastomosen abhängig. Diese meine Ergebnisse sind bescheiden, bedeuten aber doch für die Kranken eine derartig einschneidende Wendung zum Besseren, daß viele von ihnen zu Lebensfähigen erst geworden sind. Es ist meine Ueberzeugung, daß alle Blausüchtigen einer eingehendsten Untersuchung unterzogen werden sollen, damit man wenigstens einen Teil von ihnen den Segnungen der neuen Operationen zuführen kann.

Die Operation der sogenannten r e i n e n P u l m o n a l-s t e n o s e n mit und ohne Vorhofseptumdefekten erfolgt auf dem bereits geschilderten transventrikulären Weg nach B r o c k. Die Stenose ist zumeist valvulär, kann aber gelegentlich auch hoch oder tief infundibulär, im Bereiche der Ausflußbahn des rechten Ventrikels ihren Sitz haben. Zur Beseitigung letzterer verwendet man Stanzen, mit denen man Teile des einengenden Herzfleisches entfernt. Von 9 operierten Pulmonalstenosen wurden 8 wesentlich gebessert, eine blieb unverändert, kein Todesfall. Mortalität im Weltschrifttum 15·3%. Höhere und auch mittlere Grade von Pulmonalstenose sind zu operieren, da die Stenose in allen Fällen langsam progredient ist.

Die Operation der M i t r a l s t e n o s e ist das Hauptanwendungsgebiet der direkten Operationsmethoden für diese zahlenmäßig überwiegende Gruppe. Sie ist technisch nicht schwierig, verlangt aber Fingerspitzengefühl und die Bereitschaft, manchmal schwere Zwischenfälle rasch zu bekämpfen. Nach breiter Aufklappung des Perikards wird das linke Herzohr eingestellt, sein Kamm eingeschnitten, eventuell vorhandene Herzohrthromben werden nun mit dem Blutstrahl ausgeschwemmt. Erst jetzt wird die Basis des Herzohres weich abgeklemmt. Unter langsamem Oeffnen der Klemme dringt der rechte Zeigefinger in den Vorhof ein, die lichte Weite der Herzohrbasis blockierend, so daß kein Blutverlust erfolgt. In aller Ruhe orientiert man sich nun über die Form und das Ausmaß der Stenose, die Beschaffenheit ihrer Ränder, die pathologische Verlängerung und die Richtung der Kommissuren, über den Stenosekanal selbst, über eventuelle Veränderungen der Papillarmuskelsehnenfäden und schließlich darüber, ob eine Insuffizienzregurgitation besteht. Das Operationsziel ist die Sprengung der pathologischen Kommissuren entweder mit dem Finger, was in zirka 80% der Fälle möglich ist, oder das Einschneiden derselben mit einem kleinen Messer, welches an einer langen flexiblen Stahlfeder befestigt ist. Zur Vermeidung einer postoperativen Insuffizienz ist es sehr wichtig, tatsächlich nur die Kommissuren zu durchtrennen, weshalb ich derzeit zunächst die Kommissuren einschneide und dann erst die „Fingerruptur" fortführe. Die intrakardialen Manipulationen machen meistens ein mehrmaliges Eingehen und Zurückziehen des Fingers durch die Herzohrwunde notwendig, was ohne Blutverlust und ohne wesentliche Störung des Herzrhythmus möglich ist.

Bis Juni 1953 wurden 27 Mitralstenosen operiert (seither weitere 4). Bei 5 Fällen wurde der Eingriff nicht zu Ende geführt, da zweimal eine Concretio pericardii vorlag, je einmal unpassierbare enge Herzohrbasis, Vorhofthrombose, keine Stenose bestanden (2 Todesfälle). Bei 22 Fällen wurde das Operationsziel erreicht, sie brachten uns 2 Todesfälle, 18 eindeutige Besserungen und 2 Mißerfolge. Für unsere Internisten besteht die hohe Aufgabe, jene zahlreichen Fälle von operationsbedürftigen Mitralstenosen auszulesen, wobei Hauptindikation die relativ kurzzeitige Verschlechterung im Befinden der Kranken ist, bevor Dekompensationserscheinungen von seiten des Herzens eingetreten sind.

Die im vorstehenden geschilderten Operationsmethoden sind bereits gesicherter Bestand der Chirurgie, da wir ihren Wert bestätigt fanden, es bleibt aber unser Bestreben, unsere Ergebnisse zu verbessern.

Störungen des Kaliumstoffwechsels und ihre Therapie

Von

Fritz Lasch

Villach

Seit den grundlegenden Untersuchungen H. Eppingers[1] über die Bedeutung der Kaliumverschiebungen beim Krankheitsbild der Kapillarpermeabilität wurde in den letzten Jahren in zahlreichen Arbeiten dargelegt, welch tiefe und zum Teil lebensbedrohende Folgezustände durch einen pathologisch veränderten Kaliumstoffwechsel entstehen können. Hinsichtlich des Schrifttums seien die zusammenfassenden Arbeiten von Helen Eastman, Martin und Mitarbeiter[2] (hier auch besonders amerikanische Literatur), Hadorn und Riva[3], Fanconi und Prader[4], Kühlmayer[5], R. Mach, E. Mach und Plattner[6] hervorgehoben. Das Kalium ist der hauptsächlichste Alkaliträger des Zellinneren (540 bis 620 mg% = 140 bis 160 mEq pro Liter), während es im extrazellulären Raum (und nur der ist der Untersuchung zugänglich) nur in geringen Mengen (15·5 bis 21 mg% = 4·0 bis 5·6 mEq pro Liter) enthalten ist. Die gleichen Werte finden sich im Serum, und nur diese sind für den normalen Kaliumstoffwechsel von Bedeutung; die Kaliumwerte in den Erythrozyten liegen wesentlich höher, wobei es unter normalen Verhältnissen zu keinem Kaliumdurchtritt durch die Zellmembran der roten Blutkörperchen kommt. Bei der normalen Nahrung werden beim gesunden erwachsenen Menschen im Durchschnitt 3 bis 4 g Kalium in 24 Stunden aufgenommen und zu 95% wieder durch den Harn und der übrige kleine Rest durch Darm und Haut ausgeschieden. Hauptkaliumträger der Nahrung sind Vegetabilien (außer Reis) und Kartoffel sowie Brot und Milch; Fleisch enthält nur wenig Kalium. Die

Kaliumsalze wirken bekanntlich diuretisch und führen eine erhöhte Natriumausscheidung herbei. Neben dieser exogenen Kaliumbilanz gibt es auch eine endogene: das Kalium der Nahrung wird aus dem Digestionstrakt ins Blut aufgenommen und die Sekrete der Verdauungsdrüsen sind besonders kaliumreich. Das hier ausgeschiedene Kalium wird anscheinend weiter unten wieder ins Blut aufgenommen. Vom Blut gelangt das Kalium ins Gewebe, in erster Linie in die Leber und ins Myokard sowie in die Skeletmuskulatur. Das bei der Tätigkeit frei gewordene Kalium tritt wieder ins Blut, gelangt von dort in die Leber und kann über diesen Weg neuerlich in die Muskeln gelangen (zweiter, innerer Kreislauf nach F e n n [7]). Für die Klinik sind weiter die nachstehenden Beziehungen des Kaliums zu den anderen Kationen von Bedeutung:

1. D e r N a t r i u m - K a l i u m - A n t a g o n i s m u s.

Kaliumzufuhr führt zum Natriumverlust und umgekehrt. Dies ist wichtig für die Behandlung von Durchfallskrankheiten und Erbrechen, beim Koma diabeticum usw., da die Zufuhr von großen NaCl-Mengen das schon bestehende Kaliumdefizit durch weitere erhöhte Kaliumausscheidung noch vergrößert. Ferner finden sich eine Kaliumretention und Natriumdiurese beim Addison, die durch Percorten und Cortison umgekehrt wird; ein gleiches Verhalten wie beim Addison findet sich bei Erschöpfung nach körperlichen Anstrengungen.

2. B e z i e h u n g e n d e s K a l i u m s z u r A l k a l i - r e s e r v e.

Nach D a r r o w [8] findet sich bei Kaliummangel Erhöhung der Alkalireserve, während L a b h a r t und S p ü h - l e r [9] Hypokaliämie bei interstitieller Nephritis mit Azidose oder Alkalose beschrieben hat.

3. Bestehen enge Beziehungen zwischen K a l i u m - u n d E i w e i ß s t o f f w e c h s e l, beim Körperaufbau (Wachstum) wird Kalium benötigt, beim Abbau Kalium freigesetzt. Das Kalium ist an das Eiweiß gebunden, beim Fasten wird Eiweiß abgebaut und Kalium freigesetzt. (Im Harn werden dabei 92 mg Kalium für 1 g Natrium ausgeschieden.)

4. K a l i u m u n d KH-S t o f f w e c h s e l sind eng miteinander verknüpft, der Glykogenabbau- und aufbau in Leber und Muskel soll, ebenso möglicherweise auch in den anderen Zellen, mit Kaliumaufnahme bzw. -abbau ein-

hergehen. Dies gibt vielleicht eine Erklärung, warum beim Koma diabeticum im Verlauf der Behandlung mit großen Insulindosen und bei Glukosezufuhr eine Hypokaliämie entsteht (auch ohne Erbrechen). Auch beim Addison (Hyperkaliämie und Hypoglykämie), Insulinschock (Hypokaliämie und Hypoglykämie), Diabetes ohne Koma (Normokaliämie und Hyperglykämie) sowie bei der Provokation eines Anfalles von paroxysmaler Lähmung (Hypokaliämie und Hyperglykämie) mit großen Mengen von KH oder Adrenalin und DOCA zeigt sich dieser enge Zusammenhang von Kalium und KH-Stoffwechsel.

5. Kalium und Muskelstoffwechsel.

Es bestehen enge Beziehungen zwischen dem Muskeleiweiß Myosin, dem Energieträger Glykogen und Kalium. Bei jeder Kontraktion wird K freigesetzt und gelangt in den extrazellulären Raum, so daß auch eine vermehrte Kaliumausscheidung nach Arbeit festgestellt wurde. Die pathologischen Veränderungen des Kaliumstoffwechsels sind von schweren Störungen des Herz- und Skeletstoffwechsels gefolgt.

6. Bedeutung des Kaliums für die Chirurgie.

Postoperativ kommt es beim Ileus, bei Verbrennungen, beim Schock usw. durch Erbrechen usw. und durch sonstigen Flüssigkeitsverlust zu einem Kaliumdefizit, das durch mangelnde Zufuhr noch verstärkt wird, so daß das Krankheitsbild der Hypokaliämie entsteht. Gazes, Richardson und Cotten[10] konnten experimentell und klinisch auch den Nachweis erbringen, daß ein Teil der Darmlähmungen nach Operationen und beim Ileus auch auf dieser Hypokaliämie beruht und durch Kaliumzufuhr beseitigt werden kann. Kühlmayer[5] hat in eingehenden Untersuchungen auf die Bedeutung des Kaliumstoffwechsels bei chirurgischen Erkrankungen in diesem Sinne hingewiesen.

7. Bedeutung des Kaliums für die Blutkonserventransfusion.

Kühlmayer[11] hat hier in wichtigen Untersuchungen gezeigt, daß es auch ohne sichtbare Hämolyse langsam zu einer Zunahme des Kaliums im Plasma (durch Diffusion aus den Erythrozyten heraus) kommt, so daß nach 3 Wochen ungefähr das Zehnfache (zirka 200 mg%) des normalen Kaliumgehaltes erreicht ist. Nachdem aber bei fortlaufender, langsamer Transfusion das zugeführte Kalium bis zu 78% sehr rasch vom Gewebe aufgenommen wird, so kommt es zu keiner bedrohlichen · Hyperkaliämie bei Blutmengen von 350 ccm (in maximal 15 Minuten), wenn in jedem Fall vorher durch Zufuhr von Kalzium (10 bis 20 ccm, 10%) intravenös der normale K/Ca-Quotient aufrecht erhalten wird; Gefahren bestehen nur bei sehr großen Mengen und rascher Transfusion sowie bei gleichzeitiger Hyperkaliämie durch Krankheit, aber auch hier sind durch entsprechend große Kalziumgaben unangenehme Zwischenfälle weitgehend vermeidbar, wobei allerdings eine fortlaufende Serumkontrolle und Ekg.-Kontrolle beim Empfänger unbedingt notwendig sind.

Das Krankheitsbild der Hypokaliämie (bedingt durch mangelhafte K-Zufuhr, K-Verluste, Ueberdosierung von DOCA oder Cortison, tubulärer Nierenschädigung oder Verlagerung des K aus dem extrazellulären in den intrazellulären Raum durch große KH-, Insulin-, Adrenalin- usw. Gaben) besteht in erster Linie in hochgradiger Adynamie, Apathie, Obstipation, Kreislaufschwäche mit Hypotonie und schweren Ekg.-Veränderungen (Abflachung und Verbreiterung der T-Zacken, eventuelle Senkung der St-Stücke und Niedervoltage, Verlängerung des QT-Intervalles).

Das Krankheitsbild der Hyperkaliämie (bedingt durch zu große oder rasche K-Zufuhr), bei Niereninsuffizienz mit Urämie, bei Nebennniereninsuffizienz (mit Störungen der K-Diurese) und bei Bluteindickung (z. B. beim Koma durch Exsikkose), wobei aber ein Defizit im Gewebe entstehen kann. Es findet sich Verwirrtheit, Kreislaufkollaps, Arrhythmie, Parästhesien und Schwäche der Extremitäten und im Ekg. T-Erhöhung, Verbreiterung des QRS-Komplexes mit ST-Senkung, Erniedrigung der T-Zacken und endlich biphasische Kammerkomplexe und Kammerflimmern mit Tod. Auf Grund obiger Ausführungen erscheint daher die regelmäßige Bestimmung des K im Serum bei Erkrankungen der Leber, Nieren, des Magen-Darmtraktes, bei postoperativem Schock, „akutem Abdomen", Verbrennungen, Herz- und Kreislaufleiden und bei Erkrankungen der Skeletmuskulatur genau so notwendig zu sein, wie die von Na und Chlor für die Kenntnis des Krankheitsbildes der hypochlorämischen Azotämie (Blum). Nachdem wir uns bei einigen Kranken mit Koma diabeticum mit Hypokaliämie von der ausgezeichneten Wirkung einer zusätzlichen Kaliumbehandlung überzeugen konnten, haben wir in den letzten 1½ Jahren routinemäßig Kaliumbestimmungen im Serum vorgenommen, wobei außer bei den oben erwähnten Krankheitsgruppen vor allem akute Infektionskrankheiten und solche des Muskel-Skeletsystems sowie des Nervensystems untersucht wurden. Es wurden insgesamt bei 446 Kranken 641 Kaliumbestimmungen vorgenommen. Nachdem uns leider kein Flammenphotometer zur Verfügung stand, wurden alle Untersuchungen nach der Kobaltnitratfällungsmethode von K r a m e r - T i s d' a l l als Doppelbestimmungen durchgeführt, wobei auf streng kaliumfreies Glas, hämolysefreie, frische Sera und rasche Verarbeitung geachtet wurde. Alle Analysen wurden von einer Untersucherin vorgenommen, die Differenz der Doppelbestimmungen lagen unter 1·0 mg%. Als Normalwerte ermittelten wir 17·00 bis 21·99 mg% (d. i. 4·35 bis 5·55 mEq pro Liter), wobei die obere Grenze mit den Angaben des Schrifttums voll übereinstimmt, während die untere etwas höher liegt (4·35 gegen 4·0 mEq/Liter). Auch V i a l e, F e r r i n i und C a s t e l l a n i[12] fanden flammenphotometrisch ähnliche Werte mit 16·2 mg% (4·1 mEq/Liter). Wir haben bei unseren Untersuchungen besondere Aufmerksamkeit auf folgende Fragen gerichtet:

1. Decken routinemäßige Kaliumbestimmungen im Serum bei internen und Infektionskrankheiten Abweichungen des Kaliumspiegels und Folgezustände auf, o h n e daß klinische Anhaltspunkte hierfür vorhanden sind?

2. Welche Bedeutung haben Veränderungen des Serumkaliums für den sogenannten Myokardschaden im Ekg. bei akuten Infektionskrankheiten (Hypokaliämie), schweren Stoffwechselkrankheiten und gastrointestinalen Erkrankungen (Hypo- und Hyperkaliämie)?

3. Gibt es klinisch unklare Krankheitsbilder der peripheren Muskulatur (Adynamie, Paresen usw.), die durch Hypokaliämie bedingt sind und durch entsprechende Kaliumtherapie beeinflußt werden können? Es sei darauf hingewiesen, daß H y m a n, S. L a n s und Mitarbeiter[13] bei 3 Kranken mit bulbärer Poliomyelitis eine beträchtliche Hypokaliämie nachweisen und durch entsprechende Kaliumtherapie eindrucksvolle Besserungen erzielen konnten.

4. Haben wir Kaliumbelastungsversuche mit fortlaufender Bestimmung des Serumkaliums und bei einem Teil unter gleichzeitiger Erfassung der Kaliumausscheidung im Harn und Stuhl vorgenommen, um festzustellen, ob diese Methode bei normalem Seriumkalium für die Diagnose einer latenten Kaliumstoffwechselstörung anwendbar erscheint, bzw. wie die Belastungen bei verändertem Ausgangsspiegel

des Serumkaliums verlaufen, da wir in der uns zugänglichen Literatur hierüber keine Anhaltspunkte finden konnten. Wir haben gleichzeitig mit der Kaliumbelastung auch fortlaufende Ekg.-Untersuchungen vorgenommen, um experimentell gesicherte Anhaltspunkte für die klinisch angenommene Beeinflussung der Ekg.-Veränderungen durch die Höhe des Serumkaliums gewinnen zu können.

5. Haben wir auf die Frage der Kaliumtherapie besonders geachtet. Wir prüften hier vergleichend peroral die verschiedenen Kaliumsalze (KCl, Kaliumzitrat) mit einem zusammengesetzten neuen Kaliumgemisch (Diathen) und parenteral subkutan eine saure polyionische Kaliumsalzinfusion mit und ohne Hyaluronidasezusatz in ihrer Wirkung auf das klinische Krankheitsbild und den Serumkaliumspiegel. Nachstehend sei über die Ergebnisse unserer Untersuchungen, entsprechend den obigen Fragestellungen, zusammenfassend berichtet.

1. Die r o u t i n e m ä ß i g, ohne Auswahl von klinischen Gesichtspunkten bei internen und Infektionskrankheiten vorgenommenen S e r u m k a l i u m b e s t i m m u n - g e n ergaben bei 333 (= 74·66%) von 446 Patienten Normalwerte des Serumkaliums mit Einzelwerten von 17·00 bis 21·99 mg% (Mittelwert 19·19 mg%). 113 Kranke (gleich 25·34%) hatten davon abweichende Kaliumveränderungen im Serum, und zwar fanden sich erhöhte Kaliumwerte von 22·00 mg% aufwärts bei 38 Kranken (= 8·52%) mit einem Mittelwert von 23·62 mg% und verminderte Kalium-werte (unter 17·00 mg%) bei 75 Kranken (= 16·82%) mit einem Mittelwert von 15·66 mg%. Von besonderer Bedeutung erschienen die gefundenen Abweichungen des Serumkaliums bei jenen Krankheitsgruppen, bei denen klinisch keine Anhaltspunkte vorhanden waren (kein Erbrechen, keine Durchfälle, kein Zeichen von Niereninsuffizienz), so vor allem bei einem Teil der akuten Infektionskrankheiten, Stoffwechselleiden, Kreislaufkollaps usw.). Im folgenden soll nun untersucht werden, inwieweit diese Kaliumveränderungen für die Beurteilung der klinischen Symptome, die Prognose und Therapie der einzelnen Krankheitsbilder verwertbar erscheinen.

2. U e b e r d i e B e d e u t u n g d e r V e r ä n d e r u n g d e s S e r u m k a l i u m s f ü r d e n s o g e n a n n t e n M y o - k a r d s c h a d e n bei akuten Infektionskrankheiten (Hypokaliämie) und schweren Stoffwechselerkrankungen (Hypo- und Hyperkaliämie). Wir konnten bei den Kranken mit Hypokaliämie ausnahmslos die hierfür typischen Ekg.-Verände-

rungen feststellen, die besonders bei den akuten Infektionskrankheiten den Zeichen der sogenannten Frühmyokarditis entsprechen, wie sie von L a s c h und N o w a k[14] vor kurzem als Störung der gerichteten Kapillarpermeabilität im Herzmuskel beschrieben wurden, wobei eine Störung der gerichteten Permeabilität der Kapillargrenzmembran mit Verminderung des zellulären Kaliums im Sinne H. E p p i n g e r s angenommen wurde. Ob es sich dabei um einen echten, klinisch nachweisbaren Myokardschaden handelt, muß im Rahmen des klinischen Krankheitsbildes beurteilt werden. Durch entsprechende zusätzliche Kaliumtherapie gelang es in allen Fällen, in wenigen Tagen das verminderte Serumkalium auf normale Werte zu bringen, wobei in zahlreichen Fällen die Ekg.-Veränderungen verschwanden und die eventuell bestehenden Herz- und Kreislaufstörungen sich wesentlich besserten. Dies konnte besonders bei den Kollapszuständen schwerer gastrointestinaler Infektionen, Intoxikationen, azetonämischem Erbrechen, Leberparenchymerkrankungen und Koma diabeticum beobachtet werden. Hier kann eine rechtzeitige, zielbewußte (eventuell parenterale) Kaliumbehandlung lebensrettend wirken, wobei die Therapie durch fortlaufende Ekg.- und Serumkaliumbestimmungen richtig gesteuert werden muß, genau so wie durch die Verfolgung des Na- und Chlorstoffwechsels bei der hypochlorämischen Azotämie. Die Hyperkaliämie kann bei akuten Infektionskrankheiten und Intoxikationen (ohne Bluteindickung) wiederum entweder auf Störungen des Nebennierenrindenstoffwechsels hinweisen oder als Zeichen einer beginnenden oder schon vorhandenen Niereninsuffizienz gewertet werden. Der Nachweis der Hyperkaliämie scheint wegen der Gefahr der dadurch sekundär auftretenden Herzmuskellähmung besonders wichtig, und es muß therapeutisch jeder Versuch unternommen werden, um eine Normalisierung des K im Serum zu erreichen. (Vermeidung weiterer Kaliumzufuhr jeder Art, auch in der Nahrung, Zufuhr von Nebennierenrindenhormon [DOCA, Cortison], Behandlung der Niereninsuffizienz, Zufuhr hoher Dosen Glukose und Insulin intravenös usw.). Krankheitsbilder mit therapeutisch nicht beeinflußbarer, unaufhaltsam fortschreitender Hypo- und Hyperkaliämie sind prognostisch infaust zu bewerten.

Auf Grund dieser eigenen Erfahrungen, die mit dem oben erwähnten Schrifttum übereinstimmen, halten wir die Bestimmung der Serumkaliumwerte für diagnostisch, prognostisch und therapeutisch besonders wertvoll.

3. Die Wichtigkeit der Serumkaliumbestimmung für die Aufklärung klinisch unklarer, adynamer Krankheitsbilder. Veränderungen des Serumkaliums bei neurologischen Erkrankungen aller Art (zerebrale, medulläre und neurogene) konnten wir nicht beobachten, auch nicht bei Poliomyelitis anterior acuta, bei welcher Krankheit von Hyman, Land und Mitarbeiter[13] Hypokaliämie und eine Besserung der Lähmungen mit Wiederanstieg des Kaliums gesehen wurde. Labhart und Spühler[9] beobachteten bei interstitieller Nephritis mit fixierter Azidose das Auftreten von muskulären Lähmungen, gleichzeitig mit schwerer Hypokaliämie. Wir selbst (Lasch[15]) fanden in den letzten $1\frac{1}{2}$ Jahren bei 3 Kranken mit schwerer muskulärer Adynamie, die klinisch zunächst nicht geklärt werden konnten, erhebliche Störungen des Kaliumstoffwechsels mit Hypokaliämie. Mit einer entsprechenden Kaliumbehandlung und Normalisierung des Serumkaliums verschwanden auch die schweren — fast an komplette Lähmungen heranreichenden — Adynamien und die Kranken wurden gehfähig und konnten geheilt entlassen werden. Bei epikritischer Betrachtung der drei Krankengeschichten ergaben sich folgende gemeinsame Symptome: a) Männer in höherem Lebensalter von 50 bis 60 Jahren. b) Beteiligung des Magen-Darmtraktes (bei allen vorher Durchfälle, bei Fall 1 außerdem Billroth II mit Stumpfgastritis, bei Fall 3 Gastritis und Bulbitis, bei allen 3 Fällen histaminrefraktäre Achylie). c) Bei allen Zeichen von Nebennierenrindenschwäche (nachgewiesen bei Fall 1 und 3 durch erniedrigten Blutdruck, flachen Ausfall des Stauversuches und verstärkte Insulinempfindlichkeit sowie fehlenden Abfall der Eosinophilen um mindestens 50% nach 25 mg ACTH [Thorn-Test], außerdem erniedrigten Serum-NaCl und herabgesetzte 17-Ketosteroidausscheidung in Fall 3, bei Fall 2 durch niederen Blutdruck, leicht erhöhten RN und verminderten Serum-NaCl) (die übrigen Untersuchungen wurden hier nicht vorgenommen). d) Ekg.-Veränderungen bei allen 3 Fällen mit den Zeichen der Hypokaliämie mit sehr niederen und breiten T-Zacken und niederem P, bei Fall 1 und 3 noch ergänzt durch die infolge der Dysproteinämie mitbewirkten Myokardosezeichen (Niedervoltage, ST-Depression). e) Völlig normale chemische, serologische und zytologische Liquorbefunde. f) Beträchtliche, zum Teil bis zur kompletten Lähmung führende Adynamie der Skeletmuskeln mit Beteiligung der Extremitäten-, Bauch- und zum Teil auch der Halsmuskulatur (Fall 3), mit

erhaltener, wenn auch verminderter elektrischer Erregbarkeit der Muskeln und zum Teil erhaltenen, zum Teil vorübergehend fehlenden Sehnenreflexen. Keine pathologischen Reflexe. g) Alle Fälle zeigten eine beträchtliche, zum Teil hochgradige Verminderung des Serumkaliums (tiefste Werte in Fall 1: 7·8 mg%, in Fall 2: 14·0 mg%, in Fall 3: 8·5 mg%); Werte, die weit außerhalb der physiologischen Schwankungen gelegen waren. h) Bei allen 3 Kranken war der Erfolg der Kaliumbehandlung völlig einwandfrei zu beobachten. Es kam nach Verabreichung von dreimal täglich 1 Kaffeelöffel Diathen (d. i. täglich 5·0 g Kalium) peroral gleichzeitig mit dem Wiederanstieg des Serumkaliums zu normalen Werten (in 10 bis 16 Tagen), auch zum Verschwinden der Adynamien und zur Wiederherstellung der vollen Muskelkraft; gleichzeitig verschwanden auch die Veränderungen im Ekg. und die der Nebenniereninsuffizienz, so daß die Patienten geheilt entlassen werden konnten. Von besonderem Interesse ist auch die Beteiligung der Niere im Fall 3 (interstitielle Nephritis mit Azidose), wie sie bereits von L a b h a r t und S p ü h l e r[9] beschrieben wurden; die beiden anderen Kranken zeigten keine Zeichen einer nachweisbaren Nierenbeteiligung. Als Ursache der Adynamie ist die Hypokaliämie infolge Kaliumverarmung (gastrointestinale Erkrankungen und Nebennierenrindeninsuffizienz, letztere wahrscheinlich ausgelöst durch Ueberbeanspruchung infolge vorhergegangener körperlicher Anstrengungen, Operationen usw.) anzusehen, wobei vielleicht dem erhöhten Lebensalter und dem mäßigen Ernährungszustand Bedeutung zukommen könnte. Die Kenntnis dieses Krankheitsbildes für die Differentialdiagnose aller muskulären und neurogenen Lähmungen (Poliomyelitis, Myalgia epidemica, Coxsackie-Viruskrankheit usw.) erscheint aber außerordentlich wichtig, da bei den hypokaliämischen Lähmungen durch eine entsprechende Kaliumbehandlung rasche Heilung möglich erscheint. Die regelmäßige Bestimmung des Serumkaliums bei allen entsprechenden Krankheitsfällen erscheint also dringend notwendig, um diese günstigen therapeutischen Möglichkeiten ausnützen zu können.

4. D i e B e d e u t u n g v o n K a l i u m b e l a s t u n g s - v e r s u c h e n (beurteilt an Serumkalium, Ekg. und Kaliumausscheidung) f ü r d i e D i a g n o s e u n d K l i n i k l a t e n t e r K a l i u m s t o f f w e c h s e l s t ö r u n g e n. Diese Untersuchungen galten der Frage, ob durch die Bestimmung der Blutkaliumwerte nach Kaliumgaben bei Normalen und den verschiedenen Krankheitsgruppen ein tieferer Einblick

in den Kaliumstoffwechsel gewonnen werden könne und, ähnlich wie durch die Zuckerbelastung ein latenter Diabetes mellitus, durch die Kaliumbelastung eine latente Kaliumstoffwechselstörung feststellbar wäre. M e t h o d i k: Die Patienten erhielten bei strenger Bettruhe (unter Grundumsatzbedingungen) nüchtern 15 g Diathen (5·0 g Kalium) in 100 ccm Wasser gelöst zu trinken und blieben weiterhin nüchtern bei Bettruhe. Die Serumkaliumbestimmungen erfolgten 1, 2, 3, 4 und 5 Stunden nach Kaliumgabe. Bei allen Patienten wurden außerdem am Vortage unter sonst gleichen Bedingungen durch 5 Stunden die Nüchternkaliumwerte im Serum ermittelt. Diese Untersuchungen wurden insgesamt bei 45 Patienten vorgenommen, wobei in 30 Fällen gleichzeitig die Kaliumausscheidung (am Vortag, Belastungstag und Nachtag) bestimmt und in 8 Fällen auch durch die Kaliumausscheidung im Stuhl (an den gleichen Tagen) ergänzt wurde. Bei 9 dieser Kranken haben wir außerdem gleichzeitig das Extremitäten-Ekg. nach der Kaliumbelastung (gleichzeitig mit der Bestimmung des Serumkaliums) geschrieben, um experimentell eventuelle, durch Erhöhung des Serumkaliums bedingte Ekg.-Veränderungen feststellen zu können. Alle Patienten waren bei gleicher Kostform. Die Ergebnisse dieser Untersuchungen seien kurz übersichtlich wiedergegeben und durch einzelne typische Kurvenbilder erläutert. a) Bei 21 von 45 Belastungen kam es zu einem Anstieg des Serumkaliums um absolut 4 bis 7 mg% innerhalb von 2 bis 3 Stunden nach der Kaliumgabe; nach 5 Stunden waren die Ausgangswerte wieder erreicht. Die 21 Patienten mit diesem Kurventyp waren Nervenkrankheiten (alte Hemiplegien, multiple Sklerose), vegetative Dystonien ohne organische Zeichen, Ulcus duodeni et ventriculi, Gastritis, abgelaufene Hepatitis und Nephritis, kompensierte Herzfehler. b) Bei 24 von 45 Belastungen war der Verlauf der Serumkaliumkurve nach Belastung anders. Der Anstieg bei allen mehr wie 7·0 mg% (manchmal 10 bis 12 mg%). Der Abfall wieder erfolgte in zwei Formen, und zwar:

I. War der Ausgangspunkt nach 5 Stunden wieder erreicht, dies erfolgte bei 5 Patienten (akute Polyarthritis, Pneumonien, frische Endokarditis und behandelte perniziöse Anämie).

II. War der Abfall des Serumkaliums beträchtlich verzögert, so daß die Ausgangswerte nach 5 Stunden noch nicht erreicht waren, sondern erst nach 24 Stunden, in einzelnen Fällen erst nach 48 Stunden. 19 Patienten mit folgenden Krankheitsgruppen zeigten diesen Kurvenverlauf: hochgradige essentielle Hypertonien, Morbus Addison, schwere Colitis ulcerosa, Morbus Bechterew, Pleuritis exsudativa, hypokaliämische Adynamie, akute Pyelonephritis, Paratyphus, frische Pneumonien, schwerer Diabetes mellitus mit dekompensiertem Myokardschaden, bakterielle Meningitis, 2 Ulcera duodeni mit Blutung.

Es handelte sich also bei allen 24 Patienten überwiegend um schwere Erkrankungen (zum großen Teil im Sinne der serösen Entzündung nach H. E p p i n g e r), bei denen es zu einer Verminderung des Kaliums im Gewebe zugleich mit Natriumanreicherung kommt. Hier kommt es anscheinend nach Belastung zu einer lang anhaltenden Kaliumretention im Gewebe, wie auch aus einer mehr oder minder starken Verminderung der Ausscheidung des zugeführten Kaliums im Stoffwechselversuch hervorgeht. Die Höhe der Ausgangswerte des Serumkaliums allein ergab keinen Anhaltspunkt für den Ausfall der Kaliumbelastungskurve, wenn auch alle Patienten mit Hypokaliämie einen hohen Anstieg und verzögerten Abfall erkennen ließen. Es sei im übrigen ausdrücklich hervorgehoben, daß der Ausfall der Kaliumbelastungskurven weder vom Alter (15 bis 66 Jahre) noch vom Geschlecht der untersuchten Kranken abhängig war.

Im folgenden sei kurz über unsere Untersuchungen über die Ausscheidung des bei der Belastung zugeführten Kaliums berichtet; durch sie wurde ein weiterer Einblick in das Verhalten des Kaliums nach dem Abwandern aus dem Serum möglich. 30 Patienten erhielten eine Standardkost mit 1·0 bis 3·0 g Kaliumausscheidung in 24 Stunden (Mittelwert 1·8 bis 2·2 g) im Harn. Wir konnten folgende Arten der Kaliumausscheidung nach Belastung mit 15 g Diathen (= 5·0 g) beobachten:

1. Bei allen 12 Patienten mit „normalem" Verlauf des Serumkaliums nach Belastung (bis 7·0 mg%, Normalwerte binnen 5 Stunden erreicht) wurden von den verabreichten 5·0 g Kalium am Versuchstage selbst und am nächsten Tag 70 bis 80% wieder im Harn ausgeschieden. Hierbei erschienen oft 50 bis 60% in den ersten 5 bis 6 Stunden (bis zum Abfall des Serumkaliums zum Ausgangswert) im Harn, der Rest in der Nacht des Versuchstages und in den ersten 12 Stunden des folgenden, in manchen Fällen erfolgte sogar eine 100%ige Ausscheidung im Harn des Versuchstages (binnen 24 Stunden).

2. Von den 18 Patienten, die einen höheren Anstieg des Serumkaliums (über 7·0 mg%) mit oder ohne über 5 Stunden hinausgehenden, verzögerten Abfall zum Ausgangswert zeigten, war die Kaliumausscheidung im Harn bei 7 ebenfalls in den ersten 24 bis 48 Stunden beendet, während bei 11 die Ausscheidung mehr oder weniger stark verzögert war (oft über 24 Stunden hinaus, bei noch erhöhten Serumkaliumwerten), in einzelnen Fällen erschien das zugeführte Kalium überhaupt nicht im Harn.

3. Diese verminderte, verzögerte oder fehlende Ausscheidung des zugeführten Kaliums konnte auch nicht durch eine Mehrausscheidung im Stuhl erklärt werden, auch bei „normalen" Kaliumbelastungskurven änderten sich die Kaliumwerte im Stuhl nicht.

Diese Versuche stützen mit größter Wahrscheinlichkeit daher die bereits oben erwähnte Anschauung, daß bei hohem Anstieg des Serumkaliums nach Belastung mit verzögerter oder fehlender Ausscheidung eine Retention des Kaliums im Gewebe erfolgt.

Ekg.-Veränderungen nach Kaliumbelastung: Bei 4 von 9 Versuchen kam es zu Veränderungen im Extremitäten-Ekg., und zwar wurden die T-Zacken in allen Ableitungen spitzer und höher, entsprechend den Angaben des Schrifttums bei Hypokaliämie. Diese Veränderungen erfolgten entsprechend dem Anstieg des Serumkaliums nach Belastung, waren daher nach 2 bis 3 Stunden am deutlichsten und verschwanden wieder nach 5 Stunden mit dem Abfall des Kaliums zum Ausgangswert. Alter, Geschlecht und Diagnose waren ohne Einfluß auf den Ausgang der Versuche, wobei allerdings schwer dekompensierte Nieren- und Herzkranke nicht belastet wurden.

5. Vergleichende Untersuchungen zur Frage der Kaliumtherapie. Wir haben hierbei vor allem auf die Frage geachtet, welche Form der peroralen oder parenteralen Kaliumverabreichung eine einfache und zuverlässige Steigerung des Kaliums bei Hypokaliämie bei gleichzeitiger guter Verträglichkeit bewirkt. Außerdem haben wir noch die Kaliumdiurese bei dekompensierten Herzkranken mit normalen Serumkaliumwerten geprüft. In der amerikanischen Literatur wird vor allem die Anwendung von KCl (in 1%iger Lösung peroral oder parenteral in 0·1- bis 0·2%iger steriler Lösung subkutan) empfohlen, auch zur intravenösen Anwendung in seltenen Fällen und unter dauernder Bestimmung von Serumkalium und Ekg. (Uebersicht bei M a r t i n und Mitarbeiter). Als Tagesdosen

werden 2 bis 6 g KCl empfohlen, je nachdem es sich um
prophylaktische oder therapeutische Gaben handeln soll und
wie groß bei letzteren das Kaliumdefizit ist. Hiervon wird
auch die Dauer der Behandlung abhängig gemacht. Bei
schwersten Fällen von Koma diabeticum oder anderen Formen des Kaliumdefizites werden sehr hohe Dosen (12 bis
16 g KCl täglich in den ersten 24 Stunden, hiervon 2 bis
4 g intravenös in 0·1 bis 0·2%iger Konzentration, der Rest
peroral) gegeben. Wegen des nach unseren Erfahrungen
schlechten, bitteren Geschmackes des KCl und seiner im
allgemeinen nicht sehr guten Verträglichkeit bei peroraler
Verabreichung (besonders bei Kranken mit Koma diabeticum
oder gastrointestinalen Erkrankungen) haben wir bei unseren
Untersuchungen fast ausschließlich das Kaliumsalzgemisch
Diathen angewandt. Es besteht aus einem Gemisch von Ka-
liumsalzen mit einem Kaliumgehalt von 31% mit frucht-
artigem Geschmack (analytisch ergaben 15 g Diathen 5 g
Kalium), so daß es gern genommen und bei längerem
Gebrauch durchwegs gut vertragen wurde. Als Dosierung
hat sich uns nach Erfahrungen an über 300 Kranken die
Gabe von dreimal täglich 1 Kaffeelöffel = 5 g nach den
Hauptmahlzeiten, in Flüssigkeit gelöst, gut bewährt (d. i.
täglich dreimal 1·7 g Kalium, also tägliche Gesamtdosis
von etwa 5·1 g Kalium). Bei diesen Mengen gelang es bei
allen, auch schweren Fällen von Hypokaliämie, die peroral
behandelt werden konnten, in längstens 5 bis 9 Tagen einen
normalen Serumkaliumspiegel zu erreichen, der dann nach
dem Absetzen des Diathens beibehalten wurde, wenn in
der Zwischenzeit die Ursachen der Hypokaliämie beseitigt
werden konnten. Vergleichende Untersuchungen mit Kaliumzitrat erforderten ebenso hohe Dosen bei weit schlech-
terer Verträglichkeit und wesentlich längerer Dauer der
Verabreichung; wir haben bei einer Reihe von Patienten,
bei denen nach Kaliumzitrat der Anstieg des Serumkaliums
ausblieb, diesen nach Diathengaben prompt beobachten können. Bei prophylaktischer Kaliumtherapie (z. B. bei Cortisonbehandlung usw.) haben wir mit gutem Erfolg kleinere
Dosen von 3mal einen halben Kaffeelöffel (d. i. 3mal 2·5 g
Diathen = 3mal 0·8 g Kalium, d. i. 2·4 g Kalium täglich)
angewandt. Irgend welche schädliche Nebenwirkungen konnten wir nach Diathen niemals beobachten. Bei allen Kranken mit schwerer Hypokaliämie (Koma diabeticum, Hyperemesis gravidarum, schweren gastrointestinalen Infektionen
und Intoxikationen, azetonämischem Erbrechen usw.), bei
denen eine perorale Kaliumtherapie nicht durchführbar er-

schien, haben wir mit gutem Erfolg die Butlersche polyonische Lösung verwendet. Sie besteht aus: NaCl 0·6 g, KCl 1·0 g, K_2HPO_4 0·5 g, $NaC_3H_5O_3$ (Natriumlaktat) 2·2 g, Aqua bidest. ad 50 ccm. Wir hatten diese Stammlösung in Ampullen zu je 50 ccm vorrätig und verdünnten vor der Infusion mit steriler 5%iger Traubenzuckerlösung auf 1 Liter. Die Infusion erfolgte subkutan, eventuell mit Zugabe von Hyaluronidase (Kinetin, Hyalase, Permease usw.) zur rascheren Resorption. Wir haben durch die Verabreichung mit Hyaluronidase auch bei den schwersten Fällen von Hypokaliämie niemals eine intravenöse Kaliumtherapie, die bei einer eventuellen Ueberdosierung den Herzmuskel schädigen kann, vornehmen müssen und haben stets in 24 bis 48 Stunden (bei 1- bis 2maliger täglicher Infusion der obigen Lösung) einen Anstieg des Serumkaliums zu Normalwerten gesehen. Bei Diabetesfällen haben wir statt Dextrose zur Verdünnung der Stammlösung eine sterile, 5%ige Lävulose (als Lävosan), durch die praktisch keine Blutzuckersteigerung erfolgt, verwendet.

Die Behandlung der Hyperkaliämie bei schwerer Niereninsuffizienz muß in erster Linie in einer Beseitigung der Anurie bzw. Besserung der Nierenfunktion (Exsanguinationstransfusion, Peritonealdialyse, künstliche Niereneinschaltung usw.) bestehen. Medikamentös günstig wirken die Nebennierenrindenpräparate (DOCA, Cortison) und große intravenöse Infusionen hochkonzentrierter 20- bis 50%iger Glukoselösung mit 50 E. Insulinzusatz, wodurch das extrazelluläre Kalium zugleich mit dem Glykogenaufbau in Leber und Skeletmuskel daselbst mitaufgenommen werden soll. Es sollen zirka 1600 cal täglich mit diesen Zuckerlösungen zugeführt werden, die Kostform darf keinerlei Kalium enthalten. Empfehlenswert ist ferner die tägliche perorale Gabe eines Natriumionenaustauschers (z. B. 100 g Natrantit), wodurch große Mengen Kalium dem Organismus entzogen werden können. Bei der Hyperkaliämie des Morbus Addison ist die Verabreichung wirksamer Rindenpräparate (DOCA, Cortison) imstande, den erhöhten Kaliumgehalt des Serums und seine Symptome rasch zu beseitigen. Die iatrogene Hyperkaliämie durch zu intensive Kaliumtherapie kann durch entsprechende Kontrollen des Serumkaliums und des Ekg. rechtzeitig verhindert werden.

B a n s i [16], K a m p m a n n [17], D i e n s t [18], T h o m a s [19] u. a. haben bereits auf die gute diuretische Wirkung der Kaliumsalze des Diathens hingewiesen, und auch wir konnten dies bei einer Anzahl von Patienten mit dekompensierten

Herzkrankheiten (Vitien, Concretio), Leberzirrhose usw. beobachten, wobei der Erfolg nicht von der Höhe des Serumkaliums bei Beginn der Diathenbehandlung abhängig wär; bei Hypokaliämie stieg gleichzeitig mit der Diurese auch das Serumkalium zu Normalwerten an. Die normalen Kalziumwerte im Serum wurden innerhalb der Behandlungszeit (5 bis 8 Tage) nicht über den bei unseren Untersuchungen als oberste Grenze geltenden Höchstwert von 22 mg% gesteigert; Patienten mit Hyperkaliämie wurden nicht behandelt. Irgend einen Anhaltspunkt aus dem klinischen Krankheitsbild, welche Patienten gut auf die Diathenbehandlung mit Ausschwemmung ansprechen, konnten wir nicht gewinnen. Nachstehend seien zwei typische Fälle mit guter Diurese nach Diathen wiedergegeben. Der Vorteil der Kaliumbehandlung mit Diathen gegenüber dem alten Liquor kal. aceticum liegt in der weit besseren Verträglichkeit und der intensiveren Wirkung dieses Präparates.

Zusammenfassend erscheint auf Grund unserer Untersuchungen des Kaliumstoffwechsels bei internen und Infektionskrankheiten die Wichtigkeit der routinemäßigen Kaliumbestimmung im Serum für die Diagnose und Therapie der Hypokaliämie bestimmter Krankheitsgruppen (Diphtherie, Typhus, Meningitis, Koma hepaticum und diabeticum, Erbrechen aller Art, gastrointestinale Intoxikationen und serös entzündlichen Erkrankungen) außer Zweifel, da sich eine notwendige zusätzliche Kaliumbehandlung besonders hinsichtlich einer raschen Besserung eines sogenannten Myokardschadens und auch des Allgemeinzustandes der Patienten sehr gut bewährt hat. Von besonderer Bedeutung erwies sich die Bestimmung des Serumkaliums zur Klärung von unklaren adynamischen Krankheitsbildern, da durch Beseitigung der Hypokaliämie hier auch klinische Heilung erzielt werden konnte. Durch Kaliumbelastungsversuche endlich gelingt es, bei bestimmten Erkrankungen (im Sinne der serösen Entzündung nach H. Eppinger) latente Störungen des Kaliumstoffwechsels aufzudecken und rechtzeitig eine entsprechende Therapie einzuleiten, die auch hier wieder unter anderem in einer Besserung des veränderten Ekg. erkennbar ist. Therapeutisch ist in erster Linie peroral zu behandeln, wobei sich uns das Kaliumsalzgemisch Diathen (auch als Diuretikum) gut bewährt hat. Parenteral kann die Butlersche polyionische Lösung, mit 5%iger Traubenzuckerlösung verdünnt, zur subkutanen Infusion empfohlen werden. Bei Zugabe eines Hyaluronidasepräparates zu dieser Infusion erfolgt der Anstieg des Serumkaliums so rasch und ausgiebig, daß auf die gefährliche intravenöse Kaliuminfusion verzichtet werden kann.

Literatur: [1] Eppinger, H.: Permeabilitätspathologie. Wien: Springer-Verlag, 1949. — [2] Eastman, Helen, Martin und Mitarbeiter: J. amer. med. Assoc., 1947; 1 (1951): 24. — [3] Hadorn und Riva: Schweiz. med. Wschr., 1951: 761, 792. — [4] Fanconi und Prader: Praxis (Bern), 1950: 611. — [5] Kühlmayer: Wien. klin. Wschr., 1952, 28: 501. — [6] Mach, R., Mach, E. und Plattner: Schweiz. med. Wschr., 1953: 30. — [7] Fenn: Physiol. Rev. (Am.), 20 (1940): 377. — [8] Darrow und Pratt: J. amer. med. Assoc., 143 (1950): 365, 432. — [9] Labhart und Spühler: Schweiz. med. Wschr., 1953: 349. — [10] Gazes, Richardson und Cotten: J. Labor. a. clin. Med. (Am.), 37 (1951), 6: 902. — [11] Kühlmayer: Wien. klin. Wschr., 1951: 937. — [12] Viale, Ferrini und Castellani: Arch. „E. Maragliano" Pat., 7 (1952): 211; ref. Kongr.-Zbl. inn. Med., 144 (1953): 128. — [13] Hyman, Lans und Mitarbeiter: J. amer. med. Assoc., 146 (1951), 11: 1017. — [14] Lasch und Nowak: Wien. Z. inn. Med., 32 (1951), 8: 370. — [15] Lasch: Wien. med. Wschr., 1953: 581. — [16] Bansi: Klin. Wschr., 1939: 797. — [17] Kampmann: Dtsch. med. Wschr., 1943: 655. — [18] Dienst: Dtsch. med. Wschr., 1949: 250. — [19] Thomas: Die Medizin, 1952: 48.

Prophylaxe und chirurgische Therapie des Colon- und Rektumkarzinoms

Von

Prim. Professor Dr. **Andreas Plenk**

Linz a. d. Donau

Zum Zeitpunkt der Operation erscheinen etwa 60% der Colonkarzinome (C.) und 30 bis 50% der Rektumkarzinome (R.) radikal operabel. 60% der mit Aussicht auf Heilung operierten C. und 50% der R. leben nach 5 Jahren, nach 10 Jahren 30% der R. Die Mehrzahl aller Fälle ist also zum Zeitpunkt der Operation inoperabel oder konnte mit Methoden, die vor etwa 10 Jahren als adäquat galten, nicht geheilt werden.

Die Symptome bestanden b e i a l l e n F ä l l e n i n a l l e n S t a d i e n 6 bis 8 Monate. A l l e n s Privatfälle von C. der letzten 10 Jahre aber hatten eine Anamnese von 4½ Monaten, die Operabilität stieg dabei auf 78%. Eine etwas frühere Operation ist also erreichbar — durch Aufklärung und durch Verbesserung der Diagnostik —, die Auswirkung schätzen wir nicht hoch ein. Mehr zu erwarten ist von einer v i e l früheren Operation im oft langen subklinischen Stadium und von der p r o p h y l a k t i s c h e n C h i r u r g i e beim Kranken und beim „Gesunden".

Die totale und subtotale Colektomie bei dem schweren Krankheitsbild der Polyposis adenomatosa diffusa, die Resektion kranker Segmente bei der Polyposis circumscripta, die Resektion einzelner Polypen durch Colotomie, Resektion, Proctotomie oder endoskopisch wegen seriöser Symptome, zumeist Blutung, wird schon lange geübt und hier nicht näher besprochen. Es besteht die Tendenz, die Resektion und totale Colektomie der Colotomie und Exzision kranker Segmente vorzuziehen, weil die Karzinomgefährdung höher eingeschätzt wird und weil man ein solches Colon als stigmatisiert betrachten muß.

Da das C. und R. in primärer polypöser Form auftreten kann, sich aber auch aus einem histologisch zunächst harmlosen adenomatösen Polypen entwickelt, dieser aber zumeist symptomlos ist, wurde eine j ä h'r l i c h e U n t e r- s u c h u n g d e r g e f ä h r d e t e n A l t e r s k l a s s e n* mit Eliminierung der aufgefundenen Polypen vorgeschlagen und teilweise, zumeist nur bei gesteigertem Verdacht, eingeführt.

P. ist ein morphologischer Sammelname für gut- und bösartige, manchmal langgestielte, frei in das Lumen ragende Darmgeschwülste. Am häufigsten und bedeutsamsten sind die adenomatösen P., meist sind es wenige oder einzeine, ihre Frequenz steigt nach dem 35. Lebensjahr an, von 8% in der 4. bis 25% in der 8. Dekade, nach Feyrter sogar bis 50%. Welche Bedeutung haben sie für die Karzinomentstehung, wie soll man sie behandeln, welches Ergebnis hat die Untersuchung Gesunder?

Die Angaben über m a l i g n e D e g e n e r a t i o n, nicht immer invasiv, bewegen sich zumeist zwischen 5 und 10%.

Die R e k t o s k o p i e bis 20 oder 25 cm erreicht etwa 40% aller P. und gestattet oft die basale Abtragung; Probeexzision allein ist bekanntlich irreführend. Bei Invasionsnachweis wird die Radikaloperation empfohlen. Die Methode ist leistungsfähig, mühsam, unbeliebt und nur wenn sie nicht forciert wird, gefahrlos. Wegen des häufigen Auftretens neuer P. muß sie jährlich wiederholt werden. Berichte über Reihenuntersuchungsergebnisse liegen aus jüngster Zeit vor, die praktischen Resultate werden erst nach Jahren zu beurteilen sein; bei uns fehlen alle Voraussetzungen für einen größeren Umfang solcher Untersuchungen. Eine größere Verbreitung der Rektoskopie ist wünschenswert.

Die F l u o r o s k o p i e d e s C o l o n an höheren Abschnitten mit Reliefdarstellung und Luftkontrast kann die Darstellung von P. von etwa 1 cm Durchmesser an ermöglichen. Die „pralle Füllung" allein ist wertlos. Da die Ergebnisse der Colonuntersuchungen schon beim Kranken durchschnittlich sehr dürftig sind, ist die Untersuchung besser diesem zuzuwenden, als für Gesunde zu verschwenden, für die der Nachweis ein zweifelhafter Gewinn ist, denn die Mortalität der transperitonealen Eliminierung (Colotomie 1%, kleine Resektion 2—3%) dürfte der erwartungsgemäßen eventuellen Mortalität an Krebs nahekommen.

Der R a d i k a l o p e r a t i o n des manifesten R. C. sind durch Fernmetastasen und parietale Fixation Grenzen gezogen, deren Ueberschreiten (etwa durch Exzision „solitärer" Lebermetastasen) noch nie zum Erfolg geführt hat.

Fixation verbietet auch palliative Exzision, mit der man zwar nicht länger, aber besser lebt. Es geht aber zu weit, Anus

* In Oesterreich sind 36·5% der Gesamtbevölkerung, d. s. 2,531.000, über 45 Jahre alt.

praeter oder Colostomie nur für Ileus zu reservieren, wo sie Leben und Leiden verlängert.

Sie ist bei genügender Belastbarkeit und hohen Ansprüchen an günstige äußere Bedingungen einzeitig mit einer Mortalität von etwa 10% — oft weit darunter — durchführbar, meist auch bei Kotfüllung, nach operativer Entleerung oder durch Mitentfernung des gefüllten Abschnittes, nicht aber beim Ileus. Die geringe Mortalität hat zu einer weitherzigen Auffassung der Operabilität geführt. Dadurch haben sich die Heilungsziffern relativ verschlechtert, prozentual aber gewiß gebessert.

Da man den Umfang der Erkrankung im Einzelfall nur mangelhaft beurteilen kann, sollten allgemeine Regeln der Radikalität, ohne unnötige und ohne nutzlose Verstümmelung, aus Erfolgsstatistiken und aus dem Studium der Präparate abgeleitet werden. Dies ist aber bisher nicht gelungen, wie milde Diskussionen über das C. und erbitterte über das R. beweisen.

Statistiken über 10 Jahre sind selten und spärlich; das Erleben von 5 Jahren, meist ohne Angabe, ob Heilung oder Krankheit vorliegt, erlaubt noch kein Urteil über den Effekt einer Behandlung, da manche C. R.-Kranke langlebig sind und auch unbehandelt 5 Jahre erleben können, wir schätzen etwa 20%. Darin liegen die Erfolge der Strahlentherapie sowie von „Radikaloperationen“, welche kaum mehr als Probeexzisionen sind, aber geringe Mortalität haben und auch die Kontinenz häufig erhalten.

Die Untersuchung der Präparate bezüglich der Grenzen des Gesunden in der Darmwand hat widersprechende Resultate ergeben. Als allgemeine Minimalforderung nehmen wir nach D u n p h y - B r o d e r i c k jederseits 10 cm (handbreit) an, was vor Anastomosenrezidiv sichert; das entspricht etwa 5 cm am frischen und 2—3 cm am formalinfixierten Präparat.

Von großer heuristischer Bedeutung sind die Untersuchungen D u k e s (Z ä n g l : Wien. klin. Wschr., 1950, 33: 565). Praktisch von Bedeutung ist die Bestimmung des Malignitätsgrades, welche vorsichtige Schlüsse auf die Lymphknotenerkrankung und damit bei Grad-1-Läsion konservativeres Vorgehen gestattet. Die Lymphknotenbeteiligung als I n d e x erlaubt auch Schätzung von Veneninvasion und Lebenserwartung, ohne die Frage nach der Bedeutung zurückgelassener kranker Lymphknoten, etwa bei unregelmäßiger Streuung, beantworten zu können. Irrtümliche Schlüsse auf Alter des Tumors aus dem klinischen und Dukes-Stadium würden durch den Ausdruck Status statt Stadium vermieden, da Malignität und Individualität des Tumors mehr bedeuten als Zeit.

A l l g e m e i n e s   ü b e r   K o n t i n e n z :

Gute „Sphinkterkontinenz“ setzt mindestens 6 cm, besser 7 bis 8 cm, intakte Rektumlänge voraus, darunter wird sie mangelhaft, bei Verlust der Schleimhaut geht sie verloren. Der Verlust der „Colonkontinenz'‚' etwa bei totaler Colektomie mit ileorektaler Anastomose, wird nach Wochen und Monaten kompensiert. Ileoanale Anastomosen sind in jeder Beziehung schlecht.

Typische Operationen:

Bezüglich des C. darf auf die bekannte Monographie Finsterers hingewiesen werden.

Ob die Stammligatur der A. mes. inf. mit linker Colektomie, allgemein angewendet, mehr leistet als die Resektion kürzerer Abschnitte, muß die Zukunft erweisen, C. Welch und Giddings haben begründete Zweifel. Falls die primäre Anastomose zwischen Transversum und Rektum nicht möglich ist, verwendet Finsterer seine Dünndarmzwischenschaltung, welche sich auch Goligher und anderen bewährt hat. Wangensteen bevorzugt überhaupt bei Sitz des Tumors von Flexura hepatica bis Sigma die einzeitige Colektomie mit ileorektaler Anastomose; bei mehrfachem C. und Polypennachweis ist sie selbstverständlich.

Die Tendenz zur Radikalität ergab sich auch aus den Beobachtungen bei Wangensteens „second look" und aus der allerdings unbegründeten Angst, daß die Methode sich einführen könnte.

Das intraperitoneale („pelvine" oder „hohe") Rektum ist vom subperitonealen („tiefen") durch eine von der Bauchhöhle aus (Peritonealumschlagfalte) und rektoskopisch (Sphinkter ani tertius) erkennbare scharfe Grenze getrennt, welche eine Wasserscheide für Blut- und Lymphbahnen darstellt; sie liegt 5 bis 10 cm oberhalb des Anus (M. R. Ewing, Brit. J. of Surg. Vol. XXXIX, Nr. 158, Mai 1952). Beiden Abschnitten gemeinsam ist der kraniale Gefäßstiel mit der A. mes. inf., deren Ligatur am Aortenabgang mit ausgedehnter Drüsenexzision (Moynihan 1908) seit Grinnell-Hiatt, Gilchrist-David, Garnett-Ault u. a. zunehmend häufig ausgeführt wird. Sie ist auch bei Resektionen durch Mobilisierung der Flexura lienalis und Stammligatur der A. col. sin. bei hinreichend gutem Allgemein- und Arterienzustand des Kranken anwendbar. Toupets Erfahrung, daß die Ernährung proximal dabei sicherer ist als im Sigmabereich, können wir bestätigen. Das bezüglich Ernährung selbständige tiefe Rektum — Blutung bei offener Anastomose ist die Kontrolle — genügt zur Erhaltung der Kontinenz (s. o.), genügende Entfernung vom Tumor (handbreit s. o.) ist Voraussetzung für die Radikalität der Operation.

5 cm werden oft genügen, weniger bleibt trotz der ausgezeichneten Untersuchungen von W e s t h u e s bis Q u e r zweifelhaft. Dies ergibt aber eine Entfernung von 15 bis 20 cm vom Anus bis zur Tumorgrenze, und daher die abdominelle Resektion. Ist die abdominale Naht unmöglich, haben sich uns die transanale Naht sowie die modifizierten Durchzugsmethoden, auch nach B l a c k, sehr bewährt. Wir glauben, daß heute die abdominale und transanale Kontinenzoperation unter diesen Bedingungen Berechtigung hat. Die kombinierte Exstirpation war den alten sakralen und abdominosakralen Resektionsmethoden bezüglich Heilungsergebnis und Morbidität so überlegen, daß die Resektion mit Recht vielfach abgelehnt wurde. Geblieben ist der Vorwurf der Implantation, nach G o l i g h e r ist sie in 50%, nach C o l e noch öfter, Ursache des Anastomosenrezidivs, was wir sehr bezweifeln.

Das tiefe Rektum gehört bezüglich seiner Lymphbahnen auch zum Hypogastrikagebiet, wie Uterus — Vagina. Die Resektion gibt hier sogar als Palliativoperation schlechte Resultate. Ob die logisch richtige Erweiterung der Exstirpation des tiefen R., welche außer dem kranialen Gebiet auch die regionären pelvinen Drüsen mit Beckenbindegewebe bis an die Aorta ausräumt, analog dem Vorgehen von M e i g s u. a. beim Cervixkarzinom (D e d d i g h, S t a t e, B a c o n und S a u e r), mehr leisten kann als die konventionelle Operation, deren Resultate allerdings schlecht genug sind, wird sich zeigen. Dasselbe gilt von der Exenteratio pelvis, die bisher beim R. in vorgeschrittenen Fällen keine Erfolge hatte.

Aussprache: Hr. Prof. Dr. H. F i n s t e r e r (Wien): Die Wiederherstellung der Kontinenz nach der Colonresektion wird von vielen Patienten verlangt, da sie sonst jede Operation verweigern.

Bei rechtsseitigem Colon ist das ohneweiters möglich, bei linksseitigem Colon ist nach Mobilisierung der Flexura lienalis und des Descendens in den meisten Fällen die direkte Vereinigung durchführbar, wenn nicht, kann man durch Dünndarmzwischenschaltung zwischen Transversum und Rektum den Defekt überbrücken. Von 7 Fällen mit Dünndarmzwischenschaltung sind 4 Fälle seit 5—14 Jahren geheilt und vollkommen kontinent.

Beim Rektumkarzinom ist eine Erhaltung des Sphinkters nur beim Sitz mindestens 10 cm über dem Sphinkter möglich, die direkte Anastomose zwischen Sigma und Ampulle nach ausgiebiger Mobilisierung ausführbar. Die Dauerresultate beim Colonkarzinom, auch in weit vorgeschrittenen Fällen, sind besser als bei anderen Karzinomen, im eigenen Krankengut sind 47% aller Resezierten — es wurden 80% aller Karzinome reseziert — oder 60% der geheilt Entlassenen über 5—28 Jahre rezidivfrei geblieben. Nach der Exstirpation des Rektums ist man oft gezwungen, dem Patienten die Wahrheit zu verschweigen, um Selbstmord zu verhüten. Selbst nach vielen Jahren können die Patienten, die immer noch auf vollständige Heilung gehofft haben, Selbstmord begehen, wenn sie erfahren, daß der Zustand nicht mehr geändert werden kann, was ich in 2 Fällen selbst erlebt habe und auch M a n d l aus der Klinik H o h e n e g g mitgeteilt hat. Es muß daher unser Bestreben sein, in allen Fällen, wo auch bei radikaler Operation der Sphinkter erhalten werden kann, die normale Darmpassage wieder herzustellen.

Zur Therapie des nephrotischen Syndroms im Kindesalter

Von

Professor Dr. E. Lorenz
Wien

Wohl kaum eine Zeitperiode in der Geschichte der Kinderheilkunde hat uns in kurzen Jahren eine solche Fülle an therapeutischen Fortschritten und Neuerungen gebracht wie die heutige. Es erscheint uns daher von ganz besonderem Interesse zu sein, über die Behandlung eines Krankheitsbildes zu berichten, das bis vor kurzem noch gleichsam als Schulbeispiel für die Problematik unseres therapeutischen Handelns gelten konnte. Dabei sind jene Krankheitszustände, die wir hier unter dem Sammelbegriff des nephrotischen Syndroms im Kindesalter zusammenfassen wollen, keineswegs selten und verlangen schon wegen ihres so wechselvollen und äußerst chronischen Verlaufes mit ihrer großen Neigung zu Spontanremissionen und unvorhergesehenen Rückfällen eine erhöhte ärztliche Beachtung. Ueberblickt man nämlich die zahlreich vorliegende ältere Literatur über die sogenannten genuinen Nephrosen beim Kinde, so fällt dem kritischen Beobachter neben der Vielfalt der angegebenen und mehr oder minder warm empfohlenen Heilverfahren immer wieder der Umstand auf, daß lang dauernde Besserungen oder gar Dauerheilungen oft ohne jeden sichtbaren Zusammenhang mit der Behandlung auftraten, ja, daß nicht selten erst auf ernste Komplikationen hin ein entscheidender Umschwung zum Besseren sich einstellte. Im allgemeinen geht aber aus allen diesen

Berichten mit genügender Klarheit die Tatsache hervor, daß bei ausgeprägten Fällen von nephrotischem Syndrom eine wenig günstige Prognose gestellt werden kann. Ein großer Teil dieser Kinder erlag interkurrenten Infekten, die bei der großen Resistenzschwäche der kleinen Patienten rasche Ausbreitung finden konnten. Dabei spielen nach den weitgehend übereinstimmenden Beobachtungen zahlreicher Autoren vor allem Pneumokokkeninfekte eine überragende Rolle.

Auch in neuerer Zeit ist die Prognose bei den kindlichen Nephrosen nicht wesentlich besser geworden. So berichtet F a n c o n i mit seinen Mitarbeitern über 62 an der Züricher Universitäts-Kinderklinik in den Jahren 1913 bis 1949 beobachtete Fälle mit einer Letalität von 40%. Andere Autoren fanden noch wesentlich höhere Zahlen, wie R u b i n, der eine Sterblichkeit von ungefähr 50% feststellen mußte. In jüngster Zeit haben G a l a n und Mitarbeiter ihre Erfahrungen an 143 Nephrosepatienten innerhalb von 16 Jahren mitgeteilt. Die häufigste Todesursache bildeten bei ihrem großen Krankengut die Pneumokokkenperitonitis und andere durch Pneumokokken hervorgerufene septische Erkrankungen. Durch die Einführung der modernen Antibiotika in die Therapie konnte die Sterblichkeit an Sepsis prozentual von 46 auf nur 6 herabgemindert werden.

Das so ausgesprochen wechselvolle Erscheinungsbild und die Unsicherheit und vielfache Erfolglosigkeit der angewandten Behandlungsmethoden haben naturgemäß zu zahlreichen therapeutischen Versuchen Anlaß gegeben, deren genaue Darstellung unter Diskussion der theoretischen Vorstellungen, die zu den einzelnen Maßnahmen geführt hatten, sicher ungemein reizvoll wäre, aber weit über den Rahmen dessen hinausgehen würde, was in einem kurzen Bericht wiedergegeben werden kann. Daher sollen hier die älteren Heilverfahren nur kurz gestreift werden, um so mehr, als sie unter dem Eindruck der Erfolge der modernen Nephrosetherapie der letzten Jahre größtenteils verlassen worden sind.

Schon vor relativ langer Zeit sind auf Grund sorgfältiger klinischer Beobachtungen Richtlinien für die Diätbehandlung entwickelt worden, die auch heute noch von Bedeutung sind. Man sah sich früh der Notwendigkeit gegenübergestellt, die durch die hochgradige Albuminurie bedingten Serumeiweißverluste durch eine Nahrung zu kompensieren, die besonders reich war an hochwertigem, vor allem animalischem Eiweiß. Weiterhin wurde auf starke

Einschränkung des Salz- und Wassergehaltes der zugeführten Nahrung großer Wert gelegt. An Fettstoffen wurden im allgemeinen recht beträchtliche Mengen verordnet, um die zugeführte Nahrung kalorisch möglichst hochwertig zu gestalten.

Gegenüber diesen auch in den gangbaren Lehrbüchern der Kinderheilkunde der ersten drei Jahrzehnte unseres Jahrhunderts vertretenen Anschauungen hat sich heute eine nicht unwesentliche Wandlung vollzogen. Der zunehmende Einblick in den Blutchemismus beim nephrotischen Syndrom im Kindesalter, insbesondere in den Fett- und Eiweißstoffwechsel, hat es möglich gemacht, in wirksamerer Weise als zuvor Ernährungstherapie zu treiben. Wenn wir auch nicht annehmen, daß die Dysproteinämie mit starker Abnahme des Albumins und der γ-Globuline im Blutserum lediglich durch die oft bedeutenden Eiweißverluste durch den Harn bedingt sind, sondern vielmehr ihre Ursache in Störungen der Eiweißbildungsstätten haben, so müssen wir dennoch für die Zufuhr hochwertiger Eiweißträger (animalisches Eiweiß) in der Nahrung Sorge tragen, wobei einzelne Autoren von der Verabreichung von Aminosäurepräparaten besondere Vorteile gesehen haben wollen. Die Störungen im Lipoidstoffwechsel mit häufig beträchtlicher Erhöhung der Cholesterinwerte im Blute lassen eine wesentliche Einschränkung des Fettes in der Nahrung angezeigt erscheinen, die demnach im wesentlichen aus Eiweiß und Kohlehydraten zu bestehen hat. Bezüglich der Flüssigkeitsbeschränkung und der Reduktion der Kochsalzzufuhr haben sich im wesentlichen die Anschauungen gegenüber früher nicht geändert. Es ist aber die Bedeutung dieser letzteren Maßnahmen durch die Einführung moderner Therapeutika etwas in den Hintergrund getreten.

Im älteren Schrifttum nehmen in der Therapie der kindlichen Nephrosen die Maßnahmen zur Ausschwemmung der oft ganz besonders hochgradigen Oedeme einen großen Raum ein. Es wurden Hunger- und Durstkuren, häufig wiederholte Schwitzpackungen, ja, in schweren Fällen selbst Punktionen zur Linderung der Beschwerden vorgenommen, insbesondere, da häufig die medikamentöse Beeinflussung der Diurese erfolglos war. Aus der großen Reihe der diuretisch wirkenden Pharmaka haben sich eigentlich beim nephrotischen Syndrom im Kindesalter nur zwei Mittel über längere Zeit hinaus durchsetzen können, und zwar: Thyreoidin und Harnstoff. Während Thyreoidin nur in einem relativ kleinen Teil der Fälle eine ausgiebige Wirkung entfaltet, zeigt sich nach Harnstoffgaben, besonders bei erstmaliger Anwendung in größeren Dosen eine ziemlich bedeutende Diurese. Der harntreibende Effekt wird jedoch im weiteren Verlaufe der Behandlung rasch geringer, wozu noch die Schwierigkeit kommt, Kinder längere Zeit hindurch zur Einnahme dieses abscheulich schmeckenden Medikamentes zu veranlassen, um so mehr, als Tagesgaben von mindestens 30 bis 50 g gegeben werden müssen. So ist der behandelnde Arzt dabei häufig gezwungen, wegen des heftigen Widerwillens und Auftretens von Erbrechen mit der Dosierung herabzugehen und größere Behandlungspausen einzuschalten.

In zahlreichen Mitteilungen wurde immer wieder darauf hingewiesen, daß Komplikationen der Nephrose mit akuten Infektionskrankheiten (Masern, Varizellen, unter Umständen auch Scharlach) oder das Hinzutreten der bei diesem Leiden mit gewisser Häufigkeit auftretenden Pneumokokkeninfekte auch schwerer Art imstande sind, eine entscheidende Wendung in dem bisher gegen jede Behandlung völlig refraktären Krankheitsverlauf herbeizuführen. Diese aufs erste wohl einigermaßen überraschenden Beobachtungen erscheinen uns heute wesentlich besser verständlich, seit wir gelernt haben, den Angelpunkt des pathologischen Geschehens bei der kindlichen sogenannten Lipoidnephrose außerhalb der Nieren selbst zu verlegen und die krankhaften Störungen der Nierenfunktion und des Blutchemismus im Rahmen des gesamten Stoffwechsels zu betrachten. Dabei scheinen Schädigungen des retikuloendothelialen Systems, besonders was den Aufbau der Eiweißkörper betrifft, eine wichtige Rolle zu spielen. Alle Eingriffe im Organismus, die nun, wie gewisse Infekte, imstande sind, eine intensive Reizwirkung auf das retikuloendotheliale System auszuüben, können daher unter Umständen zu einer Besserung, ja sogar zur völligen Heilung der Dysproteinämie führen. Aus diesem Grunde wurde vielfach auch von erfahrenen Klinikern der Vorschlag gemacht, bei therapieresistenten Fällen von Lipoidnephrose künstliche Maserninfektion zu setzen, um durch Ueberstehen der Masern Remissionen im Krankheitszustand zu erzielen. Vielfache Erfahrungen und auch unsere eigenen Beobachtungen zeigten jedoch, daß mit solch günstigen Ausgängen leider nur in der Minderzahl der Fälle zu rechnen ist. Aus diesem Grunde halten wir die künstliche Setzung von Infektionskrankheiten, z. B. die experimentelle Maserninfektion, für ein zweischneidiges Schwert und in Abwägung der möglichen Gefahren für durch die erzielbaren Erfolge nicht voll gerechtfertigt. Auf den gleichen oder ähnlichen theoretischen Voraussetzungen beruht die Anwendung der Fiebertherapie mittels Pyrifer oder mittels Inokulation von Malariaplasmodien bei kindlichen Nephrosen. In jüngster Zeit hat G a i r d n e r 3 Fälle von Nephrosen mitgeteilt, die einer Malariatherapie zugeführt worden waren. Dabei kam es zweimal zu Remissionen von 3 bzw. 1 Jahr mit bedeutender Besserung des Allgemeinbefundes und des pathologischen Eiweißbildes im Blute. Bezüglich der Wirkungsweise der Malariatherapie wird von G a i r d n e r an die Möglichkeit einer Stimulierung der Nebennierenrinde gedacht, wie sie dem ACTH zukommt. Auch B y r n e hat erst 1952 über die Malariabehandlung bei einem 5jährigen Kinde mit Lipoidnephrose berichtet. Nach 2 Kuren kam es zu Ausschwemmung der Oedeme, Rückgang der Albuminurie und Besserung der Bluteiweißbefunde. Dagegen fand sich keine Wirkung auf den erhöhten Cholesterinspiegel.

Auf eine Beeinflussung des schwer gestörten Blutchemismus zielen die Behandlung mit Blut- und Plasmatransfusionen wie auch die Verabreichung von Albuminkonzentraten ab, die im letzten Jahrzehnt in verschiedenen Ländern mehrfach Anwendung gefunden haben. Kritisch ist dazu jedoch zu sagen, daß es nicht gelungen ist, abgesehen von vorübergehenden und relativ kurz dauernden Veränderungen auf diese Weise eine Heilung der Dysproteinämie mit Normalisierung der Albumin- und Globulinverhältnisse herbeizuführen.

Der Siegeszug der Sulfonamide und des Penicillins bei den durch Pneumokokken hervorgerufenen Infektionen des Kindesalters hat selbstverständlich auch dazu geführt, diese Heilmittel bei kindlichen Nephrosen in größerem Maßstabe anzuwenden, um so mehr, als ja — worauf wir schon hingewiesen haben — immer wieder die enge Beziehung zwischen Lipoidnephrose und Pneumokokkeninfektionen überrascht. Wenn es auch nicht möglich ist, durch Sulfonamide oder die Anwendung von Penicillin das Grundleiden in entscheidender Weise zu beeinflussen, so ist es doch möglich, bei okkulten Infekten und septischen Komplikationen des nephrotischen Syndroms ganz ausgezeichnete Wirkungen zu erzielen. Dafür spricht ja ganz deutlich die schon erwähnte Statistik von G a l a n und Mitarbeitern, die auf diese Weise die Todesfälle an Sepsis auf fast ein Achtel der früheren Zahlen herabsetzen konnten.

Alle bisher besprochenen therapeutischen Maßnahmen waren jedoch, mögen sie auch in einzelnen Fällen manchmal befriedigende, ja, sogar glänzende Erfolge gezeitigt haben, nicht imstande, eine entscheidende Wandlung in der Bekämpfung dieses so eminent chronischen Leidens herbeizuführen. Erst in den letzten Jahren gelang es, mit der Einführung des ACTH und des Cortisons in die Nephrosetherapie in größerem Maßstabe Besserungen, ja, selbst völlige Symptomfreiheit bei klinisch schwersten Fällen von Lipoidnephrose zu erzielen und lang dauernde Remissionen, teils mit völliger Sanierung des Eiweißspektrums, zu erzwingen. Seit den ersten an einem größeren Krankengut gewonnenen Beobachtungen amerikanischer Autoren über die Wirkung des ACTH beim nephrotischen Syndrom (L u e t s c h e r und Mitarbeiter, R a p o p o r t und Mitarbeiter, R i l e y u. a.) sind bis zum heutigen Tage bereits eine Fülle von klinischen Mitteilungen aus vielen Ländern veröffentlicht worden, so daß es durchaus gerechtfertigt erscheint, einen orientierenden Ueberblick über die tatsächlich mit ACTH und Cortison erzielbaren Heilerfolge zu geben.

Dabei muß aber mit gewissen Schwierigkeiten insofern gerechnet werden, als es heute noch fast unmöglich ist, ein Kriterium für die einwandfreie und dauernde Heilung einer kindlichen Nephrose aufzustellen, worauf D e b r é und Mitarbeiter mit Recht hingewiesen haben. Dies um so mehr, als — wie verschiedene klinische Erfahrungen gezeigt haben — Rückfälle auch nach Jahren bei solchen Patienten auftreten können, bei denen nicht nur eine klinische Heilung eingetreten, sondern auch das pathologische Eiweißspektrum im Blutserum völlig zur Norm zurückgekehrt war. Es muß also immer mit der Möglichkeit gerechnet werden, daß auch bei klinisch und biologisch scheinbar ausgeheilten Patienten Rückfälle auftreten. Unter Berücksichtigung dieser genannten Einschränkungen kann der Heileffekt durch Feststellung der wichtigsten klinischen Wirkungen auf Diurese, Oedemausschwemmung, Appetit und Allgemeinbefinden, Rückgang der Albuminurie usw. und nach dem Verhalten der Plasma-Eiweißkörper beurteilt werden.

Die wichtigsten klinischen Wirkungen nach Gaben von ACTH und Cortison bestehen in einer gewöhnlich am 2. bis 6. Tage nach Beginn der Behandlung einsetzenden mächtigen Diurese mit Ausschwemmung der Oedeme. Mitunter kommt diese Ausschwemmung auch erst nach Absetzen der ACTH- oder Cortisonmedikation in Gang. Ich möchte die erstgenannte, für die ACTH-Wirkung besonders charakteristische Verlaufsform als „ACTH-Typ", die zweite vor allem nach Cortisongaben zu beobachtende als „Cortisontyp" bezeichnen (siehe auch Tab. 1). Während des Intervalls zwischen Therapiebeginn und Einsetzen der Diurese werden häufig, besonders in den ersten Tagen, weiterer Gewichtsanstieg und Zunahme der Diuresehemmung beobachtet. Neben diesen besonders augenfälligen Wirkungen kommt es zu einer wesentlichen Besserung von Appetit und Allgemeinbefinden und zu einer Erhöhung der Resistenz gegenüber Infekten. Die Sanierung des gestörten Bluteiweißbildes setzt im allgemeinen erst später ein, ja es können auch bei günstigen Fällen Monate vergehen, bis die völlige Normalisierung eintritt. Bezüglich der Häufigkeit, mit der beim nephrotischen Syndrom im Kindesalter durch ACTH- und Cortisonbehandlung Besserungen oder gar Heilungen erzielt werden können, besteht im Schrifttum derzeit noch wenig Uebereinstimmung. So hatten H o o f t und C l a r a bei ihren Fällen von Lipoidnephrose nach Gaben von ACTH nur wenig ermutigende Resultate. Nicht viel besser sprechen sich R a v a u l t, T r a e g e r und C o l o m b über die ACTH- und Cortisonwirkung aus. Unter 5 Patienten (3 Erwachsene, 2 Kinder) hatten sie 4 Versager. Demgegenüber sahen R a p o p o r t, M c C r o r y und Mitarbeiter bei 34 Kindern nach ACTH-Behandlung in 28 Fällen lang dauernde Remissionen und empfehlen dieses Mittel als äußerst wirksames Therapeutikum. R i l e y behandelte 50 Kinder mit Lipoidnephrose mit ACTH, Cortison oder auch einer Kombination von beiden. In etwa 80% sah er schöne Erfolge, wovon 4 Fälle anscheinend definitiv geheilt wurden, 9 Patienten starben. D e b r é und Mitarbeiter behandelten 17 Fälle mit Cortison und ACTH, wobei 9 Kindern ausschließlich ACTH und den übrigen Patienten auch Cortison verabreicht wurde. Bei diesen 17 Patienten kam es 7mal zu vollkommener Remission, 6mal zu Teilerfolgen, denen 4 Versager gegenüberstehen. Schon diese kurzen Hinweise lassen erkennen, daß ein relativ hoher Prozentsatz der Kranken, der zwischen zwei Drittel bis drei Viertel der Fälle zu liegen scheint, auf ACTH- bzw. Cortisonbehandlung anspricht. Ueber die zweckmäßigste Dosierung beider Präparate lassen sich derzeit noch keine bindenden Richtlinien aufstellen. Im allgemeinen werden heute ACTH-Dosen zwischen 10 und 200 mg, 4 bis 14 Tage lang, bzw. Cortisondosen von 50 bis 500 mg täglich in Behandlungsserien von je 5 bis 12 Tagen verabreicht. Einzelne Autoren haben die Dosen allerdings noch wesentlich überschritten (Met - coff und Mitarbeiter).

Es scheint uns zweckmäßig, bei Besprechung der Heilerfolge zwischen der Behandlung mit ACTH einerseits und Cortison anderseits zu unterscheiden, da ihre klinischen Wirkungen teilweise recht verschieden sind. Nur wenige Autoren geben dem Cortison den Vorzug und bezeichnen es, wie Riley, als das Mittel der Wahl, da es auch bei peroraler Verabreichung ebenso wirksam sei wie ACTH. Die große Mehrzahl erzielte jedoch bei der vergleichsweisen Prüfung von Cortison und ACTH mit Cortison spürbar schlechtere Ergebnisse (Debré und Mitarbeiter, McCall und Mitarbeiter). Besonders eindrucksvoll sind in dieser Beziehung die Erfahrungen von Debré, der bei einer Serie von 7 vorwiegend mit Cortison behandelten Patienten 4 Versager (reine Cortisonfälle!), dagegen bei 9 ACTH-Fällen 9 Erfolge mit guter Beeinflussung der Diurese und Ausschwemmung der Oedeme erzielen konnte. McCall und Mitarbeiter sahen unter Cortisonbehandlung die Diurese wesentlich später eintreten, ja, in den meisten Fällen kam es erst nach Absetzen des Cortisons zu einer sichtbaren Ausschwemmung der nephrotischen Oedeme.

Diesen offensichtlichen, zum Teil sogar ausgezeichneten Erfolgen der ACTH- und Cortisonbehandlung steht aber der Umstand gegenüber, daß dabei in einem auffallend hohen Prozentsatz Rückfälle auftraten. Ueber eine besondere Häufung an Rückfällen in ihrem Krankengut berichten Debré und Mitarbeiter, Lamy und Mitarbeiter, Luetscher und Mitarbeiter, Rapoport und Mitarbeiter und Riley. Rapoport und Mitarbeiter sahen derartige Rückfälle mit solcher Häufigkeit auftreten, daß sie von ihnen als die Regel und nicht die Ausnahme bezeichnet wurden. Allerdings sprechen diese Rückfälle meist auf eine erneute ACTH-Behandlung ebenso günstig an.

In den heute bereits sehr reichlich vorliegenden Veröffentlichungen über den Einfluß von ACTH und Cortison auf das nephrotische Syndrom im Kindesalter nimmt die Besprechung des klinischen Verlaufes und der biologischen Veränderungen im Serum-Eiweißbild bei weitem den größten Raum ein. Demgegenüber sind die Arbeiten, die sich mit der Frage des Wirkungsmechanismus beschäftigen, wesentlich seltener und in ihren Ergebnissen keineswegs eindeutig. Insbesondere das Zustandekommen der Diurese unter ACTH wird von den einzelnen Untersuchern auf recht verschiedene Weise zu erklären versucht. Vor allem amerikanische Autoren führen die auf ACTH eintretende vermehrte Flüssigkeitsausscheidung auf eine Zunahme des Glomerulusfiltrates, aber auch der maximalen tubulären Exkretion zurück. P e z o l d und K r ü g e r diskutieren einen zentralen Angriffspunkt des ACTH mit Hemmung des antidiuretischen Prinzips im Hypophysenhinterlappen, denken aber auch an die Möglichkeit einer direkten Wirkung auf die Niere mit Erhöhung des Glomerulusfiltrates auf dem Wege einer Permeabilitätsänderung sowie an einen Einfluß auf das RES (Plasma-Eiweißkörper). Interessant sind die Untersuchungen von M c C a l l und Mitarbeitern, die für das Auftreten eines nephrotischen Syndroms Funktionsstörungen der Nebennierenrinde verantwortlich machen. Ihr Erklärungsversuch für das Zustandekommen der Diurese unter der ACTH-Wirkung unterscheidet eine solche w ä h - r e n d und n a c h Absetzen der Hormonbehandlung. Erstere glauben sie mit einer vermehrten Bildung und Ausschüttung von Glukokortikoiden, die in erhöhtem Ausmaße Wasser und Salz durchlassen, erklären zu können. Die Harnflut n a c h Absetzen der ACTH-Behandlung sei demgegenüber durch eine vorübergehende Insuffizienz der Nebennierenrinde bedingt. Aehnliche Gedankengänge haben auch D e b r é und Mitarbeiter ausgesprochen, wenn sie die diuretische Wirkung des ACTH mit der Annahme zu erklären versuchten, daß nach ACTH-Gaben eine Erschöpfung der Nebennierenrinde die Durchschwemmung von Cortison in ihr Gegenteil verkehre.

Die Einführung des ACTH und Cortisons in die Nephrosetherapie beim Kinde bedeutet zweifellos den größten Fortschritt, der bei diesem Leiden bisher erreicht werden konnte, wenn auch zugegeben werden muß, daß ihr noch gewisse, nicht unerhebliche Mängel anhaften, wie es ja besonders in der hohen Rezidivneigung zum Ausdruck kommt. Als weitere Nachteile wären zu erwähnen: die Notwendigkeit zur Vornahme häufiger Injektionen, vor allem aber die sehr hohen Kosten, die einer länger dauernden ACTH-Therapie (in gewissem Grade gilt dies auch für das Cortison) heute noch im Wege stehen.

Seit dem Jahre 1950 habe ich an der Grazer Universitäts-Kinderklinik versucht, zur Behandlung des nephrotischen Syndroms beim Kinde die Thiosemicarbazone heranzuziehen, um damit eine wirksame Beeinflussung der klinischen Symptome und der Dysproteinämie zu erreichen. Unsere therapeutischen Ueberlegungen gingen dabei von

der Tatsache aus, daß den Thiosemicarbazonen neben ihrer
Bedeutung als Tuberkulostatikum gewisse biologische Nebenwirkungen, wie: Senkungsstürze, Einfluß auf die Plasma-
Eiweißkörper (H e i l m e y e r und Mitarbeiter, W u n d e r l y,
B o l l a y und W u h r m a n n) sowie Förderung der Flüssigkeitsausscheidung eigen sind. Dazu kamen später noch Beobachtungen bei der Behandlung des akuten Gelenkrheumatismus, die gezeigt haben, daß zwischen ACTH und Cortison einerseits und Thiosemicarbazonen anderseits bemerkenswerte Analogien in Wirkungsweise und Wirkungsmechanismus bestehen (H e i l m e y e r). Bisher wurden an
meiner Klinik 9 nierenkranke Kinder mit Thiosemicarbazon
behandelt, und zwar: 4 primäre und 3 sekundäre Nephrosen;
außerdem fand das Mittel Anwendung bei 1 Kinde mit
Amyloidnephrose und 1 glomerulo-tubulären Mischform, bei
der die nephrotische Komponente im Vordergrund des Krankheitsgeschehens stand. Ein weiteres (10.) Kind mit nephrotischem Syndrom steht derzeit in klinischer Beobachtung.

Das Thiosemicarbazon wurde allen von uns behandelten Kindern in Form des „Conteben B a y e r" oral verabreicht, und zwar in einer Dosierung von 1 bis 3 mg pro
Kilogramm und Tag, wobei stets mit kleinen Mengen begonnen und erst nach Feststellung der unmittelbaren Verträglichkeit nach 3 bis 5 Tagen auf die volle Dosis übergegangen wurde. Die Dauer der Contebenmedikation be-
wegte sich zwischen 10 Tagen und mehreren Wochen, wobei wir — im Gegensatz zu den Beobachtungen von W e r -
n e r — durchaus den Eindruck hatten, durch kürzere, 10 bis
14 Tage dauernde Behandlungsperioden bessere Erfolge erzielen zu können, als durch eine über mehrere Wochen
sich erstreckende Contebenkur. Die Verträglichkeit des Präparates war bei der von uns geübten Dosierung im allgemeinen eine sehr gute.

Unter den klinisch gut meßbaren therapeutischen Wirkungen des Contebens stand bei allen von uns behandelten
Kranken zweifellos das kräftige Ingangkommen der vor Behandlungsbeginn stets schwer darniederliegenden Diurese
im Vordergrund, wobei eine mehr oder weniger ausgeprägte Abnahme der Oedeme und des Körpergewichtes festzustellen war. Die Harnflut setzte in der Mehrzahl der
Fälle um den 3. bis 6. Behandlungstag, also knapp nach
Erreichung der vollen Contebendosis, ein und hielt bis
zur weitgehenden Ausschwemmung der Oedeme unvermin-
dert an (ACTH-Typ). In einem Falle trat die Diuresesteigerung sogar erst 1 Woche nach Absetzen des Mittels ein

(Cortisontyp). Es ergaben sich somit bemerkenswerte Analogien zu den Befunden, wie sie bei ACTH-Behandlung, aber auch im Verlaufe der Cortisontherapie bei kindlichen Nephrosen, erhoben werden konnten (Arneil und Mitarbeiter, McCall und Mitarbeiter, Zweymüller und Swoboda u. a.), wenn wir auch bisher niemals Gewichtsanstiege und Diuresehemmung in den ersten Tagen nach Beginn der Contebentherapie beobachten konnten. Primäre und sekundäre Nephrosen, wie auch die bereits erwähnten Fälle von Amyloidnephrose und glomerulo-tubulärer Mischform sprachen in gleich überzeugender Weise auf die Behandlung an. Hierbei war es ganz überraschend, in welchem Maße gleichzeitig mit der Ausschwemmung der Oedeme auch das vorher schwer gestörte Allgemeinbefinden der Kinder sich besserte. Kam es nach Absetzen des Contebens mitunter von neuem zur Flüssigkeitsretention mit Gewichtszunahme, so ließ sich diese stets durch neuerliche Contebenmedikation bei gleicher Dosierung ebensogut beeinflussen wie in der ersten Behandlungsperiode. Auch in diesem Punkte

Tab. 1. Wirkung von ACTH (Cortison) und Thiosemicarbazon

	ACTH (Cortison)	Thiosemicarbazon
1.—3. Tag	Diurese ↓ Oedeme ↑ Gewicht ↑	Diurese ↑ oder unverändert
4.—7. Tag	Diurese ↑↑ Oedeme ↓↓ (ACTH-Typ)	Diurese ↑↑ Oedeme ↓↓
Ab 8. Tag	Nach Absetzen: Diurese ↑↑ Oedeme ↓↓ (Cortison-Typ)	In manchen Fällen erst nach Absetzen: Diurese ↑↑ Oedeme ↓↓
2.—4. Monat	Albumin ↑ γ-Globulin ↑ Senk.-G.: ↓ - ↓↓	Albumin ↑ γ-Globulin ↑ Senk.-G.: unsicher
2.—4. Monat	Albuminurie ↓ - ↓↓	Albuminurie ↓ - ↓↓
	Gesamterfolg	
	Besserung: in $^2/_3$ bis $^3/_4$ der Fälle	Besserung: in mindestens $^3/_4$ der Fälle
	Rückfälle: sehr häufig	Rückfälle: nicht selten

fanden wir also weitgehende Uebereinstimmung mit den vielfältigen Beobachtungen bei der ACTH- und Cortison-behandlung (Tab. 1). Wir konnten dabei die interessante Feststellung machen, daß nach Beendigung einer oder mehrerer Contebenbehandlungsperioden von nur 10 bis 14 Tagen sich schließlich auch die spontane Diurese in zunehmendem Maße besserte, ja, selbst vollkommen normalisierte.

Von unseren bisher mit Conteben behandelten und laufend kontrollierten 9 Nephrosepatienten sind 2 klinisch und biologisch scheinbar geheilt (völlige Normalisierung des Eiweißspektrums), 4 sind bis heute völlig ödemfrei geblieben, 2 Patienten haben sich einer regelmäßigen Kontrolle entzogen, was uns aber dafür zu sprechen scheint, daß auch sie beschwerdefrei geworden sind, da sie seinerzeit mehrmals wegen der hochgradigen Oedeme der Klinik zugeführt worden waren. 1 Kind mit primärer Nephrose ist trotz Contebenbehandlung im weiteren Verlauf seinem schweren Leiden erlegen.

Der Einfluß des Contebens auf die Eiweißausscheidung im Harn war bei den einzelnen Patienten durchaus verschieden. In dem größeren Teil der Fälle kam es gleichzeitig mit der Ausschwemmung der Oedeme zu einem beträchtlichen Absinken der ausgeschiedenen Albuminmengen, einzelne Kinder wiederum zeigten anfangs eine nicht unerhebliche Zunahme derselben. Noch weniger eindeutig waren die Ausscheidungsverhältnisse für Kochsalz, indem während und nach Contebenbehandlung sowohl Abnahme als auch Erhöhung beobachtet werden konnte. Das spezifische Gewicht des Harnes sank jedoch mit Einsetzen der Harnflut stets ab, was für das Vorliegen einer echten Wasserdiurese spricht.

Neben der außerordentlich günstigen und verläßlichen Wirkung des Contebens auf die Diurese interessierte uns vor allem sein Einfluß auf die Störung in der Zusammensetzung der Plasma-Eiweißkörper. Aus unseren nach dieser Richtung hin unternommenen Untersuchungen ergab sich, daß Thiosemicarbazon beim nephrotischen Syndrom zweifellos imstande ist, einen nicht unerheblichen Einfluß auf den schwer beeinträchtigten Eiweißstoffwechsel auszuüben. Doch ging die unter Contebenbehandlung regelmäßig ausgelöste Harnflut nur selten parallel mit einer Zunahme des Gesamteiweißes oder der Normalisierung einer ausgeprägten Dysproteinämie, Erscheinungen, welche sich in der Regel erst viel später einstellten. Wo jedoch Gesamteiweiß und die

Albuminfraktion einen solchen frühzeitigen Anstieg aufwiesen, war diese Zunahme zu wenig ausgeprägt, als daß die einsetzende Diurese damit hätte in direkten Zusammenhang gebracht werden dürfen. D e b r é und Mitarbeiter betonen auf Grund gleichsinniger Erfahrungen mit der ACTH-Behandlung kindlicher Nephrosen ebenfalls, daß dessen diuretischer Effekt von dem Einfluß auf die Serumeiweißkörper weitgehend unabhängig sei.

Vor kurzem hat E. W e r n e r aus der Berliner Kinderklinik der Charité über Behandlungsergebnisse mit Conteben bei 5 Kindern mit nephrotischem Syndrom berichtet. Er konnte dabei unsere Erfahrungen über den günstigen Heileffekt des Thiosemicarbazons durchaus bestätigen. 4 Kinder mit genuiner Nephrose wurden klinisch und biologisch geheilt oder weitgehend gebessert, wobei als erste Wirkung das Einsetzen der starken Diurese, am spätesten jedoch das Sistieren der Eiweißausscheidung im Harn festzustellen war. Nur 1 Fall, bei dem eine chronische Nephritis mit nephrotischem Einschlag vorgelegen hatte, erwies sich dem Conteben gegenüber als refraktär. Auch K r e p l e r konnte bei einem $5^1/_2$jährigen Knaben mit Nephrosesyndrom durch Contebengaben (3 Wochen täglich 3 mg/kg) Ausschwemmung der Oedeme, nach 1 Monat Normalisierung von Harnbefund und Eiweißspektrum erzielen.

Fragen wir uns nach der Wirkungsweise der Thiosemicarbazone beim nephrotischen Syndrom im Kindesalter, so müssen wir uns stets die großen Schwierigkeiten vor Augen halten, die einer Bewertung so komplexer Heileffekte, wie z. B. der Diuresesteigerung, der Besserung oder Normalisierung der Zusammensetzung der Plasma-Eiweißkörper, um nur einige hervorstechende Merkmale des Conteben zu nennen, heute noch entgegenstehen. Wir richteten bei unseren diesbezüglichen Untersuchungen unsere besondere Aufmerksamkeit auf den Einfluß des Thiosemicarbazons auf die getrennten Nierenfunktionen, nämlich die Filtrationsleistung (Glomerulusfunktion) und die Rückresorption (tubuläre Leistung). Dazu führten wir vor Beginn der Contebenbehandlung und am Höhepunkt der erreichten Diuresewirkung Clearanceuntersuchungen durch, und zwar zur Bestimmung des Glomerulusfiltrates die Inulinclearance, und berechneten daraus die Rückresorption in Prozenten sowie auch den Konzentrationsindex. Gleichzeitig wurde bei den Kindern auch Harnstoff- und Chloridclearance geprüft. Durch diese Untersuchungen konnte gezeigt werden, daß das Conteben keinen regelmäßigen Einfluß auf die Größe des Glomerulusfiltrates auszuüben imstande ist. Dagegen fand sich bei allen mit Conteben behandelten Kindern stets eine eindeutige Veränderung der Flüssigkeitsresorption, die zuvor, entsprechend der schwer gestörten Diurese, auffallend hohe Prozentwerte ergeben hatte. Alle Patienten ließen bei Einsetzen der Harnflut einen ganz wesentlichen Rückgang der früher stark erhöhten Flüssigkeitsresorption erkennen. Der zur genaueren Erfassung der tubulären Leistung ermittelte Konzentrationsindex (Harnkonzentration : Plasmakonzentration von Inulin) zeigte parallel mit der Abnahme der Rückresorption bei zunehmender Diurese fallende Werte.

Bei der Annahme eines direkten Angriffspunktes ausschließlich an der Niere selbst, müßte unserer Vorstellung nach das Mittel demnach am Tubulusapparat wirksam sein, und zwar im Sinne einer Funktionsänderung der Tubuluszellen. Dafür sprach insbesondere die Tatsache, daß wir bei unseren Nephrosefällen bisher niemals eine merkbare Zunahme des Glomerulusfiltrates feststellen konnten. Nach unseren heutigen Erfahrungen, vor allem aber wegen der zahlreichen und weitgehenden Uebereinstimmungen im Wirkungsmechanismus von Conteben auf der einen und von ACTH und Cortison auf der anderen Seite möchten wir im Sinne von H e i l m e y e r und anderen Autoren annehmen, daß das Thiosemicarbazon außerdem imstande ist, auf das Nebennierenrindensystem eine stimulierende Wirkung auszuüben. Ob daneben noch ein Angriffspunkt am Hypophysenzwischenhirnsystem besteht, wofür ja manches zu sprechen scheint, läßt sich derzeit wohl nicht mit Sicherheit entscheiden.

Ueberblicken wir nun vergleichend die therapeutischen Ergebnisse mit ACTH, Cortison und Conteben beim nephrotischen Syndrom im Kindesalter, so können wir mit Befriedigung feststellen, daß es gelungen ist, die Heilungsaussichten bei diesem bisher so schwer zu beeinflussenden Krankheitsbilde ganz erheblich zu vergrößern und zu verbessern. Ob es sich dabei um Dauerheilungen handelt, werden allerdings erst die kommenden Jahre erweisen. Auf Grund des sorgfältigen Studiums des Weltschrifttums und der Erfahrungen der Grazer Universitäts-Kinderklinik scheinen mir ACTH und Conteben in der Intensität ihrer Wirkung ungefähr ebenbürtig zu sein, wobei jedoch die Thiosemicarbazone den nicht zu unterschätzenden Vorteil besitzen, ganz ungleich wohlfeiler zu sein und per os verabreicht werden zu können. Ueber die Dauerwirkung, gemessen an der Häufigkeit von Rückfällen nach Behandlung von ACTH oder Conteben läßt sich an Hand des derzeit noch zu kleinen Krankengutes kein sicheres vergleichendes Urteil abgeben, unsere bisherigen Beobachtungen scheinen aber für eine gewisse Ueberlegenheit des Contebens zu sprechen.

Die Nephrosetherapie hat also, wie wir gesehen haben, in den letzten Jahren durch die Anwendung von ACTH, Cortison und Conteben durchaus neue, erfolgversprechende Wege eingeschlagen und ist in ihren praktischen, klinisch so eindrucksvollen Erfolgen den theoretischen Erkenntnissen weit vorausgeeilt. So wird es die Aufgabe umfangreicher Forschungstätigkeit sein müssen, für die Erklärung des uns heute noch weitgehend unbekannten Wirkungsmechanismus dieser Stoffe exakte wissenschaftliche Grundlagen zu schaffen.

Literatur: Arneil, G. C. und Wilson, H. E. C.: Arch. Dis. Childh., 27 (1952): 322. — Byrne, E. A. J.: Lancet, I (1952): 844. — Debré, Mozziconacci und Caramanian: Ann. Méd., 53 (1952): 337. — Fanconi, G., Kousmine, C. und Frischknecht, W.: Helvet. paed. Acta, 6 (1951): 219. — Galan, Martinez Cruz, Labourdette und Prado: R. Cubana Pediatr., 24 (1952): 401. — Gairdner, D.: Lancet, 1952: 842. — Heilmeyer, L.: Dtsch. med. Wschr., 1949: 726; 1950: 473; 1951: 955. — Derselbe: Klin. Wschr., 1950: 254. — Hooft und Clara: Mschr. Kindergeneesk. (Nd.), 19 (1951): 346. — Krepler, H.: Disk.-Bemerkg. Wien. Ges. Kinderhk., 1953. — Lamy, Hamburger, Aussannaire, Jammet, Richet, Frézal, Lubetzki und Naffah: Bull. Soc. méd. Hôp. Paris, 68 (1952): 457. — Lorenz, Falk und Kaloud: Mschr. Kinderhk., 100 (1952): 315. — Lorenz, Falk und Hinrichs: Mschr. Kinderhk., 101 (1953): 292. — Lorenz und Falk: Oest. Z. Kinderhk., 9 (1953): 107. — Luetscher, Deming und Johnson: J. clin. Invest. (Am.), 30 (1951): 1930. — McCall, Ross, Wolman, Burns, Harper und Goldbloom: Arch. Dis. Childh., 27 (1952): 309. — Metcoff, Rance, Kelsey und Mitarbeiter: Pediatrics, 10 (1952): 543. — Pezold, F. A. und Krüger, H. H.: Aerztl. Wschr., 1952, 7: 531. — Rapoport, McCrory, Barbero und Mitarbeiter: J. amer. med. Assoc., 147 (1951): 1101. — Ravault, Traeger und Colomb: J. méd. Lyon, 33 (1952): 287. — Riley, C. M.: Pediatrics, 7 (1951): 457. — Derselbe: J. amer. med. Assoc., 150 (1952): 1288. — Rubin, M. J.: Textbook of Ped. Philadelphia-London 1950. — Werner, E.: Mschr., Kinderhk., 101 (1953): 253. — Wunderly, Bollay und Wuhrmann: Dtsch. med. Wschr., 1951: 139. — Zweymüller, E. und Swoboda, W.: Wien. klin. Wschr., 1953, 11: 216. — Dieselben: Tag.-Ber. Oesterr. Aerztetagung Salzburg, 1952, S. 305. Wien: Springer-Verlag, 1953.

Aussprache: Hr. Prim. Dr. F. L a s c h (Villach): In der· internen Medizin sind reine Nephrosen noch seltener als in der· Kinderheilkunde. Beim „nephrotischen Syndrom" des Erwachsenen: haben wir, entsprechend der Anschauung, daß es sich hierbei in· erster Linie um eine Störung der Bluteiweißbildungszentren, besonders der Leber und des RES.-Systems handelt, die Behandlung. mit großen und häufigen Blutplasmatransfusionen, kombiniert mit hohen Dosen der neuen, intravenös injizierbaren ungereinigten Leberextrakte (Ripason, Prohepar), und zusätzliche Fieberbehandlung angewandt. Als Fieberbehandlung hat sich uns· die Schlentz-Bäderbehandlung gut bewährt, da hierbei ohne Erzeugung einer Erkrankung oder Zufuhr eines Bakterienpräparates· oder Eiweißstoffes stets genaue und sichere Temperatursteigerungen bis über 40⁰ erzielt werden können. Hinsichtlich der ACTH-·Therapie wurden beim Erwachsenen bisher keine günstigen Ergebnisse beobachtet; die Ursache könnte jedoch in der Dosierungs-·frage liegen, da die von Herrn Prof. L o r e n z und Herrn Professor K u n d r a t i t z angegebenen Dosen beim Kind mit 50 mg. im Tag, umgerechnet auf das Körpergewicht des Erwachsenen, eine derartig hohe Dosierung ergibt (500 mg und mehr), daß diese· Mengen uns schon aus wirtschaftlichen Gründen niemals zur Verfügung gestanden sind.

Moderne Nierenfunktionsproben
im Kindesalter

Von

W. Rupp und **W. Swoboda**

Wien

Die funktionelle Nierendiagnostik hat in der letzten
Zeit eine beträchtliche Erweiterung erfahren und auch im
Kindesalter an Bedeutung gewonnen. Im folgenden soll versucht werden, auf Grund eigener Erfahrungen und der anderer Autoren den Wert einiger solcher Methoden kritisch
zu beurteilen. Dies kann infolge der Kürze der verfügbaren Zeit nur unvollkommen geschehen.

Ich erwähne als erstes die sogenannten C l e a r a n c e-
Proben. Clearance (C.), zu deutsch „Klärung", bedeutet
Reinigung des Blutes von verschiedenen Stoffen endogener
oder exogener Herkunft durch die Tätigkeit der Niere. Aus
diesem komplexen Vorgang, der in der Hauptsache aus
Filtration, Rückresorption und Sekretion besteht, lassen sich
durch die verschiedenen Klärwerte die einzelnen Teilfunktionen analysieren. Damit aber lassen sich Schlüsse auf
den engeren Sitz und das Ausmaß der Nierenschädigung
ziehen. Die vor allem in Amerika schon seit 25 Jahren
geübten Proben fanden bei uns erst nach dem Kriege eine
gewisse Verbreitung, und ich kann u. a. hier auf die Untersuchungen von D e u t s c h, L a c h n i t, W a t s c h i n g e r
sowie auf dem Gebiet der Kinderheilkunde von K a l o u d
und H i n r i c h s verweisen.

Bei den im Kindesalter meist akut bis subakut verlaufenden Nierenentzündungen interessiert hauptsächlich die
Glomerulusfiltrationsleistung (GF.). Mit dieser haben auch
wir selbst uns in erster Linie beschäftigt. Inulin, ein Polysaccharid, wird, unabhängig von der Höhe seines Blutspiegels, in der Niere nur filtriert. Dies gilt ähnlich auch

für das im Körper gebildete Kreatinin, so daß beide Stoffe
sich zur Feststellung der Filtrationsleistung eignen. Die
Bestimmung der Kreatinin-C. ist einfacher, aber weniger
exakt und fällt bei Nierenschäden im Kindesalter durch
zusätzliche tubuläre Sekretion manchmal zu hoch aus. Die
Inulin-C. ist komplizierter, aber genauer. Ich kann hier nur
zusammenfassen: Uns hat sich für praktische Zwecke, etwa
zur Beurteilung der Glomerulusschädigung im Zuge einer
Nephritis, die Kreatinin-C. in 1-, 2- oder 24-Stunden-Perioden
bewährt. Der Einzelwert ist dabei, wie eben angedeutet,
nicht ganz verläßlich, doch kann bei einem C.-Längsschnitt
durch den Krankheitsverlauf dieser Fehler vernachlässigt
werden.

Auch für die Beurteilung der Wirksamkeit einer medikamentösen Therapie eignet sich die laufende Kontrolle
der GF. So ließ sich damit der gute Effekt der von K u n -
d r a t i t z eingeführten Behandlung der Nephritis mit einem
Papaverin-Nikotinsäurepräparat („Vasoverin") zahlenmäßig
belegen.

Andersartige, vor allem hämodynamisch bedingte Nierenschäden, spielen beim Kinde eine untergeordnete Rolle,
weshalb auch etwa die Bestimmung der effektiven Blut-
durchströmung geringere Bedeutung hat. Mit der Paraamino-
hippursäure (PAH)-C., die hierfür, aber auch für die Tu-
bulussekretionsleistung ein Maß abgibt, haben wir daher
noch zu wenig eigene Erfahrungen. Hingegen sind die Nieren
im Mechanismus zahlreicher kindlicher Stoffwechselstörungen entscheidend eingeschaltet. Hier bieten die C.-Unter-
suchungen einen bedeutenden Fortschritt zur Klärung der
Zusammenhänge. Durch Vergleich der GF. mit der Ausscheidung der verschiedenen Stoffe im Endharn (Wasser,
Chloride, Phosphate usw.) kann man die Partialfunktionen
der Tubuli untersuchen. Für diese wissenschaftlichen Probleme bedarf es allerdings eines ziemlich großen klinischen
Apparates. Wir verwenden dabei routinemäßig die Inulin-C.
mittels Dauertropfinfusion. Die Bestimmungsmethode nach
M e n n e hat den Vorteil geringeren Blutverbrauches, verlangt aber einen ausreichend hohen Inulinblutspiegel. Uns
beschäftigte in den letzten Monaten speziell die Frage der
Phosphatausscheidung bei der sogenannten resistenten Ra-
chitis und die Beeinflussung der PO_4-C. während Phosphat-
belastung bei intravenöser Verabreichung von Vitamin D_2
(vgl. R u p p und S w o b o d a).

Die Schwierigkeiten der C.-Untersuchungen beim Kind
sind naturgemäß größer als beim Erwachsenen. Die Tech-

nik ist komplizierter, der Blutverbrauch relativ größer. Die wichtigste Voraussetzung ist ein gutes Labor. Die Ergebnisse haben schon normalerweise eine große Streubreite, denn die verschiedensten Faktoren (auch psychische) wirken sich ständig auf · die Nierentätigkeit aus. Die Beurteilung der Ergebnisse verlangt also größte Selbstkritik. Keinesfalls ersetzen die C.-Untersuchungen die alten einfachen Proben völlig; sie ergänzen diese jedoch entscheidend und sollen nur gemeinsam verwertet werden.

Zum Studium der Tubulussekretion gebrauchen wir für Fälle ohne wissenschaftliche Bedeutung, also als gröbere Methode die an sich alte, aber unter leichter Modifizierung jetzt zu besserer Geltung gekommene Phenolrotprobe. Dieser Stoff, Phenolsulfonphthalein (kurz PSP), wird bei niedriger Blutkonzentration nur tubulär sezerniert. Unsere Normalkinder schieden in der ersten Viertelstunde rund 35 bis 40% des zugeführten Farbstoffes aus. Die Messung erfolgt im Photometer. Die Probe hat den Vorzug der Einfachheit. Das Ergebnis zeigt oft, aber doch nicht regelmäßig, Uebereinstimmung mit dem Konzentrationsversuch und sollte daher nur gemeinsam mit diesem beurteilt werden. Bei protrahiert verlaufenden, unklaren Nephritisfällen ist die Probe zweifellos wertvoll.

Der von L i n n e w e h angegebene Test zur Trennung von reiner Nephrose und Nephritis-Nephrose beruht darauf, daß nach Plasma- oder Bluttransfusion ein markanter Blutdruckanstieg (Aktivierung von Renin!) eintreten soll. Wir untersuchten dies mehrfach, allerdings ohne brauchbares Resultat, und halten die Probe demnach zur Klärung der prognostisch so wichtigen Frage leider nicht für geeignet.

L a s c h hat kürzlich die ebenfalls vor allem prognostische Bedeutung der Bestimmung der Eiweißfraktionen im Harn bei Nierenkrankheiten hervorgehoben. Diese ist mittels Papierelektrophorese relativ einfach durchzuführen. Da dabei aber die Fehlermöglichkeiten doch bedeutend zu sein scheinen, versuchten wir die Bestimmung am Antweilerschen Apparat. Leider stießen wir auch dabei auf beträchtliche technische Schwierigkeiten — besonders bei geringer Eiweißausscheidung —, die bisher noch nicht völlig überwunden werden konnten. Eine reine Albuminurie, ganz ohne Globulinausscheidung, was als prognostisch besonders günstig gewertet wird, haben wir bisher allerdings nicht beobachten können.

Schließlich möchte ich noch kurz auf den Test von C a r t e r und R o b b i n s eingehen, der die Nierenfunktion in bestimmter Richtung, noch mehr aber die zentrale Regulation des Wasserhaushaltes prüft. Dadurch ist er geeignet, die bisher kaum möglich gewesene Differentialdiagnose zwischen echtem Diabetes insipidus und nervöser Polydipsie sicherzustellen. Es wird die Adiuretinausschüttung, aber gleichzeitig auch die Wasserrückresorption in der Niere nach intravenöser Zufuhr einer hypertonischen (2·5%igen) Kochsalzlösung während provozierter Diurese geprüft. Der Wirkungsmechanismus geht über die Osmorezeptoren der Gefäße. Normalerweise kommt es zu einer markanten Verringerung des Harnminutenvolumens. Beim Diabetes insipidus tritt dies erst nach Einspritzung von HHL-Hormon ein, bei den seltenen Fällen des Sitzes der Störung in der Niere selbst („non-response" Störung) nicht einmal dann.

Damit möchte ich meinen kleinen Ueberblick beenden. Mit entsprechender Vorsicht und Kritik in der Beurteilung lassen die modernen Nierenfunktionsproben sicher einen besseren Einblick in das Krankheitsgeschehen zu. Vorläufig steht ihre wissenschaftliche Bedeutung allerdings noch weit über der praktischen.

Literatur: Barnett, H. L. und Vesterdal, J.: J. Pediatr. (Am.), 42 (1953): 99. — Behrendt, H.: Diagnostic Tests of Infants and Children. New York 1949. — Carter, A. C. und Robbins, J.: J. clin. Endocrin., 7 (1947): 753. — Deutsch, E.: Wien. Z. inn. Med., 33 (1952): 364. — Fischer, A. und Sellei, C.: Funktionelle Diagnostik innerer Erkrankungen. Wien 1950. — Kaloud, H. und Hinrichs, R.: Ann. Paed., 179 (1952): 278. — Lachnit, W.: Nierenfunktionsproben. Wien 1949. — Lasch, F.: Schweiz. med. Wschr., 1953: 153. — Linneweh, F.: Dtsch. med. Wschr., 1951: 453. — Mattar, G. und Mitarbeiter: J. clin. Invest. (Am.), 31 (1952): 938. — Menne, F.: Klin. Wschr., 1952, 30: 603. — Möller, J. und Bedö, A.: Aerztl. Wschr., 7 (1952): 1125. — Rupp, W. und Swoboda, W.: Mschr. Kinderhk. (im Druck). — Slater, R. S. und Kunkel, H. G.: J. Labor. a. clin. Med. (Am.), 41 (1953): 619. — Watschinger, B.: Wien. Z. inn. Med., 32 (1951): 241.

Beeinflussung des Elektrolythaushaltes beim Nephrose-Syndrom durch Kationenaustauscher und ACTH

Von

DDr. **O. Kraupp** und Dr. **E. Zweymüller**

Wien

Mit 2 Abbildungen

Beim Nephrose-Syndrom (NS.) stehen neben der schweren Störung des Eiweiß- und Lipoidstoffwechsels die Veränderungen des Elektrolythaushaltes im Vordergrund des pathologischen Geschehens. Gerade die wichtigsten Kationen, nämlich Kalium und Natrium, zeigen außer einer Verschiebung in ihrer extra- und intrazellulären Verteilung auch in der Harnausscheidung ein vom Normalen völlig abweichendes Verhalten. Während die durchschnittliche Harnkonzentration beim Normalen bei 140 mAequ/l Natrium und bei 50 mAequ/l Kalium liegt, beträgt sie beim Nephrosekranken durchschnittlich 10 mAequ/l Natrium und 180 mAequ/l Kalium. Die unmittelbare Folge dieser gestörten Einstellung der Alkalikonzentrationen sowie der fast vollständigen Retention des mit der Nahrung zugeführten Natriums ist eine starke Vermehrung sowohl der intra- als auch vor allem der extrazellulären Flüssigkeit, die sich klinisch in dem Auftreten von ausgedehnten Oedemen manifestiert.

Wenn auch die Reihenfolge, des Auftretens der Störung im Elektrolythaushalt und Eiweißstoffwechsel sowie ihre gegenseitige Beeinflussung und Abhängigkeit noch unbekannt ist, so sind doch, entsprechend diesen Störungen, vor allem drei Wege in der Nephrosetherapie beschritten worden:

1. Versuche, durch Zufuhr von Albumin bzw. hochpolymeren Kolloiden die Zusammensetzung der Bluteiweißkörper sowie vor allem den kolloidosmotischen Druck des Serums zu normalisieren, dadurch das Plasmovolumen zu erhöhen und die Filtrationsleistung zu verbessern. Diese Versuche führten jedoch zu keinem befriedigenden Ergebnis[1,2].

2. Ferner wurden Versuche unternommen, durch Vermeidung der Zufuhr von Natrium, in Form einer salzlosen Diät oder durch Entzug von Natrium, durch Verabreichung von Kationenaustauschern, das Auftreten einer Natriumretention und damit einer Vermehrung des Extra- und Intrazellulärfluids zu verhindern.

Der Therapie mit Kationenaustauschern (KA.) liegt folgendes Prinzip zugrunde: hochpolymere und daher in Wasser unlösliche Säuremoleküle, deren Säuregruppen — es werden hier vor allem die Sulfon-, Karboxyl- und Phenolgruppe verwendet — zunächst mit H-Ionen beladen sind, tauschen nach peroraler Einnahme im Dünndarm ihre H-Ionen gegen andere Kationen aus, wobei die entsprechenden Salze dieser hochpolymeren Säuren entstehen, die dann durch den Stuhl ausgeschieden werden. Somit werden dem Körper gleichzeitig H-Ionen zugeführt und ein äquivalenter Betrag an Alkaliionen entzogen. Uebereinstimmend führte jedoch die Behandlung mit KA. nur zu einer mehr oder minder weitgehenden Beseitigung der Oedeme. Die übrigen Störungen, vor allem die des Eiweiß- und Lipoidstoffwechsels, blieben jedoch völlig unbeeinflußt[3—5].

3. Eine vollkommene Normalisierung aller Stoffwechselvorgänge gelang nach den bisher vorliegenden Berichten und nach unseren eigenen Erfahrungen[6—8], über die wir bereits voriges Jahr an dieser Stelle berichteten[13], in der Mehrzahl der Fälle durch die Anwendung von ACTH, so daß heute die ACTH-Therapie der Nephrose als die Therapie der Wahl bezeichnet werden muß. Allerdings haften auch der ACTH-Therapie verschiedene Mängel an. Kommt es doch in einem beträchtlichen Prozentsatz der Fälle früher oder später nach Absetzen von ACTH zum Auftreten von Rückfällen, die eine Wiederholung der ACTH-Medikation notwendig machen. Außerdem wurde über das Auftreten von Zwischenfällen im Verlaufe einer ACTH-Behandlung berichtet. So konnten unter dieser Therapie bedrohliche Blutdrucksteigerungen beobachtet werden. Ferner kommt es meistens in den ersten Tagen der ACTH-Gabe zu einer beträchtlichen Retention von Natriumionen unter gleichzeitiger Verstärkung der Oedeme, während gegen Ende der

Behandlung die Neigung zum Auftreten einer Hyponatriämie, vor allem aber zur Entwicklung eines hypokaliämischen Zustandsbildes besteht. Da aus Experimenten an Ratten bekannt ist, daß nach Verabreichung von DCA nur bei gleichzeitiger alimentärer Zufuhr von Kochsalz ein Hochdruck mit Sicherheit zu erzielen ist,[9, 10] und nach Zufuhr von ACTH DCA im Nebennierensekret gefunden wurde[11], wurde die gleichzeitige Verabreichung eines KA vorgeschlagen, dessen natriumbindende Kraft der durch ACTH bedingten Natriumretention und damit der Blutdrucksteigerung und Vermehrung der Oedeme entgegenwirken soll. Da durch die gleichzeitige Verabreichung von Kationenaustauschern und ACTH beim NS. aller Voraussicht nach die Gefahren einer stärkeren Kalium- und Natriumverarmung besonders in der diuretischen Phase der ACTH-Behandlung verschärft werden könnten, erschien es uns notwendig, zunächst durch genaue Bilanzstudien unter möglichst vorsichtiger Dosierung des Austauschers die Verträglichkeit beider Therapien bei nephrotischen Kindern genauestens zu überprüfen. Der drohenden Kaliumverarmung wirkten wir außerdem noch dadurch entgegen, daß wir einen zu 10%, 20% bzw. 25% mit Kaliumionen vorbeladenen Austauscher verwendeten.

Als Austauscherpräparat wählten wir „C a m b i l“ der Firma M o n t a v i t, Tirol. Cambil ist ein aliphatischer Carboxyl-Kationenaustauscher, dessen Austauschkapazität in vitro 8 mAequ/g beträgt. Die für unsere Versuche notwendigen Cambilmengen wurden uns in dankenswerter Weise von der Firma Montavit zur Verfügung gestellt.

Bei unseren Bilanzstudien versuchten wir zunächst an einem Fall die durch den Kationenaustauscher einerseits bzw. durch die ACTH-Verabreichung anderseits hervorgerufenen Störungen des Elektrolythaushaltes getrennt zu erfassen, indem wir beide Therapieformen zeitlich hintereinander zur Anwendung brachten. An zwei weiteren Fällen führten wir einen Vergleich der Aenderungen des Elektrolythaushaltes unter gleichzeitiger ACTH- und KA-Verabreichung gegenüber den Elektrolytstoffwechseländerungen bei alleiniger ACTH-Therapie durch. Die Ergebnisse unserer Studien sind in den nun folgenden beiden Diagrammen dargestellt.

Die Stoffwechsel- und Elektrolytbilanzen bei einem 8jährigen Mädchen (Pat. F.F.) mit NS. zeigten unter zeitlich getrennter Anwendung von KA und ACTH folgendes Verhalten

(Abb. 1): Sofort mit Einsetzen des mit 10% Kalium beladenen Austauschers wurde die Stickstoffbilanz negativ, da die durch den Austauscher verursachte Azidose eine Mehrausscheidung von NH_3 durch die Nieren zur Folge hatte. Auf diese Weise nahm Ammonium während der Austauscherverabreichung den Platz von Kalium und Natrium im Harn ein, da diese Kationen vor allem durch den Stuhl ausgeschieden wurden. Das prompte Ansteigen der NH_3-Ausscheidung nach Beginn der KA-Verabreichung bewies auch, daß die Nierenfunktion hinsichtlich der NH_3-Synthese vollkommen intakt war. Fehlt die vermehrte NH_3-Ausscheidung nach KA-Verabreichung, so liegt eine schwerste Nierenstörung vor und die KA-Therapie ist sofort abzubrechen. Auch unter ACTH kam es in den ersten zwei Dritteln der Verabreichung zu einer negativen Stickstoffbilanz, die hier allerdings auf die Verstärkung des Eiweißabbaues durch ACTH zurückzuführen ist, wobei als Endprodukt des Eiweißabbaues Ammoniak im Harn bedeutend anstieg.

Infolge der durch den Austauscher bedingten vermehrten Ammoniakausscheidung im Harn stieg die Chloridausscheidung ebenfalls an. Als deutliche KA-Wirkung vermehrte sich die Natriumausscheidung im Stuhl, während sie im Harn unverändert blieb, verringerte sich demnach die positive Natriumbilanz und entsprach dieser Periode in der Flüssigkeitsbilanz eine geringe Diurese, wobei der Flüssigkeitsverlust durch Harn und Stuhl in gleicher Weise gesteigert war.

Unter ACTH* allein sahen wir in den ersten zwei Dritteln der Verabreichung entsprechend einer Natriumretention eine deutliche Verminderung der Natriumausscheidung mit exzessiv niedrigen Werten im Harn und ein Positivwerden der Natriumbilanz. Im letzten Drittel der ACTH-Gabe schwand der „sodium retaining effect", wobei dann praktisch das gesamte Natrium im Harn ausgeschieden wurde und die Flüssigkeitsausscheidung ebenfalls vor allem durch die Nieren erfolgte. Trotzdem aber blieb unter ACTH die Natriumbilanz stets positiv!

Mit Einsetzen des KA ging die Kaliumausscheidung durch den Stuhl sprunghaft in die Höhe, um sich auch in den weiteren Perioden im Harn immer mehr zu

---

* Wir verwendeten das ACTH-Präparat „Cortrophine" der Firma Organon-Oss, Holland.

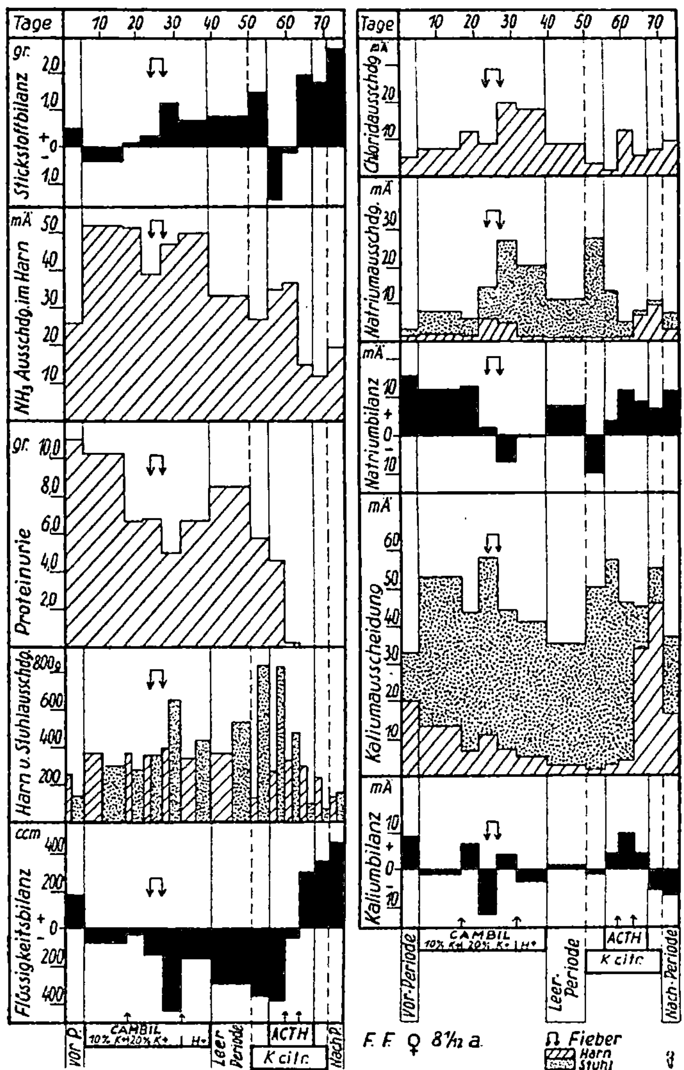

Abb. 1. Patientin F. F. Stickstoff-, Kalium-, Natrium- und Flüssigkeitsbilanz. Tägliche Harn- und Stuhlmengen. Eiweiß-, Ammoniak-, Kalium- und Natriumausscheidung durch den Harn. Natrium- und Kaliumausscheidung im Stuhl [::::::::::] von der Harnausscheidung an [//////////] aufgetragen. ↓ ↓ kennzeichnet eine interkurrente Fieberperiode. Unterste Spalte: Therapieangabe. Die einzelnen Rechtecke stellen die Mittelwerte aus den jeweiligen Perioden dar. Bei der Harn- und Stuhlausscheidung ist jede Periode jeweils in die Mittelwerte der Harn- und Stuhlausscheidung unterteilt

verringern und im Stuhl sehr hohe Werte zu erreichen. Die Kaliumbilanz war infolge der Beladung des Austauschers mit 10% Kalium nur geringgradig negativ geworden. Trotz des in den folgenden Perioden hohen Kaliumverlustes durch den Stuhl trat infolge der nun 20%igen Kaliumbeladung des Austauschers lediglich vorübergehend eine negative Kaliumbilanz auf.

Obwohl die Kaliumausscheidung im letzten Drittel der ACTH-Gabe im Harn extrem anstieg, blieb die Kaliumbilanz unter ACTH ständig positiv, was durch die tägliche perorale Zufuhr von 2 g Kaliumzitrat erreicht wurde.

Unmittelbar nach Absetzen von ACTH verstärkte sich sogar die Natriumausscheidung ebenso wie die von Kalium im Harn, worauf die Verringerung der positiven Natriumbilanz und das Negativwerden der Kaliumbilanz trotz der weitergehenden peroralen Kaliumzufuhr zurückzuführen ist. Obwohl 5 Tage nach Beendigung der ACTH-Behandlung sich die Kaliumausscheidung im Harn ebenso wie die von Natrium verringerte, wurde die Kaliumbilanz stärker negativ, da in dieser Periode nicht mehr die perorale Zufuhr von Kaliumzitrat erfolgte. Die Bedeutung der peroralen Kaliumzufuhr unter ACTH ist daraus ersichtlich.

Interessant ist bei diesem Kranken die vorübergehende Verminderung der dann unter der ACTH-Behandlung vollkommen verschwindenden Proteinurie während der KA-Gabe unmittelbar im Anschluß an eine fieberhafte interkurrente Erkrankung. In dieser Periode stieg die Chloridausscheidung im Harn an, vermehrte sich die Natriumausscheidung, und zwar vor allem im Stuhl, da noch immer der Austauscher gegeben wurde. Die Natriumbilanz wurde negativ. Die Flüssigkeitsausscheidung erfolgte ebenfalls hauptsächlich durch den Stuhl. Somit wurde d u r c h d a s F i e b e r d i e A u s t a u s c h e r b e l a d u n g g r u n d s ä t z - l i c h g e ä n d e r t. Wir möchten dies als Folge einer endogenen ACTH-Ausschüttung während dieser Fieberperiode ansehen, da wir den gleichen Effekt bei einem anderen Kranken unter der exogenen Zufuhr von ACTH beobachten konnten.

Bei dem zweiten Patienten, einem 4jährigen Knaben (Pat. H. G.), mit NS. erfolgte die Behandlung des bestehenden NS. gleichzeitig mit KA und ACTH. Wieder stieg sofort mit Einsetzen des KA die Ammoniakausscheidung und damit die Chloridausscheidung im Harn bedeutend an, verringerte sich demgemäß die positive Stickstoffbilanz. Unter ACTH weiteres Ansteigen der Ammoniakausscheidung und dadurch Negativwerden der Stickstoffbilanz. Ebenso nahm wieder als typische KA-Wirkung die Natriumausscheidung im Harn ab und erfolgte in vermehrtem Maße im Stuhl. Mit Einsetzen des KA verringerte sich die bis dahin positive Flüssigkeitsbilanz.

Die weiteren Bilanzen während dieser kombinierten KA/ACTH-Behandlung sollen mit der alleinigen ACTH-Therapie bei einem 5jährigen Knaben mit NS. verglichen werden (Abb. 2), wobei beide Patienten während der gesamten Untersuchungsperiode täglich Rizinusöl zur Erzielung eines regelmäßigen Stuhlganges erhielten. Bei der k o m b i n i e r t e n   B e h a n d l u n g   s t i e g   die   N a t r i u m a u s s c h e i d u n g   im Stuhl   b e d e u t e n d   a n, und diese Tendenz blieb weiterhin progredient bestehen, o h n e   i m   e r s t e n   D r i t t e l   d e r   A C T H - G a b e   e i n e   R e t e n t i o n   z u   z e i g e n. E b e n s o w e n i g   kam es diesmal unter ACTH   i m   e r s t e n   D r i t t e l   z u   e i n e r   F l ü s s i g k e i t s r e t e n t i o n,   w a s   ebenfalls   —   w i e   d a s   A u s b l e i b e n   der   N a t r i u m r e t e n t i o n — als A u s t a u s c h e r w i r k u n g   anzusehen   i s t. Im zweiten und dritten Drittel stieg die Natriumausscheidung mit dem Einsetzen der Diurese im Harn bedeutend an, während sie sich im Stuhl infolge des nunmehr wiederhergestellten renalen Ausscheidungsmechanismus verringerte. Dementsprechend verkleinerte sich mit dem Einsetzen des Austauschers die positive N a - t r i u m b i l a n z, um bereits i m   e r s t e n   D r i t t e l   d e r   A C T H - G a b e   n e g a t i v   zu werden.

Bei d e m   l e d i g l i c h   m i t   A C T H   behandelten Patienten war in der Leerperiode die N a t r i u m a u s s c h e i d u n g   im Harn e x t r e m   n i e d r i g, blieb dies auch im e r s t e n   D r i t t e l   v o n   ACTH, wo zusätzlich noch eine Verminderung der mäßigen Natriumausscheidung im Stuhl eintrat, da hier nicht die Verabreichung eines Austauschers erfolgte, der diese Retention verhinderte. Die N a t r i u m - b i l a n z   war daher w ä h r e n d   d e r   g e s a m t e n   ACTH-G a b e   p o s i t i v   und wurde erst während der Diurese negativ.

Bei der kombinierten Behandlung stieg mit Einsetzen des KA die Kaliumausscheidung vor allem im Stuhl an. Diese erfolgte auch während der ACTH-Behandlung in überwiegendem Maße durch den Stuhl, was sicher als eine Entlastung der Niere zu bewerten ist. Unter ACTH allein stieg wohl ebenfalls die Ausscheidung von Kalium an, jedoch erfolgte diese nur im Harn und in ganz unbedeutender Menge im Stuhl. Wohl wurde bei der alleinigen An-

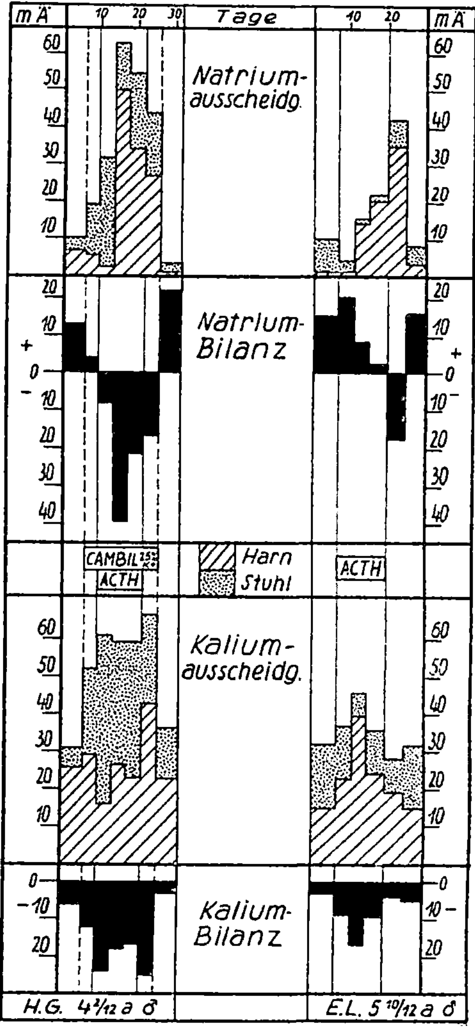

Abb. 2. Verhalten der Kalium- und Natriumausscheidung im Harn
und Stuhl sowie der Natrium- und Kaliumbilanz beim Nephrose-
Syndrom unter kombinierter Behandlung (Patient H. G.) mit ACTH
und Kationenaustauscher (25% Kaliumbeladung) gegenüber der Behandlung mit ACTH allein (Patient E. L.). Die Werte der Natrium-
und Kaliumausscheidung im Stuhl [░░░░░] sind von den Ausschei-
dungswerten im Harn [////////] an aufgetragen

wendung von ACTH und bei der kombinierten Behandlung
die Kaliumbilanz negativ, aber bei der KA-Anwendung nicht
wesentlich verstärkt, was wohl auf die 25%ige Kaliumbeladung zurückzuführen ist und deren Bedeutung zeigt.

Auf das Verhalten der Elektrolyte im Serum einzugehen, ist aus zeitlichen Gründen nicht möglich.

Hingegen soll noch kurz auf das Verhalten des Blutdruckes bei den beiden zuletzt beschriebenen Kranken hingewiesen werden. Während bei der kombinierten Behandlung nicht das geringste Ansteigen zu beobachten war, stieg
bei dem mit ACTH allein behandelten Kranken der bei
Behandlungsbeginn normale Blutdruck unter ACTH beträchtlich an, so daß sogar ein Abbrechen dieser Therapie
in Erwägung gezogen wurde. Allerdings fiel nach Beendigung
der ACTH-Therapie dieser erhöhte Blutdruck sogleich wieder zur Norm ab.

Als Ergebnis dieser Bilanzstudien möchten wir zusammenfassend feststellen, daß die alleinige Verabreichung
eines KA in unserem Falle die Verstärkung der Oedeme
verhinderte und darüber hinaus sogar imstande war, einen
Teil der vorhandenen Oedeme durch verstärkte Flüssigkeitsausscheidung durch Stuhl und Harn zu beseitigen. Dagegen
war es nicht möglich, durch die KA-Verabreichung eine
vollständige Diurese zu erzielen. Dies lag daran, daß erstens
die verwendete KA-Dosis sich nachträglich als etwas zu gering erwies, und zweitens der betreffende Patient (F. F.) eine
extrem hohe Natriumretention aufwies, wobei aus Arbeiten
Schweizer Autoren bekannt ist[12], daß bei Fällen mit exzes-
siver Natriumretention die KA-Verabreichung in den seltensten Fällen zu einer vollständigen Beseitigung der
Oedeme führt. Die Kombination der Austauscherbehand-
lung mit der ACTH-Therapie erwies sich jedoch zur Vermeidung der Gefahren und Nachteile der alleinigen ACTH-Therapie als außerordentlich wirksam. So z. B. wird vor allem
die im Verlaufe des ersten Drittels der ACTH-Therapie auftretende Natrium- und Wasserretention durch die gleichzeitige Verabreichung von KA verhindert und dadurch die
Gefahr der Blutdruckerhöhung herabgesetzt. Die Kombination mit der Austauscherverabreichung ermöglicht somit
die Anwendung von ACTH auch bei den Kranken mit NS.,
bei denen bisher eine Kontraindikation zur Anwendung
dieses Hormons bestand.

Literatur: [1] Luetscher, J. A. jr.: J. Clin. Invest.,
26 (1947): 1189. — [2] Eder, H. A., Chinard, P., Greif, R. L.,
Cotzias, G. C., Hiller, A., van Slyke, D. D. und Lau-

son, H. D.: J. Clin. Invest., 27 (1948): 532; 28 (1949): 779. — [3] Lippman, R. W.: Arch. Int. Med., 88 (1951): 9. — [4] Payne, W. und Wilkinson, R.: Lancet, II (1951): 101. — [5] Mateer, F. M., Loraine, H. Erhard, Marjorie Price, Weigand, F. A., Peters, J. H., Danowski, T. S., Tarail, R. und Greenman, L.: J. Clin. Invest., 30 (1951): 1018. — [6] Riley, C. M.: Pediatrics, 7 (1951): 457. — [7] Metcoff, J., Rance, Ch. P., Kelsey, W. M., Nobuyuki, N. und Janeway, Ch. A.: Pediatrics, 10 (1952): 543. — [8] Rupp, W., Swoboda, W. und Zweymüller, E.: Im Druck. — [9] Sayers, G.: Phys. Rev., 30 (1950): 241. — [10] Knowlto, A. J., Stoeri, C., Seegal, B. C. und Loeb, E. N.: Endocrin., 38 (1946): 315. — [11] Nelson, D. H., Samuels, L. T. und Reich, H.: Proc. Soc. Clin. ACTH Confer., Blakiston Comp., 1951, Vol. I, p. 49. — [12] Esselier, A., Jeanneret, P. und Rosenmund, H.: Schweiz. med. Wschr., 83 (1953): 727. — [13] Zweymüller, E. und Swoboda, W.: Wien. klin. Wschr., 65 (1953): 216.

Aussprache: Hr. Prof. Dr. K. Kundratitz (Wien): Bisher wurden an der Universitäts-Kinderklinik Wien 9 Fälle von Nephrosesyndrom mit ACTH behandelt. 6 waren als idiopathische, 3 als sekundäre Nephrose aufzufassen. Einheitlich erhielten alle Kinder, unabhängig von Körpergewicht und Alter, 12 Tage hindurch 50 mg ACTH (Cortrophine der Fa. Organon), aufgeteilt in 4 gleiche Dosen, alle 6 Stunden intramuskulär. Lediglich das 18 Monate alte Mädchen erhielt täglich eine Menge von nur 10 mg, dafür aber für einen wesentlich längeren Zeitabschnitt. Die Befunde wurden in der demonstrierten Tabelle am Beginn der Behandlung, am Ende der Diurese und bei späteren Nachuntersuchungen dargestellt. Die Diurese setzte bei allen Fällen zwischen dem 4. und 12. Tag der ACTH-Behandlung ein und hielt 8—11 Tage an, überschritt somit das Ende der ACTH-Behandlung bis zu 9 Tagen. In diesem Zeitraum war in allen Fällen die Blutkörperchensenkung bereits zurückgegangen; am Ende der Diurese waren bei allen Fällen mit Ausnahme von Fall 7, der später ad exitum kam, die Albumine angestiegen, die α_2-Globuline abgesunken. Die β-Globuline zeigten wechselndes Verhalten, die γ-Globuline, die nur bei 2 Fällen erniedrigt waren, dagegen einen weiteren Anstieg. Die Proteinurie war bei allen bedeutend zurückgegangen bzw. überhaupt nicht mehr nachweisbar. Cholesterin war z. B. von 864 auf 311 und bei der Nachuntersuchung auf 185 oder von 542 auf 287 und 216 zurückgegangen. Wie im Vortrag Kraup und Zweymüller berichtet wurde, wurde die Behandlung in 2 Fällen mit Kationenaustauscher kombiniert, die diesbezüglichen Bilanzuntersuchungen wurden gebracht. Für den Ausgang der ACTH-Therapie spielt die Dauer der Erkrankung keine Rolle. Der Effekt der Therapie entscheidet sich in 12 Tagen und es genügt vielfach nur ein solcher derartiger Turnus. Es wird von einigen Autoren auch die Ansicht vertreten, daß durch die erste ACTH-Kur vor allem die Oedemausschwemmung erreicht wird und erst durch eine zweite Kur etwa 2—3 Wochen später die Normalisierung der

Serumeiweißkörper. Ein solches Vorgehen war bisher nur bei einem Kranken notwendig und ist bei einem zweiten beabsichtigt. Die günstige Beeinflussung unserer Fälle, mit Ausnahme von zweien, entspricht der Forderung N o n n e n b r u c h s, daß eine Therapie bei nephrotischem Syndrom nur dann wirksam ist, wenn sie nicht nur eine Entwässerung erzielt, sondern einen Ausgleich der Hypoproteinämie, dem dann auch ein Schwinden der Lipämie folgt. Auch der übrige gestörte Biochemismus normalisierte sich. Unsere Erfahrungen mit Conteben sind noch zu gering, um zu dieser Therapie Stellung nehmen zu können.

Säuglingsdyspepsie

(Akute alimentäre-infektiöse-entzündliche Enteropathie)

Von

Professor Dr. **K. Kundratitz**

Wien

Wenn auch das Problem der Säuglingsdyspepsie uralt ist und bei Durchsicht eines jeden Lehrbuches als ein in seiner Art abgeschlossenes Kapitel erscheinen mag, so ist es doch noch stets ein Gebiet ausgedehnter Forschungen, die immer wieder angeregt werden durch neue Erscheinungsformen, durch neue Ergebnisse und Erfahrungen, durch Aenderungen bzw. Neuerungen und Fortschritte in der Therapie, aber auch immer noch durch einen gewissen, wenn auch nicht mehr allzu hohen Prozentsatz an Sterblichkeit.

Es bestehen auch bei den verschiedenen Detailfragen, wie Pathogenese, Aetiologie und Therapie, nicht überall einheitliche Auffassungen, beziehen sie sich doch, wenn auch scheinbar nur ein Organsystem betreffend, auf viele Forschungsgebiete, wie beispielsweise pathologische Anatomie, experimentelle Pathologie, Bakteriologie, Serologie, Stoffwechselphysiologie, physiologische und Biochemie, Blutchemismus, Lebensmittelkunde sowie auch auf andere Organsysteme wegen ihren Fernwirkungen auf den Magen-Darmtrakt und umgekehrt wegen der Auswirkung von Magen-Darmstörungen auf den Gesamtorganismus. Das war auch der Grund, weshalb die Pädiater C z e r n y und K e l l e r statt der vom Vorstand der Wiener Kinderklinik, W i d e r h o f e r (1863 bis 1902), gebrauchten Bezeichnung Gastritis, Enteritis, Enterocolitis die Diagnose „Ernährungsstörung" wählten, um zum Ausdruck zu bringen, daß der Gesamtorganismus in Mitleidenschaft gezogen ist. Je nach der Aetiologie wurde dann noch die Bezeichnung ex alimentatione, ex infectione und ex constitutione beigefügt. F i n k e l s t e i n bezeichnete diese Störungen nach Schwere

und den führenden Symptomen und gebrauchte dafür die
noch heute üblichen Ausdrücke Dyspepsie, schwere Dyspepsie und für die schwersten Erkrankungsformen Prä-
toxikose und Toxikose.

Jetzt allerdings spricht man wieder mehr von „akuten
Durchfallserkrankungen mit Ernährungsstörung" (W. Keller).
Ich möchte die weitumfassendere Bezeichnung akute ali-
mentäre-infektiöse-entzündliche Enteropathie vorschlagen.

Wie so vieles in der Medizin, hat sich auch in der
Frage der Ernährungsstörungen im Laufe vieler Jahre die
Auffassung über die Aetiologie und Pathogenese geändert.
Ich will diesen Punkt nur kurz berühren, da er ja auch
mit den heutigen Vorträgen „aktuelle therapeutische" Probleme zusammenhängt, denn nach der Aetiologie und Pathogenese muß sich auch die Therapie richten.

Schon Widerhofer und besonders Escherich
sahen in den Bakterien die Erreger von Darmerkrankungen; Escherich entdeckte und erforschte das Bakterium coli und nahm schon damals an, daß es pathogene
Colistämme gebe, welche die Ursache von Epidemien bei
Säuglingen seien. Auch diesbezügliche pathologisch-anatomische Befunde wurden erhoben. In den folgenden Jahren kam
infolge der Entwicklung der physiologischen und der Kol-
loidchemie als Forschungsrichtung auch bei diesen Säug-
lingserkrankungen der stoffwechselphysiologische Standpunkt, den besonders Czerny vertrat, zur Geltung und
in den Vordergrund wurde die funktionelle Reaktionsweise
des Organismus gestellt; pathologische und pathologisch-
anatomische Untersuchungen traten mehr in den Hintergrund. Erst anläßlich der Tagung der Deutschen Gesellschaft für Kinderheilkunde in Düsseldorf 1926 setzte sich
Adam wieder für die große Bedeutung der Infektions-
theorie ein und stellte infolge seiner Beobachtungen eines
vorherrschenden Colitypus, von ihm Dyspepsie-Coli genannt, die These auf, daß der Schwerpunkt in der Frage
der Aetiologie in der Mehrzahl der Durchfallskrankheiten
bei Säuglingen, besonders der schweren Erkrankungen, in
der Infektion mit spezifischen Erregern gelegen ist. Adam
und seine Schule beschrieben auch charakteristische pathologisch-anatomische Veränderungen an der Darmschleimhaut. Die diesbezüglichen Forschungen wurden wieder aufgegriffen (Bessau, Kleinschmidt, Moll, Moro, Ro-
minger, Reuss und Hassmann u. a.) und fanden
ein bestätigendes und abschließendes Ergebnis durch die
serologische Typeneinteilung von sicher pathogenen Coli-

stämmen durch K a u f m a n n und durch die Beobachtungen von Epidemien bzw. Endemien in zahlreichen Ländern (so z. B. in Deutschland A d a m, B r a u n, G u t h e i l, K l i n k e, O c k l i t z, O p i t z, S a u e r b r e i).

In Wien konnten K r e p l e r und Z i s c h k a im Anna-Kinderspital (Oesterr. Z. f. Kdhlk., VII, 1952; Dtsch. Z. f. Kdhlk., 72, 1953) sowie K u n d r a t i t z und G r o s s im Mautner-Markhofschen Kinderspital (Oesterr. Z. f. Kdhlk., VIII, 1953) solche Endemien genauestens beobachten.

Es unterliegt nun keinem Zweifel, daß pathogene Coli-stämme neben anderen Bakterien und Viren Dyspepsien bis zu schwersten Formen hervorrufen können. L o r e n z in Graz sah in letzter Zeit eine besonders infauste Enteritis-epidemie mit schweren pathologisch-anatomischen Veränderungen, die auf eine Virusinfektion zurückgeführt wurde (Q u a i s e r, Mschr. f. Kdhlk., 101, 1953; S c h m i d und Q u a i s e r, Oesterr. Z. f. Kdhlk., VIII/52).

Auf Grund dieser Beobachtungen und Forschungsergebnisse wurde auch die Anwendung der Chemotherapeutika und Antibiotika bei der Säuglingsdyspepsie eingeführt. Die Therapie der Säuglingsdyspepsie ist jedoch so vielseitig und muß, je nach der Schwere der Erkrankung, so viele pathologische Erscheinungen berücksichtigen, daß ein planmäßiges Vorgehen notwendig ist. Gewisse Prinzipien halten sich stets, andere werden aufgegeben oder geändert, durch neue Forschungen ergänzt, so daß oft auch bei bedeutenden therapeutischen Verfahren noch Meinungsverschiedenheiten herrschen.

Die Therapie der leichten Dyspepsie ist wohl im Prinzip schon lange ziemlich einheitlich: Nahrungskarenz von 12 bis 24 Stunden, eine Uebergangsnahrung mit Schleim oder Karottensuppe, geschabten Aepfeln oder mit den daraus gewonnenen Trockenpräparaten. In diese Gruppe gehört auch das Arobon aus Johannisbrotmehl. Anschließend beginnt der, je nach dem Grade der Erkrankung verschieden vorsichtige Nahrungsaufbau. Die souveräne Heilnahrung ist und bleibt die Frauenmilch; steht eine solche nicht zur Verfügung, so verwenden wir die Buttermilchen Bumilen oder Eledon, dann die Sauermilchen, wie Calciamilch, Citrettenmilch, die Eiweißmilchen, auf deren Zubereitung ich hier nicht einzugehen brauche.

Von neuen Milcharten möchte ich hier erwähnen: Die Humanamilch und Corellamilch, die, hergestellt aus Kuhmilch, als eine der Muttermilch ähnliche Säuglingsmilch empfohlen werden, sie bedeuten wohl im Kasein- und

Albumingehalt, Milchzucker, Fett- und Salzgehalt wie auch den spezifischen Gerinnungseigenschaften und auch in bezug auf leichtere Verdaulichkeit eine gewisse Angleichung an die Frauenmilch. Diese Säuglingsmilch soll auch die für Frauenmilch physiologische Bifidum-Flora hervorrufen. Nachprüfer konnten nicht immer das Auftreten von Bifidum-Flora beobachten; auch ich sah dies bei Humanamilch nur in einigen Fällen, manchmal überhaupt nicht. Die Milch wird zur Aufzucht von Frühgeburten verwendet; sie wird nach eigenen Erfahrungen gut vertragen und bewirkt auch merkliche Gewichtszunahmen. Sie kann auch als günstige Beinahrung zur Frauenmilch gegeben werden.

Nun will ich den wichtigen und vielseitigen Heilplan bei schweren Dyspepsien besprechen, die in ihrer schwersten Form mit der Stoffwechselkatastrophe als Toxikose bezeichnet werden. Dieser richtet sich sowohl nach der Aetiologie, nach verschiedenen pathogenetischen Erscheinungen und den schweren sichtbaren Störungen. Die Krankheitsbilder sind, dem Grade der Erkrankung nach, verschieden, und dementsprechend erfolgt auch die Therapie. Hier gilt als erstes die Frage der Nahrungskarenz. Schon hier beginnen die Meinungsverschiedenheiten. Während früher wohl allgemein Nahrungspausen von einigen Tagen, bei schweren Toxikosen bis zu einer Woche eingeschaltet wurden, werden sie jetzt im allgemeinen stark verkürzt, ja sogar abgelehnt (z. B. A d a m, F r e u d e n b e r g, P e i - p e r u. a.) als weitere Herabsetzung der Abwehrkräfte und Schädigung durch den Hunger. Sicher ist, daß der Hunger weitere Schädigungen mit sich bringt und die schon geschädigte Toleranz noch mehr senkt. Jetzt ist man wohl allgemein von den langen Hungertagen abgekommen, „sie stellen eine vielfach übertriebene, unnötige, manchmal auch keineswegs unbedenkliche Hungerkur dar" (R o m i n g e r). Anderseits dürfen wir nicht vergessen, daß bei der schwersten Form der Dyspepsie, der Toxikose, Nahrungszufuhr noch verschlechternd wirkt, während Nahrungsentzug und Flüssigkeitszufuhr oft noch Rettung bringen können. Letzten Endes erübrigt sich ja auch oft das Problem der Nahrungszufuhr per os, weil das Kind sowieso die Nahrungsaufnahme verweigert oder alles erbricht. Außerdem wird die Frage der Nahrungskarenz bzw. des Hungerns wohl auch dadurch gelöst, daß man zur per os zugeführten Flüssigkeit statt Saccharin den rasch und leicht resorbierbaren Traubenzucker — 5 bis 10% — sowie 1 bis 2% Aminosäuren hinzugibt (uns steht derzeit das Präparat Sangamin der Firma Benkiser zur Verfügung). Bei nicht allzu schwerem Krankheitszustand können statt des früher so üblichen Tees Schleime und von den Rohfaser- („Schlakken"-) Nahrungen Karottensuppe oder Arobonaufschwemmung gegeben werden.

Eine der schwersten und bedeutungsvollsten Erscheinungen der Toxikose ist der große, oft katastrophale Flüssigkeitsverlust, die Exsikkose. Wenn sie auch nicht allein für das schwere Krankheitsbild verantwortlich ist, so kann sie mit ihren Begleit- und Folgeerscheinungen, wie Veränderungen des kolloidalen Zustandes der Zellen, extra- und intrazellulärer Flüssigkeitsverlust, Elektrolytverlust, besonders Natrium, Chlor und Kalium (Hypoelektrolytämie, Hyposalämie, der aber am Beginn vorübergehend eine Hyperelektrolytämie vorausgehen kann), Dehydration mit der Eindickung des Blutes, der Verringerung der Blutmenge und Verlangsamung der Zirkulation sowie dem daraus resultierenden Schockzustand mit der Kapillardilatation und Kapillarschädigung, mit dem Versagen des Kreislaufes und der Anoxämie und der dadurch verursachten Organschädigung, besonders an Gehirn, Leber und Niere, die Katastrophe herbeiführen. Dieser Zustand erfordert als erstes sofortiges Eingreifen, den Flüssigkeitsersatz durch entweder intravenöser oder subkutaner Injektion oder durch die von S c h i c k angegebene Dauertropfinfusion, die durch 2 bis 3 Tage durchgeführt werden kann. Nun wurden Stimmen laut, seinerzeit schon von B e s s a u, daß die intravenös verabreichte Flüssigkeit nicht so verwertet und retiniert wird wie die orale gegebene, die die Leber passiert: erst dadurch werde sie „blut- und körpergerecht". Dazu ist allerdings zu sagen, daß erstens B e s s a u dafür den Beweis schuldig blieb, daß zweitens die sofortige und nur durch intravenöse Darreichung schnell erreichbare Blutauffüllung, die in diesen Fällen den ersten lebensrettenden Eingriff bedeutet, notwendig ist, und daß drittens die orale Zufuhr oftmals wegen Erbrechen und Nahrungsverweigerung des Säuglings unmöglich ist. Außerdem kann es gerade im Schockzustand oder bei der geschädigten Leber zu der sogenannten Lebersperre kommen (M a u t n e r, M o - l i t o r, P i c k). Weiter können schwere Dyspepsien und Toxikosen zu Darmatonie und paralytischen Ileus führen, so daß nichts per os gegeben werden darf und wobei auch nichts resorbiert wird. Die intravenöse Einverleibung bewirkt eine schnelle Verdünnung des eingedickten Blutes, bringt dann mit Unterstützung von Kreislaufmitteln die

Zirkulation in Gang und die Zuführung von Sauerstoff an die geschädigten Organe und umgeht auf jeden Fall die eventuell mögliche Lebersperre.

Keinen Unterschied zeigt nach Hungerland die Ausscheidung bei per os oder intravenöser Darreichungsart.

In weniger schweren Fällen und nicht so bedrohlicher Exsikkose verwenden wir natürlich auch die perorale Flüssigkeitszufuhr; eine solche ist z. B. die von Sudhoff angegebene orale Dauertropfinfusion mittels einer durch die Nase eingeführten Magensonde. Diese Art der Flüssigkeitszufuhr ist auch bei starkem Erbrechen anwendbar und bringt dieses auch zum Stillstand. Ich konnte mich von dem prompten Erfolg mit dieser Methode bei mehreren Fällen überzeugen. Von Wichtigkeit ist nun die Art der verabreichten Flüssigkeit. Von den verschiedenen, bei nicht allzu schweren Fällen zur Verfügung stehenden per os zuzuführenden Flüssigkeiten bzw. Mischungen verwenden wir Tee mit Ringer-Lösung (wegen der besseren Wasserverbindung) mit 5% Traubenzucker, dem man noch ein Aminosäurepräparat (2%) zusetzen kann. Sehr gut bewährt hat sich auch eine Mischung von 10%igem Reisschleim mit Ringer-Lösung oder Reisschleim mit Molke im Verhältnis 2 : 1 oder 1 : 1. Auch die Rohfaseraufschwemmungen können in diesem Stadium schon angewandt werden, vor allem die Karottensuppe oder Arobon 5% in Tee, Schleim oder Ringer-Lösung, ebenso wie die Apfelpräparate Aplona oder Aplosan. Solé hat an Stelle der genannten Präparate die Kastaniendiät eingeführt wegen ihres großen Gehaltes an Kohlehydraten und gleichzeitiger antidiarrhoischen Wirkung.

Zweckmäßig ist es auch, einen Teil des Wassers für die Karottensuppe durch Ringer-Lösung zu ersetzen, ebenso kann allen diesen Flüssigkeiten zur Umgehung des Hungers auch noch ein Aminosäurepräparat oder das bifidogen wirkende Dextrin-Cystinpräparat „Dexamyl" (2 bis 5%) hinzugefügt werden. In diesem Stadium der peroralen Flüssigkeitszufuhr kann auch die orale Serumtherapie nach Gott, Ullrich und Willer mit Homoseran oder Retroplasmin, Rinderserum (Boviserin) oder humanem Plasma angewandt werden, pro Tag 50 bis 200 g mit Tee oder Ringer-Lösung. Dies entspricht einem Angebot aller wichtigen Aminosäuren, die leicht resorbierbar sind; der Eiweißgehalt von 100 g kommt 600 g Frauenmilch gleich. Auch wird bei dieser Darreichung das Erbrechen meist zum Stillstand gebracht.

Die Zusammensetzung der bei der Toxikose intravenös oder subkutan zu injizierenden Flüssigkeit bedarf der Ueberlegung, weil es nicht gleichgültig ist, welche Lösung einverleibt wird. Es ist von großer Bedeutung, ob es infolge der Störung im Elektrolythaushalt bei dem Flüssigkeitsverlust zu einer Hypoelektrolytämie (Hyposalämie) oder anderseits bei Funktionsstörung der Niere infolge der schon früher erwähnten Anoxämie zu einer Hyperelektrolytämie durch die Bluteindickung und Verlangsamung der Zirkulation und Durstexsikkose kommen kann. Bei letzterer Situation wäre es gefährlich, Lösungen zu injizieren mit einem höheren Gehalt an Kalium, wie z. B. die erprobte Darrowsche Lösung. Eine Hyperkaliämie von 50 mg% — normal sind 15·2 bis 19·2 mg% — kann einen sofortigen Herztod bedingen.

In Kliniken mit eingerichteten Laboratorien kann durch blutchemische Untersuchungen (Ionogramm) der momentane Elektrolytspiegel erhoben werden, doch wird es immer Fälle geben, bei denen die Therapie sofort einsetzen muß, um das Leben zu erhalten und nicht erst das Ionogramm abgewartet werden kann. Aus großen Erfahrungen weiß man nun, daß es im allgemeinen im Beginn des akuten Stadiums der Toxikose mit der Exsikkose mit der Bluteindickung, der Verminderung der zirkulierenden Blutmenge und dem Schock zu einer schweren Schädigung der Niere mit starker Funktionseinschränkung (funktionelle Nephritis) zu einer Niereninsuffizienz mit Verminderung der Glomerulusfiltration kommt und dementsprechend eine Hyperelektrolytämie mit Hyperkaliämie folgt.

Mit Rücksicht darauf werden wir im Beginn der Behandlung nur physiologische Kochsalzlösung mit 5% Traubenzucker injizieren oder nach F a n c o n i die sogenannte Basislösung (1 Teil physiologischer Kochsalzlösung und 2 Teile 5%iger Traubenzuckerlösung). Gleichzeitig oder abwechselnd Bluttransfusionen pro Kilogramm Körpergewicht 5 bis 10 ccm, die zur Rehydrierung, zur Auffüllung des Gefäßsystems, zur Behebung des Kreislaufkollapses und des Schocks, zur Normalisierung des Kreislaufes und zur Beseitigung der Anoxämie der lebenswichtigen Organe durch vermehrten Sauerstofftransport wesentlich beitragen. Bei technischer Unmöglichkeit, intravenöse Transfusionen durchzuführen, kann die intratibiale Transfusion angewandt werden. Oft und auch mit viel Erfolg werden die von B e s s a u angegebenen Plasmainfusionen verabreicht, 30 bis 50 ccm pro Kilogramm Körpergewicht, die vor der Rehydration auch zu gleichen Teilen mit physiologischer Kochsalzlösung angewandt werden können und, wenn die Rehydrierung schon im Gang ist, mit Ringer- oder Darrowscher Lösung verdünnt. Plasma trägt zur Elektrolyt- und Eiweißzufuhr wie auch zur Entgiftung bei. Das Plasma hat dabei auch einen immunitätssteigernden Effekt. S c h a p i r a konnte toxische Substanzen im Serum im Mäuseversuch nachweisen. Von dem ursprünglich besonders empfohlenen Periston als Blut- und Flüssigkeitsersatz mit entgiftender Wirksamkeit ist wieder mehr abgesehen worden, weil dabei einzelne Störungen und auch organische Veränderungen in der Leber, Gehirn und Lymphknoten beobachtet werden konnten.

Um das gestörte neurovegetative Gleichgewicht, was lebensbedrohlich sein kann, wiederherzustellen, kann die Dauertropfinfusion mit 1% Novocain- oder Procainzusatz verabreicht werden, und zwar 4 bis 10 ccm zur gesamten Infusionsmenge pro die; außerdem trägt dies auch zur Beruhigung der oft sehr unruhigen Säuglinge bei.

Hat die Rehydration begonnen und ist die Niereninsuffizienz wenigstens schon teilweise behoben, so ist wohl stets im Rahmen der Hypoelektrolytämie mit einem Natrium-, Chlor- und Kaliumverlust zu rechnen; auch die Nahrungspause bringt ein Kaliumdefizit mit sich. Auch ohne blutchemische Untersuchung haben wir als Zeichen des Kaliummangels Kollapserscheinungen, extreme Apathie und Schwäche, Hypotonie der Muskeln, Abschwächung oder Fehlen der Patellarreflexe, ebenso auch niedriger Blutdruck und mit einer gewissen Einschränkung meist ein typisches Ekg., Verlängerung der QT-Zeit, hauptsächlich hervorgerufen durch eine breite T-Zacke, die auch abgeflacht sein kann. In diesem Stadium ist der Zeitpunkt für die wichtige Elektrolytzufuhr und nicht nur Natrium und Chlor, sondern vor allem Kalium. Eine auch von mir oft angewandte Lösung ist die Darrowsche Lösung, ähnlich der Ringer-Lösung, nur mit höherem Kaliumgehalt (4·4 Natrium chlor., 4·0 Natrium bicarbon., 2·7 Kalium chlorat. auf 1000·0 g Wasser, dazu 5%iger Traubenzuckerzusatz). Es liegen Statistiken vor, die auf die viel geringere Sterblichkeit bei Toxikosen seit der „Kaliumtherapie" hinweisen. Auch mit der Rohfasernahrung führen wir Kalium zu — in den Karotten sind z. B. 69 mg% Kalium enthalten, in Apfelpräparaten 90 mg% und im Arobon 78 mg%.

Weiter ist es wichtig, die fast immer eintretende Azidose zu bekämpfen, die blutchemisch durch Sinken der Alkalireserve — unter 35 und 30 Volumprozent — und kli-

nisch an der typisch tiefen „großen Atmung", dem Uebergang von der abdominalen zur thorakalen Atmung zu erkennen ist. Auch der ziemlich starke Kaliumverlust erklärt
die Azidose. Zur Bekämpfung derselben dienst der Natrium bicarbon.-Gehalt in der Ringer- und Darrowschen
Lösung oder Infusionen von 2% Natrium bicarbon. oder
einer $1/6$ molaren Natrium-Laktat-Lösung. Auch die Karottensuppe wirkt durch ihren Basenüberschuß antiazido-
tisch. Gegen die postazidotische Hypokalzämie Kalzium-
präparate.

Einen wichtigen und ausschlaggebenden Fortschritt für
die Therapie dieser Erkrankungen bedeutet die antibakterielle Therapie, denn sie beweist durch ihre erfolgreiche
Wirksamkeit den ursächlichen Zusammenhang mit pathogenen Bakterien, vor allem den pathogenen Colistämmen
und Viren. Bei einer Endemie im Mautner-Markhofschen
Kinderspital (ausführlicher Bericht: Oesterr. Z. f. Kdhlk.,
Bd. VIII, 1953), vorwiegend Coli 0 111 mit 61 Erkrankungen — davon 26 leicht bis mittelschwer, 35 schwerst
mit 14 Toxikosen —, waren vor der Anwendung von
Chemotherapeutika und besonders Antibiotika 4 Todesfälle,
seit Verabreichung dieser und der sonstigen üblichen Therapie kein einziger. Bei den leichteren Fällen genügen
Formocibazol, Sulfaguanidin, Carboguan, Carboguamicil, im
allgemeinen 4mal täglich je 1 bis $1\frac{1}{2}$ Tabletten. Von den
Antibiotika hat sich bei Coli-Enteritis-Fällen besonders Chloromycetin bewährt. Aber auch mit Aureomycin und Terramycin hatten wir gute Erfolge; ebenso mit Streptomycin
per os, das auch in der Literatur sehr gelobt wird, doch
wurde von einigen Autoren und auch von uns bei pathogenen Colistämmen Resistenz beobachtet. Was die Dosis
anbetrifft, so wurde sie für die Antibiotika gegenüber der
angegebenen Dosis von den Herstellerfirmen reduziert; wir
geben Chloromycetin 50 mg pro Tag und Kilogramm Körpergewicht (von manchen Autoren werden bis zu 100 mg
pro kg/Tag verwendet); vom Aureomycin 20 bis 50 mg pro
kg/Tag, Terramycin ebenso, in schwersten Fällen bis zu
100 mg pro kg/Tag. Streptomycin verabreichen wir insgesamt pro Tag 200 bis 400 mg. Diese Menge wird auf
4 Einzelgaben verteilt, durchschnittlich 1 Woche lang wird
diese Behandlung so durchgeführt.

Neben den enteralen Infekten können auch parenterale Infekte durch Toxinwirkung und reflektorische Reizung nervöser Zentren (neurovegetative Regulationsstörung
und Herabsetzung der Widerstandskraft), womit aber die

Aetiologie und Pathogenese als komplexer Vorgang keineswegs geklärt sind, dieselben klinischen Erscheinungen eines akuten Darmkatarrhs verursachen. Es ist wichtig, für die Therapie den Herd zu suchen und zu behandeln. Die verhältnismäßig häufigste Ursache oder Begleiterscheinung ist die Otitis bzw. Mastoiditis. Manchmal bringt erst die Parazentese oder sogar Mastoidoperation Heilung der Darmerkrankung. Durch die Anwendung der Antibiotika allerdings ist das operative Eingreifen ein selteneres geworden.

Trotz der überaus günstigen Beeinflussung der akuten Enteropathien durch die Chemotherapeutika und Antibiotika kann auf die diätetische Behandlung nicht verzichtet werden. Wohl kann man, wie schon ausgeführt, die Nahrungspausen im allgemeinen auf einen kürzeren Zeitraum beschränken, die reine Flüssigkeit- (Tee oder Ringer-Lösung) oder Schleim-Rohfaser- und Molkeperiode durch Anreicherung von Kohlehydraten (Traubenzucker und Dextrine) sowie Aminosäuren kalorienreicher gestalten und die Hungertage damit überhaupt umgehen. Der Nahrungsaufbau erfolgt je nach der Schwere der Erkrankung vorsichtiger oder rascher mit zuerst entrahmter Frauenmilch, Buttermilch und später mit einer der gebräuchlichen Sauermilchen (Calciamilch, Citrettenmilch, Pelargon, Adam-Langstein-Milch). Der vorsichtige Nahrungsaufbau kann auch erreicht werden, wenn man dem Reisschleim, der Karottensuppe und Molke zuerst 2- bis 3 %iges Eledon oder Bumilenpulver zusetzt. Berücksichtigen muß man stets dabei die meist schwer geschädigte Toleranz.

Durch die Forschungen A d a m s über die Bedeutung des Bakterium bifidum als Antagonist des pathogenen Bakterium coli und der Enterokokken hat die „antibakterielle Diät", die Hemmung des Erregerwachstums ohne Hunger ermöglicht, große Wichtigkeit bei der Therapie bzw. Prophylaxe erlangt. Es gelingt nicht nur, durch die physiologische bifidogene Frauenmilch Bifidum hervorzurufen, sondern auch durch das B e s s a u sche Nährgemisch (Bifidummilch), das von Adam angegebene Dextrin-Maltose-Cystin Präparat der Töpferwerke „Dexamyl" sowie auch durch die K l e i n s c h m i d t sche Zitronensäure-Milchzucker-Buttermehl-Nahrung oder durch S c h ä f e r - W e r n e r sche karamelisierte Milchzucker-Fettmilch auf Buttermilchgrundlage. Denselben Erfolg hat man auch mit dem von P e t u e l y synthetisch hergestellten „Bifidusfaktor", der als Wirkstoff bzw. Vitamin in der Frauenmilch enthalten ist. Auch G y ö r g y hat einen Wirkstoff entdeckt, den er eben-

falls als Bifidusfaktor bezeichnet. Ich ließ bei der vorher
erwähnten durch pathogene Colistämme bedingten Enteritis-
endemie als „antibakterielle Diät" als Kohlehydratzusatz
zur Uebergangs- und zur Heilnahrung das Präparat Dexamyl verabreichen und erzielte damit Bifidumflora. Wir konnten dabei auch den großen prophylaktischen Wert dieser
antibakteriellen Diät erkennen. Trotz der großen Infektiosität der Colienteritiden blieben diejenigen Säuglinge vor
der Erkrankung bewahrt, bei denen Bifidum-Flora durch
Dexamyl hervorgerufen und erhalten wurde.

Mit den bisher besprochenen Maßnahmen ist die Therapie für die schweren Formen noch nicht erschöpft. Vor
allem ist es die schon früher erwähnte Kreislaufstörung,
die eine intensive Therapie erfordert, und zwar verwenden
wir hauptsächlich Sympatol oder Corvasymton, Koffein,
Coramin, Vandid; bei Versagen der Herztätigkeit auch
Strophanthin intravenös $1/32$ bis $1/20$ mg mit Traubenzucker.

Besonders in Mitleidenschaft wird die Leber gezogen,
die ja gerade im Entgiftungsprozeß der Toxikose eine
besonders wichtige Rolle spielt. Es kommt nicht nur zu
schweren Funktionsstörungen (Insuffizienz), sondern auch
zu hochgradigen pathologisch-anatomischen Veränderungen,
sehen wir doch bei Obduktionen nach dem 3. und 4. Krank-
heitstag schon schwerste fettige Degeneration. J. M a r i e
und Mitarbeiter (Paris) haben auch durch bioptische Leber-
punktionen bei Toxikosen schwere degenerative Verfettung
nachweisen können, deren Ausheilung sie durch weitere
Punktionen beobachten konnten, bei zum Teil pathologischen, zum Teil negativen Leberfunktionsproben. Auch
Hunger führt in Verbindung mit der Vergiftung zu Fettleber
(S a u e r b r e i). Daher ist es wichtig, die Therapie auch
darauf zu richten: Schutz durch lipotrope Substanzen, wie
Cholin und Methionin, Leberinjektionen, wie das schon seit
langer Zeit verwendete Campolon, eine günstige Eiweißzufuhr, die den Weg über die Leber nimmt, ist z. B. die schon
angeführte perorale Plasma bzw. Serumzufuhr, die auch
lipotrope Substanzen enthalten. K ö l b l und K r e j c i empfehlen Fructose in Form von 5% Laevoralzusatz, dessen
Vorteil im günstigen Glykogenaufbau und der eiweißsparen-
den Wirkung liegt. Von Vitaminen werden Vitamin K-,
C- und B-Komplex angewandt, letzterer nach S w o b o d a
und W u r s t seiner regulativen Wirkung wegen bei der
sich anbahnenden Stoffwechselkatastrophe (rascher Rückgang der Azidose, Benommenheit und Säureatmung, Normalisierung der vergrößerten Leber). Günstig beeinflußt die

Entgiftung auch Berolase (Cocarboxylase, ein B—1-Vitaminderivat). Wegen ihrer günstigen Wirkung auf den Eiweiß-, Fett- und Mineralhaushalt wie auch auf den Glykogenaufbau in der Leber und Muskulatur wurden auch Nebennierenrindenhormone, so z. B. Percorten, Doca, Cortigen, gern angewandt, die ja auch eine antiphlogistische Bedeutung haben. Da aber z. B. D r o e s e darauf hingewiesen hat, daß ihre Verabreichung durch die Einschränkung der Kochsalzausscheidung Oedembereitschaft hervorrufen kann, und auch die Kaliumausscheidung durch die Nieren verstärkt, ist wieder zum Teil von ihrer Medikation abgesehen worden. Eine Indikation für ihre Verabreichung bietet die Schädigung der Nebennierenrinde mit ihrer Funktionsverminderung.

Ueber die Erfahrungen mit ACTH und Cortison liegen noch wenige Berichte vor; ihre Anwendung wird von den betreffenden Autoren empfohlen. Meine eigene Erfahrung ist zu gering, um Stellung dazu zu nehmen. Bei den infektiös bedingten Fällen müssen neben den anderen Heilmitteln auf jeden Fall genügend Antibiotika verabreicht werden.

Bei schweren Hirnsymptomen, die durch Sauerstoffmangel (Hypoxydase), durch die Toxinwirkung und dem daraus resultierenden Hirnödem hervorgerufen werden und sich vor allem in Somnolenz und Konvulsionen äußern, werden Lumbalpunktionen zur Entlastung vorgenommen und Sedativa verabreicht.

Abdominelle Erscheinungen können sich bei den schweren Formen sowohl in Vermehrung der Peristaltik, wie auch Verzögerung derselben bis zur Darmatonie zeigen, es kann zum paralytischen Ileus kommen. Dabei sehen wir hochgradigen Meteorismus, Erbrechen, Obstipation, im Röntgen Spiegelbildung. Die Therapie bei diesem schwersten, äußerst bedrohlichen Zustandsbild besteht in Magenspülungen mit warmer physiologischer Kochsalzlösung, warmem Wickel und Lichtbogen zur Peristaltikanregung, mehrmals täglich Prostigmininjektionen 0·2 bis 0·5 ccm, Darmspülung und Einlegen eines Darmrohres. Falls dies nicht genügen sollte, Saugdrainage mittels Duodenal- oder Jejunalsondierung, jedoch keine Nahrung durch die Sonde; in lebensbedrohten Fällen Enterostomie oder Versuch einer Blockierung des Sympathicus durch Lumbalanästhesie. Magen-Darmspülungen sind auch bei starkem Erbrechen und schlechten Stühlen angezeigt. Zu starkem Meteorismus kann es auch durch Kreislaufstörung kommen.

Ich konnte im Rahmen eines zeitbeschränkten Vortrages das große Kapitel der Säuglingsdyspepsie nur auszugsweise bringen; da es vor allem therapeutische Probleme zum Thema hatte, konnten ätiologische pathogenetische und klinische Fragen nur zusammenhangsweise erwähnt werden. Mag die Säuglingsdyspepsie in seiner leichten und häufigen Form als etwas Klares, Einfaches und meist diätetisch schon Beeinflußbares und als abgeschlossenes Kapitel erscheinen, so bilden die schweren und schwersten Krankheitsfälle noch immer ein wichtiges, aktuelles und oft ernstes Problem. Ist doch das Krankheitsbild so vielgestaltig und greift in die verschiedenen Organ- und Lebensfunktionen ein, die in ihren Störungen einen wahren Circulus vitiosus bedeuten und einen Komplex von ineinandergreifenden verschiedensten Dysfunktionen darstellen. Darum muß auch die Therapie vielseitig sein, um alle diese Störungen, von denen jede einzelne direkt oder indirekt todbringend sein kann, zu beheben. Durch eine einzelne Maßnahme kann der Circulus vitiosus kaum durchbrochen werden. Es ist aber sicher eine hervorragende Leistung der gesamten pädiatrischen Forschung, eine Erkrankung, die das Höchstmaß an Sterblichkeit aufwies — man denke nur an die schweren Sommerdiarrhoen, die Cholera nostras, die die Säuglinge dahinmähten —, von einer Sterblichkeit der schweren Formen von 90% (Heubner, 1903) im Laufe der Jahre allmählich auf eine Sterblichkeit von 15 bis 5% zu senken; natürlich können Umwelteinflüsse, wie die Notlage der ersten Nachkriegsjahre mit dem völligen Mangel an allen wichtigen Medikamenten und Nahrungsstoffen (Vitamine) und besonders virulente Infektionen den Prozentsatz zeitweise im ungünstigsten Maße beeinflussen.

Aussprache: Hr. Prof. Dr. E. L o r e n z (Graz): Auch an der Grazer Kinderklinik haben wir bei Prätoxikosen und Toxikosen die Teepause beibehalten, da wir von ihrer vorübergehenden Ausschaltung nur Ungünstiges gesehen haben. Bezüglich der Verwendung von Stoppräparaten möchte ich auf die Heidelbeerdiät hinweisen, die Q u a i s e r an meiner Grazer Klinik studiert hat und über deren Ergebnisse er demnächst berichten wird. Ihre Indikationsstellung und Wirkungsweise ist von der der bisherigen Stoppräparate in gewissen Punkten verschieden. Unter den Antibioticis hat sich uns zur Behandlung infektiöser Darmerkrankungen das Chloromycetin ganz besonders bewährt, insbesondere auch bei den prognostisch bisher so ungünstigen Formen der Enteritis ulcerosa necroticans des jungen Säuglings.

Das periphere Blutbild als Kriterium in der Frühgeburtenaufzucht!

Von

Ass. Dr. **Albrecht Dür**

Wien

Mit 1 Abbildung

Da wir wissen, daß heute zirka zwei Drittel der gesamten Säuglingssterblichkeit und zirka 80% der Frühsterblichkeit auf die Frühgeburten entfallen, daß also die Säuglingssterblichkeit durch diese wesentlich belastet wird, ist es auch selbstverständlich notwendig, daß wir eben den Problemen der Frühgeburtenaufzucht größte Aufmerksamkeit widmen.

Wir erlauben uns daher, aus dem Gottfried von Preyerschen Kinderspital der Stadt Wien mit der größten Frühgeburtenstation Oesterreichs unsere Erfahrungen im allgemeinen und im besonderen über das periphere Blutbild als Kriterium in der Frühgeburtenaufzucht mitzuteilen.

Der folgende Bericht stützt sich auf die Ergebnisse und Erfahrungen in der Aufzucht von 420 Frühgeburten der letzten 2½ Jahre. Ueber 80% unseres Krankengutes, das ja mitbestimmend für die Letalität ist, da diese um so höher, je niedriger das Geburtsgewicht ist, zeigten ein Aufnahmegewicht unter 2000 g.

Die Mortalitätskurve bei unseren Frühgeburten zeigt nun einige auffallende Besonderheiten (siehe Abbildung). Neben dem bekannten Maximum der Frühsterblichkeit in den ersten Lebenstagen sehen wir einen ersten kleinen Mortalitätsgipfel in der 3. Lebenswoche und dann einen auffallenden, geradezu tragischen Gipfel, für den in der überwiegenden Anzahl der Fälle nach unseren Erfahrungen die interstitielle, plasmazelluläre Pneumonie verantwortlich gemacht werden muß, im 3. Lebensmonat mit seinem Maximum in der 11. Lebenswoche. So zeigen sich an unserem vorhergenannten Krankengut 41·7% der Mortalität im 1. Lebensmonat, 8·9% im 2. und im 3. der steile Gipfel von 38·2%, um dann ebenso steil auf 10% im 4. und 1·2% im 5. Lebensmonat abzufallen!

Den ersten kleinen Mortalitätsgipfel in der 3. Lebenswoche bringt unsere Erfahrung in der Mehrzahl der Fälle mit dem Problem des Ikterus neonatorum simplex bzw.

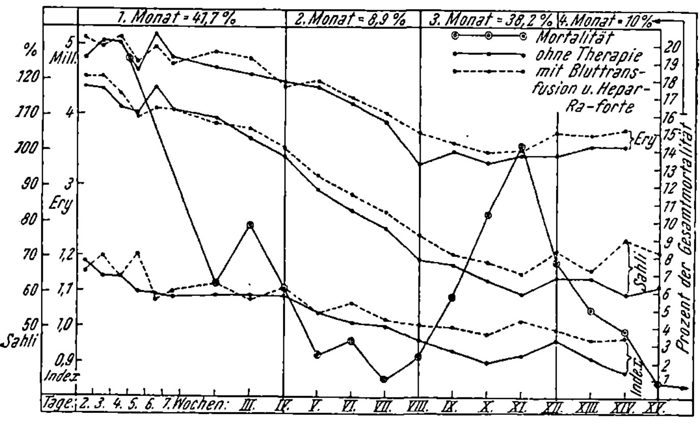

Abb. 1

prolongatus, dessen Pathogenese hier kurz gestreift sein soll, in Zusammenhang, da wir leider nicht selten ein plötzliches Schwinden des meist schweren Frühgeburtenikterus unter dem klinischen Bilde einer Toxikose sahen und wir dies immer. als „Signum male ominis" zu werten haben.

Neben der bekannten hämatogenen Entstehungshypothese des Ikterus neonatorum verdient nach neueren Untersuchungen besonders dessen hepatogene Komponente Beachtung. Dabei spielt die Funktionsschwäche der Leber, die ja schon beim gesunden Neugeborenen für die ersten Lebenstage angenommen wird und daher bei Frühgeburten als Zeichen der organischen Unreife eben in verstärktem Maße vorhanden ist, die entscheidende Rolle! Ihren Ausdruck findet diese zeitliche Leberinsuffizienz einerseits in der Ausscheidungsschwäche für Bilirubin, das dem raschen nach der Geburt einsetzenden Blutabbau entstammt, anderseits in einer verminderten Produktion von Bluteiweiß und der dadurch bedingten Tendenz zu Oedemen und im weiteren in einer Hypothrombinämie. Ebenso spricht das Verhalten der Gallensäuren für eine Leberinsuffizienz, denn diese können ihren physiologischen entero-hepatischen Kreislauf nur durch eine insuffiziente Leberzelle verlassen und dadurch ins Blut gelangen. Daß diese hier eine Zeit lang bleiben, ja sich noch konzentrieren können, ist ein weiteres Symptom für eine Schwäche der Lebertätigkeit, durch welche ja normalerweise ins Blut gebrachte Gallensäuren rasch wieder entfernt werden.

Als klinisches Erscheinungsbild dieser bei Frühgeburten im Rahmen der allgemeinen Unreife und Lebensschwäche eben bedeutend gesteigerten Funktionsschwäche der Leber sahen wir in der Mehrzahl der Fälle einen ausgeprägten Ikterus, der seltener als Ikterus neonatorum simplex, sondern eben vielmehr als Ikterus neonatorum prolongatus, mit seinen vereinzelten Uebergangsformen zum Ikterus gravis, in Erscheinung trat. Daß wir diesen prolongierten Ikterus und Oedeme, die beide die Prognose wesentlich trüben, im allgemeinen um so häufiger sahen, je geringer das Gewicht und je unreifer die Frühgeburt war, und wir dabei gegenüber dem Durchschnitt relativ niedrige Erythroyten- und Sahli-Werte fanden, stellt die hepatogene Komponente, jedenfalls bei Frühgeburten, ebenso in den Vordergrund wie unsere Erfahrung, daß bei z. B. durch Geburtstrauma blutungsanämischen Frühgeburten der Ikterus keineswegs ausbleiben muß!

Aus all dem Gesagten ergibt sich, jedenfalls in den ersten Lebenswochen, nun für uns auch die Notwendigkeit einer Leberschutztherapie, die wir durch Ernährung mit verdünnter und laevoralangereicherter Frauen- bzw. Muttermilch, weiter durch intravenöse Laevosangaben, Percorten und in letzter Zeit auch mit „Hepar-Ra-forte" *, einem Leber-Vitamin B_{12}-Folsäure-Präparat, durchführen. Unter dieser Behandlung sahen wir, besonders bei letzterem, in den meisten Fällen ein rascheres und komplikationsloses Abklingen des Frühgeburtenikterus. Dabei hatten wir auch den Eindruck, daß im allgemeinen der initiale Gewichtssturz, auch bei anfänglichen Oedemen, ein geringerer war.

---

* Der N. V. Philips-Roxane, Wesp. Holland, und der Philips-Chemie Gesellschaft, Wien I, danken wir für die zur Verfügung gestellten Versuchsmengen „Hepar-Ra-forte".

Wenn nach dem Gesagten der allgemeine Unreifegrad, das Geburtsgewicht, eventuell vorhandene Oedeme, Dauer und Intensität des Ikterus eine wenigstens relative Prognosestellung erlauben, so ist das periphere Blutbild das am leichtesten und genauesten feststellbare und daher nach unseren Erfahrungen auch verläßlichste Kriterium in der Frühgeburtenaufzucht. Dies besonders auch deswegen, da uns das periphere Blutbild in vielen Fällen eine exakte therapeutische Indikationsstellung erlaubt! Aus diesem Grunde wird an unserer Frühgeburtenstation bei jeder Neuaufnahme, die in den meisten Fällen allerdings erst am 2. bis 3. Lebenstag erfolgt, ein komplettes Blutbild gemacht und dieses in ein- bis zweiwöchigen Abständen während des ganzen Aufenthaltes wiederholt. Die dabei gefundenen und hier kurz aufgezeigten Werte sind die Resultante von nahezu 2000 peripheren Blutbildern bei 420 Frühgeburten. Dadurch sind uns schon zu Beginn der Aufzucht, jedenfalls in den meisten Fällen, eine bestimmte Prognose und, wenn notwendig, sofortige therapeutische Maßnahmen möglich. So sahen wir bei unserem doch relativ sehr großen Krankengut nur selten die prognostisch absolut günstige „hypochrome Frühgeburtenanämie", die auf Bluttransfusionen prompt anspricht und streng von der „Anämie der Frühgeburten" im 3. Lebensmonat zu trennen ist. Dagegen fanden wir etwas häufiger die „hyperchrome Anämie mit Erythroblastose", die mit dem Hydrops foetus universalis und dem Ikterus gravis zur Krankheitsgruppe der fötalen Erythroblastosen gehört und die gutartige Manifestation des Morbus haemolyticus neonatorum darstellt. Im folgenden sei ein derartiger Fall kurz wiedergegeben: Es handelte sich um eine männliche Frühgeburt, die am 3. Lebenstag mit einem Gewicht von 2000 g zur Aufnahme kam. Das sofortige Blutbild ergab: Sahli 58%, Erythrozyten 2·24 Millionen, reichlich polychromatische, Index 1·3, Leukozyten 22.000, davon 2% Myelozyten, 6 Jugendliche, 3 Stabkernige, 61 Segmentkernige, 1 Monozyten, 27% Lymphozyten und 26 Erythroblasten auf 100 Leukozyten. Eine noch am gleichen Tage durchgeführte kleine Austauschtransfusion mit 150 ccm Frischblut brachte einen ausgezeichneten Erfolg, wobei nach 12 Tagen die Erythrozyten auf 4·9 Millionen und der Sahli auf 104% angestiegen waren. Während des weiteren Spitalsaufenthaltes wurden noch fünf kleine Frischbluttransfusionen (20 bis 30 ccm) durchgeführt. Das Kind konnte gesund entlassen werden. Wie dieser Fall klar zeigt, erlaubt uns das periphere Blutbild bei den obgenannten Krankheitsbildern nicht nur eine Prognosestellung, sondern eben vielmehr eine eindeutige Diagnose und dementsprechend meist erfolgreiche Therapie!

Das periphere Blutbild ergibt nun anfangs die bekannte Pleozytose, wobei wir für die ersten Lebenstage bei leicht ansteigender Tendenz Erythrozytenwerte von im Durchschnitt 5 Mill./cmm, mit Maximalwerten knapp unter 6 Mill./cmm, fanden. Am Ende der 1. Lebenswoche sinken diese Werte dann langsam ab, bis sie nach der 6. Lebenswoche die 4-Millionen-Grenze unterschreiten. Die Sahli-Werte zeigen ebenfalls ein deutliches Durchschnittsmaximum am 3. Lebenstag von 118%, mit höchsten Werten bis zu 150% in den ersten drei Lebenstagen und im folgenden dann ein Absinken unter 100% in der 4. und unter 80% in der 7. Lebenswoche. Der Färbeindex weist, bei einem Durchschnitt von 1·17 und einem Maximum bis zu 1·4 in den ersten drei Lebenstagen, hyperchrome Werte auf, bis gegen Ende des 2. Lebensmonates das Frühgeburtenbild ein hypochromes wird (siehe Abbildung)!

Obwohl selbstverständlich diese hier angegebenen Zahlen nur Durchschnittswerte darstellen und nicht exakt auf den einzelnen Fall angewendet werden dürfen, so erlaubt uns bei ihrer Beurteilung die Erfahrung doch bei erheblicher Unterschreitung dieser Werte, wobei wir als untere Grenze 90% der Durchschnittswerte ansehen, im allgemeinen die Stellung einer ungünstigen Prognose. Wir sahen immer wieder, daß solche Frühgeburten auch im klinischen Erscheinungsbild besondere Zeichen allgemeiner Lebensschwäche, Appetitlosigkeit, Spucken bzw. manchmal Erbrechen und damit eine absteigende Gewichtskurve zeigen. In diesem meist akuten Stadium der frühzeitigen Anämisierung erscheinen uns mehrmalige kleine Frischbluttransfusionen das Mittel der therapeutischen Wahl zu sein, wobei es sich dabei in den meisten Fällen allerdings nur um eine reine Substitutionstherapie handelt!

Das Differentialblutbild zeigt bei Frühgeburten die auch beim reifen Neugeborenen bekannte Leukozytose mit höchsten Werten bis zu 30.000. Die folgende geringe Reduktion der Leukozyten, die ab der 2. Lebenswoche immer noch Durchschnittswerte von nahezu 10.000 aufweisen, betrifft vor allem die Granulozyten, wodurch es zu einer relativen Lymphozytose von durchschnittlich 50% kommt. Dies ist wohl nach der granulozytären Anpassungsphase an das vorzeitige extrauterine Leben als lymphozytäre Heil-

phase im Sinne einer Wachstumslymphozytose zu deuten
und als prognostisch ausgesprochen günstiges Zeichen zu
werten. So sahen wir Fälle mit plötzlichem Anstieg der
Leukozyten mit vorwiegender Vermehrung der Granulozyten bei verstärkter Linksverschiebung und einem Abfallen der Lymphozyten bis zu einem Minimum von 8%
fast immer letal enden oder als erstes Anzeichen der ja
prognostisch ungünstigen und pathogenetisch noch nicht geklärten interstitiellen, plasmazellulären Pneumonie! Weiter
fanden wir bei fast allen Frühgeburten eine Eosinophilie
verschiedenen Grades (bis zu 21%), die auf ein allergie-
artiges Geschehen hindeutet, wobei ihr Absinken z. B. bei
interkurrenten Erkrankungen und schlechtem Gedeihen uns
als prognostisch ungünstig gilt. Bemerkenswert ist vielleicht noch, daß wir bei manchen Fällen durch Umstellung
auf künstliche Ernährung einen merklichen Anstieg der
Eosinophilen feststellen konnten! Wenn manchmal eine
meist geringe Erythroblastose und eine normalerweise ausgeprägte Linksverschiebung (oft mit Myeloblasten), die wir
vereinzelt bis zum 2. Lebensmonat feststellen konnten, auf
eine noch bestehende fötale extramedulläre Hämatopoese
bzw. bei raschem Abklingen auf deren Liquidation hinweisen, so ist deren plötzliches Wiederauftreten bzw. Anstieg stets ein Zeichen krankhaft gesteigerter Regeneration
bei erhöhter Beanspruchung und der Hinweis, daß die Blutbildung dem Bedarf nicht mehr genügt und die Frühgeburt
daher oft wieder auf embryonale Reserven, d. h. auf extramedulläre Blutbildung zurückgreifen muß. Auch diese Erscheinung mahnt uns erfahrungsgemäß zu einer vorsichtigen Prognose!
     Die Senkung des roten Blutbildes (siehe Abbildung) geht
nun bei fast allen Frühgeburten weiter und erreicht im
3. Lebensmonat ihren tiefsten Punkt mit Durchschnittswerten von wenig über 3 Mill./cmm Erythrozyten bei einem
Sahli knapp unter 60% und Färbeindex um 0·9. Dabei
konnten wir allerdings nicht selten Werte unter 3 Mill./cmm
Erythrozyten und 50% Sahli und in vereinzelten Fällen sogar unter 2 Mill./cmm Erythrozyten und 40% Sahli beobachten. Diese Frühgeburten mit weit unterdurchschnitt-
lichen Werten des roten Blutbildes, die leider in der Mehrzahl der Fälle therapeutisch schwer zu beeinflussen waren,
zeigten meist eine infauste Prognose! Es kommt also auch
nach unserer Erfahrung fast regelmäßig und unabhängig
von äußeren Momenten der Ernährung, der Pflege und Infektion (dabei allerdings immer noch stärkere Anämisie-

rung!) zur „Anämie der Frühgeburten" im 3. Lebensmonat. Dabei fanden wir sowohl zwischen männlichen und weiblichen Frühgeburten als auch den einzelnen Gewichtsgruppen keine besonders auffallenden Unterschiede, wenn auch die Anämisierung um so sicherer, je geringer das Geburtsgewicht war. Klinisch tritt diese Anämie der Frühgeburten normalerweise nur in einer grauen fahlen Blässe der Haut in Erscheinung. Man weiß, daß sie als Ursache keineswegs einen Eisenmangel hat, durch prophylaktische Eisengaben nicht verhütbar und jedenfalls in ihrer Entwicklungsphase eisenrefraktär ist! Eine verständliche und daher auch am ehesten sichere Erklärung sieht die Pathogenese dieser beinahe obligaten „Anämie der Frühgeburten" in einer temporären Leistungsschwäche des Knochenmarkes, die nicht, wie manche Autoren glauben, eine absolute — dagegen spricht eine Hyperplasie der Erythropoese und in diesem Zeitpunkt mit Vermehrung der Retikulozyten, die auch wir feststellen konnten —, aber doch eine relative sei, und zwar deswegen, weil das Blutwachstum dem bei der Frühgeburt ja merklich gesteigerten Körperwachstum nicht nachkomme! Dabei führen besonders Infektionen, Ernährungsstörungen und nach unseren Erfahrungen auch ein vorausgegangener Ikterus neonatorum prolongatus zur weiteren Erschöpfung und Schädigung der an sich schon relativ insuffizienten blubildenden Organe und daher auch zur Verstärkung der Anämie und damit zu einer schlechteren Prognose.

Die Regeneration dieser „Anämie der Frühgeburten" beginnt allmählich im 4. Lebensmonat, wobei das Hb. langsamer ansteigt als die Erythrozyten, wodurch die Anämie in allen Fällen eine ausgesprochen hypochrome wird und wir Fälle bis zu einem Färbeindexminimum von 0·5 beobachten konnten. Zu diesem Zeitpunkt wird die Anämie nun auch „eisenreif"!

Der anfangs erwähnte Mortalitätsgipfel unseres Krankengutes im 3. Lebensmonat fällt augenscheinlich in die Zeit des Anämietiefpunktes. Wir glauben nun diese auffallende Tatsache wenigstens teilweise im Sinne einer Resistenzverminderung, eben durch die Anämie, in diesem Lebensabschnitt der Frühgeburten deuten zu dürfen! Unser therapeutisches Streben in der Frühgeburtenaufzucht gilt deshalb u. a. auch der Ueberbrückung bzw. Verkürzung dieser Zeit verminderter Resistenz und Infektabwehr durch Bekämpfung des Anämisierungsvorganges. Dabei war es uns aber im vorhinein klar, die Anämie nicht etwa verhüten, glauben aber doch, sie hemmen bzw. abkürzen zu können, um dadurch eben eine Resistenzvermehrung zu erreichen.

In dieser Absicht verwenden wir seit längerer Zeit routinemäßig kleine Frischbluttransfusionen (20 bis 50 ccm), wobei uns für die Bestimmung der zeitlichen Transfusionsabstände (ein- bis zweiwöchig) das periphere Blutbild als Kriterium gilt. Dabei konnten wir feststellen, daß die Transfusionswirkung nur selten in einer Vermehrung der Retikulozyten ihren Ausdruck findet, daß diese zweitens um so kürzer, je jünger das Kind ist, und drittens, daß die „Anämie der Frühgeburten" zu dem Zeitpunkt, in dem sie eisenreif, auch transfusionsreif wird, d. h. daß es sich dann nicht mehr um eine reine Substitutionswirkung handelt! Bei dieser Behandlung konnten wir in den meisten Fällen vor allem die Erythrozytenwerte über dem Durchschnitt halten, wogegen die Erhöhung der Sahli-Werte eine bedeutend geringere war, so daß manchmal ein noch hyper- bzw. normochromes Blutbild kurzzeitig hypochrom wurde.

Daneben gaben wir bei 50 Fällen allein das schon anfangs erwähnte „Hepar-Ra-forte", und zwar vom ersten Tage an bis zum Abklingen des Ikterus täglich, und im weiteren dann jeden zweiten oder dritten Tag 0·3 bis 0·5 ccm. Bei diesen Frühgeburten zeigte das periphere Blutbild zwar keine Erhöhung der Erythrozyten-, dagegen über der Sahli- und Indexwerte!

Bei beiden Versuchsreihen hatten wir klinisch den Eindruck einer Appetit- und daher schnelleren Gewichtszunahme, Steigerung der allgemeinen Vitalität und einer Resistenzzunahme gegenüber Infektionen. Ob und wieweit dabei die Vitamin B_{12}- und Folsäurekomponente des Hepar-Ra-forte — diesen beiden Stoffen wird ja von manchen Autoren bei Frühgeburten ein wachstums- und resistenzsteigernder Effekt zugesprochen — eine Wirkung zeigt, entzieht sich unserer sicheren Beurteilung, da sie nicht allein gegeben wurde, glauben jedoch, wenigstens in manchen Fällen, eine solche annehmen zu dürfen.

Nachdem wir nun bei der Transfusionsreihe eher eine Erhöhung der Erythrozyten und deren nicht so tiefes Absinken sahen, dagegen bei den mit Hepar-Ra-forte behandelten Fällen eher eine Steigerung der Sahli- und Indexwerte feststellen konnten, lag für uns die Kombination beider nahe (siehe Abbildung)! Wir glauben daher, auf Grund unserer Erfahrungen und Ergebnisse mit der Kombinationstherapie von Bluttransfusionen und parenteralen Lebergaben, bei nicht sicherer Beurteilung der Vitamin B_{12}-

und Folsäurekomponente bei dem von uns verwendeten Präparat Hepar-Ra-forte, die bestmögliche Hemmung der nahezu obligaten Anämisierung der Frühgeburten im dritten Lebensmonat und damit auch eine Resistenzvermehrung in diesem, wie die Mortalitätskurve eindeutig zeigt, so gefährlichen Lebensabschnitt der Frühgeburtenaufzucht und dadurch auch eine Senkung der Mortalität zu erreichen.'

L i t e r a t u r : B u r r e l l : Arch. Dis. Childh., London, 27, 337—340 (1952). — C a t e l : Diff.-Diagn. Sympt. von Krankh. d. Kindesalt., 2. Aufl., 1951. — F a n c o n i und W a l l g r e n : Lehrb. der Pädiatrie, 1950. — G l a n z m a n n : Einf. i. d. Kinderhk., 3. Aufl., 1949. — H u t h : Zschr. Kinderhk., Bd. 73, 1953. — J o p p i c h : Mschr. Kinderhk., 96. Bd., Heft 1, und 101. Bd., Heft 2, 1953. — K ü s t e r : Zschr. Kinderhk., 65 (1948), und 61 (1940). — L e h n d o r f f : Oesterr. Zschr. Kinderhk., 2. Heft, 1949. — L e i c h s e n r i n g : Amer. J. Dis. Child., 84 (1952). — M e i e r : Zschr. Kinderhk., 61. Bd., 1940. — M e n d e z-M u n o s : Arch. argent. Pediatr., 37 (1952). — S c h ä f e r : Mschr. Kinderhk., 98. Bd., Heft 4/1950. — S c h w i n n : Arch. Kinderhk., 146. Bd., 2. Heft. — S e e l e m a n n : Zschr. Kinderhk., 71 (1952). — T h o e n e s : Mschr. Kinderhk., 96. Bd., Heft 3.

Zur Pathogenese und Therapie des Syndroms „de pâleur et hyperthermie postopératoire"

Von

H. Kölbl

Wien

Mit 5 Abbildungen

Eine von den Chirurgen gefürchtetste postoperative Komplikation ist das erstmalig von A r m i n g a e t, O b r e - d a n n e, Q u e n u und T a p a v i beschriebene Syndrom „de pâleur et hyperthermie postopératoire". Wie die Bezeichnung zum Ausdruck bringt, kommt es wohl selten während oder im Anschluß an einen länger dauernden operativen Eingriff bei Säuglingen oder Kleinkindern zum plötzlichen Verfall mit Blässe, Pulsverlangsamung, Schweißausbruch, Dösigkeit und zu hohem Fieberanstieg oft bis über 40°. Nach kurzer Zeit werden die Kinder komatös, krampfbereit, erbrechen, und schon wenige Stunden später kann der Exitus unter Krämpfen erfolgen. Vorwiegend tritt dieses unerwünschte dramatische Ereignis bei Operationen eines Hämangioms, einer Lippenkiefergaumenspalte oder sonstiger Mißbildungen, sehr selten bei Pylorusspasmusoperationen auf. Als gleichmäßig sehr deutliche unmittelbare Todesursache wird vom pathologischen Anatomen in allen Fällen ein Hirnödem mit Hyperämie, ein Oedem der Leber, der Nieren und anderer parenchymatöser Organe gefunden. Nur in ganz vereinzelten Fällen, die 1 bis 2 Tage nach der Operation noch überleben, kann eine beginnende Pneumonie nachgewiesen werden, die jedoch kaum allein als Todesursache angesprochen werden kann.

Da wir als Kinderärzte immer zu diesen dramatischen Situationen gerufen werden, anderseits schon vorher zur

Kontraindikationsstellung beigezogen werden, haben wir uns mit dem Syndrom des postoperativen Kollaps auseinandergesetzt.

Ich möchte an dieser Stelle Herrn Prof. U l l i k, dem Leiter der Kieferstation der I. Chirurgischen Universitätsklinik in Wien, Vorstand Prof. Dr. S c h ö n b a u e r, für die Ueberlassung des Krankenmaterials herzlich danken.

Bei der Durchsicht der Krankenpapiere seit dem Jahre 1943 zeigte sich, daß vorwiegend nur Säuglinge und Kleinkinder bis zum 3. Lebensjahr von dieser postoperativen Komplikation bedroht werden. Es wurden daher in unserer Zusammenstellung nur Patienten dieses Lebensalters berücksichtigt. Insgesamt wurden seit 1943 357 kieferchirurgische Operationen durchgeführt. In diesen 11 Jahren verstarben 23 Patienten unmittelbar oder bis zu 48 Stunden nach dem operativen Eingriff.

Eine genaue katamnestische Analysierung dieser 23 Fälle zeigte uns folgende interessante Feststellungen:

T a b e l l e 1

Gesamtzahl der Operationen von 1943 bis 1953 = 357
Altersmäßige Verteilung der 23 Todesfälle

Alter	Marken	Ursachen
3 Monate	■ ■ ■ ■ ■ ■	5 Blutungen während der Gravidität;
4 „	■ ■	
5 „	■	1 Eltern blutsverwandt;
6 „	■ ■ ■	2 Lues congenitalis und Frühgeburten;
7 „	■ ■	
8 „	■ ■ ■	9 Frühgeburten;
9 „	■	2 postnatale Asphyxie;
12 „	■	1 Anämie;
13 „	■	2 rektale Enteritis;
17 „	■	1 Ekzem (beide Eltern Kiefer-
24 „	■ ■	gaumenspalten).

Wie die Zusammenstellung zeigt, hatten die Mütter von 5 Kindern während der Gravidität, im 4. bis 6. LM., mehr oder weniger starke Blutungen mit Abortusneigungen. 2 Säuglinge wurden mit einer kongenitalen Lues und als Frühgeburten geboren. Weiter waren 9 Fälle ebenfalls Frühgeburten ohne anamnestisch eruierbare Gründe. Bei 2 Kindern bestanden Geburtstraumata (postnatale Asphyxie), 1 Säugling stammte von blutsverwandten Eltern, bei einem Fall bestand eine starke Anämie, als er zur Operation kam, 2 Fälle hatten vor der Operation wiederholte Durchfälle.

und. Ernährungsschwierigkeiten, und bei einem Fall mit
nässendem krustösem Ekzem wiesen beide Eltern Kiefer-
gaumenspalten auf.

   .Die altersmäßige Aufstellung zeigt uns, daß, je jünger
der Patient, um so eher ist er von dieser postoperativen
Komplikation bedroht. Wenn wir bedenken, daß gerade

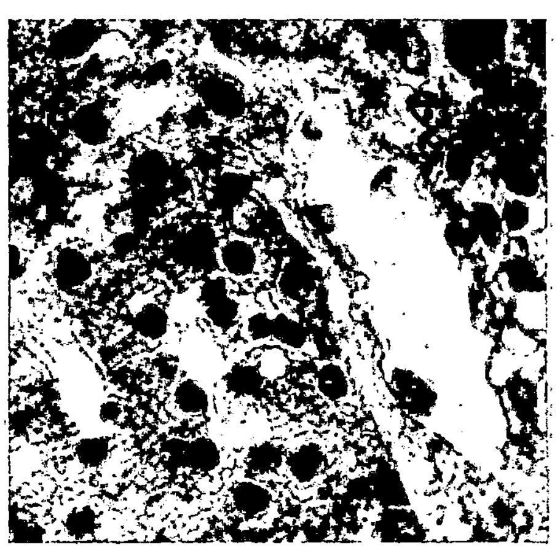

Abb. 1. Histologischer Schnitt der Leber eines infolge des postoperativen Schockes verstorbenen Patienten (Hämatoxylin-Eosinfärbung)

Säuglinge im ersten und zweiten Trimenon in ihrem vegetativen und hormonellen System noch sehr labil sind, insbesondere aber, wenn dieselben noch dazu intrauterin keimplasmatisch, postnatal oder in ihrer Konstitution geschädigt
sind, wird es verständlich, daß durch diesen Operationsstress
solche schwerwiegende Situationen herbeigeführt werden
können. Anderseits sahen wir auch bei gesunden und kräf-
tigen Individuen je länger die Operation dauerte, um so
länger kam es zu unmotiviertem postoperativem Fieberver-
lauf. Durch Berücksichtigung dieser Tatsachen und durch
Vermeidung von überflüssigen traumatischen Belastungen
während der Operation und nicht zuletzt durch eine prä-
operative Vorbereitung, wie Sie noch später hören werden,
konnten wir diese postoperativen Komplikationen wesentlich verringern.

   Und wie kommt es eigentlich zu diesem Syndrom?

1946 fand E m m i n g e r bei 12 obduzierten Fällen ein
auffallendes Oedem des Gehirns und der weichen Häute
mit mehr oder weniger starker Hyperämie. In allen Fällen
konnte dieser chronisch-krankhafte Veränderungen der Nieren histologisch in Form von teilweiser oder völliger
schwieliger Umwandlung von Glomeruli, hyaliner Verdickung der Kapsel sowie fleckförmige Verschwielung
des periglomerulären Zwischengewebes nachweisen*.

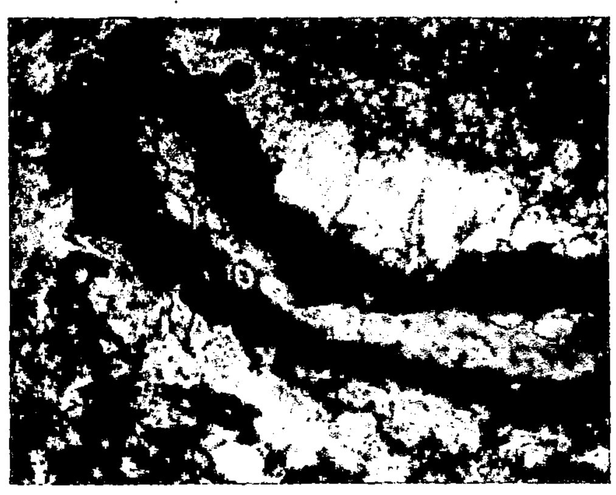

Abb. 2. Histologischer Schnitt vom Gehirn desselben Patienten
(Hämatoxylin-Eosinfärbung)

Die neuerdings durchgeführten histologischen Untersuchungen an einer großen Anzahl von Organen brachten
uns durch das Vorliegen ein und desselben Befundes in
Hinsicht der bestehenden Zusammenhänge weiter. Für die
Untersuchungen möchte ich hier Frau Dozent Dr. M a y e r-
O b e d i t s c h vom Pathologisch-Anatomischen Institut, Vorstand Prof. Dr. C h i a r i, herzlich danken.

Im Hämatoxylin-Eosinschnitt findet sich das Gefüge
der Leberzellbalken im Läppchenzentrum herdförmig ge-
lockert. Die Zellen sind abgerundet, einzelne Kerne pyk-
notisch. Die Kapillarwand ist teilweise von den Leberzellbalken abgedrängt und im Disseschen Raum finden sich
azidophile, teils homogene, teils inhomogene, gekörnte

---

* E m m i n g e r folgerte daraus, daß diese Nierenverände-
rungen zu einer Urämie führen, die letzlich als Todesursache anzusprechen ist, obwohl wir klinisch keine Rest-N-Steigerung bei
einzelnen Fällen, die ad exitum kamen, nachweisen konnten.

Massen. Im Plasma der Leberzellen finden sich deutliche
Vakuolenbildungen mit kugeligen Eiweißkoazervaten. Auch
im Gehirn findet man die gleichen Veränderungen; die
Virchow-Robinschen Räume sind ebenfalls erfüllt von
teils homogenen, teils inhomogenen gekörnten azidophilen
Eiweißmassen.

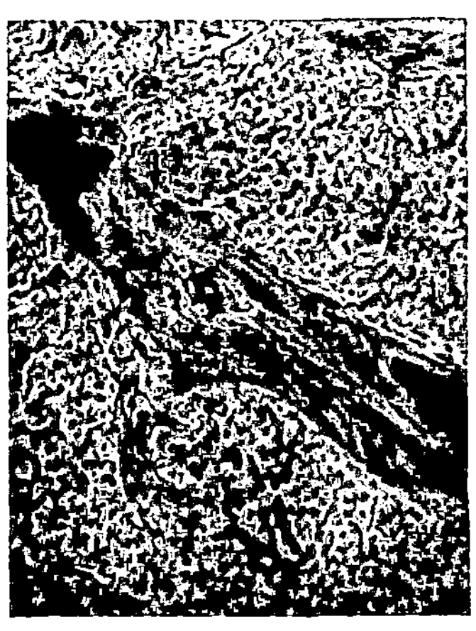

Abb. 3. Fluoreszenzmikroskopische Darstellung des in das Leber-
parenchym ausgetretenen Eiweißes (Euchrysin-Thiazinrotfärbung)

Die geschilderten azidophilen Massen nehmen bei der
van Gieson-Färbung einen gelblichbraunen Farbton an. Im
Fluoreszenzmikroskop geben diese nach Behandlung mit
Euchrysin-Thiazinrot entsprechend der von H a i t i n g e r
angegebenen Methode eine sekundär blaue bzw. bräunlich-
rote Fluoreszenz. Der braunrote Farbton tritt dabei meist
weiter peripher von der Gefäßwand auf als der blaue.
Das geschilderte tinktorielle Verhalten läßt annehmen, daß
es sich um Eiweißeinlagerungen in die Gefäßwände, in die
Disseschen und Virchow-Robinschen Räume handelt, wie
diese im Gefolge einer Permeabilitätsstörung der Gefäß-
wände mit Austritt von Blutflüssigkeit in das angrenzende
Parenchym gesehen wird, im Sinne einer Proteinnorrhoe ins
Gewebe nach R ö s s l e bzw. der serösen Entzündung nach
E p p i n g e r.
Diese histologischen Untersuchungen lenkten unser
Augenmerk auf die Verschiebung des dynamischen Pro-

teingleichgewichtes und auf die Prüfung der Permeabilitätsverhältnisse während langdauernder Operationen.

Um ein möglichst klares Bild über die Auswirkung der Operation zu erreichen, war es notwendig, das Gesamtprotein, das Verhalten der einzelnen Serumproteinfraktionen und die Kapillarpermeabilität vor und nach einstündiger Operationsdauer zu erfassen. Es würde zuviel Zeit beanspruchen, die dazu notwendigen Versuchsanordnungen hier bis in einzelne Details zu besprechen. Die Kapillarpermeabilität wurde mittels der Landisschen Stauungsversuche eruiert. Durch Stauung eines Oberarmes mittels eines Blutdruckapparates bei 80 mm Hg kann man den hydrostatischen Druck steigern und damit einen Abstrom von Flüssigkeit und Eiweißkörpern aus dem Kapillargebiet in das interstitielle Gewebskompartement erreichen. Durch Venenpunktion werden vor und am Ende der Stauung Blutproben aus der Vene des gestauten Unterarmes entnommen und folgende Bestimmungen durchgeführt:

1. Die Hämatokritwerte.

2. Die Gesamteiweißwerte, die mit den nach dem Kjeldahlschen Halbmikroverfahren ermittelten Gesamtstickstoffwerten nach Abzug des Reststickstoffes errechnet wurden.

3. Die qualitative Fraktionierung der Serumeiweißkörper erfolgte auf elektrophoretischem Wege nach A n tw e i l e r, nach vorhergehender Dialyse mit dem Michaelispuffer bei einem PH von 8·3 bis 8·7.

Aus diesen so gewonnenen Daten konnten für jeden Versuch folgende Größen errechnet werden:

1. Der Flüssigkeitsaustritt aus den Kapillaren während der Stauung, der bei normalen Säuglingen und Kleinkindern eine konstante Größe darstellt und nicht über 3 bis 4 ccm hinausgeht.

2. Der Proteinabstrom aus dem Kapillargebiet während der Stauung, der der Differenz des Gesamteiweißgehaltes des Serums vor und nach der Stauung entspricht. Dabei ist zu berücksichtigen, daß die Menge der Proteinmoleküle, soweit sie nicht abströmen, sondern im Kapillargebiet verbleiben, infolge des Flüssigkeitsverlustes genau so wie die Zahl der Erythrozyten in ihrer Konzentration zunehmen muß.

3. Haben wir aus den Gesamteiweißwerten und den relativen Elektrophoreseanalysen die absoluten Werte der einzelnen Eiweißfraktionen im Serum vor und nach der Stauung berechnet und konnten somit die quantitativen Zusammensetzungen des Eiweißverlustes beurteilen.

Dabei konnten wir bei verschiedenen gesunden und kranken Patienten feststellen, daß das bei der Stauung berechenbare austretende Kapillarfiltrat mit der ausgetretenen Proteinmenge in einem absolut abhängigen Verhältnis steht. Dies ist so zu verstehen, daß bei Zunahme

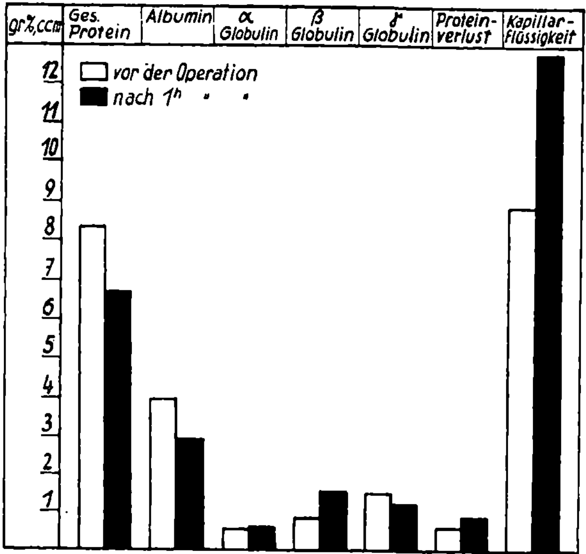

Abb. 4. Veränderungen der Bluteiweißkörper und der Kapillardurchlässigkeit bei Operationen ohne Anwendung von blutdrucksenkenden Mitteln (Durchschnittswerte von 20 Patienten)

des Kapillarfiltrates auch der gleichzeitige Proteinverlust ansteigt. Gleichzeitig konnten wir festhalten, daß es bei gestörter Kapillarpermeabilität nicht nur zu einer Abwanderung von Albumin kommt, wie es Eppinger und Rössle angenommen haben, sondern daß es zu einem Abströmen der verschiedenen Globulinfraktionen kommen kann. Nach Kundratitz sollte man benennungsmäßig richtiger von einer Proteinnorrhoe ins Gewebe sprechen. Anderseits fanden wir, je größer das Kapillarfiltrat und je stärker ausgeprägt die vorher bestehende Dysproteinämie ist, wie man sie bei intrauterin, keimplasmatisch geschädigten, ernährungsgestörten Kindern, bei Patienten mit Anämie und Ekzem finden kann, um so eher kommt es zum Abstrom von Albumin und zur Abwanderung b e s o n d e r s der einzelnen Globulinfraktionen ins Gewebe. Je größer aber der Abstrom des Kapillarfiltrates und der Eiweißmenge, um so folgenschwerer ist die Permeabilitätsveränderung der Kapillaren zu beurteilen. Aus der vorstehenden Abbildung sind die arithmetischen Mittelwerte unter Berücksichtigung der mittleren Streuung der gefundenen Untersuchungsergebnisse ersichtlich.

Das operative Geschehen im Bluteiweißbild ist gekennzeichnet durch ein Absinken des Gesamteiweißes von 8·3 g% vor der Operation auf 6·7 g% eine Stunde nach Operationsbeginn. In ähnlicher Weise verhält sich die Albuminfraktion. Im Bereiche der Globulinfraktionen steigen die α- und β-Globuline an, die γ-Globuline zeigen nur geringgradige Ausschläge. Nach künstlich gesetztem Trauma oder im Eiweißschock konnten wir im Tierexperiment dieselben Eiweißverschiebungen nachweisen. Das Kapillarfiltrat stieg von 8·8 ccm auf 12·8 ccm an, und die abströmende Proteinmenge nahm von 0·67% vor der Operation auf 0·92 g% zu, wobei unter den abströmenden Eiweißkörpern die Albumine den größten Prozentsatz ausmachen.

Pharmakodynamisch gesehen unterscheidet sich somit der operative Eingriff nicht prinzipiell vom posttraumatischen Zustand im Bluteiweißbild, da dieser mit den gleichen Verschiebungen im Proteinhaushalt einhergeht. Gleichsam decken sich diese Befunde mit den Angaben von A l t m a n n und P o p p e r, die tierexperimentell im Eiweiß- und Histaminschock einen Flüssigkeits- und Eiweißabstrom ins Gewebe bis zu 30% nachweisen konnten. Diese Autoren führen diesen Flüssigkeits- und Eiweißabstrom auf eine akut auftretende Durchblutungsstörung zurück, die infolge einer rasch auftretenden Erhöhung des Blutdruckes entsteht. In gleicher Weise haben B ü c h n e r und seine Schule aufmerksam gemacht, daß das Bild der serösen Entzündung auch kreislaufdynamisch bedingt sein kann. Durch den Kollaps wird zwangsläufig eine so schwere Oligämie hervorgerufen, daß die Kapillaren in den verschiedenen Organgebilden für Blutserum und Plasma durchlässig werden. Allerdings hat A l t m a n n zeigen können, daß die Permeabilitätssteigerung der Kapillaren erst bei hochgradiger Oligämie zu beobachten ist und im Sauerstoffmangelexperiment ein agonales Phänomen darstellt. Dieselbe erhöhte Kapillardurchlässigkeit infolge Oligämie

konnten in letzter Zeit R e i m e r, P a k e s c h und B r a u n -
s t e i n e r bei Fällen mit Anämie finden.

Bei unserem gestorbenen Patienten muß retrospektiv
noch eine gesteigerte Kapillarpermeabilität infolge verminderter Kapillarresistenz angenommen werden, die durch
die wiederholten Untersuchungen von B a y e r, W i l l i,
A l t m a n n und H u b e r teils mit der Fluoreszenz oder mit
der Saugglockenmethode bei Frühgeburten oder intrauterin
geschädigten Individuen bis zum 12. Lebensmonat, ja oft
sogar länger, nachgewiesen werden konnten.

Als Beweis für die akut auftretende Hypoxämie während der Operation bei dem Syndrom de pâleur et hyperthermie postopératoire sind die Vakuolenbildungen mit den
Eiweißkoazervaten in den Leberzellen anzusprechen.

Diese seröse Durchtränkung oder Entzündung, die
durch den vermehrten Flüssigkeits- und Eiweißabstrom infolge des operativen Traumas herbeigeführt wird, wie die
klinischen und histologischen Untersuchungen zeigen, verursacht im Gewebe eine Auftreibung, die im Gehirn sich
als akut entzündliches Oedem lebensbedrohlich auswirken
kann. Da ein Ausweichen in der Schädelhöhle nicht möglich ist, kann es schließlich zu einem Druck auf die atem-
zentrumregulierenden und kreislaufdynamischen Zentren
kommen und so den Tod herbeiführen.

Auf Grund dieser Tatsachen berücksichtigten wir bei
der Indikationsstellung zur Operation alle oben erwähnten
Faktoren. Anderseits bemühten wir uns, die während der
Operation auftretende Steigerung des Blutdruckes zu verhindern, besser noch, denselben herabzusetzen. Dazu verwendeten wir das von der Firma Sandoz und von S t o l l ausgearbeitete Präparat der hydrierten Mutterkornalkaloide Dihydroergotamin. Seit November 1951 wurde jeder Patient
je nach Alter mit 4 bis 10 gtt Dihydroergotamin 2mal
täglich und $^1/_2$ Stunde vor der Operation zu dieser vorbereitet. Neuestens geben wir auch während der Operation
je nach Alter DHE-45 Sandoz 0·1 bis 0·3 mg subkutan.
In gleicher Weise können als blutdrucksenkende Mittel
Methoniumsalze wie Depressin und andere verwendet werden. Die verschiedenen Untersuchungen von S t o l l, R o t h -
l i n, H o f f m a n n, H u e b e r und andere zeigten, daß DHE
einen zentralen sowie peripher vaskulären Angriffspunkt
auf die Gefäßregulation besitzt und spasmenlösend wirkt.
Die zentrale sedative Wirkung der hydrierten Mutterkornalkaloide bezieht sich aber nicht nur auf die Regulation des
Kreislaufes, sondern auch auf die der Körpertemperatur im

Sinne einer Senkung, einer Herabsetzung des Brechreizes und der motorischen und psychischen Erregungszustände. Somit kommt dem DHE eine wesentlichere Bedeutung zu für die Operationsvorbereitung, als objektiv erfaßt werden kann. Die Kontrolluntersuchungen bei 20 Patienten, die auf diese Weise mit dem blutdrucksenkenden Mittel DHE vorbereitet wurden, waren folgendermaßen:

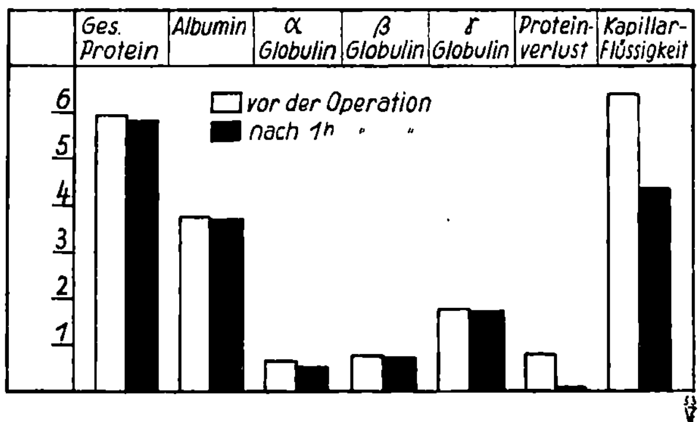

Abb. 5. Veränderungen der Bluteiweißkörper und der Kapillardurchlässigkeit unter Anwendung von Blutdrucksenkung mittels DHE (Durchschnittswerte von 20 Patienten)

Während bei Operationen ohne Anwendung von blutdrucksenkenden Mitteln ein beträchtliches Absinken des Gesamteiweißes, besonders der Albuminfraktion auftritt, kommt es unter Anwendung der blutdrucksenkenden Mitteln zu keinem nennenswerten Absinken des Totalproteins. Auch im Bereiche der einzelnen Proteinfraktionen tritt keine nennenswerte Verschiebung auf. Der Durchschnittswert der Kapillarfiltrate fiel von 8·3 auf 4·5 ccm nach einstündiger Operationsdauer ab. In gleichem Sinne kam es zu einer signifikanten Abnahme der Menge des Proteinabstromes von 0·82 g% auf 0·05 g%. Dies besagt, daß durch Anwendung von blutdrucksenkenden Mitteln, wie DHE — durch deren tonusregulierende Wirkung —, ein Abstrom von Kapillarflüssigkeit und insbesondere von Bluteiweißkörpern ins Gewebe verhindert wird. Klinisch macht sich dies insofern bemerkbar, als die so vorbereiteten Säuglinge und Kleinkinder postoperativ kaum Temperaturanstiege aufwiesen.

Tab. 2. Operationsmaterial 1943 bis 1953

Jahr	Operiert	Gestorben
1943	25	2
1944	42	9
1945	16	2
1946	29	2
1947	27	2
1948	36	1
1949	43	2
1950	41	2
1951	34	1
1952	44	0
1953	20	0
Gesamt	357	23

Wie die Tabelle 2 vor Augen führt, hatten wir auch seit Einführung dieser operationsvorbereitenden Methode keinen Todesfall mehr zu verzeichnen.

Abschließend können wir also festhalten, daß das Syndrom „d e p â l e u r e t h y p e r t h e r m i e p o s t - o p é r a t o i r e" Ausdruck einer serösen Entzündung im Sinne R ö s s l e und E p p i n g e r darstellt, die durch eine Störung der Kreislaufdynamik nach B ü c h n e r und durch eine damit einhergehende Hypoxämie infolge des Operationsstresses ausgelöst wird.

Als dispositionsfördernde Momente sind intrauterine keimplasmatische sowie konstitutionelle Schädigungen, Lues, Frühgeburtlichkeit, postnatale Asphyxie, schwere Anämie, rezid. Ernährungsstörungen, Eiweißmangelzustände und Kreislauflabilität vielleicht infolge der verminderten Kapillarresistenz anzusprechen. Außerdem dürften das Alter und insbesondere das Ausmaß des operativen Traumas eine nicht unwesentliche Rolle spielen.

Durch Berücksichtigung dieser genannten Faktoren bei der Indikationsstellung zur Operation und durch die oben erwähnte Operationsvorbereitung der Patienten scheint es uns gelungen zu sein, diese unerwünschten postoperativen Gefahren zu verhindern.

Die Rimifonbehandlung der frischen tuberkulösen Erstinfektion im Kindesalter

Von

Dozent Dr. V. Niederwieser

Innsbruck

Die experimentellen und praktischen Untersuchungen amerikanischer und anderer Autoren über das I s o n i k o t i n s ä u r e h y d r a z i d als Antituberkulotikum sind heute so allgemein bekannt, daß ich nicht näher darauf einzugehen brauche. Aus diesen Untersuchungen ging hervor, daß bei einer Dosierung von 5 bis 10 mg pro Kilogramm Körpergewicht keine wesentlichen Komplikationen beim Menschen zu erwarten sind.

Wir haben uns an der Innsbrucker Kinderklinik nach liebenswürdiger Ueberlassung des Präparates R i m i f o n durch die Firma La Roche im Frühjahr 1952 die Frage gestellt, in welcher Art eine f r i s c h e P r i m ä r t u b e r k u l o s e d e r L u n g e b e i K i n d e r n damit zu beeinflussen wäre, da Erfahrungen zeigten, daß dieses Mittel hauptsächlich dort gut wirkt, wo eine gute Durchblutung des Krankheitsherdes besteht.

Da Dosierung und Behandlungsdauer zu diesem Zeitpunkte noch nicht genau festgestellt waren, haben wir zunächst in der 1. Woche mit 3 mg pro Kilogramm Körpergewicht angefangen und sind dann auf 5 mg gestiegen. Damit das Medikament gleichmäßig sich im Blutspiegel erhält bzw. auf den Erkrankungsherd einwirkt, haben wir dasselbe auf 3 Einzelportionen nach dem Essen im Tag verteilt, was von Bedeutung sein dürfte. An sonstigen Maßnahmen wurde nur Bettruhe verordnet, kein anderes Medikament, auch keine Expectorantia und Antipyretika gegeben. Die gleiche Behandlungsweise wurde bis zum Abklingen der klinisch-röntgenologisch erhobenen Befunde fortgesetzt, mindestens 3 bis 6 Monate.

Nachdem jetzt teilweise über 1½ Jahre dieser Behandlung verstrichen sind, möchte ich kurz darüber berichten.

Mein Krankengut umfaßt derzeit 50 F ä l l e m i t I n i t i a l f i e b e r, f r i s c h e n I n f i l t r i e r u n g e n, E r y t h e m a n o d o s., C o n j. p h l y c t a e n u l o s a.

Die Kinder standen in einem Alter zwischen ½ und 12 Jahren, vorwiegend handelte es sich um Kleinkinder.

Die Ergebnisse lassen sich kurz folgendermaßen zusammenfassen:

1. Die Rimifontabletten wurden bereitwillig die ganze Zeit hindurch genommen, was für die ambulante Behandlung besonders wichtig ist.

2. Der Allgemeinzustand hob sich zusehends, erkenntlich am Schwinden der Müdigkeit, am steigenden Appetit und am besseren Turgor der Kinder. Auch war eine gute psychische Beeinflussung deutlich zu erkennen.

3. Das Körpergewicht nahm in 80%, je nach Appetit, mehr oder weniger rasch zu. Dabei bestand keinerlei Wasserretention. Die Appetitzunahme muß in der Besserung des Tuberkuloseprozesses zu suchen sein, da die Rimifonbehandlung bei Appetitlosigkeit anderer Natur vollkommen versagt hat.

4. Bei hohem Initialfieber sanken die Temperaturen innerhalb einer Woche lytisch oder kritisch zur Norm ab und blieben dann normal.

5. Die oft stark erhöhte BKS.-Reaktion ging mit Abklingen der klinisch-röntgenologischen Befunde zurück und blieb ein guter Anhaltspunkt für Verlauf des Krankheitsprozesses unter Einwirkung des Medikamentes.

6. Jedes Erythema nodosum heilte innerhalb einer Woche ab, es waren keine Nachschübe mehr zu beobachten.

7. Das beste Kriterium für den Erfolg der Behandlung bot die fortlaufende Röntgenkontrolle. Die frische Hilustuberkulose, die sonst der medikamentösen Therapie weitgehend trotzt, wurde sehr günstig beeinflußt (2 Monate). Frische perihiläre Infiltrierungen sind in der Regel in der Hälfte der sonst notwendigen Zeit abgeklungen. Auch ist es niemals zu einer lymphogenen oder hämatogenen Weiterverbreiterung gekommen, wenn das Medikament bis zum vollkommenen Schwinden der röntgenologischen Erscheinungen weitergegeben wurde.

Nebenwirkungen des Präparates haben wir bei den erwähnten Dosierungen nur ganz vereinzelt gesehen.

Sie können mit einer Beeinflussung des autonomen Nervensystems in Zusammenhang gebracht werden und beruhen nach H a u f auf einer Hemmung des Parasympathicus.

Nur bei zwei größeren Kindern mußte das Medikament wegen Uebelkeit und Schwindelanfällen auch in dieser niederen Dosierung, gleich am Anfang, abgesetzt werden.

Bei 5 Kleinkindern zeigte sich eine geringe, aber immerhin doch auffällige motorische Unruhe und Hyperreflexie, die jedoch nach einiger Zeit, ohne Einschränkung des Medikamentes, wieder zurückging. Obstipation, Kopfschmerzen oder Ausschläge wurden nicht beobachtet. Der Grundumsatz blieb unverändert.

Das Blutbild zeigte keine auffälligen Veränderungen.

Auch der Harn blieb während der ganzen Behandlungszeit ohne pathologische Bestandteile.

Initiale Fieberschübe nach Art einer Herxheimerschen Reaktion bei Tuberkulose konnten nicht beobachtet werden.

Die Isoniazidresistenz ist ein besonderes Problem. Bei meiner Untersuchungsgruppe war jedenfalls kein derartiger Fall zu sehen. Man könnte vielleicht von vornherein erwarten, daß mit der Frühbehandlung der Tuberkulose eine Tuberkuloseresistenz später in Erscheinung treten könnte. Diese Annahme hat sich jedoch nicht bestätigt. Außerdem scheint die bisher bei Phthisikern beobachtete Tuberkuloseresistenz für Isoniazide noch reversibel zu sein (P a n s y u. a.).

U e h l i n g e r , S i e b e n m a n n und F r e i konnten im e x p e r i m e n t e l l e n I n f e k t i o n s a b l a u f d e r T u - b e r k u l o s e d e r M e e r s c h w e i n c h e n zeigen, daß die histologisch faßbare Wirkung antituberkulöser Vorgänge auf den Einzelherd im wesentlichen durch den Zeitfaktor der Behandlung bestimmt wird. Versuche mit Rimifon sind sehr eindeutig ausgefallen: Die Phase der lymphogenen Ausbreitung wird weitgehend gedrosselt und erstickt. Vollständig unterbunden wird die hämatogene Generalisation. Rimifon ist in der Lage, diese entscheidenden Vorgänge im Infektionsverlauf, bei genügend frühem Einsatz, vollständig zu unterbinden.

Meine guten Erfahrungen in der Frühbehandlung der Tuberkulose, d. h. in der Behandlung der frischen tuberkulösen Erstinfektion, könnten im gleichen Sinne wie diese experimentellen Untersuchungen, auf die ich erst später aufmerksam wurde, gedeutet werden.

F a l l 1: Str. Alan, $4^{1}/_{2}$ Jahre alt. Seit 1 Woche Fieber bis 39⁰, Schmerzen in der linken Schulter, Drüsen linker Halsseite. Vor 1 Monat R ö n t g e n: o. B.

13. Juli 1952: Erythema nodosum. L. 109 cm (S, 105), 15 kg (18·8). P i.: +++. D r e i m a l ¹/₂ T a b l e t t e R i m i f o n. R ö n t g e n: Handtellergroßes perihiläres Infiltrat links. BKS. 43/62.

20. Juli 1952: Temperatur stets normal. Appetitzunahme, Erythema nodosum nach 1 Woche, nachdem zuerst blau, ganz verschwunden. Stuhl normal, guter Appetit.

4. August 1952: Temperatur stets normal, Appetit sehr gut. R ö n t g e n: Linker Lungenstiel verbreitert, massive Infiltrationsveränderungen nicht mehr nachweisbar. Gewichtszunahme (1 kg).

30. September 1952: Linker perihilärer Bereich noch leicht verschleiert, sonst o. B.

F a l l 2: G. Martha, 9 Monate. Seit 6 Wochen pertussisartiger Husten, Appetitlosigkeit, Temperatur subfebril.

30. September 1952: P i.: +++. R ö n t g e n: Taubeneigroßer, dichter, nach außen zu konvexbogig begrenzter Schatten im Bereich des rechten Hilus mit davon ausgedehnter Haarlinie zwischen Ober- und Mittellappen. Mediastinalschatten nach rechts deutlich verbreitert und konvexbogig begrenzt. Infiltrative Lungenveränderungen nicht nachweisbar. L. 75 cm (77), K. 11 kg (10·2). BKS.: 35/52. D r e i m a l ¹/₂ T a b l e t t e R i m i f o n.

25. November 1952: Deutliche Besserung. Gewicht 12·5 kg (10·4), L. 78 cm (79). R ö n t g e n: An Stelle des ausgedehnten Infiltrates am rechten Oberfeld nur strängige Zeichnung. Guter Appetit, Stuhl zweimal täglich. BKS.: 10/30.

1. April 1953: R ö n t g e n: Abgeheilt. BKS.: 8/15.

F a l l 3: Z. Helmuth, 6 Jahre alt. Seit 1 Woche hohes Fieber, schlechter Appetit. 18 kg (19·8) L. 112 cm (116).

24. Januar 1953: P i.: +++. Erythema nodosum. R ö n t g e n: Perihiläres Infiltrat rechts. Z w e i m a l 1 T a b l e t t e R i m i f o n.

2. März 1953: Guter Appetit, Gewichtszunahme. Erythema nodosum innerhalb 1 Woche abgeheilt, keine Temperaturen mehr. R ö n t g e n: Perihiläres Infiltrat rechts weniger umfangreich. BKS.: 10/18.

20. April 1953: R ö n t g e n: Rechter Hilusschatten nur mehr etwas verbreitert und verdichtet.

F a l l 4: Sch. Dieter. 11 Jahre alt. Seit 14 Tagen Gewichtsabnahme, Fieber, Appetitlosigkeit.

13. Juni 1952: P i.: +++. R ö n t g e n: Lobus venae azygos, infraklavikulär rechts ein kleinhandtellergroßer, inhomogener Verschattungsbereich, unscharf begrenzt, mit streifigen Seitenzügen zum verbreiterten rechten Hilus hin. L. 145 cm (S. 139), G. 38 kg (36·7). BKS.: 30/48. V i e r m a l 1 T a b l e t t e R i m i f o n.

26. September 1952: R ö n t g e n: Subklavikularbereich rechts ganz frei, der Hilus vielleicht noch etwas verstärkt. Guter Appetit,

keine Temperaturen. L. 147 cm (S. 139), 46·5 kg (S. 37·7). BKS.: 4/10. K e i n e   T a b l e t t e n !

30. Oktober 1952: R ö n t g e n : Während das rechte Oberfeld vollkommen rein erscheint, ist heute das rechte Mittelfeld zart inhomogen verschleiert. F ü n f m a l   1 T a b l e t t e   R i m i f o n.

4. Dezember 1952: Keine Temperaturen, guter Appetit. L. 148 cm (S. 139), 48 kg (38·5). R ö n t g e n : Der infiltrative Schatten im rechten Mittelfeld hat sich wieder vollständig zurückgebildet.

1. Juni 1953: A b g e h e i l t.

Aus dieser und auch anderen Krankengeschichten geht hervor, daß trotz bestem Allgemeinbefinden, normalem Blutstatus und Röntgenbefund eine dreimonatige Behandlung und Kontrolle absolut zu kurz scheint und mindestens 6 Monate verlangt.

Meine Nachuntersuchungen erfolgten alle 2—4 Wochen, je nach Schwere des Falles, später alle 2—3 Monate.

Zusammenfassend läßt sich sagen, daß beim Kind und besonders beim Säugling und Kleinkind die INH-Behandlung der frischen tuberkulösen Erstinfektion einen gewaltigen Fortschritt zu bedeuten scheint und neben der BCG-Impfung eine fortschreitende, schwere Tuberkulose verhindern kann.

Ein genaues Endurteil wird allerdings erst nach Jahren möglich sein, da erst abgewartet werden muß, ob erblich mit Tuberkuloseneigung belastete Kinder, die einer Rimifonbehandlung gelegentlich der frischen tuberkulösen Erstinfektion unterzogen wurden, auch von Späterscheinungen der Tuberkulose verschont bleiben werden. Bei guten häuslichen Verhältnissen, Verläßlichkeit der Eltern und entsprechend laufender Kontrollmöglichkeit kann bei frischen tuberkulösen Infiltrierungen von der Anstaltsbehandlung abgesehen werden, was eine große psychische und geldliche Belastung den Eltern erspart.

Die orale Behandlungsart ist ein großer Vorteil, auch beim Kinde leicht anzuwenden. Das Mittel ist gut verträglich und zeigt dabei eine sehr hohe Wirksamkeit auf den frischen tuberkulösen Prozeß, was nicht zu verwundern ist, da schon bei relativ niedriger Dosierung des Mittels im Blutserum und im Liquor bakteriostatisch wirksame Konzentrationen vorgefunden werden (D o m a g k,   O f f e, H e i n,   R u b i n).

Offenbar bietet die gute Vaskularisierung des frischen Primärherdes die besten Therapiechancen überhaupt.

Es wäre daher vorzuschlagen, jede aufgedeckte frische tuberkulöse Erstinfektion beim Säugling, Kleinkind und Schulkind mit Rimifon oder ähnlichen Isonikotinsäurehydrazidpräparaten zu behandeln.

Die moderne Behandlung der Epilepsie

Von

Dr. H. Strotzka

Wien

Die Krankheitseinheit der Epilepsie scheint derzeit zu
zerfallen. Der Begriff der genuinen Epilepsie wird immer
mehr eingeengt, dafür werden neue Erscheinungen in die
Symptomgruppe einbezogen, die wir als epileptisch bezeichnen. Nach der Definition A r n o l d's bezeichnen wir heute
als Epilepsie die durch mindestens e i n e klinische Manifestation als krankhaft erwiesene gesteigerte Entladungs-
und Synchronisationsbereitschaft von Zellorganisationen unseres Gehirns. Wie Sie aus dieser Definition ersehen, ist
das gemeinsame und allein objektiv gegebene Kriterium
des epileptischen Geschehens ein elektrophysiologisches, faß-
bar im Kurvenbild des Elektrocephalogramms. Das ist aber
mehr eine theoretische Frage, unverändert ist die klinische Beobachtung für die Praxis maßgebend.

Ich gebe Ihnen daher einen Ueberblick über die epileptischen Manifestationen, die bekannt sind.

Tab. 1. Manifestationsformen der Epilepsie
(nach H. Hoff)
1. Große Anfälle:
   a) atypische große Anfälle,
   b) „Mahnungen" (Bruchstücke großer Anfälle unter Medikament-
      einfluß).
2. Kleine Anfälle:
   a) Absenzen,
   b) akinetische Anfälle,
   c) myoklonische Anfälle,
   d) kombinierte Formen.
3. Jackson-Anfälle und fokale Epilepsie.

4. Psychomotorische Anfälle:
   a) Automatismen,
   b) Dämmerzustände: Fugue, Triebhandlungen, dipsomane
      Attacken, pathologischer Rausch.
5. Epileptisches Delir.
6. Vegetative Attacken:
   a) sympathikomimetisch (P e n f i e l d),
   b) parasympathikomimetisch (C u s h i n g).
7. Sonderformen bei Kindern:
   a) paroxysmale Bauchschmerzen,
   b) paroxysmale Reizbarkeit,
   c) paroxysmale Verstimmungszustände.
8. Migräniforme und Meniereforme Attacken.
9. Paroxysmale pseudoschizophrene Reaktionen.
10. Lokalisierte Sonderformen:
    a) Epilepsie continua Bechterew, Myoklonische Epilepsie
       Koschewnikoff, Myoklonus-Epilepsie Muskens,
    b) Paramyoklonus multiplex Friedreich, Myoklonus Un-verricht-Lundborg } subkortikale Mechanismen mit kortikaler Kombination,
    c) olivopontozerebrale Mechanismen, olivopontozerebrale Myo-klonien, zerebellare Jacksonanfälle,
    d) spinale Mechanismen, Reflexepilepsie.

Die Ursachen solcher Erscheinungen sind entweder
bekannt oder nicht. Im zweiten Falle sprechen wir von
kryptogenetischer Epilepsie. Als bekannte Ursachen kommen Schädigungen vor, während und nach der Geburt
in Frage. Traumen, Entzündungen, raumbeengende Prozesse,
Narben, Intoxikationen sind die häufigsten Ursachen. Die
Vererbung spielt eine wesentlich kleinere Rolle, als allgemein angenommen wird.

Unsere Aufgabe, die Besprechung der Therapie, läßt
hier keinen Raum, die Problematik der Diagnose und Aetiologie zu behandeln. Die chirurgische Behandlung, die nur
bei einem sehr geringen Prozentsatz von Epileptikern indiziert ist, wird in der Diskussion besprochen werden.
Die Hauptaufgabe vor allem des praktischen Arztes sind
die medikamentöse Therapie und die psychotherapeutische
Betreuung. Hier sind nun laufend Fortschritte erzielt worden, und wir wollen versuchen, Ihnen einen praktisch verwertbaren Ueberblick über die technische Handhabung der
neuen Mittel zu geben.

Zuerst seien die Fehler, die wir immer wieder beobachten, angegeben und zugleich dazu die Berichtigungen.

1. Unterdosierung: Ein Mittel ist erst dann als unwirksam zu betrachten, wenn es bei langsamer Steigerung bis zur Toleranzgrenze (Schläfrigkeit, Schwindel, Ataxie, Blutbildschäden usw.) bei genügend langer Medikationsdauer (meist einige Monate) keine Besserung oder Heilung bringt. Die weitverbreitete Ansicht, daß 1 bis 3 Tabletten eines der Antiepileptika die Standarddosis ist, ist absolut unrichtig, in vielen Fällen ist wesentlich höher zu dosieren.

2. Behandlungsunterbrechungen: Wir sehen immer wieder, daß von Aerzten und Patienten ohne zwingende Notwendigkeit die Behandlung abgebrochen wird, oder daß, wie bei einer Arsenkur, an- und absteigend therapeutisiert wird. Beides ist gefährlich. Die Epilepsiebehandlung ist unverändert eine Dauertherapie. Erst nach jahrelanger Anfallsfreiheit ist eine vorsichtige Reduktion erlaubt (kindliche Epilepsien unter Oxazolidinen stellen eine Ausnahme dar, hier darf man früher abbauen).

3. Fehler in der Behandlungskontrolle: Zwei Gefahren muß man sich bei der Epilepsiebehandlung stets vor Augen halten:

a) Das Uebersehen eines Grundleidens, das eine aktive Therapie erfordert (etwa langsam wachsende, neurologisch stumme Tumoren), auch bei anfallsfreien Patienten ist Kontrolle des Augenhintergrundes, des neurologischen Befundes und eventuell des Elektroencephalogramms von Zeit zu Zeit notwendig.

b) Das Uebersehen schleichender Medikamentschädigungen. Da fast alle Epilepsiemittel nicht risikofrei sind, ist die Kontrolle des Befindens, der Lymphdrüsen und des Blutbildes, je nach der Art des Mittels, notwendig. Bei gut auf Hydantoine eingestellte Patienten begnügen wir uns allerdings oft mit nur 6 monatlichen Kontrollen.

In vieler Hinsicht ähnelt die Epilepsiebehandlung der des Diabetes. Mit derselben Ausdauer, Elastizität und Vorsicht muß auch hier vorgegangen werden.

Es ist eigentlich unnötig zu sagen, da für jeden Kranken gültig, daß eine psychotherapeutische Führung jedes Patienten notwendig ist. Bei einer chronischen Krankheit mit so dramatischen Manifestationen ist das psychische Handicap wohl das größte, das vorstellbar ist. Beim Kind ist die psychotherapeutische Betreuung der Mutter immer angezeigt, aber auch beim Erwachsenen ist meist die Umgebung dringend einer Beeinflussung bedürftig. Die meisten Angehörigen haben die Tendenz, den Patienten in einer schädigenden Abhängigkeit zu halten. Eine günstige Prognose kann nur dann für die medikamentöse Einstellung erreicht werden, wenn der Patient ein Optimum an Freiheit und Befriedigung, vor allem im Beruf, erreichen kann.

Wie weit der Einfluß psychischer Faktoren geht, beweist unsere Beobachtung, daß bei neurotischen Kindern allergische Erscheinungen auf antiepileptische Medikamente statistisch signifikant häufiger auftreten als bei anderen.

Nun zur eigentlichen medikamentösen Therapie. Die alte Brom-Luminaltherapie ist nur mehr in Einzelfällen indiziert, wenn keines der neuen Mittel vertragen wird oder wirksam ist. Die starke allgemeine Dämpfung und die relativ geringe Wirksamkeit läßt sie im allgemeinen heute als obsolet gelten. Unverändert ist das Prominal allein oder besser in Kombination ein wertvolles Epilepsiemittel, wir verwenden es meist statt des Luminals als Zusatzmittel. Seine dämpfende Wirkung ist viel geringer als die des Luminals.

Von den neueren Mitteln lassen sich drei Gruppen unterscheiden:

1. solche, die vor allem auf große und Jackson-Anfälle wirken (seltener auf kleine und psychomotorische), Hydantoine, Mysoline (das noch in klinischer Erprobung steht und vielversprechend ist [H ö f e r m a y e r]), Hibicon;

2. solche, die nur auf kleine Anfälle wirken (Oxazolidine);

3. solche, die nur auf psychomotorische Anfälle wirken (Phenuron).

Es wird im allgemeinen empfehlenswert sein, bei jedem Fall zuerst mit einem Mittel der Gruppe 1 zu beginnen.

Leider ist es bis jetzt noch nicht gelungen, hier eine spezielle Indikation herauszuarbeiten. Es zeigen sich eigentümliche Beobachtungen. Ein Patient, der auf das eine Medikament nicht angesprochen hat, tut es ein Jahr später ausgezeichnet, oder ein Präparat, das chemisch einem anderen vollkommen entspricht, wirkt plötzlich, während das identische versagte. Die Gründe dafür sind uns unbekannt. Die Vermutungen, daß hier die vegetative Ausgangslage oder psychische Bedingungen eine Rolle spielen, ließen sich nicht verifizieren. Wahrscheinlich spielen Resorptionsschwankungen eine große Rolle.

Es ist verständlich, daß bei dieser Lage ökonomische Ueberlegungen derzeit maßgebend sein müssen.

In Oesterreich sind die beiden billigsten Antiepileptika Difhydan und Epilan, mit einem dieser Mittel beginnen wir also die Therapie. Bei Versagen treten Anirrit forte, Mesantoin, Mysoline dafür ein. Die im Medikament gegebene Koppelung mit Luminal (wie Epilunal, Hydantal, Spasantoin, Comital) hat bei ausschließlicher Verwendung dieser Präparate den Nachteil, daß zu hohe Luminaldosen mit den oft notwendigen Hydantoinmengen mitgegeben werden. Sie sind im allgemeinen nur zur Beimengung zu empfehlen.

Die Einleitung der Therapie und ihre eventuelle Umstellung erfolgt einschleichend, etwa alle 3 bis 5 Tage eine Medikamenteneinheit ($\frac{1}{2}$ bis 1 Tablette) mehr. Oft ist ein wesentlich langsameres Ansteigen günstiger (z. B. bei seltenen Anfällen). Bei Kindern ist es wesentlich, daß bei raschem Wachstum auch die Dosis meist gesteigert werden muß. Ein Präparat ist erst als unwirksam erwiesen, wenn es bis zur Maximaldosis gesteigert wurde, d. h. bis zum Auftreten der ersten Unverträglichkeitserscheinungen, die oft zurückgehen, wenn man spurweise reduziert und zuwartet.

Ziel jeder Epilepsietherapie ist Anfallsfreiheit ohne Beeinträchtigung der Leistungsfähigkeit und des Wohlbefindens. Wird dieses Ziel mit dem ersten gewählten Mittel nicht erreicht, muß entweder mit einem anderen Mittel versucht oder kombiniert werden. Handelt es sich um eine Petit mal-Form allein oder in Kombination mit anderen Anfallsformen, ist das Petidion (oder Tridione) der nächste Schritt. Es ist empfehlenswert (bis auf manche Fälle reiner Pyknolepsie), die Oxazolidine mit Prominal oder Hydantoinen zu kombinieren, um die Provokation großer Anfälle zu verhüten. Bei dieser Präparatgruppe ist wegen der höheren Toxizität größere Vorsicht notwendig (häufigere Blutbildkontrolle zuerst alle 3 Wochen, dann alle 6 Wochen).

Handelt es sich um psychomotorische Anfälle (temporale Herde im Elektroencephalogramm), deren Therapieresistenz bekannt ist, wird das Problem schwieriger. Manche Formen sprechen auf Hydantoine, Barbitursäureabkömmlinge, Anirrit forte und vor allem auf das Mysoline, das bald in den Handel kommen wird, an; das spezifische Mittel, das Phenuron, ist leider besonders toxisch und nur dem Erfahrenen zu empfehlen.

Die therapeutische Lage bessert sich allerdings von Jahr zu Jahr. Mit der pharmakologischen Testung im Tierexperiment (Elektroschock und Cardiozolschock usw.) ergibt sich die Möglichkeit, eine große Zahl von Präparaten der klinischen Erprobung zur Verfügung zu stellen. Bei einer Reihe von Mitteln ist die Beobachtungszeit noch zu kurz, um hier darüber zu berichten. Durch die Verwendung neuer chemischer Strukturen ist zu erwarten, daß zunehmend weniger toxische Präparate angewendet werden können. Soweit bis jetzt überblickbar, wird sich auch mit den neuen Mitteln aber nichts Wesentliches an der Technik der Therapie ändern. Nur die Zahl der Therapieversager und -schäden wird immer mehr abnehmen.

Als Therapieschäden sind 1. allergische Erscheinungen und 2. akute und chronische Intoxikationen bekannt.

Die akuten allergischen Erscheinungen (Exanthem und Fieber — ein Bild, das sehr leicht als Scharlach oder Masern verkannt wird) treten meist am 8. bis 10. Tag nach Beginn der Medikation auf. Oft kann man unter laufender klinischer Kontrolle mit vorübergehender Reduzierung der Dosis und unter dem Schutz eines Antihistaminpräparates weiter behandeln. Wesentlich ernster sind die Intoxikationen bei lang dauernder Medikation, es ist eine Reihe letaler Agranulozytosen beschrieben. Trotzdem ist ein Absinken der Granulozyten allein noch kein alarmierendes Zeichen, da die überwiegende Mehrzahl der Fälle sich spontan erholt. Wir setzen die Therapie erst ab, wenn die Leukozyten unter 4000 und die Granulozyten unter 40% sinken.

Bei jeder klinischen Kontrolle lohnt sich aber ein Griff auf die Lymphdrüsen, bei Schwellungen setze ich sofort ab, auch wenn der Blutbefund noch gut ist.

Bei einigen der neuesten Mitteln ist keine Blutbildschädigung mehr bekannt, so daß in einigen Jahren auch diese Schwierigkeit wegfällt.

Im Erwachsenenmaterial der Klinik fanden sich nur 4% Allergien, 2·2% Blutbildschädigungen, 2·8% Zahnfleischschäden, 0·6% Drüsenschwellungen, also 9·6% Therapieschäden (A r n o l d).

Im Kindermaterial liegt der Prozentsatz etwas höher, bei 12%. Die Mehrzahl der Erscheinungen war aber nur vorübergehend und konnte beherrscht werden.

Je länger unsere Erfahrung besteht, um so bedeutender wird das Problem der Therapieversager!

Durchschnittlich 15 bis 20% aller Epilepsien erweisen sich als vollkommen therapieresistent gegenüber den bisher gebräuchlichen Mitteln. Ihnen gilt natürlich unsere besondere Aufmerksamkeit.

Ich kann Ihnen nur vorläufig aus meinem Kindermaterial darüber berichten.

Die Versager bestehen etwa aus je einem Viertel aus

1. psychomotorischen Anfällen, deren Therapieresistenz bekannt ist;

2. aus Fällen mit hochgradigem Schwachsinn, denen offenbar ein progredienter Hirnprozeß zugrunde liegt;

3. aus Fällen mit einer starken neurotischen Spannung, wo der epileptische Anfall von der Neurose benützt wird wie ein hysterischer.

Bei dem letzten Viertel ist uns bis jetzt noch keine Klärung der Therapieresistenz gelungen.

Man muß allerdings sagen, daß mit jedem neuen Mittel die Zahl der Versager abnimmt.

Wenn es gelingt, die neurotische Situation zu beherrschen, so werden die therapieresistenten Fälle der dritten Gruppe plötzlich behandelbar. Die Psychotherapie dieser Fälle ist allerdings schwierig und kann wohl nur auf der theoretischen Basis der Psychoanalyse geführt werden, wenn sie auch technisch sich anderer Methoden bedient.

Es ist dabei einerseits das allgemeine Vorstellungsbild der Epilepsie als unheilbar zur Verblödung führenden Erkrankung zu bekämpfen, anderseits sind von seiten der Eltern unbewußte Schuldgefühle und Ueberbetreuung, von seiten der Erkrankten Ressentiments und Hemmungen mit Neigung zu explosiven Ausbrüchen aufzulösen und Patient und Umgebung die Notwendigkeit der größten Freiheit und Selbständigkeit immer wieder aufzuzeigen. Ausgehend von der Beobachtung, daß bei der sogenannten epileptischen Wesensveränderung psychogene Momente und Anfallsfolgen eine Rolle spielen, ist durch psychotherapeutische Führung und entsprechende Anfallsmedikation eine Prophylaxe derselben möglich (H o f f).

Zuletzt sei noch erwähnt, daß von R e t t, basierend auf den theoretischen Voraussetzungen S e l b a c h's und B i r k m a y r s, bei Kindern in manchen Fällen ein guter Erfolg mit Percorten, 25 mg alle 3 bis 4 Wochen, erzielt wurde.

Mit der ketogenen Diät, die nach B r i d g e, besonders bei Kindern, ein souveränes Epilepsiemittel ist, haben wir wenig Erfahrung, da sie bei ambulanter Behandlung kaum durchgeführt werden kann.

Ich habe versucht, aufzuzeigen, daß eine Therapie bei den epileptischen Syndromen im allgemeinen eine medikamentöse ist, die viel Geduld und Erfahrung erfordert, daß damit immer eine psychotherapeutische Betreuung der Patienten und seiner Umgebung verbunden sein sollte. Auch zahlreiche fürsorgerische Aufgaben ergeben sich dabei — die Vermeidung des Ausschlusses aus Kindergarten und Schule, Hilfe bei der Vermittlung eines Arbeitsplatzes usw.

Die Prognose ist abhängig von vielen Faktoren, Ursache und Art des Symptoms, Intelligenz und Milieu und nicht zuletzt den Ichkräften des Patienten. Sie ist aber weit besser, als bei den meisten Erkrankungen. A r n o l d hat sie als mit 32% sehr gut, 55% fraglich, also 87% günstig, errechnet, gegenüber nur 13% schlecht! Wir halten uns also berechtigt zu einer optimistischen Einstellung gegenüber dieser Erkrankung.

Die Chirurgie der Epilepsie

Von

Dr. **D. W. Krüger**

Bad Ischl, Oberösterreich

Wenn ich im Anschluß an die Ausführungen von Herrn
S t r o t z k a über die chirurgische Behandlung der Epilepsie berichten soll, dann muß ich — speziell als Neurochirurg — einige Worte vorausschicken: Erinnern Sie sich,
bitte, daran, daß sich hinter jeder Epilepsie, die erstmals
nach dem 20. bis 25. Lebensjahr auftritt, in ganz besonderem Maße ein r a u m e i n e n g e n d e r Prozeß des Schädelinneren verbergen kann. Denn etwa 35 bis 50% der nach
dem genannten Zeitpunkt auftretenden Epilepsien sind auf
Tumoren zurückzuführen; im Vordergrund stehen hier als
Frühsymptom vor allem die herdförmigen Anfälle. Man
muß sich stets vor Augen halten, daß gerade die langsam
wachsenden, also gutartigen, operativ erfolgreich anzugehenden Tumoren am ehesten Krampfanfälle verursachen. Darüber hinaus ist zu erwähnen, daß Schläfenlappenprozesse
besonders häufig zur Epilepsie führen, und zwar hier zu
einem Krampfleiden, das sich in nichts von der sogenannten
genuinen Epilepsie zu unterscheiden braucht.

Zu den raumeinengenden Prozessen im weiteren Sinn
gehören die a r t e r i o - v e n ö s e n An e u r y s m e n mit
dem Symptomenbild der Epilepsie, wichtig deshalb, weil
die Aneurysmen heute unter kontrollierter Blutdrucksenkung
operativ zugänglich geworden sind.

Allein diese Tatsachen drängen uns die Verpflichtung
auf, alle diagnostischen Hilfsmittel anzuwenden, um im Falle
eines raumeinengenden Prozesses diesen einer frühzeitigen
chirurgischen Behandlung zuzuführen. — Dies wollte ich
vorausschicken.

Es gibt nun zahlreiche, andersartige, Epilepsie verursachende Prozesse, die chirurgisch angreifbar sind, sofern die konservative Therapie versagt hat. Hierbei muß aber der Chirurg an dem Grundsatz festhalten, daß stets nur der herdförmig abgrenzbare Prozeß operativ zugänglich ist.

Für die Herddiagnostik ist die besonders im letzten Jahrzehnt ausgebaute Elektroencephalographie, der sich mehr und mehr die Elektrokortikographie hinzugesellt, von unschätzbarem Wert geworden. Erst diese diagnostischen Methoden eröffnen der Chirurgie der Epilepsie erfolgversprechende Möglichkeiten.

Welche Epilepsie verursachenden Hirnschäden kommen nun für eine chirurgische Behandlung im speziellen in Betracht?

Da sind zunächst die p o s t t r a u m a t i s c h e n D u r a - H i r n n a r b e n zu nennen; die Resultate der Dura-Hirnnarbenexstirpation ohne elektroencephalographische bzw. elektrokortikographische Kontrollen sind keineswegs entmutigend, aber auch nicht überragend. Wenn Sie jedoch bedenken, daß 20 bis 25% der Hirnverletzten unter Krampfanfällen zu leiden haben, und wenn Sie weiter bedenken, daß im Gegensatz zu den meisten anderen symptomatischen Epilepsien der Anfall bei einem Hirnverletzten häufig ohne jede Aura mit plötzlichem Bewußtseinsverlust einsetzt — hierauf weist T ö n n i s besonders eindringlich hin! —, ist es selbstverständlich, daß wir alles daransetzen müssen, diesen Kranken zu helfen, auch wenn die Erfolge — wie betont — keineswegs überragend sind.

Die Prognose der Frühepilepsie — meist die Folge lokaler Wundstörungen — ist als günstig anzusehen. Wesentlich anders liegen die Verhältnisse bei der durch Narbenbildung und Zirkulationsstörungen ausgelöste Spätepilepsie, wie wir sie vor allem nach offenen Schädel-Hirnverletzungen beobachten. Handelte es sich um ein Trauma mit Bewußtlosigkeit über lange Zeit, dann ist die chirurgische Prognose von vornherein ungünstig.

Wir haben in den letzten 12 Jahren die Dura-Hirnnarbenexstirpation bei posttraumatischer Epilepsie in 99 Fällen durchgeführt. Es war mir nicht möglich, alle Operierten innerhalb eines halben Jahres zu kontrollieren. Ich kann Ihnen aber über diejenigen berichten, die gleichzeitig eine Schädelplastik erhielten; dieses Thema habe ich seit längerer Zeit bearbeitet und werde hierüber in der nächsten Woche auf dem Internationalen Chirurgenkongreß in Lissabon berichten. Unter den 180 Plastiken befanden sich 48 mit post-

traumatischer Epilepsie; bei diesen wurde die Duranarben-
bzw. Dura-Hirnnarbenexstirpation, zum Teil mit Ventrikel-
eröffnung, vorgenommen. Deutliche Besserung bzw. völliges
Sistieren der Anfälle haben wir bei einer Beobachtungszeit von 5 bis 8 Jahren in 16 Fällen beobachtet, d. h. also
in 33%. In weiteren 18 bisher günstig verlaufenen Fällen
ist die Beobachtungszeit von 5 bis 8 Jahren noch nicht
erreicht, so daß sie für eine Beurteilung vorerst nicht in
Betracht kommen. In 9 Fällen war keine Beeinflussung
der Anfälle erkennbar; wichtig erscheint mir die Feststellung, daß von den 48 Operierten aber nur in 5 Fällen
eine Verschlechterung eintrat, die wir ja bekanntlich nicht
selten auch ohne Operation konstatieren müssen. Es ist
anzunehmen, daß sich die Resultate unter elektroencephalographischer und elektrokortikographischer Kontrolle in Zukunft verbessern werden. Leider sagen uns die in der
Literatur angegebenen Zahlen nicht viel über den tatsächlichen Wert der operativen Maßnahmen aus, da die Beobachtungszeiten im allgemeinen viel zu kurz sind, sicher
einer der Hauptgründe der unterschiedlichen Statistiken.

　　P e n f i e l d stellt im Rahmen der symptomatischen
Epilepsie der eben genannten Gruppe, die also die Folge
einer traumatischen Destruktion in Form von Dura-Hirn-
narben ist, die Gruppe der l o k a l i s i e r t e n k o r t i -
k a l e n A t r o p h i e n als Folge einer Degeneration des
Parenchyms gegenüber. Hier kommt ursächlich vor allem die
Ischämie in Betracht.

　　Es gibt nun aber noch eine große Zahl f o k a l e r E p i -
l e p s i e n o h n e e r k e n n b a r e H i r n l ä s i o n. In der
Zeit, in der elektroencephalographische Untersuchungen noch
nicht möglich waren, konnte die Lokalisation lediglich aus
dem klinischen Befund, aus dem Ablauf des Anfalles ge-
folgert werden. Wir haben daher die Indikation zur Operation in Form der Rindenexstirpation nach faradischer
Reizung nur selten gestellt. Gerade hier werden Elektroencephalographie und Elektrokortikographie die chirurgische
Behandlung aussichtsreicher gestalten.

　　Wir haben bei 15 Epileptikern Rindenexstirpationen
durchgeführt, davon in 10 Fällen noch ohne Elektroencephalographie; von diesen ist in 8 Fällen der weitere Verlauf bekannt: 3 blieben völlig unbeeinflußt; in den übrigen
Fällen trat eine Besserung insofern ein, als 4 bei einer
Beobachtungszeit zwischen 1 und 5 Jahren anfallsfrei blieben, 1 weist einen wesentlich leichteren Ablauf der Anfälle auf. In 5 Fällen wurde vor der Operation die Elektro-

encephalographie durchgeführt; postoperativ stehen diese Patienten weiterhin unter elektroencephalographischer Kontrolle.

Unser operatives Material ist viel zu klein, als daß wir berechtigt wären, daraus bindende Schlüsse zu ziehen. Wir sind hierzu aber auch dann nicht in der Lage, wenn wir größere Statistiken aus der Literatur heranziehen. Die Resultate sind außerordentlich verschieden: sie schwanken unter „anfallsfrei" zwischen 5% (W e b e r) und 21% (P e n - f i e l d - E r i c k s o n), unter „gebessert" zwischen 49% und 57%; unter „unverändert" oder „schlechter" zwischen 46% und 22%.

In der Hoffnung, die Resultate zu verbessern, haben wir dieses Jahr begonnen, unter elektrokortikographischer Kontrolle die Operation durchzuführen. Bisher wurde unter diesen Bedingungen in 7 Fällen operiert. Unser Ziel ist, in Zukunft grundsätzlich jede fokale Epilepsie unter elektrokortikographischer Kontrolle operativ anzugehen, vorausgesetzt natürlich, daß konservative Therapie versagt hat.

Es eröffnen sich aber noch weitere Möglichkeiten, Herdepilepsien auf chirurgischem Wege zu beeinflussen. Ausgehend von der Annahme, daß ein epileptogener Rindenfokus auf dem Weg über das Mark die motorischen Rindenfelder irritiert, hat T ö n n i s die M a r k f a s e r d u r c h - s c h n e i d u n g im Bereich der Hirnpole angegeben. Bei einer Reihe derart Operierter konnte postoperativ die Unterbrechung der Krampfstromabläufe und damit das Ausbleiben der Anfälle nachgewiesen werden. In einigen Fällen wurde statt der Temporotomie die Schläfenlappenresektion durchgeführt, die aussichtsreicher zu sein scheint.

In diesem Zusammenhang einige Worte zur S c h l ä - f e n l a p p e n e p i l e p s i e : Die Publikationen zu diesem Thema häufen sich in letzter Zeit. Wichtig erscheint mir der Hinweis, daß zirka 20% aller Epilepsien sogenannte temporale Epilepsien sind; ferner, daß von den im Elektroencephalogramm lokalisierten temporalen Herden 77% einer „psychomotorischen" Epilepsie entsprechen.

Man gewinnt den Eindruck, daß auf diesem Sektor der chirurgischen Epilepsiebehandlung größere Chancen einzuräumen sein dürften, zumal die medikamentöse Behandlung gerade hier unbefriedigende Resultate aufzuweisen hat. P e n f i e l d, der derzeit über die größten Erfahrungen bezüglich der Chirurgie der Epilepsie verfügt, gibt z. B. für die mittels Lappenresektion behandelte Schläfenlappenepilepsie in 24% Anfallsfreiheit an. B a i l e y (Chikago) und K r a y e n b ü h l (Zürich) haben vor 14 Tagen auf dem Deutschen Neurologenkongreß in München über ihre Resultate berichtet: B a i l e y hat bei zirka 90 Schläfenlappenresektionen beachtenswerte Erfolge aufzuweisen. (B. führte die erste Schläfenlappenresektion im März 1947 aus.) K r a y e n b ü h l s Resultate sind wesentlich schlechter. Alles in allem, muß man wohl derzeit mit zirka 40% Versagern rechnen. Elektroencephalogramm und Elektrokortikogramm geben uns hier hinsichtlich des operativen Vorgehens die wichtigsten Anhaltspunkte. Auch wir haben dieses Gebiet jetzt in Angriff genommen und müssen nun erst eigene Erfahrungen sammeln.

Zum Schluß kann nicht unerwähnt bleiben, daß in jüngster Zeit Eingriffe in Form der Resektion ganzer Hirnhemisphären (= Hemisphärektomie) bei i n f a n t i l e r H e m i p l e g i e durchgeführt werden. Die Operationsindikation wird gestellt, wenn häufige epileptische Anfälle bestehen und eine Ausbreitung abnormer Entladungen auf die noch intakte Hemisphäre anzunehmen ist. Die atrophische Hemisphäre wird total oder partiell reseziert, womit die dauernde Irritation der gesunden Seite verhindert werden soll. Die Mortalität ist hoch. Die Ueberlebenden zeigen jedoch erstaunlich günstige Resultate, nicht nur bezüglich der Anfälle, sondern auch der geistigen Funktionen. T ö n n i s hat bisher von der mit einer besonders hohen Mortalität belasteten totalen Hemisphärektomie Abstand genommen und nur partielle Resektionen durchgeführt. Die Resultate scheinen nicht schlechter als nach totaler Resektion. In Oesterreich hat S c h ö n b a u e r als erster eine totale Hemisphärektomie mit bisher befriedigendem Resultat durchgeführt.

Z u s a m m e n f a s s e n d läßt sich zur Chirurgie der Epilepsie folgendes feststellen:

Auf Grund der Entwicklung der Elektroencephalographie und Elektrokortikographie zeichnen sich erfolgversprechende Möglichkeiten ab. Es ist aber noch alles im Fluß. Die chirurgische Behandlung ist immer erst dann zu erwägen, wenn intensive medikamentöse Therapie versagt hat. Vorläufig sind die Resultate noch nicht überragend, berechtigen jedoch zu einem gewissen Optimismus, der nur dadurch erhalten und gefestigt werden kann, wenn die Indikation zur Operation mit äußerster Kritik gestellt wird.

Aussprache: Hr. Dr. J. K u g l e r (Bad Ischl): Ich kann Ihnen im Anschluß an die Ausführungen von Herrn Prim. K r ü g e r

Kurvenausschnitte zeigen, die Ihnen einen Eindruck von den kortikographischen Aufnahmen zweier Fälle vermitteln sollen.

Was ist aus solchen Kurven für den Chirurgen überhaupt wichtig?

In erster Linie wohl die Tatsache, daß man damit einen epileptogenen Herd nachweisen kann, der in einem makroskopisch unveränderten und nicht kenntlichen Gewebe liegt.

Der Chirurg kann diesen Herd exzidieren. Er braucht dann nur die Elektrodenhalter, die am Rande der Trepanationslücke befestigt sind, wieder einzuschwenken und es wird neuerdings abgeleitet. Es kann dann sofort gesagt werden, ob die Exzision ausreicht oder nicht. Das operative Vorgehen wird dadurch viel gezielter, und man wird vor unliebsamen Versagern bewahrt bleiben, wenn es gelingt, den Herd radikal zu entfernen.

Zur Objektivierung und Therapie der traumatischen Encephalopathie

Von

W. Walcher

Graz

Die Untersuchungen verschiedener Autoren, wie Schneider, Tönnis, Schober u. a., haben das Primat der zerebralen Gefäßregulationsstörungen im Entstehungsmechanismus der traumatischen Encephalopathien erhärtet. Wenn auch eine restlose Analysierung der posttraumatischen, zentralen Kreislaufmechanismen noch nicht geglückt ist, so werden doch zerebrale Gefäßkrisen heute als Hauptursache hirntraumatischer Spätschäden angesehen. Die ausgezeichneten Effekte von Stellatumblockaden bei frischen Hirntraumen, die Darstellung lokalbegrenzter und diffuser Gefäßverengungen im Karotisangiogramm sowie herabgesetzte Hirndurchblutungswerte nach Schädeltraumen bei Messung der Hirndurchblutung nach der Methode von Kety-Schmidt ergaben weitere Anhaltspunkte für den vorwiegend vasogenen Entstehungsvorgang des chronischen traumatischen Hirnschadens.

Zum Versuche einer indirekten Bewertung der posttraumatischen zerebralen Gefäßstörungen haben wir an 207 Schädeltraumatikern Messungen des Retinalarteriendruckes (RAD), mit freundlicher Unterstützung der Universitäts-Augenklinik, durchgeführt. Wir fanden bei 61 frischen Hirntraumen in 35 Fällen einen deutlich erhöhten, in 9 Fällen einen erniedrigten und in 17 Fällen einen normalen RAD. Die vergleichende periphere Blutdruckmessung ergab hingegen nur in 23 Fällen eine meist geringgradige Blutdruckerhöhung, während in 19 Fällen die Blutdruckwerte normal bzw. hypoton waren. Wir sahen in diesem relativ hohen Prozentsatz an pathologischen, und zwar vorwiegend hypertonen RAD-Werten, den Ausdruck vasokonstriktorischer zerebraler Gefäßkrisen. Es sei darauf verwiesen, daß die RAD-Werte auch bei Kontrollmessungen, bis auf geringe Schwankungen, in über 80% der Fälle konstant blieben. Die Diskordanz gegenüber den allgemeinen Blutdruckwerten ließ uns auf das Beschränktbleiben der Störungen auf das zerebrale Gefäßgebiet schließen und schien uns beweisend für die Sonderstellung der z e r e b r a l e n Gefäßregulation.

RAD-Messungen bei Patienten mit länger zurückliegendem Hirntrauma ergaben ähnliche Verhältnisse, doch war hier ein höherer Prozentsatz an Normotonikern zu verzeichnen. So fanden wir bei 52 Fällen, mit einem länger als 3 Jahre zurückliegenden Schädeltrauma, in 19 Fällen hypertone RAD-Werte, während 24 Fälle ein normales und 9 Fälle ein hypotones Messungsergebnis zeigten. Das Ueberwiegen der Normotoniker bei diesen Fällen schien uns einerseits auf spontane Ausgleichs- und Regulationstendenzen der zerebralen Gefäße, anderseits aber auch auf die Möglichkeit des Fortbestehens der zentralen Gefäßstörungen bei einem Teil der Fälle hinzuweisen.

Bei Vergleichsmessungen an einer Untersuchungsreihe von 70 vegetativen Dystonikern auf nichttraumatischer Grundlage fanden wir konstante Erhöhungen des RAD nur in 8 Fällen, von denen übrigens 2 eine Fleckfieberencephalitis durchgemacht hatten. Es scheint somit, daß die besondere Beteiligung des zerebralen Gefäßgebietes bei posttraumatischen vegetativen Störungen in einem gewissen Sinne als spezifisch angesehen werden kann.

Von den 52 Fällen mit länger als 3 Jahre zurückliegendem Schädeltrauma haben wir 42 Fälle subokzipital encephalographiert, und zwar 18 Fälle mit hypertonen, 17 Fälle mit normotonen und 7 Fälle mit hypotonen RAD-Werten. Hierbei fand sich das eindrucksvolle Ergebnis, daß von den 18 Fällen mit hypertonen Werten 14 einen mehr oder minder ausgeprägten Hydrocephalus concomitans aufwiesen, während bei 17 Normotonikern nur in 4 Fällen, bei 9 Hypotonikern nur in 1 Fall Erweiterungen des Hirnkammersystems nachweisbar waren. In den meisten Fällen handelte es sich hierbei um vorwiegend symmetrische Ausweitungen der Liquorräume, die mit lokalisierten Schrumpfungsprozessen, wie man sie nach traumatischen Herdschädigungen sieht, nicht verwechselt werden dürfen. Diese Ergebnisse führten uns zu dem Schlusse, daß es sich bei den, auch von anderen Autoren, wie besonders K l a u e, beschriebenen posttraumatischen zerebralen pneumographischen Veränderungen vorwiegend um Folgezustände nutritiver Schädigungen des Parenchyms auf dem Boden eines chronischen zerebralen Vasospasmus, also um echte hirnatrophische Prozesse handelt, und daß Liquorzirkulationsstörungen sowie direkte traumatische Parenchymschädigungen kausal nur eine sekundäre Rolle spielen.

Die Bewertung der posttraumatischen Encephalopathie als Folgezustand pathologischer zerebraler kreislaufdynamischer Faktoren leitete auch unsere therapeutischen Erwägungen. Auf die günstigen Erfolge der Stellatumblockade, vor allem bei frischen Hirntraumen, wurde bereits hingewiesen. Unter den zahlreichen Versuchen mit verschiedenen Medikamentengruppen, wie Euphyllinverbindungen, Nitrokörpern und Nikotinsäurepräparaten, um nur die wichtigsten zu nennen, haben sich uns die dihydrierten Mutterkornalkaloide in Form des Kombinationspräparates Hydergin und das Dihydroergotamin (DHE) besonders bewährt.

Der günstige therapeutische Effekt dieser sympathikolytisch wirkenden Körper scheint uns nicht nur in ihrem doppelten Angriffspunkt, sondern vor allem auch in ihrer guten Anpassungsfähigkeit an die jeweilige vegetative Ausgangslage zu liegen. Rein vasodilatatorische Effekte, wie man sie z. B. bei den Nikotinsäureverbindungen sieht, werden hierdurch vermieden, so daß man eher von Gefäßregulatoren sprechen kann. Der Wirkungsmechanismus des Hydergin, im Sinne einer zentralen Dämpfung und Blutdrucksenkung, entspricht im abgeschwächten Sinne dem Effekt der ganglienblockierenden Phenothiazine Megaphen und Largaktil. Mit den letztgenannten Medikamenten sind Untersuchungen an Hirntraumatikern noch im Flusse, doch scheint uns, soweit bisher beurteilbar, der mildere Hydergineffekt gerade in diesen Fällen von vorteilhafter Wirkung.

Wir verabfolgen nun, nachdem wir das Hydergin und Dihydroergotamin in Vergleichsuntersuchungen an Hirntraumatikern erprobt haben, im Hinblick auf den etwas differenten Wirkungseffekt, je nach dem Ergebnis der RAD-Messung, bei Patienten mit hypertonen Werten 1 bis 2 Ampullen Hydergin täglich subkutan, bei Normo- und Hypotonikern 1 Ampulle DHE täglich. Von 35 frischen Schädeltraumen, mit einer konstanten RAD-Erhöhung um mehr als 10 bis 15 mm Hg, wurden unter dieser Behandlung, im Verlaufe von durchschnittlich 5 Tagen, 15 Patienten objektiv und subjektiv nahezu oder völlig erscheinungsfrei, 13 zeigten eine wesentliche Besserung der Krankheitserscheinungen, während nur 5 Patienten nicht und 2 schlecht reagierten. Einen ähnlich günstigen Effekt sahen wir von der DHE-Behandlung bei 26 frischen Commotionen mit normalen und erniedrigten RAD-Werten. 6 Fälle wurden im Laufe weniger Tage völlig beschwerdefrei, 15 wesentlich gebessert, während 4 Fälle nicht und 1 Fall ungünstig reagierten.

Bei Fällen mit länger zurückliegendem Hirntrauma ergaben sich ebenfalls überdurchschnittlich günstige Ergebnisse, doch war der Prozentsatz der gutansprechenden Fälle geringer als bei den frischen Schädelverletzungen. Wir konnten unsere Behandlungsergebnisse bei diesen Fällen jedoch wesentlich verbessern, indem wir die Behandlung mit dihydrierten Mutterkornalkaloiden durch längere Zeit parenteral und peroral durchführten und sie außerdem mit einer intravenösen Novocainbehandlung im Sinne einer zentralen unspezifischen Umstimmung sowie hohen Gaben von B_6 und des gesamten B-Komplexes in Form von Benadon und Becozym kombinierten. Die Faktoren des B-Komplexes wirken ja bekanntlich als Ko-Fermente und scheinen sich, so wie bei anderen, zentralnervösen Degenerationserscheinungen, auch bei den posttraumatischen Encephalopathien zu bewähren, vor allem dann, wenn durch gleichzeitige entsprechende Gefäßbehandlung günstige Voraussetzungen für ihr Eingreifen am zerebralen Zellstoffwechsel geschaffen werden. Ferner sahen wir auch von einer Koppelung mit Glutaminsäure gute Erfolge, besonders bei parenteraler Verabfolgung derselben. Hier scheint sich neben der direkten Einwirkung auf den Hirnstoffwechsel auch der Gefäßeffekt der Glutaminsäure im Sinne einer Wirkungspotenzierung auszuwirken. Die Kürze der Zeit verbietet es, hier genauer auf unsere Behandlungsergebnisse einzugehen, welche Gegenstand einer eigenen Publikation bilden sollen.

Zusammenfassend ergibt sich aus unseren Untersuchungen die Forderung, so früh als möglich mit der Behandlung traumatischer zerebraler Gefäßstörungen zu beginnen, da sich diese bei längerem Bestehen nach Art eines eingeschliffenen Reflexes manifestieren, dann wesentlich schwieriger therapeutisch zu beeinflussen sind und zu teilweise irreversiblen Schädigungen des Nervenparenchyms führen können. Die Durchführung von RAD-Messungen erschien uns hierbei zum Zwecke der näheren Differenzierung der posttraumatischen zentralen Kreislaufstörungen von Vorteil.

Medikamentöse und diätetische Behandlung
der Herzdekompensation

Von

Professor Dr. **Oskar Zimmermann-Meinzingen**

Wien

Einen Vortrag über die Therapie der kardialen Dekompensation vor einer modern geschulten Aerztegesell-
schaft zu halten, heißt wohl Eulen nach Athen tragen. Dies
um so mehr, da in den letzten 3 Jahrzehnten auf diesem
therapeutischen Gebiete so gut wie keine wesentliche Neue-
rung in bezug auf unsere medikamentösen Hilfsmittel in
Erscheinung trat und auch unsere diätetische Einstellung
die gleiche geblieben ist. Neue operative Maßnahmen in der Kardiologie haben ein ätiologisch scharf umschriebenes Betäti-
gungsgebiet, bezwecken meist die Behebung stenosierender Or-
ganveränderungen im Herzen oder an den großen Gefäßen
knapp nach ihrem Abgang aus dem Herzen, wie angeborene Herzfehler und die Mitralstenose, oder versuchen den Hochdruck zu
beeinflussen. Die Erfolgsaussichten dieser Operationen sind
vor allem im Hinblick auf günstige Dauerresultate jedoch
nur beim Ductus Botalli und der Isthmusstenose wirklich
befriedigend. Bei den anderen angeborenen Herzfehlern,
aber auch beim Hochdruck und der Mitralstenose sind die
Erfolge stets zweifelhaft, häufig sehr bescheiden und leider
stets zeitlich begrenzt. Bei der Mitralstenose kommt außerdem noch als erschwerend hinzu, daß sie oft über viele
Jahre hinaus keinen klinisch beweisbaren abgeschlossenen
Prozeß darstellt, oftmals schleichend progredient verläuft,
nicht so selten aber auch wieder erhebliche Rückbildungserscheinungen erkennen läßt, so daß im ersten Falle das
anfangs günstige Operationsergebnis bald wieder verloren-
geht und im zweiten Falle der operative Eingriff vielleicht gar

nicht nötig war. Die Kardiolyse beim Panzerherzen ist Ihnen allen schon aus Ihrer Studentenzeit bekannt, ein Eingriff, dessen Zweckmäßigkeit bei gelungener Ausführung stets eklatant ist. Ein operatives Vorgehen, das sich speziell mit der Beeinflussung der schweren kardialen Dekompensation befaßte, stellte die subtotale Thyreoidektomie dar, worüber auch ich vor 15 Jahren an einem eigenen Krankenmaterial ausführlich berichtete. Trotz mancher interessanter Ergebnisse konnte sich aber dieses operative Vorgehen nicht als überzeugender therapeutischer Fortschritt behaupten und stellt heute schon nur mehr einen historischen Begriff dar.

Auch grundsätzlich haben sich unsere Auffassungen über die interne Therapie bei der Behandlung der kardialen Dekompensation gar nicht geändert. Dies ist am klarsten aus der distanzierten lehrbuchmäßigen Beurteilung dieses Gebietes zu erkennen, während manche Einzelpublikationen einen anderen Eindruck erwecken könnten und auch wollen, wobei allerdings nicht selten mit Staunen zu beobachten ist, wie schon längst begründet Festgelegtes unbeachtet oder unerwähnt bleibt und nun als Novum mit oft belangloser Variante wiedergebracht wird! Drei viel erörterte und gut fundierte Grundsätze der kardialen Therapie stellen seit Jahrzehnten unverändert die verläßlichste Voraussetzung für eine so weit wie möglich erfolgversprechende Behandlung der kardialen Dekompensation dar: 1. Eine möglichst genaue ätiologisch-diagnostische Erfassung des kardialen Grundleidens und des Charakters und Ausmaßes seiner Dekompensation. 2. Das Wissen um die Tatsache, daß jeder Mensch und jedes Herz eine individuell äußerst verschiedene Ansprechbarkeit auf Digitalisglykoside aufweist und daß die Digitalisverträglichkeit außerdem beim gleichen Falle nicht eine gleichbleibende Konstante darstellt, sondern nicht selten zeitweise und vor allem stadiumweise weitgehend variiert. 3. Die genaue Kenntnis und persönliche Erfahrung mit dem betreffenden Digitalispräparat, das zur Behandlung der kardialen Dekompensation Anwendung findet.

Die Wichtigkeit einer exakten Herzdiagnostik beim Vorliegen einer kardialen Dekompensation steht im Hinblick auf unser therapeutisches Vorgehen so außer Zweifel, daß sich nähere Ausführungen darüber erübrigen, die außerdem auch den engen Rahmen dieses kurzen Vortrages überschreiten würden. Deshalb seien hier nur einige flüchtige Hinweise gegeben. Mitralstenosen reagieren oft besser auf kleine wie auf große Digitalisdosen, da die mangelnde Auffüllung des linken Ventrikels ansonsten ein nur vergrößertes

Mißverhältnis zur erhöhten Leistung des rechten Ventrikels
schafft. Zweckmäßige eigenregulatorische Maßnahmen führen
bei einer Aorteninsuffizienz oftmals zu einer erhöhten und
bei einer Aortenstenose zu einer erniedrigten Herzfrequenz.
Eine stärkere Frequenzverminderung stellt deshalb bei einer
Aorteninsuffizienz häufig keinen Vorteil dar. Eine bradykarde Aortenstenose muß anderseits a priori auf den wichtigen Vaguseffekt der Digitalisglykoside verzichten. Eine Hypertonie stellt keine Gegenindikation gegen eine energische
Digitalistherapie im Falle einer manifesten Dekompensation
dar, auch nicht während oder nach einem zerebralen In-
sult. Ein dekompensiertes Cor pulmonale weist sehr häufig
eine schlechte Ansprechbarkeit auf eine Digitalistherapie
auf, die auch unter hohen oder Stoßdosen oftmals nicht
besser und nicht selten dadurch direkt verschlechtert wird.
Eine schlechte Digitalisansprechbarkeit weisen ferner dekompensierte Basedowherzen, das Cor adiposum und alle
dekompensierte Herzen bei akuten endo- und myokarditi-
schen Prozessen auf. Bei den entzündlichen Herzprozessen
wie auch beim akut dekompensierten Myokardinfarktherzen
besteht außerdem eine erhöhte Neigung zu Ueberleitungsverzögerungen, zu Blockierungserscheinungen und pathologisch gehäuften Extrasystolien. Tachykarde Dekompensationszustände sprechen in der Regel besser auf Digitalisglykoside an wie eine bradykarde Dekompensation. Dies
gilt vor allem für tachykarde Flimmerarhythmien. Bei tachykarden Dekompensationszuständen ist somit ein energischer
Vaguseffekt mit höher dosierten Digitalisglykosiden er-
wünscht und wird auch meist gut vertragen, hingegen bei
der bradykarden Dekompensation, wozu auch der komplette
Block zu zählen ist, unerwünscht, weshalb in diesen Fällen
kleinere Digitalisdosen meist vorteilhafter sind und Strophanthin häufig den besten Effekt zeitigt. Weitgehend
ähnlich verhalten sich auch viele Herzen im Stadium einer
trockenen Dekompensation, solange nicht gleichzeitig auch
Flimmertachykardien vorliegen. Kardiale Dekompensationszustände bei fieberhaften Infekten, und zwar mehr im Verlaufe wie als Folge derselben erfordern und vertragen meist
höhere Digitalisdosen, was ebenso auch für kardial dekompensierte Thyreotoxikosen gilt. Paroxysmale Tachykardien,
die nicht auf Chinidin ansprechen, stellen bei supraventri-
kulärer Genese oder durch Vorhofflimmern oder -flattern
bedingt die wichtigste und vielleicht auch die einzige voll
berechtigte Domäne für eine höhere Stoß- oder Sättigungstherapie dar.

Einschränkend müssen wir uns allerdings bewußt sein, daß im schweren Dekompensationsstadium eine exakte Herzdiagnostik gar nicht selten nicht verläßlich durchführbar ist, vor allem dann oft nicht, wenn es sich um ausgesprochen tachykarde Dekompensationszustände handelt. Hier sind anfängliche diagnostische Irrtümer, die sich oft erst bei längerer Beobachtung klären lassen, völlig unverschuldet leider häufiger, wie dies im allgemeinen aus der Literatur hervorgeht. Ich erwähne bloß das Cor pulmonale eines älteren Emphysematikers mit einer stummen Mitralstenose, eine stumme endokarditische oder luetische Aorteninsuffizienz, einen Status nach stummem Myokardinfarkt mit uncharakteristischem Schenkelblock-Ekg., ferner ein Cor thyreotoxicum beim alten Menschen usw. Während meiner klinischen Assistentenzeit lag ein älterer Patient mit ausgeprägtem Lungenemphysem und spastischer Bronchitis wiederholt auf den verschiedenen Stationen der Klinik, wurde von allen Assistenten als dekompensiertes Cor pulmonale diagnostiziert und auch in der Vorlesung so demonstriert, wobei die Autopsie dann nach einigen Jahren eine Knopflochstenose der Mitralis ergab, die kaum für einen Bleistift durchgängig war. Auch die wiederholten Röntgenuntersuchungen hatten in diesem Falle einer klinisch völlig stummen Mitralstenose keinen derartigen Verdacht geäußert.

Die größte Schwierigkeit bei der Behandlung der kardialen Dekompensation stellt aber wohl die oft auffallend individuell verschiedene Ansprechbarkeit der betreffenden Patienten und ihrer Herzen auf eine Digitalistherapie dar. Diese seit 150 Jahren wohlbekannte und immer wieder erörterte Tatsache, deren ja sicher nur zum Teil kardial bedingte Grundlagen wir auch heute oft nicht verläßlich diagnostisch erfassen können, läßt die Aufstellung eines allgemein gültigen Behandlungsschemas bezüglich der Dosierungsgröße im Hinblick auf die Schwere der kardialen Dekompensation sehr häufig als illusorisch erscheinen. Anscheinend völlig gleich geartete schwere Dekompensationszustände, die ätiologisch, im Ausmaß ihrer Stauungserscheinungen, nach ihren Röntgen- und Ekg.-Veränderungen und nach ihrem bisherigen Verlauf weitgehende Aehnlichkeit aufweisen, sprechen nicht selten äußerst different auf die gleiche Digitalistherapie an und zwingen dadurch sehr häufig zu einer völligen Umstellung in unserem medikamentösen Vorgehen. Therapeutisch müssen wir bei jedem kranken Herzen mit einer Unbekannten X rechnen. Verwenden wir aber dann noch Präparate und vor allem Digitaispräparate, mit denen wir keine eigene größere Erfahrung besitzen, dann müssen wir bei jedem kranken Herzen mit zwei Unbekannten rechnen, die häufig die größte Schwierigkeit jeder rasch zum Ziel strebenden Digitalistherapie darstellen, da von ihnen allein die Frage einer frühzeitigen Digitaliskumulation und -intoxikation abhängt. Dies gilt sowohl von den mit Recht gefürchteten Digitalisextrasystolen, von den Ueberleitungsstörungen und Blockierungserscheinungen wie auch von schweren dyspeptischen Störungen oder sonstigen allgemeinen Unverträglichkeitserscheinungen.

Diese zwar gut bekannten, aber doch nicht selten verkannten Tatsachen belasten auch heute noch oftmals unsere Digitalistherapie. Einerseits stellen die Digitalisglykoside wohl das wunderbarste Instrument in der Hand des Arztes dar, aber anderseits haftet ihm infolge seiner Zweischneidigkeit eine nie endende Problematik an, die trotz exakter wissenschaftlicher Erörterung manchmal eher verwirrend wirkt. Dies kommt vor allem häufig bei der Dosierungsfrage zum Ausdruck. Von der Mehrzahl der Autoren wird, von Ausnahmsfällen abgesehen, vor einer zu raschen, mit hohen Dosen forcierten Digitalistherapie gewarnt und erscheint ein derartiges Vorgehen vor allem für den praktischen Arzt nicht geeignet. Die rasche „V o l l d i g i t a l i s i e r u n g" mit womöglich „h e r o i s c h e n D o s e n" lehne ich genau so ab wie D. S c h e r f und L. J. B o y d, wobei sich bei diesen beiden Autoren die eigenen Erfahrungen der Wiener mit der amerikanischen Schule decken. Nebenbei sei bemerkt, daß ein ambulantes Patientenmaterial bei der Beurteilung dieser Frage überhaupt nicht maßgebend in Vergleich gestellt werden kann. Aber auch die Wahl des Präparates ist bei einer raschen Sättigungstherapie bei weitem nicht so ausschlaggebend wie dies jüngst vom Lanostabil im Gegensatz zum Digitoxin behauptet wurde. Wie falsch verzettelte und zu kleine Digitalisdosen im Bedarfsfalle sein können, so störend und hemmend und oft auch direkt schädlich kann sich eine primär zu hoch dosierte forcierte Digitalistherapie auswirken. Die vor 30 Jahren zu hoch angegebene Dosierung des Strophanthins und die dadurch ausgelösten Zwischenfälle sind der Grund, warum sich die bei uns sehr geschätzte Strophanthintherapie mit heute allerdings wesentlich niedrigeren Einzeldosen in den skandinavischen Ländern und in Amerika auch derzeit noch keiner sonderlichen Beliebtheit erfreut.

Kürzlich nahm A. M o l l aus der Klinik Korth zu diesen Fragen unter dem Titel „Nil nocere!: Ueber den Mißbrauch von Digitalismitteln" kritisch Stellung. Der Inhalt seiner Ausführungen deckt sich vollauf mit meinen eigenen Auffassungen, nur hätte ich selbst den Titel etwas versöhnlicher gewählt. Es ist überraschend und bleibt unverständlich, wie oft Herzen, bei denen gar keine oder zumindest keine manifeste Dekompensation vorliegt, mit hohen Digitalisdosen unbedenklich und nicht selten auch nicht näher kontrolliert bis zum Auftreten von ausgeprägten Intoxikationserscheinungen behandelt werden! Und oft auch Herzen oder ein Kreislauf, bei denen bloß neurozirkulatorische Störungen vorliegen, die bekanntlich sehr häufig nur ungünstig auf Digitalis ansprechen und an und für sich fast nie Digitalis bedürfen! Anderseits besteht aber heute auch eine ausgesprochene Angst bei einem Großteil der Aerzteschaft vor einer energischen und lange Zeit konsequent durchgeführten Digitalistherapie wegen der Gefahr von schwereren Intoxikationserscheinungen. Die Folge dieser Angst und dieser Bedenken ist die Ursache des so häufigen Vorkommens von schweren Dekompensationszuständen infolge einer bisher völlig insuffizienten Digitalistherapie! Nach den eigenen Erfahrungen sind Mißerfolge und therapeutische Versager infolge einer insuffizienten Behandlung viel häufiger und maßgebender zu beobachten wie infolge einer Ueberdosierung. In nicht seltenen Fällen ist dieses ärztliche Zögern aber erst bedingt durch eigene äußerst ungute Erfahrungen mit früher selbst versuchten hohen Sättigungsdosen. Gerade aus diesem Grunde stellt für den praktischen Arzt die „Volldigitalisierung" mit hohen Sättigungsdosen oder gar mit „heroischen" Dosen keine vorteilhafte Bereicherung der Problematik der Digitalistherapie dar! Wenn wir uns bewußt sind, daß jeder einzelne Dekompensationsfall seiner individuellen Behandlung bedarf, bei der ja oft schon die strenge Liegekur, eine kochsalzfreie Diät, Sedativa usw. fast Wunder wirken, dann werden wir auch die erforderliche Digitalisdosis für dieses Herz finden. Daß diese Dosis auch bei anscheinend sehr ähnlichen Fällen manchmal doppelt oder auch dreifach so hoch gehalten sein muß, darf uns allerdings nicht überraschen und schon gar nicht abhalten, im Bedarfsfalle und bei sonst guter Verträglichkeit mit der Digitalisdosis anfänglich und meist ja nur vorübergehend entsprechend anzusteigen. Die individuelle Eigenheit der dekompensierten Herzen lehrt jedem von uns sehr rasch, daß sich eine Rekompensation durch ein Ansteigen mit der Digitalisdosis, sobald es zum Auftreten von Intoxikationserscheinungen gekommen ist, niemals erzwingen läßt. Und bald lernen wir dann auch erkennen, daß wir in diesen Fällen mit reduzierten Digitalisdosen oft viel mehr erreichen wie mit großen. Als mittlere Digitalisdosis kann bei der bisher unbehandelten manifesten Dekompensation mit Stauungserscheinungen eine Tagesdosis von dreimal 0·1 g Blätterpulver gelten, die wir bei tachykarden Flimmer-arhythmien aber oft auf das Doppelte erhöhen müssen, in anderen Fällen aber auch sehr rasch zu reduzieren gezwungen sind, da sich schon bei dieser Dosierung Intoxikationserscheinungen innerhalb weniger Tage einstellen.

Aehnliche Erwägungen gelten selbstverständlich für die später erforderliche E r h a l t u n g s d o s i s eines Rekompensationszustandes. Ob in diesen Fällen eine intermittierende Digitalistherapie mit mittleren Dosen oder eine fortlaufend gleichbleibende mit kleinen Dosen durchgeführt wird, ist meist belanglos. Notwendig ist auf jedem Falle die häufige ständige Kontrolle aller dieser Patienten, und zwar sowohl zur Ueberwachung des ja häufig nur relativen Rekompensationszustandes wie auch der weiteren Digitalis-verträglichkeit. Da der ambulante Patient nun unter geänderten Lebensbedingungen steht, muß die Digitalisdosis oftmals elastisch angepaßt werden. Bei chronischen Dekompensationszuständen ist es auch leider eine häufige Erfahrungstatsache, daß die optimale Erhaltungsdosis dieser Herzen sehr nahe der Intoxikationsdosis steht. Da diese aber niemals bloß von der Höhe der Digitalisdosis, sondern stets viel mehr von der äußerst variablen Digitalisempfindlichkeit des schwer geschädigten Herzmuskels abhängt, die außerdem nicht selten stark schwankende Empfindlichkeitsperioden aus nicht immer durchsichtigen Gründen aufweist, stellt nach völlig übereinstimmender Ansicht aller maßgebender Kardiologen die s t ä n d i g e   ä r z t l i c h e   U e b e r-w a c h u n g dieser Patienten eine unbedingte Notwendigkeit dar, ohne die entweder das Gefahrenmoment einer dauernden Digitalistherapie zu groß wird oder infolge zu ängstlicher Unterdosierung oder oft auch Nachlässigkeit unkontrollierter Patienten sehr bald wieder eine schwere manifeste Dekompensation droht.

Die Durchführung dieser unbedingt notwendigen Ueberwachung der fortlaufend digitalisbedürftigen chronischen Dekompensationszustände stößt aber in der Praxis auf eine fast unüberwindliche Schwierigkeit, und zwar auf das ablehnende Verhalten der großen Pflicht-Krankenkassen, die für die ärztliche Leistung bei chronischen Krankheitszuständen oftmals jedes medizinische Verständnis fehlen

lassen! Erfolgt doch auch die L i m i t i e r u n g v o n Spi-
t a l s p a t i e n t e n häufig so frühzeitig, daß eine wirkliche
Rekompensation infolge der Kürze der bewilligten Spitals-
zeit gar nicht im Spital zu erzielen ist, obwohl bei entsprechender Verlängerung nicht selten alle Voraussetzungen
dazu gegeben wären. Aber bei der derzeitigen Praxis der
Krankenkassen entscheidet bei den Limit-Verordnungen
häufig nur der grüne Tisch und nicht oder zumindest nicht
primär das medizinische Lehrbuch über das weitere Schicksal chronischer Patienten! Dies wirkt sich auch bei der
Dauerbehandlung einer kardialen Dekompensation oftmals
schwerwiegend aus und wird deshalb nicht weniger bedeutungsvoll, weil es sich häufig um ältere und alte Menschen handelt. Auch für diese älteren und alten Patienten
ist eine möglichst lange Erhaltung einer wenn auch reduzierten Leistungsfähigkeit äußerst bedeutungsvoll!

Die oftmals zwangsläufige vorzeitige Spitalsentlassung
chronisch digitalisierter Patienten erfordert nun aber eine
besonders sorgfältige und häufige Ueberwachung dieser Herzen unter ihrer weiteren Digitalistherapie, falls die notwendige Nachbehandlung ihren Zweck erfüllen soll. Eine
zweimalige ärztliche Kontrolle in der Woche dürfte in
schwereren Fällen wohl das Mindestmaß darstellen. Bei der
Pauschalhonorierung eines Krankenkassenarztes in Wien
würde dies allerdings für die Einzelleistung ein Honorar
weit unter dem Preis eines Straßenbahnfahrscheines bedeuten! Die so überaus notwendige ständige Ueberwachung
chronischer Dekompensationszustände scheitert somit nur
zu häufig an der praktischen und physischen Ueberbelastung
von Kassenärzten. Bei anderen Krankenkassen läuft aber
der pflichtbewußte Arzt wieder Gefahr, wegen „U e b e r -
a r z t u n g“ diskriminiert zu werden, wobei ihm dann außerdem sein berechtigtes Honorar gestrichen wird! A. M o l l s
„Nil nocere!“ darf somit nicht bloß an die Aerzte gerichtet
sein, sondern muß genau so dringend an die ihnen über-
geordneten Krankenkassenstellen geleitet werden, wenn das
„Nocere“ nicht weiter überhand nehmen soll! Die scha-
blonenmäßige Normierung eines Limits bei der Behandlung
einer kardialen Dekompensation stellt ein derartiges medi-
zinisches Unding dar, daß darüber wissenschaftlich überhaupt nicht debattiert werden kann!

Wenden wir uns nun der Frage der optimalen Wahl
des zur Verwendung gelangenden Digitalispräparates zu, so
finden wir im Gegensatz zu einer Unzahl von Einzelpublikationen kein Lehrbuch, das sich diesbezüglich auf ganz

bestimmte Präparate festlegt. Die titrierten Blätterpulver
können noch immer als das Standardpräparat gelten, solange
nicht eine Injektionstherapie wünschenswert erscheint. Daneben gibt es eine große Anzahl äußerst verläßlicher Fa-
brikspräparate, teils aus Digitalis purpurea, teils aus Digitalis lanata, die allen Ansprüchen genügen, ohne daß ihnen
aber wirklich spezielle Vorteile von ausschlaggebender Bedeutung anhaften. Als lang erprobt und viel bewährt seien
einige wenige Präparate genannt: Digipurat, Digalen, Digi-
taline Nativelle (Digitoxin), Digifolin, Verodigen, Digilanid,
Pandigal, Cedilanid. Ausdrücklich muß aber betont werden,
daß jedes vollwertige Digitalispräparat bei entsprechend
hoher Dosierung toxisch wirkt, kumuliert und zum Erbrechen führt, wobei die Raschheit des Auftretens und die
Schwere der toxischen Erscheinungen von der individuellen
Empfindlichkeit des betreffenden Patienten abhängt. Wird
von einem Präparat aber behauptet, daß ihm auch bei
höherer Dosierung toxische Erscheinungen nicht oder nur in
auffallend geringem Ausmaße anhaften, dann ist dieses
Präparat primär als nicht vollwertig abzulehnen, da dann
zumindest seine vergleichsweise Dosierungsgröße falsch angegeben ist.

Die Dosierungsgröße der verschiedenen Spezialpräpa-
rate ist entweder im Vergleich zu 0·1 g Blätterpulvern oder
in Katzen- oder Froscheinheiten angegeben. Alle diese Stan-
dardisierungen sind aber weitgehend problematisch und werden mit Recht von vielen erfahrenen Kardiologen oft als
sehr unverläßlich bezeichnet. Die Güte und Verläßlichkeit
eines Digitalispräparates hängt daher weitgehend von der
persönlichen Erfahrung ab, die man sich selbst erst bei
längerem Gebrauch des betreffenden Spezialpräparates an-
eignet. Für den praktischen Arzt scheint es darum ratsam,
nur ein oder zwei Digitalispräparate zu verwenden, dafür
aber deren Vor- und Nachteile verläßlich kennen zu lernen,
da er sich dadurch am ehesten das richtige Gefühl für die
jeweils erforderliche Dosis aneignen wird. Die b e s t e n
D i g i t a l i s p r ä p a r a t e sind stets die, mit denen man die
g r ö ß t e E r f a h r u n g besitzt!

Ob eine perorale, rektale, intramuskuläre oder intravenöse Verabreichung angezeigt erscheint, richtet sich teils
nach der Verträglichkeit und teils nach der Dringlichkeit im
Einzelfalle. Daß eine Injektionstherapie rascher und häufig
auch verläßlicher wirkt, bedarf keiner weiteren Begründung. Da wir aber bei sehr vielen Dekompensationszuständen eine chronische Digitalisierung benötigen, die

guterletzt praktisch doch nur mit einer peroralen oder rektalen Verabreichung jahrelang aufrecht zu erhalten ist, soll eine Injektionstherapie nur bei dringlicher Indikation oder als bewußt vorübergehende Maßnahme durchgeführt werden und der Uebergang zur peroralen oder rektalen Verabreichung, sobald es die Umstände erlauben, vorgenommen werden. Ohne diese Umstellung sollte womöglich auch kein Patient aus einer Spitalsbehandlung entlassen werden, da er ansonsten sofort zum neuerlichen Problem für den behandelnden Hausarzt wird, der ja selbst in der Regel diese Umstellung vornehmen muß, sehr häufig mit dem unverschuldeten Gefahrenmoment einer schlechten Digitalisverträglichkeit oder einer bald wieder zunehmenden kardialen Dekompensation. Auch diese Umstände und Erfordernisse setzen natürlich die Möglichkeit einer entsprechend langen und nicht willkürlich begrenzten Spitalsbehandlung voraus. Neben der exakten Diagnostik und einer individuell angepaßten Digitalistherapie mit sehr gut eingespielten Präparaten stellen Z e i t u n d G e d u l d einen ausschlaggebenden Faktor bei der Behandlung jeder chronischen kardialen Dekompensation dar!

Die Sonderstellung der S t r o p h a n t h i n t h e r a p i e ist heute schon derartig allgemein bekannt, daß sie hier nicht näher erörtert werden soll. Nur auf wenige spezielle Fragen sei hingewiesen. Nach einer vorausgegangenen Digitalisierung ist in der Regel eine Strophanthindarreichung erst nach einem dreitägigen digitalisfreien Intervall gestattet. Liegen jedoch schon Zeichen einer Digitalisintoxikation wie Ueberleitungsverzögerungen oder pathologische Extrasystolien vor, dann ist mit Strophanthin bis zum Abklingen dieser pathologischen Erscheinungen zu warten. Es erscheint meist vorteilhafter, Strophanthin zwei- bis dreimal im Tag zu $^1/_8$ mg zu injizieren, als einmal im Tag $^1/_4$ mg zu verabreichen, da seine Wirkung nach 5 bis 6 Stunden wieder völlig abgeklungen ist. Eventuell auch in der Früh $^1/_4$ und am Abend $^1/_8$ mg. Treten unter einer Strophanthintherapie anginöse Beschwerden auf oder nehmen dieselben zu und sind auch durch eine Mischspritze mit Papaverin, Euphyllin und Osmon nicht zu verhindern, dann ist darin, wie wir dies schon vor 15 Jahren besprachen, der Hinweis auf eine organische K o r o n a r s t e n o s e zu sehen. In diesen Fällen ist Strophanthin unverträglich, kann ausgesprochen schaden und muß abgesetzt werden. Der akute Myokardinfarkt benötigt Strophanthin erst beim Nachweis von manifesten Dekompensationserscheinungen, sonst erscheint in diesen Fällen Strophanthin weder indiziert noch beweisbar vorteilhaft, manchmal vielleicht sogar belastend. Bradykarde Dekompensationen sprechen auf Strophanthin häufig besser als auf Digitalispräparate an, wobei sich der geringere Vaguseffekt des Strophanthins günstig auswirkt. Normal frequente, latente oder trockene Dekompensationen reagieren in der Regel auf eine Strophanthintherapie sehr gut, stellen aber an und für sich keine spezielle Indikation für Strophanthin dar, da die gleichen Erfolge meist auch mit kleinen Digitalisdosen zu erzielen sind, wie z. B. mit einmal täglich oder jeden 2. Tag 1 Tabl. Verodigen. Dies gilt auch für die Fälle, wo Strophanthin nur ein- oder zweimal in der Woche verabreicht wird. Bei tachykarden Dekompensationen, wie insbesondere bei Flimmertachykardien, ist Digitalispräparaten der Vorzug gegenüber Strophanthin wegen des viel ausgiebigeren Vaguseffektes zu geben, bei Dringlichkeit in intravenöser Verabreichung, z. B. zweimal täglich 2 Ampullen Cedilanid. Sind wir gezwungen, infolge von Intoxikationserscheinungen auf jede Digitalis- oder Strophanthintherapie zu verzichten, dann bewährt sich in diesen Fällen oft überraschend gut C o f f e i n u m n a t. b e n z. 0·2 g drei- bis fünfmal pro die, wobei die bisher erzielten Erfolge oft nicht bloß aufrechterhalten, sondern nicht selten noch weiter gesteigert werden.

Pleuraergüsse und ein Aszites sollen nach Tunlichkeit bei größerem Ausmaß frühzeitig abpunktiert werden. In seltenen Fällen gilt dies auch für einen Perikarderguß. Ein ausgiebiger A d e r l a ß hilft oft prompt beim Lungenödem oder Asthma cardiale und erscheint wiederholt angezeigt bei jeder Dekompensation mit schwerer Zyanose. Euphyllinsuppositorien unterstützen vorübergehend oft günstig die Diurese und beeinflussen meist gut eine zerebrale Dyspnoe. Q u e c k s i l b e r d i u r e t i k a sollen bloß erst nach eingelaufener Digitalistherapie verabreicht werden. Die erste Versuchsdosis soll nicht über eine halbe Ampulle Salyrgan oder Novurit hinausgehen, da überstürzte mächtige Diuresen den Kreislauf zu stark belasten und dadurch ein akutes Gefahrmoment darstellen können. Erst bei guter Verträglichkeit ist die Dosis zu erhöhen und mit Gelamon anzusäuern, wobei auch bei diesen Fällen ein mindest 4tägiger Zwischenraum zwischen den wiederholten Quecksilberinjektionen liegen soll. Auf die oft günstige Beigabe einer Ampulle Decholin sei hingewiesen. Neben den bekannten Kontraindikationen einer Therapie mit Quecksilberdiuretika wird in letzter Zeit öfters auf die Möglichkeit einer bedenklichen

„Redigitalisierung" hingewiesen, wobei durch die Flüssig-
keitsmobilisierung auch extrakardial deponierte Digitalisglykoside dem Herzen reichlich und überstürzt zugeführt
werden könnten. Diese Ansicht erscheint derzeit aber noch
vielfach umstritten und steht in einem Widerspruch zu der
oft auffallend guten und effektvollen Verträglichkeit gut
digitalisierter Patienten und der oft schlechten Verträglichkeit nur gering digitalisierter Herzen. Daß das akute Lungenödem ein sehr dankbares Gebiet für eine Quecksilberdiurese
darstellen kann, wie dies auch bei jeder sonstigen Lungenstauung zutrifft, sei nebenbei noch ausdrücklich erwähnt.

Bei den A l l g e m e i n m a ß n a h m e n der Behandlung
einer kardialen Dekompensation darf neben der strengen
Bettruhe nötigenfalls nicht auf eine Beruhigung dieser oft
übererregten Patienten vergessen werden. Bei schwerer Dyspnoe sind vor allem für die Nacht auch Alkaloide zu verabreichen. Manches Asthma cardiale spricht rascher und
besser auf M o r p h i u m als auf jede andere Therapie an!
Eine leichte Kostform erscheint stets angezeigt. Blähende
Kost ist streng zu vermeiden. Die einzelnen Mahlzeiten
sollen klein sein, was besonders für das Abendessen gilt.
In allen Fällen ist auch auf eine Flüssigkeitseinschränkung
zu achten, die bei feuchter Dekompensation strenger als bei
trockener sein muß und 1 Liter reine Flüssigkeit pro die
nicht überschreiten soll. Oft ist eine strenge Begrenzung der
Flüssigkeitszufuhr eine wichtige Voraussetzung zur Vermeidung des Wiederauftretens eines Lungenödems oder
Asthma cardiale. Dies gilt oft besonders für die abendliche
Flüssigkeitszufuhr und auch für Patienten im Stadium einer
trockenen Dekompensation! Eine Kochsalzeinschränkung ist
stets ratsam, ein strenger Kochsalzentzug jedoch nur bei
feuchter Dekompensation oder bei gleichzeitigem Hochdruck
erforderlich. Wein kann bis zu einem Viertel Liter im Tag
gestattet werden. Nikotin ist bei gleichzeitigen angiospasti-
schen Zuständen oder beim Hochdruck strikte zu verbieten.
Kaffee kann oft vorteilhaft gestattet werden, wobei aber die
Verträglichkeit und das Schlafbedürfnis zu berücksichtigen
sind.

Nach erzielter Rekompensation, wobei es sich bei
chronischen Herzerkrankungen ja meist nur um eine relative
Rekompensation handelt, ist eine ständige genaue Ueberwachung dieser Patienten erforderlich, die um so häufiger
erfolgen muß, je höhere Digitalisdosen nun fortlaufend benötigt werden. Manche sonst unmerkliche progrediente Veränderung im Herzmuskel gibt sich nicht selten durch eine

geänderte und erhöhte Empfindlichkeit gegenüber bisher
gut verträglichen Digitalisdosen zu erkennen. Ein Uebersehen dieser veränderten Reaktionslage des Herzens ist
meist von einem neuerlichen Zusammenbruch der Herz-
leistung gefolgt. Die richtige therapeutische Führung eines
Patienten im Stadium der relativen Rekompensation erfordert oft mehr Erfahrung, Sorgfalt, Geduld und Anpassung
von seiten des Arztes als im Stadium der manifesten Dekompensation, in dem der Patient auch meist selbst be-
handlungsbereiter und einsichtiger ist. Dieser Nachbehandlung kommt aber dann auch die wirkliche Entscheidung
über das weitere Schicksal dieser immer wieder dekompen-
sationsgefährdeten Patienten zu und stellt somit zwar eine
der schwierigsten dann aber auch dankbarsten Aufgaben des
Arztes dar. Als letztes Wort dieser kurz umrissenen Ausführungen: C a v e H e r z b ä d e r und vor allem Kohlen-
säurebäder bei manifest dekompensierten Patienten und im
Stadium der latenten Restdekompensation nach einer manifesten Dekompensation!

Aussprache: Hr. Prim. Dr. V. G o r l i t z e r-M u n d y (Knittelfeld): Auf dem Gebiet der medikamentösen und diätetischen Behandlung der Herzkranken sind bedeutende Fortschritte gemacht
worden. Aber immer wieder werden wir Patienten zur Behandlung
übernehmen müssen, welche vorher mehrmals dekompensiert waren
und rekompensiert worden sind, bei denen nunmehr endlich die
Dekompensation des Kreislaufes in eine allgemeine und anscheinend
unkorrigierbare Wassersucht ausgeartet ist. Wenn die Einverleibung
der Herzmittel auf dem Wege der Injektion oder durch die Magenschleimhaut oder durch die Rektumschleimhaut versagt, möchte ich
für diese Fälle auf die intraintestinale Herzmitteleinverleibung in
Form von Gelodurat-Kapseln aufmerksam machen. Es ist zu bemerken, daß folia digitalis in Gelodurat-Kapseln auch eine
gestaute und damit überempfindliche Magenschleimhaut nicht
irritiert und gewöhnlich diese Kapseln anstandslos durch den
Magen durchgelassen werden, weil ja bekanntlich die Gelodurat-
Kapseln im Magen nicht aufgelöst werden und somit der Magenschleimhaut gar nicht zur Last fallen. Es ist erstaunlich, welche Erfolge mit der intraintestinalen, also intraduodenalen oder intra-
jejunalen Einverleibung von gewöhnlichen folia digitalis zur
Behebung der Herzschwäche und zur Wiederingangsetzung
der Wasserausscheidung erzielt werden können, wenn bereits alle
anderen, auch die stärksten Cardiaca, wie Strophanthin-Theophyllin,
Koffein-Strychnin, versagen.
Die Patienten vertragen 0·6 g folia digitalis intra-
intestinal für gewöhnlich täglich verabreicht 2—3 Wochen hindurch ohne Schwierigkeiten. Wenn Pulsverlangsamung eingetreten
ist, verabreichen wir nach der Wenckebachschen Lehre

folia digitalis jeden zweiten Tag. Bei dieser Maßnahme der an alternierenden Tagen verabreichten Gelodurat-Digitaliskapseln bei einer Tagesdosis von 0·6 g Extractum foliorum digitalis wird das Medikament monatelang ohne Nebenwirkungen vertragen.

Eine 60jährige Patientin, an die ich jetzt denke, wurde mit schwerem allgemeinem Hydrops und ausgedehntem Sakraldekubitus eingeliefert. Sie bekommt das Mittel seit 5 Monaten und fühlt sich wohl. Die Oedeme sind geschwunden und die Patientin geht auf ebenem Weg spazieren.

Diese auffallenden Erfolge mit einer intraintestinalen Gelodurat-Kapselbehandlung erscheinen mir um so bemerkenswerter, als wir doch alle in unserer Jugend gelernt haben, daß bei Leberstauung es auch zu Stauungen, meist zu hochgradigen Stauungen in allen Gebieten des Portalkreislaufes, also auch im Intestinum, und damit zu erschwerter Resorption kommt. Es scheint, daß die Empirie uns wieder zwingt, unsere theoretischen Auffassungen zu revidieren.

Rheographische Untersuchungsmethode zur Beurteilung arterieller Gefäße

Von

Dr. Fritz Kaindl

Wien

Die Methode der rheographischen Arterienuntersuchung wurde aus der von H o l z e r, P o l z e r, M a r k o angegebenen rheokardiographischen Technik entwickelt. J a n t s c h bezeichnete sie als Rheosphygmographie und K e r s c h n e r als Rheoangiographie. Da diese Methode sehr aussichtsreich erschien, haben wir versucht, sie zu einer für die Klinik und Praxis routinemäßig brauchbaren Untersuchungsart auszubauen.

Das P r i n z i p ist die Registrierung von Widerstandsveränderungen in einem hochfrequenten Wechselstromfeld durch die arterielle Pulswelle. Jeder Einstrom von Blut in den Meßbereich bewirkt infolge der besseren Leitfähigkeit desselben gegenüber dem Gewebe eine Widerstandsabnahme und damit eine Auslenkung der Basislinie. (Als Basislinie verstehen wir die Verbindungslinie der Fußpunkte der rheographischen Kurven.) Die Bezeichnung „Nullinie" ist abzulehnen, da auch eine Unterschreitung derselben durch z. B. Zunahme des Widerstandes im Meßbereiche eintreten kann.

So entstehen pulssynchrone Kurven, deren Form und Amplitudenanalyse einen genauen, raschen und für den Patienten vollkommen indifferenten Einblick in die anatomischen Wandverhältnisse und ihr funktionelles Verhalten ermöglicht.

Für die Routineuntersuchung peripherer Arterien unterscheiden wir

1. die L ä n g s r h e o g r a p h i e,
2. die gezielte Q u e r r h e o g r a p h i e,
3. die S c h ä d e l r h e o g r a p h i e.

Bei der L ä n g s r h e o g r a p h i e wird eine Extremität
bzw. ein Teil derselben (Oberschenkel bzw. Oberarm,
Unterschenkel bzw. Unterarm, Finger bzw. Zehen) am proximalen bzw. distalen Teil von je einer Ringelektrode um-
schlossen und in der Längsrichtung von Strom durchflossen.
Sie dient zur Beurteilung der Wandbeschaffenheit (normale
Elastizität, Sklerose bzw. Endangiitis), zur Orientierung bezüglich eines eventuell vorhandenen Stopps im Bereiche
der großen bzw. größeren Arterien, zur Beurteilung der
Funktionstüchtigkeit eventuell vorhandener Kollateralbahnen sowie zur Messung des systolischen Blutdruckes. Desgleichen kann damit das relative Pulsvolumen bzw. Schlagvolumen bei Extrasystolen überprüft werden. Eine besondere
Bedeutung kommt dieser Ableitungsart zur Ueberprüfung
diagnostischer Teste (Belastungsversuch nach S i n g e r,
Kälteversuch, Wiedererwärmungstest) sowie zur Ueberprüfung therapeutischer Maßnahmen (Injektion gefäßerwei-
ternder bzw. verengender Substanzen, Gefäßnervenblok-
kade) zu.

Die gezielte Q u e r r h e o g r a p h i e zeigt die den
Strom emittierende, indifferente Elektrode in einen Stab
umgewandelt, der unmittelbar über den Verlauf der Arterie
aufgesetzt wird; gegenüber wird die indifferente Sammel-
elektrode postiert. Bei dieser Art wird also nur ein ganz
umschriebener Teil des Gefäßes, entsprechend der zwiebel-
schalenartigen Ausbreitung der Stromschleifen, vom Meß-
strom durchflossen. Sie dient zur genauen, unblutigen und
für den Patienten nicht fühlbaren Lokalisation von Strömungsunterbrechungen in großen Gefäßen, zur exakten
Messung der Pulswellengeschwindigkeit bzw. Anspannungs-
und Austreibungszeit.

Bei der S c h ä d e l r h e o g r a p h i e wird eine Elektrode an der Glabella, die zweite in der Regio retromastoi-
dea rechts bzw. links angelegt. Es werden somit das rechte
und linke Schädelsegment getrennt gemessen und miteinander verglichen.

Bevor daran gedacht werden konnte, die rheogra-
phisch gewonnenen Kurven zur Bewertung von Arterien
heranzuziehen, mußte in Modellversuchen der Einfluß va-
riabler physiologischer Größen getrennt studiert werden.

Es sind dies

das Schlagvolumen,
die Herzfrequenz,
der Durchströmungsdruck (Blutdruck),
die Gefäßwandelastizität,
die Raumtemperatur und die Tiefenlage des Gefäßes.

Diese verschiedenen und stets variablen Größen wurden zum Teil in Versuchen an Menschen, zum Teil tierexperimentell an narkotisierten Hunden in ihrem Einfluß auf Kurvenamplitude und Form abgeklärt.

Schlagvolumen: Dieses verändert die Amplitudenhöhe, nicht aber die Form derselben.

Herzfrequenz: Diese verändert die Amplitudenhöhe und die Q-Q-Distanz, nicht die Kurvenform.

Durchströmungsdruck: Dieser verändert die Amplitude una ab einem kritischen Wert die Form.

Gefäßwandtonus: Ist er erhöht, ist die Amplitude klein, der systolische Anstieg steil, der Gipfel eng, die Nachwelle scharf ausgebildet.

Ist er erniedrigt, ist die Amplitude überhöht, der Gipfel verbreitert, die Nachwelle ausgeebnet bis fehlend.

Hierunter ist auch der Temperatureinfluß zu reihen (Kälte, Wärme).

Je tiefer weiterhin das Gefäß liegt (elektrodenferner), desto kleiner wird seine Amplitude, ohne seine Form zu verändern. Dies ist zum Großteil durch Kurzschlüsse bedingt.

Des weiteren ist zu betonen, daß diese Methode nicht ohneweiters zur Durchflußmessung verwendet werden kann. Hier sei auf die einschlägige Literatur verwiesen.

Nachdem alle physiologisch möglichen Einflüsse auf das Rheogramm untersucht waren, konnte die Anwendung in der Klinik durchgeführt werden. Die normale Arterie formt eine typische Kurve, die der blutig gewonnenen weitgehend gleicht. Sie ist charakterisiert durch einen steilen systolischen Anstieg mit engem Gipfel und deutlich ausgeprägter Nachwelle (maximal bis drei solcher Wellen). Bei Sklerose bzw. Endangiitis — diese beiden Gefäßerkrankungen sind mit dieser Methode ebenfalls nicht exakt auseinanderzuhalten — ist durch die Rigidität der Gefäßwand der rheographische Befund wie folgt: Die Amplitude ist deutlich verkleinert, da die Dehnbarkeit abgenommen hat. Die Dehnung erfolgt langsamer, wodurch der systolische Anstieg schräger erscheint. Der Kurvengipfel ist verbreitert und die Nachwelle fehlt vollkommen, da der Reflexionsstoß zu gering ist, um eine nochmalige Dehnung des Gefäßes zu bewirken.

Um Vergleiche an verschiedenen Tagen bzw. mit anderen Kurven durchführen zu können, ist es erforderlich, eine konstante Beziehungsgröße gleichzeitig mit zu markieren; dies geschieht durch Verringerung parallel geschalteter Widerstände bekannter Größenordnung (z. B. 0·125 und 0·5 Ohm), die durch Tastendruck in die Kurve eingestreut werden und einen Eichstoß formen. Somit kann jede Amplitude direkt in Ohm ausgedrückt werden.

Bei Strömungsunterbrechungen in großen Gefäßen ist die Kurvenamplitude ganz besonders auffällig verringert und Details fehlen praktisch vollkommen. Das Maximum wird ganz besonders verspätet erreicht; die Kurve steigt ebenso langsam an, als sie zur Basislinie wieder abfällt.

Ist eine Strömungsunterbrechung vermutet, so wird durch die gezielte Querrheographie der Stopp sowohl in seinem proximalen als auch distalen Ende lokalisiert. Anschließend wird durch ein distal angelegtes Längsrheogramm die Funktionstüchtigkeit und das Ausmaß der überbrückenden Kollateralbahnen bestimmt. Wir konnten nachweisen, daß diese Ueberbrückung besonders bei Kindern, z. B. nach operativer Entfernung der großen Extremitätenschlagader (Blalock-Taussig-Operation), so vollständig werden kann, daß ein weitgehend normales Rheogramm nach etwa 1½ Jahren resultiert. Außerdem konnte nachgewiesen werden, daß die Mehrzahl der Kollateralen wieder distal der Unterbrechungsstelle Anschluß an das Hauptgefäß gewinnen und nur ein geringer Teil selbständig weit in die Peripherie reicht.

Soll nun bei einem Patienten, der Gefäßveränderungen erkennen läßt, eine gefäßerweiternde Therapie eingeschlagen werden, so kann durch gleichzeitiges Verfolgen des Rheogramms objektiv entschieden werden, ob das gewählte Medikament in dem speziellen Fall einen genügenden Effekt verursacht oder nicht. Dadurch kann rasch und ohne Unannehmlichkeit für den Patienten das jeweils wirksamste Mittel herausgefunden und wertvolle Zeit erspart werden. Desgleichen dürfte von einer erwogenen Sympathektomie kein großer Erfolg zu erwarten sein, wenn ein gut sitzender Block keine entsprechenden Veränderungen im Rheogramm erkennen läßt. Sowohl die intraarterielle gefäßerweiternde Therapie im besonderen mit der von uns entwickelten intraarteriellen Dauerinfusion mit 1000 mg Azetylcholin als auch die Gefäßnervenausschaltung führen durch maximale Weiterstellung der Arterien zu einem ausgeprägten Elastizitätsverlust, wodurch die Kurve dann in der für die Veränderung des Gefäßwandtonus beschriebenen typischen Form verändert wird. Wie aus den früheren Ausführungen zu entnehmen ist, gelingt damit außerdem in sehr einfacher, objektiver und empfindlicher Weise die Angioneuropathien von den Angioorganopathien abzugrenzen.

Erstere weisen die typischen Veränderungen durch die erhöhte Gefäßwandspannung auf, während letztere unter Sklerose und Endangiitis bereits in ihrer Auswirkung auf das Rheogramm beschrieben wurden.

Den funktionell Gestörten erfassen wir außerdem durch den Belastungsversuch: Während der Normale mit Amplitudenerhöhung reagiert, sinkt beim funktionell Gestörten die rheographische Amplitude nach der Belastung deutlich ab. Auch der zeitliche Kurvenablauf beim Wiedererwärmungsversuch nach Eintauchen in Wasser von 15⁰ C läßt diesbezüglich deutliche Differenzen erkennen.

Hervorzuheben ist noch die S c h ä d e l r h e o g r a p h i e, da diese Methode bisher als einzige die Beurteilung der extra- und intrakranialen Gefäße in ihrer Summation gestattet. Daß auch die im Schädelinneren gelegenen Arterien maßgeblich die Kurve beeinflussen, konnten wir in Tierversuchen durch in das Gehirn eingestochene Elektroden bestätigen.

Die rheographische Schädelkurve zeigt nach einem steilen systolischen Anstieg eine Sattelbildung und einen meist nicht exakt gegliederten Abfall zur Basislinie. Bei Sklerose oder Endangiitis ist sie, wie bereits in diesem früher beschriebenen Kapitel verändert. Seitendifferente Durchblutungen drücken sich vorwiegend in verschiedener Amplitudenhöhe aus. Eine exakte Lokalisation von Tumoren dürfte wegen der verschiedenen gefäßlichen Versorgung desselben damit nicht gelingen. Dagegen gelingt es auch hier einwandfrei, gefäßerweiternde Mittel in ihrer Auswirkung zu erfassen und den Erfolg von Stellatumblockaden zu prüfen.

Zusammenfassend kann ausgesagt werden, daß sich diese Methode nunmehr in nahezu dreijähriger klinischer Erprobung zu einer Routineuntersuchung arterieller Gefäße entwickelt hat. Der große Vorteil ist die Einfachheit, Freiheit von subjektiven Fehlermöglichkeiten sowie das Fehlen jeder Belästigung des Patienten.

Untersuchungen über die Einwirkung von Bogomoletz-Serum bei diabetischen Gefäßschäden

Von

Dr. F. Wennig

Graz

Mit zunehmender mittlerer Lebensdauer zuckerkranker Menschen hat natürlich die Diabetesdauer auch entsprechend zugenommen. Damit sind erwartungsgemäß jene diabetische Begleiterkrankungen häufiger geworden, deren Progression zur Dauer des Diabetes die stärkste Parallelität zeigt.

Die diabetische Hochdruckkrankheit läßt eine solche Parallelität vermissen. Ihre Bedeutung als diabetische Begleiterkrankung war deshalb schon der Vorinsulinära bekannt.

Dagegen stehen die diabetischen Schäden der Gefäßwand zur Dauer des Diabetes in deutlicher positiver Korrelation. Dehalb sind die degenerativen Veränderungen der Gefäßwand erst in der Insulinära in ihrer heutigen Tragweite erkennbar geworden. Aus der positiven Korrelation der Diabetesdauer schließt man auf die unmittelbare Abhängigkeit der Gefäßveränderungen von der diabetischen Stoffwechselstörung und spricht deshalb heute vielfach von einer diabetischen Gefäßerkrankung.

Wie sich erwiesen hat, müssen an dieser diabetischen Gefäßerkrankung 2 Formen unterschieden werden:

1. Veränderungen, die der kommunen Arteriosklerose angehören, wie vor allem die Koronarsklerose und die Durchblutungsstörungen der unteren Extremitäten.

2. Veränderungen, die auf arteriosklerotischer Basis nicht mehr erklärbar sind, nämlich die diabetische Er-

krankung der Glomeruluskapillaren im Sinne von K i m m e l-
s t i e l und Wilson und die von der Arteriosklerose klar
abtrennbare Erkrankung der kleinen Gefäße der Retina im
Sinne von B a l l a n t y n e und Löwenstein.

Beobachtungen der letzten Jahre sprechen nun dafür, daß diesen diabetischen Veränderungen an den Netz-
hautkapillaren eine viel größere Bedeutung zukommt, als
man ursprünglich angenommen hatte. Zu den kapillaren
Netzhautaneurysmen stehen organische und funktionelle Veränderungen anderer Organsysteme in offensichtlicher Beziehung und sprechen dafür, daß die diabetische Retinopathie nicht nur einen lokalen Netzhautschaden anzeigt,
sondern einen ausgedehnteren Krankheitsprozeß, der sich
zur gleichen Zeit auch an anderen kapillaren Grenzmem-
branen abspielt und deren Durchlässigkeitsverhältnisse
krankhaft verändert.

Bei der Betrachtung der pathophysiologischen Grundlagen in der Entstehung der diabetischen Spätfolgen mit
besonderer Berücksichtigung des Kapillarschadens ist die
Bedeutung der kapillaren Endstrombahn nicht zu umgehen.
Spielen die Veränderungen an der Gefäßwand, wahrscheinlich durch Störungen im intermediären Zellstoffwechsel und dadurch bedingten Glukosemangel bei den
ersten Erscheinungen des Kapillarschadens an der Retina
und Niere die wichtigste Rolle, so sind bei den peripheren Schäden sowohl arteriosklerotische Umwandlungen,
kapillare Veränderungen und Strömungshindernisse wie
auch Funktionsänderungen im feinsten Gewebeaufbau von
Bedeutung.

Gerade diese interessieren uns insbesondere, da unser
Augenmerk sich von der Pathologie der Zelle ab und sich
der Pathologie der Gewebseinheit zugewendet hat. Nicht
nur die Kapillare und die Parenchymzelle, sondern auch
die Zwischenräume und Zwischensubstanzen sind im Stoff-
wechselgeschehen besonderen Zustandsänderungen ausgesetzt.

Im sogenannten Interstitialraum, der allein 17 Liter
Flüssigkeit gegenüber nur 5 Liter Blut im menschlichen
Organismus beherbergt, können Aenderungen im Dispersitäts-
grad mit sekundären Koagulationsvorgängen auftreten und
so eine Ausflockung, Festigung, Anhäufung von Schlacken
und letzten Endes eine Verminderung und Verlangsamung
des Säftestromes bewirken.

Auch dies sind Erscheinungen in der Biodynamik des
Gewebes, die den Zustand peripherer Durchblutungs-

störungen durchaus und die Verhältnisse bei der Gangrän im besonderen zu verschlechtern imstande sind.

Dagegen läßt sich leicht vorstellen, daß eine Beschleunigung des Säftestromes sowie eine Anregung der lytischen und peptischen Funktionen des zellulären und humoralen Anteiles, den Heilungsprozeß einer diabetischen Gangrän außerordentlich beschleunigen könnte.

Wenn auch bei der diabetischen Gangrän die frühzeitigen arteriosklerotischen Veränderungen der ernährenden Arterien im Vordergrund stehen und histologisch gleiche Veränderungen wie an der Niere und Retina noch nicht sichtbar gemacht werden konnten, so sind wir doch der Ansicht, daß zu viele andere Symptome für eine generelle Kapillarerkrankung sprechen und daher auch bei der Gangrän eine Kapillarschädigung mitspielen dürfte, wenn nicht überhaupt eine Störung an den nutritiven Gefäßen der Arterien mit, die Ausbildung der Arteriosklerose bedingt.

Es erhebt sich also die Frage, ob man über eine exakte Diabeteseinstellung, die vorwiegend prophylaktisch angewendet werden müßte, hinaus, bei bereits schon bestehenden Schäden am Kapillar- und Gefäßsystem des Diabetikers noch weiter unterstützend oder sogar entscheidend therapeutisch eingreifen kann.

Ausgehend von dem Gedanken, daß es sich, wie früher erwähnt, um Aenderungen im Säftestrom und um Verschiebungen in den Permeabilitätsverhältnissen der kleinsten Gewebseinheiten handelt, erschien eine Medikation aussichtsreich, die durch Umstellung im Gewebsflüssigkeitsaustausch eine Aenderung der Permeabilitätsverhältnisse sowie der elektropotentiellen Kräfte und eine Anregung der phagozytierenden Zellelemente bewirkt.

Wenn wir annehmen dürfen, daß eine Anregung des retikuloendothelialen Systems insbesondere die zellulären und humoralen Vorgänge fördert, so glauben wir in dem zytotoxischen Serum nach B o g o m o l e t z * einen Stoff vor uns zu haben, der uns in solchen Fällen zur Belebung und Erneuerung des weichen Bindegewebes beitragen kann.

Wegen der Kürze der Zeit kann auf die theoretischen Grundlagen der Wirkungsweise dieses Serums nicht eingegangen werden. Es sei nur so viel gesagt, daß das Herstellungsverfahren darauf beruht, daß aus mit Knochenmark und Milzextrakten vorbehandelten Pferden ein Serum

---

* Zytotoxisches Serum der Firma Berna.

gewonnen wird, welches nun Antikörper gegen das retikuloendotheliale System besitzt und so zu einem spezifischen Reizmittel wird.

Beobachtungen bei Diabetikern mit Retinopathie und Nephropathie unter der Behandlung mit Bogomoletz-Serum, welches streng individuell dosiert wurde, ergaben etwa folgendes: Eine Rückbildung der Netzhautveränderungen konnte nicht beobachtet werden. Anderseits traten auch während der Beobachtungszeit keine Verschlimmerungen auf. Im Nierenbefund sahen wir bei vier Fünftel der behandelten Fälle eine Besserung des nephrotischen Syndroms mit Abnahme der Eiweißausscheidung, Rückgang der Blutsenkung, Zunahme der Gesamteiweißwerte und Verschiebung des Bluteiweißbildes gegen die Norm.

Auffallend bei allen Fällen war die Hebung des Allgemeinzustandes, die Zunahme der geistigen Regsamkeit und subjektiv gaben die Patienten Wohlbefinden und Besserung an. Hinsichtlich des Diabetes war im Durchschnitt die Stoffwechsellage nach der Kur günstiger zu beurteilen. In keinem unserer Fälle trat eine Insulinresistenz auf, wie sie gelegentlich als Literaturangabe aufscheint.

Alle diese Fälle stehen noch in Beobachtung, da es in der Natur der Erkrankung und in der Natur der Behandlung liegt, daß ein abschließendes Urteil erst nach Monaten und Jahren gefällt werden kann. Wir werden jedenfalls darüber noch eingehend berichten.

In einem anderen Gebiet des diabetischen Gefäßschadens aber ist der Erfolg in kürzerer Zeit zu beurteilen. Es ist dies der diabetische Gefäßschaden an den peripheren Gefäßen, der immer mit der Arteriosklerose vergesellschaftet vorkommt und uns als diabetische Gangrän entgegentritt.

Die Beeinflussung dieser Form ist unserer Erfahrung nach noch aussichtsreicher, da die Stimulierung des retikuloendothelialen Systems auch zu einer wesentlichen Anfachung der Heilfaktoren peptischer und lytischer Art sowie zur Hebung der Regenerationskraft des Bindegewebes führt, wobei dies dann allerdings nicht als spezifische Maßnahme gegen die diabetische Grundkrankheit zu werten ist.

Es sei diese Behandlung an einem Fall demonstriert:

Ein 63jähriger Patient war schon 15 Jahre Diabetiker, die Stoffwechseleinstellung war in all den Jahren nicht sehr genau durchgeführt worden. Als der Patient auf unsere Abteilung kam, war er in schlechtem Allgemeinzustand, psychisch depressiv, zeigte am Augenhintergrund eine typische Retinopathia diabetica, eine Albuminurie, eine Hypertonie und eine Blutsenkung von 120/138 nach Westergren. Das Gesamtbild entsprach einem Kimmelstiel-Wilson-Syndrom. Nach entsprechender Einstellung konnte der Blutzucker normalisiert werden und es schien der Fall günstig zu liegen.

Jedoch eine Nekrose an der rechten Großzehe von kaum Schillingstückgröße breitete sich immer mehr aus. Der ganze Vorfuß wurde kühl und dunkelblau, so daß trotz energischer Behandlung mit gefäßerweiternden Mitteln, intraarteriellen Injektionen usw. die Chirurgen unbedingt die hohe Amputation forderten und einer weiteren internen Behandlung jeglichen Erfolg absprachen. Der Patient verweigerte jedoch die Amputation und so wurden schließlich nur 2 mumifizierte Zehen abgetragen und nun eine Behandlung mit Bogomoletz-Serum versucht.

Man sieht nach Abtragung der Zehe deutlich noch die schweren Nekrosen, die ganze Umgebung bis zum halben Vorfuß blaurot und dunkel verfärbt, also eine schwere Durchblutungsstörung mit nur geringen Heilungsaussichten nach den bisherigen Erfahrungen.

Nach den ersten Injektionen mit Bogomoletz-Serum traten an örtlichen Reaktionen geringe Rötungen und Schwellungen an der Injektionsstelle auf, als Allgemeinreaktion leichte Temperatursteigerungen und im Blutbild eine typische Monozytose bis 18%. Im Verlauf der weiteren Behandlung stießen sich die nekrotischen Teile schön ab, der Patient erholte sich subjektiv auffallend, und zwar fast schlagartig nach der 4. Injektion, wobei insgesamt 7 Injektionen verabreicht wurden. Der weitere Heilungsverlauf ging nun glatt vonstatten. Die Wunde schloß sich, die Durchblutungsverhältnisse waren gebessert, die Hauttemperatur stieg von 28 auf 29·5⁰, gemessen nach Heidenwolf, und schließlich war eine sehr schöne Narbe erreicht, so daß der Fuß voll gebrauchsfähig wurde. Die Blutsenkung ging vom Anfangswert 120/138 auf nur 21/36 nach Westergren zurück.

Zusammenfassend sei also festgestellt, daß die an Häufigkeit zunehmenden Folgeerscheinungen eines langjährigen Diabetes mellitus, wie Retinopathie, Nephropathie und Arteriosklerose, als Zeichen des diabetischen Gefäßschadens wahrscheinlich auf einer durch die diabetische Stoffwechsellage bedingte Gefäßwandschädigung beruhen, zu Permeabilitätsstörungen führen und weiter durch Einlagerung cholesterin-lipoidartiger Stoffe die typischen Bilder der Hyalinose an den Kapillaren bzw. Arteriosklerose an den Gefäßen hervorrufen.

Diese Krankheitsbilder sind durch eine exakte Diabeteseinstellung prophylaktisch zu bekämpfen. Ihr bereits ausgeprägtes Bild war im allgemeinen keiner grundlegenden Therapie mehr zugängig.

Es wurde daher unter der Annahme, daß eine Therapie, die in die Permeabilitätsverhältnisse, in die Steuerung der elektropotentialen Kräfte und in den Säfteaustausch der Endstrombahn einerseits eingreift, weiter wie bei der diabetischen Gangrän auch eine Förderung der peptischen und lytischen Zelleistungen sowie eine Steigerung der Regeneration anderseits hervorruft, das zytotoxische Serum nach B o g o m o l e t z versucht, und es möge dies, auf Grund der gemachten Beobachtungen sowohl bei dem Bilde des diabetischen Kapillarschadens als auch insbesondere bei der diabetischen Gangrän zu weiteren, ausgedehnteren Versuchen als Anregung dienen.

Die kombinierte Therapie peripherer Durchblutungsstörungen

Von

F. Judmaier

Innsbruck

Mit der Zunahme der peripheren Durchblutungsstörungen (p. D.) hat sich Art und Umfang unserer therapeutischen Maßnahmen zum Vorteil der Patienten wesentlich geändert. Anderseits hat jedoch das Fehlen einer wirksamen kausalen Therapie zu einer medikamentösen Polypragmasie geführt, mit einer beträchtlichen Ueberwertung einzelner, vor allem medikamentöser Behandlungsverfahren. Dabei geht aus unserem Krankengut eindeutig hervor, daß die rein medikamentöse Therapie nur bei Durchblutungsgestörten der Stadien I und II befriedigende Erfolge aufweist. Aber auch die chirurgische Behandlung bringt, auf sich allein gestellt, in vielen Fällen ein negatives Ergebnis, das bei richtiger Kombination mit medikamentösen und physikalischen Maßnahmen oft zu vermeiden wäre.

Bei den Bemühungen, die therapeutischen Ergebnisse der p. D. zu verbessern, ist ein von uns seit Jahren betonter Grundsatz richtunggebend: „Das Ziel unserer therapeutischen Maßnahmen muß die D a u e r h y p e r ä m i e sein." Diese Forderung läßt die an der Klinik B r e i t n e r seit Jahren konsequent durchgeführte Kombinationstherapie als selbstverständlich erscheinen.

Wenn ich unsere Erfahrungen der letzten zwei Jahre vorwegnehmen darf, so sind die drei tragenden Stützen unserer kombinierten Therapie: die operative Grenzstrangresektion, die intraarterielle (i. a.) bzw. subkutane Sauerstoffinsufflation und die synkardiale Massage. In dieses stehende Gerüst werden die medikamentöse und mediko-mechanische Therapie sinnvoll eingebaut.

Darüber steht als allgemein wirkende, die Sauerstoff-utilisation der Zellen steigernde Maßnahme die Z e r i u m - Oxydationstherapie in Form der Lanthasol-Aerosolinhalation. Selbstverständlich gehört zu dieser allgemeinen Therapie, wenn nötig, eine Umstellung der Lebenshaltung in Form des Nikotinentzuges, der Genußmitteleinschränkung usw.

Zu den einzelnen Maßnahmen:

Bezüglich der S y m p a t h e k t o m i e kann ich mich kurz fassen. Seit wir davon abgegangen sind, das operative Verfahren erst bei Versagen jeglicher anderen Behandlung anzuwenden, verzeichnen wir sehr gute Erfolge. Die lum-bale Sympathektomie halten wir für indiziert bei jeder p. D. der unteren Extremität, die die Funktion wesent-lich beeinträchtigt, vorausgesetzt, daß der Hyperämietest und vorangegangene Grenzstrangblockaden auf ein aus-reichendes Reaktionsvermögen der Gefäße schließen lassen. Die Kürze und Gefahrlosigkeit der Operation bei richtiger Technik (wir haben in den letzten Jahren nicht nur keinen Todesfall, sondern auch keinen Fall von Potenzschwäche zu verzeichnen) rechtfertigen den frühzeitigen Eingriff, der auch von R o s e n a u e r sehr befürwortet wird.

Für Durchblutungsstörungen der oberen Extremität ver-wenden wir die an der Klinik B r e i t n e r ausgearbeitete endothorakale Sympathektomie nach K u x. Jede andere Form der Grenzstrangunterbrechung für die obere Extre-mität ist dadurch überflüssig geworden.

Unsere Ergebnisse der lumbalen Sympathektomie als alleinige Hauptbehandlungsmethode:

	Zahl	Gebessert	Be schwerde-frei	Un-gebessert
Stadium III (Schmerz-stadium)	34	22 (65%)	7 (20%)	10 (15%)
Stadium IV (Gangrän-stadium)	12	6 (50%)	1 (8%)	5 (42%)

Zur S a u e r s t o f f t h e r a p i e:

Angeregt durch L e m a i r e, übernahmen wir diese Be-handlung vor 3 Jahren und bauten sie aus. Ein von uns

konstruierter Apparat wurde von M o e l l e r, der an unserer
Klinik mit der Sauerstoff- (O_2-) Therapie bekannt und ver-
traut gemacht wurde, weiterentwickelt und wird heute von
den Dräger-Werken in Serie hergestellt. Zur Unterstützung
der i. a. O_2-Therapie gingen wir dazu über, die einzelnen
Behandlungsintervalle durch subkutane Sauerstoffpolster zu
überbrücken. Wir versuchten weiter, das insufflierte Gas
röntgenologisch zu verfolgen. Dabei erhielten wir Bilder,
die die Hauptstämme der Arterien deutlich erkennen ließen
und Stoppstellen und Deformierungen aufzeigten (Bild). Wir
nannten diese Art der Gefäßdarstellung A r t e r i o p n e u-
m o g r a p h i e und sehen ihre Bedeutung darin, daß zugleich mit einer therapeutischen Maßnahme Gefäßverschlüsse dargestellt werden können, so daß sich in vielen
Fällen eine rein diagnostische Maßnahme, wie die Kontrast-
mitteldarstellung, erübrigt. Nach uns wurde die Brauchbarkeit dieser Methode von L e m a i r e u. a. bestätigt.

Uebereinstimmend werden die Ergebnisse der O_2-The-
rapie, die nach unseren ersten Berichten vor allem in
Deutschland immer mehr zur Anwendung kam, als günstig
beurteilt (R a t s c h o w). Unsere Ergebnisse als alleinige
Hauptbehandlungsmethode bei rund 2000 i. a. Insufflatio-
nen bei 160 Patienten:

	Zahl	Gebessert	Beschwerdefrei	Ungebessert
Stadium III	111	65 (59%)	22 (19%)	24 (22%)
Stadium IV	27	8 (29%)	3 (11%)	16 (60%)

Die s y n k a r d i a l e M a s s a g e nach M. F u c h s ist eine Behandlungsmethode, bei der die R-Zacke der Herzstromkurve,
addiert zur Pulswellengeschwindigkeit, die Druckimpulse zur
forcierten Fortbewegung der Pulswelle im erkrankten Bein
regelt, weswegen für die Apparatur auch der Name „peri-
pheres Herz" Verwendung findet. Sie bringt in den Stadien I und II, ähnlich der medikamentösen Therapie,
zufriedenstellende Erfolge. Kapillarmikroskopische Untersuchungen zeigten uns, daß sie der medikamentösen Therapie überlegen zu sein scheint. In den Stadien III und IV
sind die Erfolge gegenüber der O_2-Therapie oder der Sympathektomie weniger günstig. Unsere Ergebnisse als alleinige
Hauptbehandlungsmethode:

	Zahl	Gebessert	Beschwerdefrei	Ungebessert
Stadium III..........	39	15 (38%)	6 (15%)	18 (47%)
Stadium IV	14	2 (15%)	0 (0%)	12 (85%)

Mit der Lanthasoltherapie nach Lipsky, einer Zerium-Oxydationstherapie, versuchen wir die Zellfunktionen der Sauerstoffutilisation anzusprechen, um die fehlgesteuerten oder biochemisch bedingten Störungen der Oxydationsphase im Zellstoffwechsel zu unterbrechen. Was die Behandlung, auf sich allein gestellt, leistet, können wir noch nicht beurteilen; in den Stadien III und IV dürfen wir unsere Erwartungen nicht zu hoch stellen.

So viel zu den Hauptfaktoren unserer Kombinationstherapie. Gleichzeitig wird medikamentös und medikomechanisch behandelt. Von der Unzahl der zur Verfügung stehenden Arzneimittel hat sich uns das noch im Versuchsstadium befindliche Ro 1—7244/2, ein Azethylcholin-Ronicol-Gemisch, sehr bewährt. Zur oralen Therapie verwenden wir mit Vorliebe das Hydergin im Tropfenform und Priscoltabletten. Azetylcholin i. a. nach Singer und Keimdrüsenhormonimplantationen ergänzen unsere medikamentösen Maßnahmen. Natürlich läßt die Arzneitherapie auch andere Möglichkeiten der Arzneimittelkombination zu.

Aus zeitlichen Gründen ist es nicht möglich, auf unsere kombinierte Therapie, die 3 bis 4 Wochen in Anspruch nimmt und möglichst stationär durchgeführt werden soll, im Detail einzugehen.

Die Ergebnisse der kombinierten Behandlung:

	Zahl	Gebessert	Beschwerdefrei	Ungebessert
Stadium III..........	94	70 (74%)	18 (19%)	6 (7%)
Stadium IV	38	22 (58%)	6 (15%)	10 (27%)

Dabei ist zu berücksichtigen, daß bei den ungeheilten Fällen des Stadium IV sich vor allem Patienten befinden, die mit ausgedehnter Gangrän zur Amputation eingewiesen wurden.

Eine Gegenüberstellung der einzelnen Behandlungsergebnisse ergibt:

	Gebessert	Beschwerdefrei	Ungebessert
Stadium III:			
Sympathektomie	65%	20%	15%
O_2	59%	19%	22%
Synkardiale Massage	38%	15%	47%
Kombinierte Therapie	74%	19%	7%
Stadium IV:			
Sympathektomie	50%	8%	42%
O_2	29%	11%	60%
Synkardiale Massage	15%	0%	85%
Kombinierte Therapie	58%	15%	27%

Wir sind uns nur zu sehr bewußt, daß allen Zahlenangaben und Statistiken Fehler anhaften. Zusammenfassend aber können wir, unabhängig von Prozentsätzen, sagen, daß wir seit Einführung dieser kombinierten Behandlung in fast allen Fällen, abgesehen von den zur Amputation eingewiesenen, eine wesentliche Besserung und in vielen Fällen auch, zumindest vorübergehend, Beschwerdefreiheit erzielen konnten, und zwar auch bei Kranken, die nach den bisherigen Erfahrungen amputationsreif waren.

Aus diesen Ergebnissen ergibt sich, daß es nun allmählich gelingt, die in ihren Folgen so verheerenden arteriellen Einflußstörungen in Schranken zu halten. Wenn man weiter bedenkt, daß mit der Arterienresektion eine weitere, die Ergebnisse verbessernde Behandlungsmethode zur Verfügung steht und daß weiter in günstig gelagerten Fällen mit der Endarteriektomie, mit der Venentransplantation und auch mit der Nebennierenresektion das Krankheitsbild entscheidend beeinflußt werden kann, wie wir an mehreren Fällen beobachten konnten, so besteht kein Grund mehr, bei diesem sicherlich schwerwiegenden Krankheitsgeschehen zu resignieren.

Ueber den diagnostischen Wert des Pneumoretroperitoneums in der internen Klinik

Von

Dozent Dr. **B. Thurnher**

Wien

Dem Bestreben, retroperitoneale Organe direkt zur Darstellung zu bringen, haben sich von jeher erhebliche Schwierigkeiten entgegengestellt. Daran konnte auch das „Pneumoren" nichts Wesentliches ändern, da damit ja nur Niere und Nebenniere e i n e r Seite einer Darstellung zugänglich wurden.

Erst durch die Einführung der retroperitonealen Pneumographie wurden neue Möglichkeiten geschaffen. Es wurde nun durch eine technisch relativ einfache und im Gegensatz zu dem nicht immer komplikationslos verlaufenden Pneumoren gefahrlose Methode die Möglichkeit gegeben, in e i n e r Sitzung Niere und Nebenniere weit besser zur Darstellung zu bringen und darüber hinaus auch andere retroperitoneale Organe sichtbar zu machen. Die Kombination mit dem Schichtverfahren brachte insofern eine wesentliche Verbesserung, als damit störende Summationseffekte weitgehendst ausgeschaltet werden können.

Zunächst wurde das Pneumoretroperitoneum vorwiegend in der urologischen Diagnostik angewandt, später wurde die Methode mit Erfolg zur Darstellung, Abgrenzung und Größenmessung auch anderer Organe, wie Milz, Leber, große Gefäße, weibliche Geschlechtsorgane usw., herangezogen.

Von besonderem Interesse aber schien die nun wenigstens theoretisch eröffnete Möglichkeit, Volumsänderungen des Pankreas direkt zur Ansicht zu bringen, während man

bisher ja nur auf die bekannten und wenig verläßlichen
indirekten Symptome angewiesen war. Aber die Hoffnung,
die Bauchspeicheldrüse mit Hilfe der Luftfüllung allein darzustellen, wurde enttäuscht; denn wenn es auch gelang,
das Pankreas von dorsal her mit Luft zu umgeben, so war
eine eindeutige Abgrenzbarkeit nach ventral und kaudal
praktisch nie möglich. Aus diesen Umständen wird die
skeptische, ja sogar völlig negative Haltung mehrerer Autoren in dieser Hinsicht verständlich.

Erst durch den Vorschlag von S a n s o n e, M a c c a -
r i n i und O l i v a, das Pneumoretroperitoneum mit Luftfüllung des Magens und, wenn möglich, auch des Duodenums zu kombinieren, wurden wesentlich günstigere Verhältnisse geschaffen. Auf Grund einer Nachprüfung der
Methode auf breiterer Basis können wir die Angaben der
italienischen Schule nur bestätigen, nämlich, daß es durch
die geschilderten Maßnahmen in einem hohen Prozentsatz
der Fälle gelingt, das Pankreas sowohl bei normalen als
auch pathologischen Veränderungen zur Darstellung zu
bringen. Es muß allerdings betont werden, daß in Normalfällen nur das Tomogramm in Seitenlage des Patienten
verwertbar ist; bei größeren Volumsänderungen des Organs ist aber auch das Tomogramm in Rückenlage, was
die italienische Schule eher verneinen möchte, sehr wertvoll. Jedenfalls nehmen wir die Durchschichtung stets in
beiden Richtungen vor.

Wir sind der Meinung, daß durch das Pneumoretroperitoneum mit gleichzeitiger Luftblähung des Magens und
Duodenums unter Heranziehung des Schichtverfahrens endlich ein gangbarer Weg der Pankreasdarstellung beschritten
wurde, der einer weiteren Ueberprüfung bzw. Anwendung
wert wäre.

Zur Genese und zum Kreislauf der eosinophilen Blutzellen

Von

Viktor Gorlitzer von Mundy

Knittelfeld

Ein 3jähriger Knabe wurde im sterbenden Zustand auf meine Abteilung eingeliefert. Wir haben Sepsis angenommen, welche Diagnose durch die Obduktion bestätigt wurde und knapp vor dem Tode im peripheren Blut eine An-Eosinophilie festgestellt.

Die histologische Untersuchung ergab zahlreiche eosinophile Zellen in der Submucosa des Darmes und besonders auffallend eine große Zahl von eosinophilen Zellen in der Leber, wobei diese zum Teil von v. Kupfferschen Sternzellen phagozytiert wurden. An einer Stelle sieht man sogar zwei eosinophile Zellen in einer v. Kupfferschen Sternzelle phagozytiert. Obwohl in unserem Blutbefund knapp vor dem Tode keine eosinophilen Zellen auffindbar waren, demnach im peripheren Blute allem Anscheine nach keine eosinophilen Zellen kreisten, konnten im Gebiete der Portalader reichlich eosinophile Zellen nachgewiesen werden.

Diese merkwürdigen Befunde veranlaßten mich, diesbezüglich Tieruntersuchungen durchzuführen, welche sich mir in folgender Weise darboten.

Beim Huhn: Im Epithel der Zotten der Darmschleimhaut ist eine merkwürdige Zellart feststellbar, welche ich Kugelzellen nennen möchte. Diese Zellen zeigen 4 bis 6, im Hämatoxylinpräparat rosa erscheinende Gebilde. Unmittelbar unter dem Epithel der Darmschleimhaut sind andere, rot aufleuchtende Zellen auffindbar, welche bereits sehr an die eosinophilen Myelozyten erinnern, sich von diesen aber dadurch unterscheiden, daß diese eosinophilen Einlagerungen nicht Körner, sondern Schollen sind. Diese Zellen, welche im Zellverbande der Submucosa gegenüber anderen Zellen keine besondere Größe aufweisen, sind besonders schön und groß, wenn sie aus dem Zellverbande gelöst, im strömenden Mesenterialvenenblut gefunden werden, wobei deren Größe die an sich großen roten Vogelblutkörperchen um das Doppelte übertreffen.

Diese Schollenzellen sind reichlich im Portalkreislauf und nur ganz selten im großen Kreislauf feststellbar. Die eosinophilen Zellen, welche im großen Kreislauf gefunden werden, haben im allgemeinen die plumpen Schollen verloren und zeigen bereits die eosinophile Körnelung, wie sie ganz ähnlich im Menschenblute zu finden ist. Hervorzuheben ist, daß die Zahl der eosinophilen Zellen im Mesenterialvenenblut gegenüber dem großen Kreislauf deutlich erhöht ist. Eine Tatsache, worauf beim Menschen bereits L a n - d o i s hingewiesen hat.

Da die eosinophilen Schollenzellen fast zur Gänze vor ihrem Uebertritt aus dem Portalkreislauf abgefangen und die Gesamtzahl der eosinophilen Zellen im großen Kreislauf gegenüber dem Portalkreislauf wesentlich vermindert wurde, die eosinophilen Zellen des Mesenterialblutes vor Eintritt in den großen Kreislauf gefiltert worden sind, muß eine Sperrvorrichtung in der Leber vorhanden sein. Tatsächlich finden sich in der Leber, besonders in den periportalen Feldern der normalen, nicht vorbehandelten Hühnerleber enorme Anhäufungen von eosinophilen Zellen.

B e i K a n i n c h e n, welche mit 25 mg ACTH oder mit 125 mg Cortison oder mit 100,000.000 Typhusvakzine vorbehandelt worden sind, konnte ebenfalls eine Eosinophilenvermehrung im Mesenterialvenenblut gegenüber dem Blut des großen Kreislaufes in einer Relation bis 6 : 1 festgestellt werden. Während ich heute noch nicht über die histologischen Kaninchenuntersuchungen mit Cortison- oder Typhusvakzine berichten kann, möchte ich über ein mit 5 mg bis 25 mg ACTH vorbehandeltes Kaninchen folgendes mitteilen:

24 Stunden nach der letzten ACTH-Injektion getötet, zeigt die histologische Untersuchung beim Kaninchen eine reichliche Anhäufung von eosinophilen Zellen in der Submucosa des Dickdarmes. In der Kaninchenleber konnten, wenngleich nicht in Zellenhaufen wie beim Huhn, so doch zahlreiche eosinophile Zellen in den Kapillaren und in den

periportalen Feldern gefunden werden. Es waren keine eosinophilen Leukozyten in der Milz, im Magen und im Dünndarm und merkwürdigerweise ebenso keine eosinophilen Leukozyten im histologischen Knochenmarksschnitt feststellbar, hingegen mäßig zahlreiche eosinophile Zellen in der Lunge.

Auf Grund dieser Beobachtungen ist festzustellen:

1. Es gibt beim Menschen eine partielle An-Eosinophilie, welche auf den großen Kreislauf beschränkt ist, während in den Organen des Pfortadergebietes, besonders in der Leber und im Dickdarm reichlich eosinophile Zellen nachweisbar sind.

2. Beim Huhn beweisen reichliche eosinophile Zellen, besonders eosinophile Schollenzellen in der Darmsubmucosa, im Mesenterialvenenblut und enorme eosinophile Zellanhäufungen in der Leber, die Wichtigkeit der Organe des Pfortadergebietes für den Kreislauf der eosinophilen Zellen.

3. Beim Kaninchen weist eine enorme eosinophile Zellanhäufung in der Submucosa des Dickdarms wahrscheinlich auf eine der wichtigsten Anziehungsstätten der eosinophilen Zellen in diesem Organ.

4. Mit Rücksicht auf die Befunde bei einem beobachteten menschlichen Krankheitsfall, wurden Versuche an Hühnern und Kaninchen durchgeführt. Auf Grund dieser Befunde wird eine Sperrvorrichtung in der Leber vermutet.

Zur Frage der Genese Stellung zu nehmen, ist schwierig. Noch immer gilt die Ansicht, daß die eosinophilen Blutzellen myeloischer Herkunft sind. Meine Hühner- und Kaninchenuntersuchungen hingegen wären bestechend, diese Annahme zu bestreiten und die Genese der eosinophilen Blutzellen in dem Gebiet des Portalkreislaufes zu vermuten. Tatsächlich bin ich geneigt, die eosinophilen Kugelzellen in der Mucosa des Hühnerdarmes und die eosinophilen Schollenzellen im Hühnermesenterialvenenblut als Frühformen und die eosinophilen Körnerzellen im großen Kreislauf der Hühner als gereifte Formen aufzufassen.

Fast glaubte ich, einen Beweis für die Entstehung der eosinophilen Blutzellen in der Submucosa des Kaninchendickdarmes bereits in Händen zu haben, weil in ein und demselben Versuchstier im histologischen Knochenmarksschnitt keine eosinophilen Blutzellen feststellbar waren, zum Unterschied der massenhaft angehäuften eosinophilen Blutzellen in der Submucosa des Dickdarmes.

Nun wissen wir, daß für die Herstellung histologischer Schnitte von Knochen und damit auch vom Knochenmark komplizierte Vorbereitungen notwendig sind und ich dachte, daß damit vielleicht die eosinophile Färbung der Zellen künstlich beeinträchtigt worden sein kann. Deshalb habe ich bei 4 weiteren Kaninchen, allerdings bei jungen, 2 Monate alten, demnach noch im Wachstum befindlichen Kaninchen, Ausstriche aus dem Knochenmark des Femur genommen und bei all diesen 4 Kaninchen fanden sich massenhaft eosinophile Myelozyten im Knochenmark.

Wenngleich die Möglichkeit einer Bildungsstätte der eosinophilen Blutzellen im Bereiche des Pfortadergebietes zur Diskussion gestellt wird, kann diese eosinophile Zellanhäufung im Darm und in der Leber noch immer durch eine besondere Chemotaxis der eosinophilen Zellen, durch eine Art Affinität, zum Darm und zur Leber und damit zu einem häufigen Hängenbleiben der eosinophilen Blutzellen dortselbst aus der arteriellen Zufuhr erklärt werden.

Schwieriger können auf diese Weise die zahlreichen eosinophilen Blutzellenansammlungen in der Darmsubmucosa und besonders in der Leber bei dem beschriebenen 3jährigen Knaben erklärt werden, wobei im großen Kreislauf knapp vor Eintritt des Todes, eine An-Eosinophilie festgestellt werden konnte.

Wenngleich hiermit eine Genese der eosinophilen Blutzellen im Pfortaderkreislaufgebiet nicht bewiesen wurde, so soll auf die Möglichkeit oder sogar Wahrscheinlichkeit von Blutbildungsstätten daselbst hingewiesen werden.

Aussprache: Hr. Dr. K. W a g n e r (Graz): Die Anhäufung der eosinophilen Granulozyten an Orten, wo physiologisch andauernd ein Kontakt mit proteinogenen Substanzen erfolgt, ist durchaus verständlich. Der Befund einer Bluteosinopenie bei nachweisbaren eosinophilen Infiltrationen spricht nicht gegen die myelogene Genese der eosinophilen Granulozyten und findet seine Erklärung im erhöhten peripheren Bedarf, in welchen Fällen E s s e l l i e r und Mitarbeiter in einer ersten Phase derartige Bluteosinopenien nachweisen konnten. Zudem können im Rahmen einer kompensatorischen extramedullären Myelopoese reichlich eosinophile Granulozyten außerhalb des Knochenmarkes gebildet werden.

Zur Regulation der eosinophilen Leukozyten

Vorläufige Mitteilung

Von

E. Kresbach und **Ch. Rabel**

Graz

Mit 5 Abbildungen

Unter den zur Beurteilung der Nebennierenrindenaktivität gebräuchlichen Untersuchungsmethoden hat der von T h o r n und Mitarbeitern 1948 angegebene Eosinophilentest weitgehendste Verbreitung gefunden; so spricht nach Angabe dieser Autoren eine Abnahme der peripheren Eosinophilenzahl um mindestens 50% nach einer parenteralen Verabfolgung von ACTH für eine normal arbeitende Nebenniere.

Ueber die Leistungsfähigkeit und praktische Bedeutung dieses sogenannten Thorn-Testes wurde in vielen Veröffentlichungen diskutiert; neben positiven Bewertungen dieser Probe finden sich aber immer auch wieder Stimmen, die auf die außerordentlich große physiologische Schwankungsbreite bei dieser Probe und auf die damit verbundenen Fehlerquellen bei ihrer Bewertung hinweisen. Diese und gleichartige eigene Erfahrungen waren nun der Anlaß, das Verhalten der eosinophilen Leukozyten im Tierversuch unter bestimmten Bedingungen zu überprüfen. Dabei schien uns vor allem die Möglichkeit von Interesse, aus den gewonnenen Erfahrungen Rückschlüsse auf die Regulation der Eosinophilen beim Menschen und damit auch auf bestimmte Fehlerquellen bei der Durchführung dieses Testes zu erhalten, wobei wir uns allerdings selbstverständlich der Einschränkungen bewußt sind, die für alle Analogieschlüsse vom Tierexperiment zu Humanverhältnissen gelten.

Versuche und Ergebnisse

Für die Versuche wurden erwachsene Ratten von 200 g Körpergewicht herangezogen, die während der ganzen Versuchsdauer unter konstanten Bedingungen gehalten wurden. So wurde bei Isolierung der im Versuch stehenden Tiere besonderer Wert auf gleichbleibende Nahrung, Außentemperatur und auf Vermeidung unnötiger Licht-, Lärm- und Schmerzeinwirkungen gelegt. Die Blutentnahmen und Zellzählungen wurden ständig vom gleichen Untersucher durchgeführt; die Zählung der Eosinophilen erfolgte nach der Phloximmethode nach R a n d o l p h.

Bei unseren Versuchen wurde das Verhalten der eosinophilen Leukozyten unter ACTH, bei experimentell gesetzter Formalinarthritis sowie bei Einwirkung optischer und kalorischer Reize verfolgt. Hierzu wurden gesunde Ratten, epinephrektomierte Tiere, geblendete Tiere und schließlich Tiere herangezogen, bei denen nach der von P a s c h k i s angegebenen Trypanblaumethode eine Blockade des RES erzeugt worden war.

Sämtliche Bestimmungen wurden nach Abklingen der postoperativen Schockphase bzw. bei den blockierten Tieren nach Verabfolgung von insgesamt 12 ccm Trypanblau durchgeführt. Es erscheint uns wesentlich, darauf hinzuweisen, daß die blockierten Tiere keinerlei klinische Zeichen einer Nebenniereninsuffizienz boten und, von der intensiven Blaufärbung der Haut und Schleimhäute abgesehen, ein völlig normales Verhalten aufwiesen, während die epinephrektomierten Tiere nach maximal 10 Tagen zugrunde gingen; die Obduktion ließ keine Nebennierenreste erkennen.

Aus Uebersichtsgründen wurden die gewonnenen Einzelergebnisse bei allen Versuchsgruppen zusammengefaßt; die einzelnen Kurven entsprechen den aus den Einzelversuchen errechneten Mittelwerten, die Eosinophilenschwankungen sind in Prozent des durch mehrere Vorbestimmungen ermittelten mittleren Ausgangswertes jeder Versuchsgruppe angegeben. Die Zeit der Untersuchungen ist in der Abszisse festgehalten.

Um die Schwankungsbreite der Eosinophilen bei den einzelnen Versuchsgruppen während eines bestimmten Zeitabschnittes zu erfassen, wurden als Vorversuche stündliche Kontrollen der Eosinophilen durchgeführt; Abb. 1 gibt diese Verhältnisse wieder. Während die Berechnung der Mittelwerte bei den gesunden und geblendeten Versuchstieren eine relativ ruhige Kurve mit Schwankungen um maximal 30% liefert, finden sich bei den epinephrektomierten Tieren Schwankungen bis auf das Doppelte des Ausgangswertes. Bei den blockierten Tieren zeigt sich hingegen während der Beobachtungszeit eine Abnahme der Zellzahl bis auf 46% des mittleren Ausgangswertes.

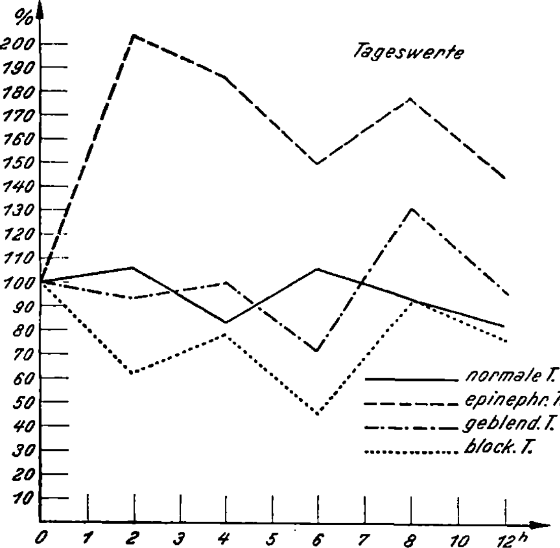

Tagesschwankungen der eosinophilen Leukozyten

Abb. 1

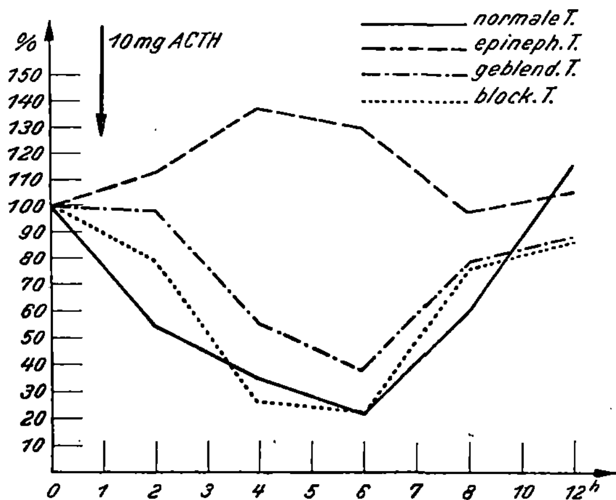

Das Verhalten der eosinophilen Leukozyten unter ACTH

Sämtliche Tiere jeder Versuchsgruppe erhielten 10 mg ACTH
Sanabo* in 1 ccm physiologischer Kochsalzlösung intramuskulär
verabfolgt; Vorversuche mit 1 ccm physiologischer Kochsalzlösung
allein bewirkten keine wesentliche Aenderung der Eosinophilenzahl.

Abb. 2

---

* Der Firma Sanabo, Wien, sei an dieser Stelle für die Ueberlassung der nötigen Versuchsmengen ACTH gedankt.

Spontane Schwankungen der Eosinophilen sind also während des untersuchten Zeitabschnittes bei allen Versuchsgruppen nachzuweisen, am stärksten ausgeprägt sind sie aber bei den epinephrektomierten Tieren; diese wiesen auch die höchsten absoluten Eosinophilenzahlen auf. Bei den blockierten Tieren war ebenfalls eine allerdings nicht so ausgesprochene Vermehrung der Eosinophilen festzustellen.

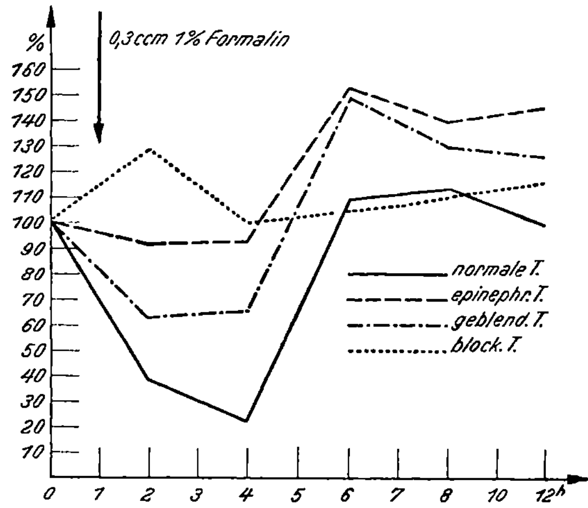

Das Verhalten der eosinophilen Leukozyten bei experimenteller Formalinarthritis

Sämtliche Tiere erhielten 0·3 ccm 1%iges Formalin unter die Plantarhaut einer Hinterpfote injiziert; die Untersuchungen wurden, wie üblich, nach der 2. Injektion vorgenommen.

Abb. 3

Ein Abfall der Eosinophilen bis unter 50% des Ausgangswertes im Sinne eines positiven Thorn-Testes war sowohl bei den Normaltieren als auch bei den geblendeten und blockierten Tieren 4 bis 5 Stunden nach der Injektion festzustellen; nach zirka 12 Stunden erreichten die Eosinophilen bei diesen Versuchsgruppen praktisch wieder ihren Ausgangswert. Bei den epinephrektomierten Tieren war hingegen kein Absinken der Eosinophilen zu beobachten, hier kam es vielmehr zu einem mäßigen Anstieg der Eosinophilen während der Versuchsdauer.

Auch hier findet sich bei den Normaltieren ein starker Abfall der Eosinophilen auf 23% des Ausgangswertes (posi-

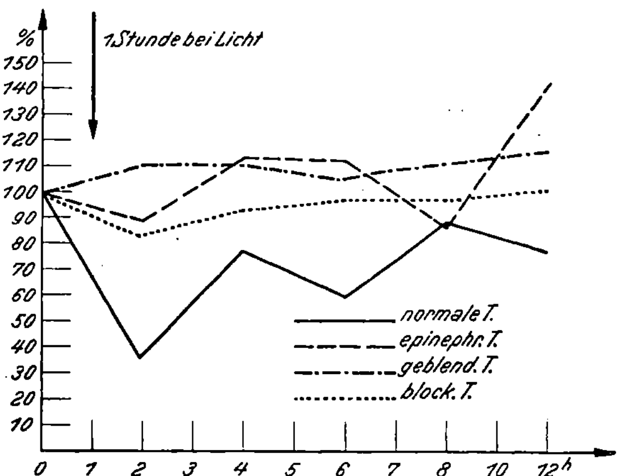

Das Verhalten der eosinophilen Leukozyten bei Lichteinwirkung

Die Versuchstiere wurden hier durch 1 Stunde einer starken direkten Beleuchtung ausgesetzt, wobei besonderer Wert auf die Vermeidung jeder gleichzeitigen Wärmeeinwirkung gelegt wurde.

Abb. 4

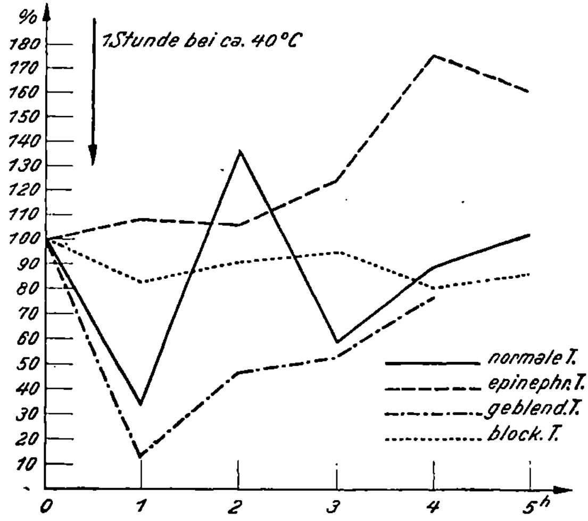

Das Verhalten der eosinophilen Leukozyten bei Hitzeeinwirkung

Hier wurden die Versuchstiere bei Ausschaltung jedes Lichteinflusses durch 1 Stunde einer Temperatur von 40° C ausgesetzt.

Abb. 5

tiver Thorn-Test), eine geringere Abnahme der Eosinophilen zeigten die geblendeten Tiere (62%), während die epinephrektomierten Tiere ein Absinken der Eosinophilen praktisch vermissen ließen. Auffallenderweise findet sich hier bei den blockierten Versuchstieren statt eines Abfalles der Eosinophilen ein geringer vorübergehender Anstieg dieser Zellen.

Veränderungen der Eosinophilen im Sinne eines positiven Thorn-Testes waren hier nur bei den gesunden Tieren zu beobachten (Abfall auf 35% des Ausgangswertes nach einer Stunde). Bei den epinephrektomierten und blockierten Tieren war keine wesentliche Beeinflussung der Eosinophilen festzustellen, die stabilsten Werte boten aber die geblendeten Tiere.

Gesunde und geblendete Tiere reagierten mit einem starken Abfall der Eosinophilen auf 35% bzw. 13% des Ausgangswertes nach einer Stunde; bemerkenswert ist dabei der vorübergehende und überschießende Wiederanstieg der Eosinophilen bei den Normaltieren eine Stunde nach Ende der Belastung. Bei den blockierten Tieren war keine signifikante Aenderung der Eosinophilenzahl festzustellen, die epinephrektomierten Tiere zeigten dagegen bei diesem Versuch einen starken Anstieg der Eosinophilen um $+75\%$ nach 3 Stunden.

Besprechung der Ergebnisse

Die bei den einzelnen Tieren oft sehr stark ausgesprochenen spontanen stündlichen Aenderungen der Eosinophilenzahl kommen bereits in den von uns bei den verschiedenen Versuchsgruppen erhobenen Mittelwertstageskurven deutlich zum Ausdruck; sie sind neben physiologischen Schwankungen dieser Zellgruppe sicherlich auch noch zusätzlich durch jene Regulationsmechanismen bedingt, die durch die nicht vermeidbaren Reizeinwirkungen während der Untersuchungen selbst ausgelöst wurden. Verfolgt man aber den Verlauf der Eosinophilenbewegungen bei den einzelnen Versuchsgruppen, so finden sich unter den überprüften Bedingungen doch weitgehend gesetzmäßige und jeweils charakteristische Reaktionen.

So ergibt sich bei den Normaltieren bei sämtlichen Versuchen ein starker Abfall der Eosinophilen. Sowohl unter ACTH als auch bei der Formalinarthritis und unter Licht- und Wärmeeinwirkung kam es zur Ausbildung jener eosinopenischen Reaktion, die als positiver Thorn-Test als Ausdruck einer normalen Reizbeantwortung einer funktionstüchtigen Nebennierenrinde angesehen wird. Auffallend ist hier nur die zeitliche Verschiedenheit des tiefsten Absinkens der Eosinophilen; dieses war nach ACTH nach 4 bis 5 Stunden, bei der Formalinarthritis nach 3 Stunden und bei Licht- und Wärmereiz schon nach einer Stunde zu beobachten. Der rasche Abfall der Eosinophilen bei den letzterwähnten Belastungen ließe hier auch vasomotorisch bedingte Verteilungsänderungen der Eosinophilen in Betracht ziehen, wie sie von Hitzelberger, Ruppel und Weissbecker neben anderen Faktoren als weitere Ursache sprunghafter Eosinophilenschwankungen vermutet werden und die Bewertung des Thorn-Testes erschweren können. Auf Grund unserer Ergebnisse bei den epinephrektomierten Tieren glauben wir aber, diesen Mechanismus hier weitgehend ausschließen zu können.

Die epinephrektomierten Tiere ließen nämlich bei allen Belastungen (ACTH, Formalinarthritis, Licht- und Wärmeeinwirkung) ein Absinken der Eosinophilen vermissen. Diese Beobachtung bestätigt die bekannte Tatsache einer vorwiegend hormonalen Regulation dieser Zellgruppe und unterstreicht die Bedeutung des Hypophysen-Nebennierenrindensystems für bestimmte Züge im Bild des sogenannten akuten Syndroms. Zu gleichen Schlußfolgerungen kamen auch Hauss und Lammers, die bei ihren experimentellen Studien über den Einfluß der Epinephrektomie auf das akute Syndrom ebenfalls eine engste Abhängigkeit der Eosinophilenregulation von der Nebenniere erheben konnten. Der bei den einzelnen Versuchen nach den Belastungen mehr minder ausgeprägte, besonders aber in den Ruhetagswerten spontan zutage tretende starke prozentuale Anstieg der Eosinophilen und die spontanen Schwankungen dieser Zellen bei den epinephrektomierten Tieren bedürfen noch weiterer Untersuchungen. Es liegt aber — ohne auf die Frage des Wirkungsmechanismus der Rindenhormone bei der Regulation der Eosinophilen näher eingehen zu wollen — die Annahme nahe, diese Anstiegsneigung der Eosinophilen in erster Linie auf den operativ verursachten Ausfall der depressorisch wirkenden Glukokortikoide zurückzuführen; hierfür spricht auch die gegenüber den gesunden Tieren feststellbare starke absolute Erhöhung der Eosinophilen bei den operierten Tieren.

Für die geblendeten Tiere, die im allgemeinen in ihren Eosinophilenreaktionen weitgehendst den Normaltieren glichen, ist der fehlende Lichteffekt charakteristisch; während optische Reize bei gesunden Versuchstieren zu einem starken Abfall der Eosinophilen führen, bleiben die Eosinophilen bei dieser Gruppe unter Lichteinwirkung völlig stabil. Dieses Verhalten der Eosinophilen verdient insofern besonderes Interesse, da es eine Bestätigung jener Belichtungsversuche darstellt, die bei verschiedenen Tieren den Beweis einer regulativen Funktion des Auges für vegetative und hormonale Vorgänge erbrachten. Diese erfolgt über eine Opticusbahn, deren Existenz von F r e y auch beim Menschen nachgewiesen wurde und deren Fasern als sogenannte hypothalamische Bahn von der Sehbahn abzweigen und über das Zwischenhirn bis in die Neurohypophyse einstrahlen. Auf die Bedeutung dieser als „energetischer Anteil der Sehbahn" bezeichneten Opticusbahn für den Menschen haben H o l l w i c h und in jüngster Zeit F u c h s verwiesen, die bei Blinden wesentliche Abweichungen des Wasser- und Kohlehydrathaushaltes von der Norm feststellen konnten.

Unsere Beobachtungen bei den geblendeten Tieren scheinen ferner aber auch die Richtigkeit der schon von verschiedenen Autoren (S w a n s o n, B a u e r und R o p e s u. a.) erhobenen Forderung zu bestätigen, von einer Durchführung des Thorn-Testes in den Morgenstunden Abstand zu nehmen, da die Zahl der Eosinophilen zu dieser Zeit wesentlich stärkere physiologische Schwankungen aufweist, als z. B. in den Nachmittagsstunden und auch beim Menschen „spontanes" morgendliches Absinken der Eosinophilen bis um 50% gesehen werden kann. Unsere Versuchsergebnisse lassen als Ursache dieses anscheinend spontanen morgendlichen Absinkens eine über die oben erwähnte Bahn laufende optische Stimulierung des Hypophysen-Nebennierenrindensystems annehmen, ein Vorgang, der an sich einer sinnvollen Erweckung des biologischen Tagesrhythmus entspricht, der anderseits aber auch eine wesentliche Fehlerquelle bei der Durchführung des Thorn-Testes darstellen kann.

Auf größere Schwierigkeiten stößt die Deutung der von uns unter den überprüften Bedingungen bei den blockierten Tieren erhobenen Eosinophilenverschiebungen. E s s e l l i e r und W a g n e r sind den Wechselbeziehungen zwischen RES und eosinophilen Leukozyten nachgegangen und verwiesen auf Grund ihrer an Meerschweinchen gewonnenen Ergebnisse darauf, daß der Funktionszustand des RES bei der Vornahme des Eosinophilentestes als weiterer Regulationsfaktor in Rechnung gestellt werden muß. Diese Annahme besteht, wie auch unsere Untersuchungen ergeben, völlig zu Recht.

So ließen die b l o c k i e r t e n T i e r e, zum Unterschied von den Normaltieren, in der Mehrzahl der gesetzten Belastungen (Formalinarthritis, Licht- und Wärmereiz) ein wesentliches Absinken der Eosinophilen vermissen (maximal auf 80%), bei der Formalinarthritis kam es sogar zu einem Anstieg der Eosinophilen um nahezu 30%. Abweichend von den Angaben oben erwähnter Autoren fanden wir aber eine prompte Reaktion auf ACTH; hier kam es, wie bei den gesunden Vergleichstieren, zu einem Abfall der Eosinophilen auf Durchschnittswerte von 23%. Worauf dieses verschiedentliche Ansprechen der Eosinophilen bei dieser Gruppe beruht, ist schwer zu beurteilen. So wäre hier einerseits an die Möglichkeit einer durch die Blockade verursachten latenten funktionellen Schädigung der Nebenniere zu denken, die sich erst unter Belastungen offenbart, wobei das ACTH als spezifisches Stimulans dieser Drüse noch eine Wirkung aufweist, während die anderen überprüften Reize zu unterschwellig bleiben, um eine Kortikoidausschüttung zu erzwingen. Als eine weitere Erklärungsmöglichkeit hierfür wäre anderseits ein von der Nebennierenrinde unabhängiges direktes Eingreifen des RES in die periphere Eosinophilenregulation in Erwägung zu ziehen, wobei das differente Verhalten der Eosinophilen unter den verschiedenen Belastungen bestimmte, noch nicht näher übersehbare Wechselbeziehungen zwischen dem blockierten RES und einer je nach Reiz vielleicht quantitativ verschiedenen Glukokortikoidausschwemmung vermuten läßt. Um diesen Fragen näherzukommen, wurden verschiedene Organe der blockierten Tiere histologisch untersucht. Der histologische Befund (Prof. Dr. R a t z e n h'o f e r, Pathologisch-Anatomisches Institut der Universität Graz, Vorstand: Prof. Dr. K o n s c h e g) ergab:

In allen untersuchten Organen (Leber, Milz, Lunge usw.) ist das RES durch Farbstoffkörnchen weitgehend blockiert. In den Endothelzellen der Nebennieren besteht im allgemeinen eine geringere Farbstoffspeicherung, am Höhepunkt der Blockade findet sich aber auch in den lipoidarm erscheinenden Parenchymzellen der Zona glomerulosa der Nebennierenrinde eine deutliche diffuse Farbstoffspeicherung.

Die Möglichkeit einer durch die Blockade hervorgerufenen gleichzeitigen funktionellen Schädigung der Nebennierenrinde muß daher offengelassen werden. Eine endgültige Beurteilung dieser Zusammenhänge und der Wechselbeziehungen zwischen RES und Eosinophilenregulation ist aber auf Grund der bisherigen Untersuchungsergebnisse nicht möglich; wir sind dabei, dieser Frage in weiteren Untersuchungen nachzugehen. Um die hier vorliegenden Schwierigkeiten nur anzudeuten, sei lediglich erwähnt, daß bei den blockierten Tieren durch die Blockade auch noch weitere blutphysiologische Veränderungen hervorgerufen wurden, die sich in einer abnorm langen Nachblutungszeit bei extrem verkürzter Gerinnungszeit und erniedrigten Thrombozytenzahlen äußerten und vermutlich auch für die hier interessierenden Fragen nicht ohne Belang bleiben dürften.

Die Ergebnisse unserer Untersuchungen lassen sich somit dahingehend zusammenfassen:

1. Ein regelmäßiger Abfall der eosinophilen Leukozyten unter dem Einfluß der von uns angewandten Belastungen (ACTH, Formalinarthritis, Licht, Wärme) im Sinne eines positiven Thorn-Testes findet sich nur bei Versuchstieren mit intakter Nebenniere; epinephrektomierte Tiere lassen eine solche Eosinophilenreaktion vermissen. Diese Beobachtung zeigt, daß die Regulation der Eosinophilen unter den hier überprüften Bedingungen vorzüglich hormonal über die Nebenniere erfolgt.

2. Lichtreize führen bei gesunden Tieren zu einem starken Abfall der Eosinophilen, der bei Blendung der Versuchstiere unterbleibt. Diese Möglichkeit einer optischen Stimulierung des Hypophysen-Nebennierensystems muß unseres Erachtens bei jeder kritischen Beurteilung von Eosinophilenreaktionen Berücksichtigung finden. Das gleiche gilt für kalorische Einflüsse, die ebenfalls eine Fehlerquelle bei der Durchführung des Eosinophilentestes darstellen können.

3. Die Blockade des RES hat bei Einwirkung bestimmter Belastungen starke Abweichungen der Eosinophilenreaktion von der Norm zur Folge. Daraus ergibt sich, daß dem Funktionszustand des RES, zumindest im Tierversuch, für die Regulation der eosinophilen Leukozyten eine Bedeutung zukommt, und daß auch dieser Faktor bei der Bewertung des Thorn-Testes näher in Betracht gezogen werden muß.

4. Die starken Spontanschwankungen der Eosinophilen bei den epinephrektomierten Tieren und ihr wechselndes Verhalten bei den blockierten Tieren lassen neben der sicherlich im Vordergrund stehenden hormonalen Regulation dieser Zellgruppe das Vorhandensein weiterer Regulationsmechanismen annehmen; die Kenntnis dieser bisher nicht

näher überblickbaren Faktoren gibt aber erst die Möglichkeit, aus dem Ausfall des Thorn-Testes verwertbare Rückschlüsse auf den Funktionszustand der Nebennierenrinde zu ziehen.

Literatur: Essellier und Wagner: Acta haemat., 8 (1952): 63. — Frey: Schweiz. Arch. Neur., 39 (1937): 255; 40 (1938): 69. — Fuchs: Dtsch. med. Wschr., 1953, 31/32: 1054. — Hauss und Lammers: Klin. Wschr., 1952, 45/46: 1087. — Hitzelberger, Ruppel und Weissbecker: Klin. Wschr., 1952, 19/20: 470. — Hollwich: Münch. med. Wschr., 1952: 1057; 1953: 212. — Paschkis: Z. exper. Med., 43 (1924): 175. — Randolph: J. Labor. a. clin. Med. (Am.), 34 (1949): 1696. — Swanson, Bauer und Ropes: Lancet, 6699 (1952): 1290. — Thorn, Forsham, Prunty und Hills: J. amer. med. Assoc., 137, 1948.

Kombinierte Eisen-Aminosäurentherapie bei hypochromen Anämien

Von

K. Weithaler

Innsbruck

Mit 2 Abbildungen

Günstige Erfahrungen mit einer kombinierten peroralen Aminosäuren-Eisentherapie bei Patienten mit hypochromen Anämien verschiedener Genese veranlassen uns, darüber zu berichten.

In Uebereinstimmung mit den Beobachtungen anderer Kliniken konnte schon früher festgestellt werden (H i t t - m a i r, W e i t h a l e r), daß hypochrome Anämien nach Billroth II auch auf oral oder parenteral ausreichend zugeführtes Eisen oft nur sehr zögernd ansprechen. Außerdem fiel uns auf, daß postoperative Infekte das Entstehen der Anämie anscheinend beschleunigen. Zudem fand sich relativ häufig, besonders bei letzteren Fällen, neben signifikanter Verminderung der Bluteiweißwerte eine deutliche Verschiebung zu den Globulinen hin. Bei einer ganzen Anzahl von eisenresistenten Anämien konnten qualitative und quantitative Aenderungen der beiden für Eisenresorption, -speicherung und -transport notwendigen Eiweißkörper Apoferritin und Transferrin nachgewiesen werden. Obligate Aenderung der Magensäurewerte, Dysfunktion der Fermentkette Magen — oberer Dünndarm und durch Entzündung bedingte enterale Resorptionsstörungen dürften bei der Billroth II-Anämie ebenfalls zur Verminderung der für den Eisenstoffwechsel notwendigen Eiweißkörper führen. Die oben erwähnte ungünstige Wirkung von Infekten führen wir auf die zusätzliche Belastung des Eisen-Eiweißstoffwechsels zurück.

Von der Ueberlegung ausgehend, daß zusammen mit Eisen verabreichte Aminosäuren als Eiweißbaustoffe zur

"

Hebung des Gesamteiweißes und Normalisierung der Apoferritin- und Transferrinsynthese führen könnten, gaben wir 8 Patienten zusätzlich das aus Leber und Hefe gewonnene Aminosäurengemisch W 1 Aminohepan[1], 4 weitere Patienten erhielten W 2 Panaminon[1]. In sämtlichen Fällen handelte es sich um ausgeprägte hypochrome Anämien nach Magenresektion.

W 1 Aminohepan enthält außer allen lebenswichtigen und zahlreichen weiteren Aminosäuren den gesamten Vitamin B-Komplex mit einem standardisierten Gehalt an Vitamin B_{12} und Folsäure (120 γ bzw. 7·5 mg pro 100 g Granulat). W 2 Pan-Aminon enthält neben den gleichen Aminosäuren und dem B-Komplex einen standardisierten Gehalt von Methionin. Beide Präparate enthalten außerdem noch Spaltprodukte von Nucleïnsäuren, die unter Umständen ebenfalls hämopoetisch wirken können. Die vergleichende Behandlung führten wir durch, um einen über die reine Aminosäurenwirkung hinausgehenden antianämischen Effekt des B_{12}- und Folsäuregehaltes (Aminohepan) fixieren zu können[2]. Die in beiden Präparaten enthaltenen B-Vitamine schienen uns nicht nur wegen des wahrscheinlichen innigen Zusammenhanges von Vitamin B_6 und Apoferritin, sondern auch in Hinsicht auf den immer anzunehmenden Vitamin B-Mangel des Magenresezierten wertvoll. Entsprechend unseren überaus günstigen Erfahrungen mit dem oralen Eisenpräparat Ferronicum[3], gaben wir in allen Fällen hiervon täglich 6mal 2 Dragées, was einer Menge von 264 mg Ferroeisen entspricht. Diese Behandlungsart hat sich bei einer größeren Anzahl von Anämien bestens bewährt. Zur Normalisierung des Magensäuremilieus und Verbesserung der Resorptionsverhältnisse wurde zu den Mahlzeiten Salzsäure-Pepsin gegeben.

Bei 10 Patienten ergab eine durch 3 Wochen erfolglos durchgeführte Eisentherapie die Indikation zur Verabreichung von Aminohepan bzw. Panaminon. Zwei schon früher mit oralem Eisen allein behandelte Kranke, die

---

[1] Hersteller: Früher Zellstoffabrik Waldhof. Seit Oktober 1953 werden die genannten Präparate unter der Bezeichnung W 1 Aminohepan-Homburg und W 2 Pan-Aminon-Homburg von der Chemiewerk H o m b u r g Aktiengesellschaft, Frankfurt/Main, hergestellt und geliefert.

[2] Als Dosierung wurde dreimal 1 Eßlöffel täglich für die flüssige und dreimal 1 Teelöffel täglich für die Granulatform der Präparate gewählt.

[3] Hersteller: Sandoz A. G., Basel.

wegen eines Rezidivs wieder aufgenommen werden mußten, erhielten wegen der guten Vergleichsmöglichkeiten beider Therapien von Anfang an Aminohepan und Eisen. Die
kombinierte Therapie führte bei 8 Patienten der ersten
Gruppe zu einem schnellen Anstieg der Erythrozyten- und
vor allem der Hämoglobinwerte. Rasch bis zu 80⁰/₀₀ an-
steigende und nur langsam abklingende Retikulozytenkrisen
wurden wiederholt beobachtet. Das Gesamteiweiß und die
Verteilung der Eiweißfraktionen im Serum normalisierten

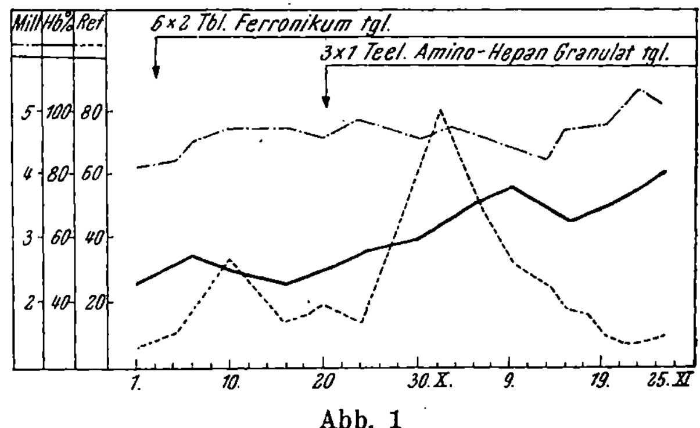

Abb. 1

sich. Alle Patienten gaben durchschnittlich nach 5 Tagen
eintretende deutliche subjektive Besserung an. In 2 Fällen
trat eine günstige Wirkung erst nach kleineren Bluttransfusionen auf. Bei den beiden Anämierezidiven war ebenso
wie bei den ersterwähnten Fällen die Abkürzung der notwendigen Behandlungszeit durch die kombinierte Therapie
signifikant. Wenn trotz Kleinheit der Zahlen ein Urteil
abgegeben werden darf, so schienen uns etwas schnelleres
Ansprechen des Hämoglobins und höhere Retikulozytenkrisen für eine leichte Ueberlegenheit von Aminohepan zu
sprechen. Spätere Untersuchungen werden sich noch eingehend mit diesem Problem befassen.

Das Granulat der beiden Mittel wurde gern genommen,
Nebenerscheinungen kamen damit nie zur Beobachtung. Wegen des eigentümlichen Geruchs wurde die flüssige Form
der Präparate von einigen Patienten abgelehnt. In 2 Fällen
kam es zum Erbrechen, das bei Verabreichung der Granulatform sistierte.

Die vorstehende Abb. 1 zeigt einen typischen Kurvenverlauf.

Es kann heute als gesichert gelten, daß Beschlag·
nahme des Eisens durch das hochaktive RES, Störung im
Eisentransportmechanismus, schwere Eisenverwertungs-
störung und irreversible Veränderung der Eisendepotform
wesentliche Faktoren bei der Entstehung einer Infektanämie
darstellen. Zufuhr von oralem oder parenteralem Eisen
führt nach übereinstimmenden Berichten der Literatur meist
zu keinem therapeutischen Erfolg. Neue Untersuchungen
weisen besonders auf die Bedeutung des Plasmaeisenträgers
Transferritin — in der Elektrophorese mit den β-Globulinen
wandernd — hin, welcher bei Infekten häufig zugunsten
der übrigen Globulinfraktionen vermindert gefunden wird.
In diesem Zusammenhang erscheinen uns auch die experimentellen Ergebnisse R e c h e n b e r g e r s bedeutsam,
welcher eine enterale Resorptionsstörung mit Unterbrechung
des hepato-enteralen Galleneisenkreislaufs als Angelpunkt
des pathogenetischen Geschehens bei der Infektanämie annimmt. Gerade in Hinsicht auf die ebenfalls von R e c h e n -
b e r g e r festgestellte gleichzeitige Verminderung des Ge-
webseisens, glauben wir, daß auch der für Eisenresorption
und -deponierung wichtige Eiweißkörper Apoferritin am Entstehen der Infektanämie (im Sinne der gestörten Synthese?) mitbeteiligt ist.
Es war auf Grund dieser Ueberlegungen naheliegend,
auch Infektanämien einer kombinierten Eisen-Aminosäuren-
Therapie zu unterziehen. Bei sonst gleichbleibendem Schema
gaben wir in 4 derartigen Fällen als Aminosäurenpräparat
Aminohepan. Es kann uns hier auf den Vitamin B_{12}-Folsäure-
gehalt an, von dem nach einer Veröffentlichung S c h w a -
d e r e r s ebenfalls ein günstiger Effekt zu erwarten war. Die
behandelten 4 hypochromen Anämien — 3mal bei chronischer Polyarthritis, 1mal im Verlauf einer Lungentuberkulose aufgetreten — sprachen auf die Therapie gut an.
Auf den letzten Fall soll an Hand der nächsten Abbildung
kurz eingegangen werden (siehe Abb. 2).
Es handelte sich um einen älteren Mann, der wegen
exsudativ pneumonischer, zum Zerfall neigender Prozesse
in beiden Lungen in der Behandlung der Klinik stand.
Im Sputum konnten wiederholt Tuberkelbazillen, aber auch
Bacterium proteus vulgaris und pleomorphe Streptokokken
gezüchtet werden. Durch Monate Behandlung mit einem
oralen Eisenpräparat ohne signifikanten Erfolg. Elektrophorese zeigte deutliche Verschiebung zu den Globulinen
hin mit Vermehrung der γ-Fraktion. BKS durch Monate
gleichbleibend über 100 in der ersten Stunde. Nach Ein-

setzen der Aminohepan-Ferroeisen-Therapie rasches Ansteigen von Erythrozyten und Hämoglobin. Die nach 20 Behandlungstagen wiederholte Elektrophorese ergibt deutliche Besserung der Albuminwerte, Abnahme der Globuline, jedoch leichte Steigerung der β-Fraktion. Allgemeinbefinden des Patienten trotz objektiv unveränderten Befundes deutlich gebessert.

Es wäre ungerechtfertigt, auf Grund dieses Erfolges irgend welche Schlüsse zu ziehen. Trotzdem erscheint es

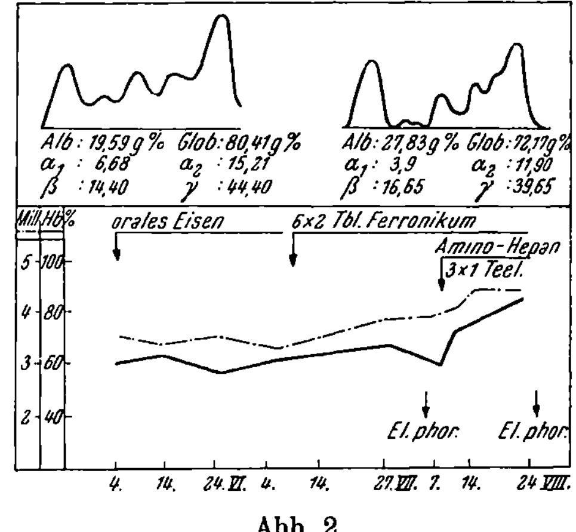

Abb. 2

angezeigt, die angegebene Therapie an einem großen Krankengut, am besten wohl in einer Tuberkuloseheilstätte, weiter auszuprobieren.

Gleichzeitige Verabreichung von Aminohepan und Ferronicum hat sich schließlich noch bei einem Fall von gegen Eisen allein resistenter Schwangerschaftsanämie bewährt. Bei der 27 Jahre alten Kollegenfrau konnten, im Gegensatz zu den früheren Graviditäten, die auch diesmal schon bedenklich abgesunkenen Blutwerte normalisiert und bis jetzt unverändert hoch gehalten werden.

Z u s a m m e n f a s s u n g: Es wurde über 17 Fälle von hypochromen Eisenmangelanämien berichtet, bei denen sich eine kombinierte orale Eisen (Ferronicum)-Aminosäuren-(Aminohepan, Panaminon)-Therapie gut bewährt hat. Auf die wahrscheinliche günstige Wirkung auf den gestörten Eisen-Eiweißstoffwechsel wurde hingewiesen.

Anmerkung: Ueber die günstigen Erfolge der Aminohepan-Therapie mit und ohne zusätzliche Eisengaben bei anderen Anämien, insbesondere auch bei Panmyelopathie, wird in einer späteren Arbeit berichtet werden.

Literatur: Antweiler, H. J.: Die quantitative Elektrophorese in der Medizin. Berlin: Springer-Verlag, 1952. — Haenel, U.: Med. Mschr., 6 (1952), 5: 307. — Derselbe: Schweiz. Haemat.-Kongr. 1953. — Heilmeyer, L.: Die Eisentherapie u. ihre Grundlagen. Leipzig: S. Hirzel, 1944. — Heilmeyer, L. und Plötner, K.: Serumeisen u. Eisenmangelkrankheiten. Jena: G. Fischer, 1937. — Hittmair, A.: Klin. Med., 3 (1948), 24: 970. — Hock, A., Horn, V. und Graw, H.: Biochem. Z., 323 (1952): 284. — Jasinski, B.: Schweiz. med. Wschr., 1949, 13: 291. — Derselbe: Helvet. med. Acta, Ser. A, Vol. 16 (1949), Fasc. 2: 67. — Derselbe: Praxis: 41 (1952), 35: 754. — Jasinski, B. und Ott, W.: Schweiz. med. Wschr., 1951, 47: 1141. — Könitzer, K.: Z. ges. inn. Med., 8 (1953), 8: 333. — Rechenberger, J.: Dtsch. Z. Verdauungskrkh., 11 (1951), 1: 15. — Schweitzer, F.: Wien. med. Wschr., 1950, 23/24: 430. — Schwietzer, C. H.: Mat. med. Nordmark, III (1951), 11: 213. — Derselbe: Dtsch. med. Wschr., 1952, 1: 17. — Derselbe: Arzneimittelforsch., 1952, 1: 72. — Schwaderer, A.: Mat. med. Nordmark, V (1953), 5: 129. — Taubert, M. und Hoffmann, L.: Aerztl. Forsch., 6 (1952), 11: I/505. — Thedering, F.: Acta haemat., 3 (1950): 210. — Weithaler, K.: Wien. klin. Wschr., 1953, 5: 103. — Wuhrmann, F. und Wunderly, Ch.: Die Bluteiweißkörper des Menschen. Basel: B. Schwabe & Co., 1947. — Wuhrmann, F. und Jasinski, B.: Schweiz. med. Wschr., 1953, 28: 661.

Experimentelle Untersuchungen bei parenteraler Eisenverabreichung

Von

K. Wagner und A. Propst

Graz

Eine Reihe neuer Erkenntnisse auf dem Gebiete des Eisenstoffwechsels, insbesondere die volle therapeutische Gleichwertigkeit dreiwertiger Eisenverbindungen bei parenteraler Zufuhr, die Möglichkeit ihrer hohen Dosierung, der Wegfall des „Mucosablocks" und die daraus resultierende Eisenübersättigung des Körpers und mögliche Blockierung des retikulohistiozytären Systems (RHS), veranlaßten uns, nach morphologisch und funktionell faßbaren Organschäden bei lang dauernder und hochdosierter parenteraler Eisenverabreichung zu suchen. Während für oral verabreichtes Eisen nach T h e d e r i n g als Transportform ein Ferrialbuminkomplex fungiert, keine Speicherung im RHS und keine Ausscheidung durch den Harn erfolgt, wird parenteral zugeführtes Eisen an ein Globulin gebunden, im RHS gespeichert und bei Ueberschreiten einer gewissen Nierenschwelle harnfähig. Dem hohen Nutzeffekt parenteral zugeführten Eisens (bis zu 96% scheinen im Hämoglobin auf) muß der Wegfall der sinnvollen Regulation für die Resorption, die sich bei peroraler Verabreichung nach dem Eisenmangel richtet, gegenübergestellt werden.

Von den theoretischen Grundlagen der Eisenresorption, des Eisentransportes und der Eisenspeicherung interessieren für unsere Fragestellung die Tatsachen, daß etwa 60% des Gesamteisengehaltes des Körpers auf die Hämeisenbindung und der Rest auf das Speichereisen entfallen. Zu letzterem zählen das Ferritin und Hämosiderin. Ferritin entsteht durch Bindung von Ferrieisen an Apoferritin, das nach S c h w i e t z e r ein Schutzkolloid einer niedermolekularen Eisenpolybase darstellt. Hämosiderin ist nach G r a - n i c k ein Kondensationsprodukt des Ferritins. Es ist in frischem Zustand noch mobilisierbar, während es bei längerer Lagerung über einen Alterungsprozeß eine Umwandlung schließlich in ein Brauneisenerz erfährt. In dieser Form ist es nicht mehr mobilisierbar und führt am Orte der Ablagerung zu Nekrose bzw. reaktiv zu zirrhotischen Veränderungen.

Während bei hoher peroraler Dosierung verschiedene gastro-intestinale Beschwerden im Vordergrund stehen, erwähnten K u h n s, G u b l e r, C a r t w r i g h t und W i n t - r o b e bei hohem intravenösen Eisengaben vereinzelt schwere Zwischenfälle mit Kollaps, Dyspnoe und heftigem Erbrechen. H a g e d o r n beschrieb bei schneller Injektion unmittelbar auftretende Kopfrötung, Nausea, Kopf- und Leibschmerzen, später nach 3 bis 4 Stunden Schmerzen und Steifigkeit im Rücken und den Extremitäten, Uebelkeit und Abdominalspasmen. K o s z e w s k i konnte mit der von ihm modifizierten Turnbuls-Blaufärbung bei parenteraler Zufuhr von größeren Eisendosen in den Lymphozyten und Monozyten der Blutausstriche eine feine Hämosiderintüpfelung nachweisen. Er hält diese für einen Hinweis auf eine Ueberdosierung, die eine sofortige Unterbrechung der Eisenzufuhr erforderlich mache. B r a u n s t e i n e r und G i - s i n g e r unterstreichen zur Vermeidung von Spätschäden die Zweckmäßigkeit einer Bestimmung des Eisenbindungs·vermögens im Serum, das bei Eisenmangel deutlich erhöht ist. S t i l l e verabreichte Katzen durch längere Zeit parenteral 100 mg/kg Körpergewicht Eisen und fand neben den Zeichen einer Hämosiderose in den verschiedensten Organen Veränderungen, die durch den Verschluß von Gefäßen zustande kommen. Er erklärt dies damit, daß bei Zufuhr größerer Mengen von Eisensaccharat dieses als positives Kolloid die negativen Serumkolloide zur Flockung bringt und dabei selbst mit ausfällt. Die vorgefundenen Erscheinungen, wie die Hyperämie, das Oedem und die Erythrodiapedese sind als Folge einer Blockade der Strombahn zu deuten.

Wir verwendeten als Versuchstiere Kaninchen, denen wir durch 12 Monate in Einzelgaben von 100 mg (um 30 mg/kg Körpergewicht) insgesamt 8 g Eisen (Ferrocid) verabfolgten. Die Verträglichkeit des Präparates war, wie uns bereits aus der Klinik bekannt, eine ausgezeichnete. Die Versuchstiere vertrugen selbst Einzeldosen bis zu 400 mg (um 120 mg/kg Körpergewicht) ohne jede Nebenerscheinungen. Während S t i l l e sich auf anatomische Untersuchungen der einzelnen Organe beschränkte, haben wir während der lang dauernden Verabreichung aphysiologisch hoher Eisengaben eine Reihe funktioneller Prüfungen durchgeführt und das Ergebnis dieser zu den anatomischen Befunden in Beziehung gesetzt. Neben den von S t i l l e beschriebenen „Sofortschäden", bedingt durch Gefäßverschlüsse, waren zufolge anfangs parabler, später irreparabler Ablagerung des Eisens im RHS eine Reihe von „Spätschäden" und eventuelle Hinweise zum Krankheitsbilde der sogenannten „exogenen Hämochromatosen" zu erwarten. Das Allgemeinbefinden der Versuchstiere war während des ersten halben Jahres ausgezeichnet. Erst in den letzten Versuchsmonaten setzte eine zunehmende Freßunlust und Gewichtsabnahme ein. Abschließend wurden die Tiere getötet und eingehend histologisch und histochemisch untersucht.

Im besonderen stellten wir vor, während und nach Abschluß der Eisenzufuhr folgende Untersuchungen an:

Eine Lungenröntgenaufnahme nach hochdosierter Einzelgabe (400 mg) und bei weit fortgeschrittener Siderose ergab keine auffälligen Veränderungen.

Klinische Hinweise für eine Leber- oder Pankreaszirrhose lagen nicht vor. Die unspezifischen Serumeiweißproben zeigten einen negativen Ausfall. Zum Ausschluß einer latenten Störung des Kohlehydratstoffwechsels wurden intravenöse Glukosedoppelbelastungen durchgeführt, die denselben Ausfall wie bei gesunden Kontrolltieren zeigten.

Ferner interessierte uns die Frage, ob durch die partielle Blockade des RHS irgend welche faßbare hämatologische Veränderungen auftreten. Während auffällige Verschiebungen des Differentialblutbildes vermißt wurden, ließen die Gesamtleukozytenzahlen mit zunehmender Entwicklung der Siderose eine Tendenz zum Abfall erkennen. Zur Prüfung der Reaktionsfähigkeit der Granulopoese wurden in verschiedenen Zeitabschnitten und mit verschiedener Dosierung Pyriferbelastungen durchgeführt. Diese zeigten in den letzten Versuchsmonaten gegenüber unbehandelten Kontrolltieren bzw. dem Ausfall während der ersten Versuchsmonate eine größenmäßige Zunahme und zeitliche Ausdehnung der initialen leukopenischen Phase. Auch die folgende Leukozytose war geringer als bei den Kontrolltieren. Die konstante Reproduzierbarkeit dieser Erscheinung bei den Versuchstieren im Gegensatz zu den Kontrolltieren sprach gegen eine Bedeutung jener Faktoren, die, nach H o f f und anderen Autoren, für das Zustandekommen einer initialen Leukopenie nach Verabreichung von Eiweißabbauprodukten in Frage kommen können (Art, Anwendungsform und Dosis des fiebererzeugenden Mittels, Injektionsintervalle, Reaktionslage des Körpers). Gegen eine nach Müller infolge eines Gefäßreflexes bewirkte „Verteilungsleukopenie" sprachen die qualitativen Blutbildveränderungen und die längere zeitliche Dauer. Wir deuteten sie daher als echte „Verbrauchsleukopenie", wobei eine mangelhafte bzw. verzögerte Regeneration, also eine latente myeloische Insuffizienz infolge Hämosiderose des Knochenmarkes ursächlich eine Rolle spielte. Der Abbau der Granulozyten schien nicht gestört zu sein. Die Serumeisenwerte waren zu Versuchsende auf über 400 γ% angestiegen.

Die Antikörperbildung, die bekanntlich ebenfalls durch differenzierte Zellen des RHS erfolgt, zeigte sich in keiner Weise gestört. Die Prüfung erfolgte in Agglutinationsversuchen mit Typhus-Paratyphus-Mischvakzine.

Bei der pathologisch-anatomischen Untersuchung der Versuchstiere wurde das parenteral zugeführte Eisen in zwei Formen abgelagert gefunden:

1. als intrazelluläres Pigment in den Zellen des RHS und in vielen Parenchymzellen. Dabei zeigte sich bezüglich der Art, Form und Verteilung des Pigmentes auf die verschiedenen Organe und Zellen eine weitgehende Uebereinstimmung mit der menschlichen Hämosiderose, nur war der Grad der Pigmentierung wesentlich höher;

2. als extrazelluläre Ausfällung in der Blutbahn bei Ueberschreitung des Bindungsvermögens für Eisen. Diese Fällungen waren häufig von Siderophagen des strömenden Blutes umgeben.

Veränderungen, die der menschlichen Hämochromatose vergleichbar wären, haben sich bei den Versuchstieren nicht entwickelt. Es war weder eine Leber- noch eine Pankreaszirrhose entstanden. Nur die Milz zeigte Fibrose mit Parenchymschwund.

Unsere Versuchsergebnisse schmälern in keiner Weise den großen therapeutischen Wert der parenteralen Eisentherapie. Sie unterstreichen aber deutlich die Notwendigkeit einer strengen Indikationsstellung und Vermeidung einer Ueberdosierung. Die perorale Behandlung soll durch sie nicht verdrängt, sondern in bestimmten Fällen ersetzt bzw. ergänzt werden. Die Indikation zur parenteralen Eisentherapie ist daher gegeben: bei peroraler Unverträglichkeit bzw. Ueberempfindlichkeit, bei Eisenresorptionsstörun-

Tab. 1. Verteilung des parenteral zugeführten Eisens
auf die Organe der Versuchstiere

Organ	Eisenablagerung		
	intra- zellulär	extra- zellulär	gesamt
Leber, Milz, Knochenmark, Lunge	+++	+++	+++
Niere, Nebenniere, Lymphknoten	++	++	++
Herzmuskel, Magendarmschlauch, Pankreas	++	—	+
Cutis, Subcutis, glatte Muskulatur, Skeletmuskulatur, Nervensystem ...	—	—	—

+++ = sehr reichlich, ++ = reichlich, + = spärlich,
— = eisenfrei

gen und in jenen Fällen von höhergradigen Eisenmangelanämien, bei denen aus vitalen Gründen ein schneller
therapeutischer Erfolg angestrebt werden muß oder nach
längerer peroraler Eisenbehandlung kein Erfolg zu verzeichnen war.

Literatur: Hagedorn, A. B.: Proc. Staff Meet. Mayo
Clin., Rochester, 27 (1952): 277. — Braunsteiner, H.
und Gisinger, E.: Wien. klin. Wschr., 1952, 29: 517.
— Hoff, F.: Unspezifische Therapie und natürliche Abwehr-
vorgänge. Berlin: Julius Springer, 1930. — Kuhns, Gubler,
Cartwright und Wintrobe: J. clin. Invest., 1950: 1505.
— Koszewski, B. J.: Klin. Wschr., 1952, 39/40: 926. —
Derselbe: Amer. J. med. Sci. (im Druck). — Schwietzer,
C. J.: Dtsch. med. Wschr., 1952, 17. — Stille, G.: Materia
Medica Nordmark, 4/1 (1952): 12. — Thedering, F.: Acta
haemat., 3 (1950): 210. —

Ueber die unspezifische Reizbeantwortung bei Krebskranken

Von

H. Scheid und H. Siedek

Wien

Der anerkannten Schulmeinung zufolge basiert die Entstehung von Metastasen nur auf dem Auftreten von Zellembolien. Wo sich für diese Entstehungsweise Schwierigkeiten für das Verständnis ergeben haben, wurden Gefäßanomalien herangezogen. Trotzdem aber erscheinen immer wieder in der Literatur Angaben über sogenannte „atypische Metastasierungen", deren Entstehungsart allein durch Zellembolien nicht erklärt werden kann.

Verfolgt man nun die Ansicht moderner Forscher auf diesem Gebiet, so wird der bösartige Tumor immer mehr als ein Geschehen betrachtet, das zur Schädigung des ganzen Körpers führt. Es ist diesbezüglich an M a h n e r t, M o - s e r, R a t z e n h o f e r und H a r t m a n n zu erinnern. Ihren feingeweblichen Untersuchungen zufolge treten um den Organkrebs und in bestimmten Fällen auch weit davon ab eigentümliche Veränderungen des mesenchymalen Gewebes auf. Diesen mesenchymalen Gewebsschaden halten genannte Autoren für den Wegbereiter der Wandlung einer normalen Epithelzelle in die Karzinomzelle und den Mutterboden für Tochtergeschwülste. Es konnte auch das Bestehen spezifischer Reflexmechanismen zwischen diesen feingeweblichen Veränderungen und den entsprechenden Hautsegmenten mittels einer Quaddelprobe festgestellt werden. Demnach tritt die Karzinomkrankheit aus dem begrenzten Kreis der „epithelialen" Erkrankungen heraus.

Die Bedeutung der Entzündung bei der Entwicklung des Karzinoms ist immer wieder in den Vordergrund gestellt worden. Es erschien uns daher besonders interessant, einen Vergleich des Erscheinungsbildes einer typischen chronischen Entzündung, wie sie etwa der chronische Rheumatismus darstellt, und dem eines Neoplasmas zu führen. Wir ließen uns dabei von dem Gedanken leiten, daß bei jedem Krankheitsgeschehen nicht so sehr die anatomisch-chemischen Veränderungen als Maßstab der gestörten Funktion in Betracht kommen, als das eigentümliche Verhalten auf bestimmte gesetzte Reize.

Diese Reizbeantwortung hat S i e d e k vor Jahren bei der Beurteilung chronischer Entzündungen studiert, indem er die Veränderungen der Blutsenkungsgeschwindigkeit vor und nach Gaben von intramuskulärer Milch verfolgte. Später wurden auch noch die Veränderungen des kapillaren Filtrates nach L a n d i s, der Z. Bl. M. und des Kongorotindexes studiert (S i e d e k und W e n g e r). Auf diese Art konnte man sich sehr gut von einer klinisch mehr oder minder stumm verlaufenden chronischen Entzündung ein Bild machen.

Wir versuchten, auf der I. Medizinischen Universitätsklinik in Wien einen Vergleich zwischen den Neoplasmen und den chronischen Entzündungen aufzustellen. Es erschienen uns hierfür solche Patienten am geeignetsten, die an einem bösartigen Tumor der Lunge erkrankt waren, da gerade diese Tumorträger in einem relativ frühen Stadium erfaßt werden konnten.

Es standen uns 23 derartige krebskranke Patienten zur Verfügung, deren klinische Diagnose durch die Operation verifiziert wurde. Fast immer deckte der histologische Befund schwere Bronchitiden oder andere entzündliche Veränderungen in der Tumorumgebung auf.

Im Verhalten der mittleren Blutsenkung, des Hämatokrits aus der ungestauten Vene nach der Milchinjektion, des Hämatokrits aus der gestauten Vene vor und nach Milch, des Eiweißes aus der ungestauten Vene nach der Milchinjektion und der Eiweißwerte aus der gestauten Vene vor und nach Milch und schließlich der zirkulierenden Blutmenge ergeben sich keine signifikanten Unterschiede.

Anders ist das Verhalten des Kongorotindexes. Er gibt bekanntlich einen Aufschluß über die Tätigkeit des RES, da der intravenös gegebene Farbstoff selektiv von diesen Zellen aufgenommen wird. Aus der zeitlichen Verfolgung der Serumkonzentrationskurve dieses Farbstoffes ergibt sich die Tatsache, daß, je flacher diese Kurve verläuft, desto mehr das RES blockiert ist und in seiner Funktion als geschädigt angesehen werden muß.

Die Werte des Kongorotindexes zeigen bei den Tumoren schon vor der Milchinjektion eine geringere Tendenz zum Abfall. Nach der Milch hingegen ergibt sich ein signifikanter Unterschied. Demnach ist also bei Tumorträgern, die sich im klinischen Frühstadium befinden, das RES wesentlich stärker geschädigt und in einer anderen Weise gestört als bei den chronischen Entzündungen. Es fällt so die Vorstellung nicht schwer, daß nicht nur das RES, sondern das ganze Mesenchym eine abwegige Funktion aufzeigt. Wir glauben, daß ein derartig geschädigtes Gewebe zur Bildung von Metastasen prädestiniert ist und nicht erst durch eine Zellembolie hierzu angeregt werden muß.

Es sei zum Schluß noch betont, daß die Krebskrankheit, gesehen an den geänderten Funktionsäußerungen des Organismus, nicht mehr als alleiniges Geschehen eines Epithelveränderung, sondern als selbständige Krankheit aufzufassen ist.

Wir glauben, daß die Veränderungen des Kongorotindexes vor und nach Gaben von Milch einen diagnostischen Wert für die Erfassung von Tumorträgern haben. Es sind jedoch noch ausgedehnte Reihenuntersuchungen nötig, um Endgültiges aussagen zu können.

Die Behandlung aktiver Heterotopien mit biologischen Mineralsalzgemischen

Von

Hans Pichler

Klagenfurt

Mit 4 Abbildungen

Der El e k t r o l y t h a u s'h a l t chronisch dekompensierter Herzkranker hat in den letzten Jahren gesteigertes klinisches Interesse gefunden. Es wurde erkannt, daß der krankheitshalber übermüdete, mit Sauerstoff schlecht versorgte Herzmuskel durch einen M a n g e l an wichtigen Gewebsmineralien, vor allem an K a l i u m und M a g n e s i u m, zusätzlich in seinem Energiestoffwechsel empfindlich gestört sein kann [1,4].

Kalium und Magnesium greifen als Aktivatoren von Gewebsenzymen in die energieliefernden, fermentativ gesteuerten Stoffwechselvorgänge im Herzmuskel ein. Tritt ein Mineralschwund ein, so kann es über eine Funktionseinbuße bei den Fermentsystemen zu einer chemischen Insuffizienz des Herzens kommen.

H e g g l i n [7] hat das durch Darstellung primärer Kontraktionsschwächen des Myokards nachgewiesen und dafür den Ausdruck „energetisch-dynamische Herzinsuffizienz" geprägt.

Insbesondere sei es die unter Kaliummangel beeinträchtigte Adenosintriphosphataseaktivität, die für die Entstehung des H e g g l i n schen Syndroms verantwortlich ist. Durch Kaliumzufuhr und mit Digitalis können diese Störungen behoben werden. In diesem Zusammenhang ist es bemerkenswert, daß gerade der toxisch oder hypoxisch geschädigte, an Mineralien verarmte Herzmuskel eine vermehrte Empfindlichkeit gegenüber Digitalisglykosiden zeigt.

Beziehungen zwischen Kaliumstoffwechsel und herz-
wirksamen Glykosiden sind seit langem bekannt. Neuerdings
sind diesbezügliche Forschungen wieder von E n s e l b e r g
und Mitarbeitern[3] und von anderen Autoren[5, 8, 10] aufgenommen worden. Diese Arbeiten zeigen, daß die Glykosidemp-
findlichkeit des Herzmuskels weitgehend parallel geht mit
seinem K a l i u m bestand. Maßnahmen, die zu einer Kaliumverarmung führten, steigerten die Digitalisempfindlichkeit der chronisch insuffizienten Herzen, die unter Beobachtung standen. Es traten schon unter kleinen Digitalisdosen Intoxikationszeichen, vor allem a k t i v e H e t e r o -
t o p i e n in Form extrasystolischer Bigeminien, auf. Wurde
mittels Hg-Diureticis eine gesteigerte Kaliumdiurese herbeigeführt, trat eine vermehrte Sensibilität gegenüber Digitalis
auf. Andere Patienten, die auf Hg nicht mit einer gesteigerten Kaliumausfuhr reagierten, ließen auch keine vermehrte Digitalisempfindlichkeit erkennen. Wurden gleichzeitig Kaliumsalze per os verabreicht, konnte das Auftreten von Digitalisextrasystolen verhindert bzw. weitgehend
unterdrückt werden. Eine gleiche Reaktion gegenüber Herz-
glykosiden zeigten Patienten mit chronischen Durchfällen,
Erbrechen, oder Kranke, die durch Unterernährung in ihren
Mineralbeständen geschädigt waren, und schließlich konnte
durch Minderung der Mineralbestände des Organismus mittels der „künstlichen Niere" ein ähnlicher Effekt herbeigeführt und mit peroralen Kaliumgaben wieder gelöscht werden.

Das Auftreten von sporadischen Extrasystolien (ES)
bei ansonsten „herzgesunden" Personen mag als Symptom
einer banalen Herzirritation gewertet werden. Das Erscheinen von ES, speziell in Gestalt regelmäßiger Heterotopien
bei chronischen Herzmuskelschwächen, die unter einer ordentlichen Glykosidtherapie stehen, läßt uns hingegen stets
erkennen, daß ein in seinem Zellstoffwechsel empfindlich
gestörter Herzmuskel vorliegt. Es sollte uns dieses als ernst-
zunehmendes Warnsignal dafür dienen, daß ein solches
Herz durchaus geneigt ist, unter einer weitergeführten Digitalisierung mit unangenehmen, vielleicht sogar letalen
Komplikationen (Kammerflimmern) zu reagieren.

Aus der klinischen Empirie wissen wir, daß ein Herz
um so glykosidempfindlicher ist, je mehr geschädigt es ist.
Stark zyanotische, chronisch hypoxämische Rechtsherz-
dekompensationen, z. B. das chronisch dekompensierte Cor
pulmonale oder trikuspidalisierte Mitralvitien und toxische
und entzündliche Myokarderkrankungen sind es daher in
erster Linie, bei denen die spezifische Herztherapie nicht

selten durch übermäßige Reizbarkeit des Myokards mit Auftreten von gehäuften Heterotopien erschwert ist. Die Digitalisierung muß dann häufig abgebrochen werden, b e - v o r es gelungen ist, auf diesem Wege einen erträglichen Kompensationszustand des Herzkreislaufsystems herbeizuführen.

Es erschien uns angesichts dieses klinischen Tatbestandes aussichtsreich, die vorhin erwähnten Ergebnisse der neueren Herzforschung an einem klinischen Krankengut nachzuprüfen und sie für die Therapie chronischer, g l y - k o s i d ü b e r e m p f i n d l i c h e r Herzmuskelschwächen nutzbar zu machen.

Wir verwendeten für unsere Untersuchungen ein Mineralsalzgemisch, das wir schon seinerzeit als Würzsalz für unsere natriumarmen und kaliumreichen Herzdiäten hergestellt haben und das K a l i u m und M a g n e s i u m, an C h l o r i d e und Zitrate gebunden, enthält. Das Salz ist inzwischen unter dem Namen S a l t o n durch die Firma Neochema-Klagenfurt in den Handel gebracht worden. Die erforderlichen Salzmengen, d. s. 5 bis 10 g, wurden in gesüßter Orangenlimonade (Orangeade) aufgelöst und so peroral verabreicht. In Form der Salton-Limonade, wie wir diese Zubereitung nennen möchten, machte es gewöhnlich wenig Schwierigkeiten, auch empfindlichen, chronisch gestauten Patienten die notwendigen Mengen des fast rein sauer schmeckenden Salzgemisches beizubringen.

Das Krankengut, das wir mit Salton behandelt haben, bestand überwiegend aus Fällen mit chronischen Herzinsuffizienzen schwereren Grades. Die Mineralanalysen im Blut dieser Kranken ergaben zumeist e r n i e d r i g t e Chlorw e r t e und normale oder h o c h n o r m a l e K a l i u m w e r t e. M a g n e s i u m und K a l z i u m waren normal oder subnormal. Aehnlich verhielten sich die a n o r g a n i s c h e n P h o s p h a t e. Grobe Nierenfunktionsstörungen mit höhergradigen N-Retentionen lagen nicht vor. Fälle mit ausgeprägten Oligurien und Kranke in finalen oder subfinalen Stadien haben wir aus der Behandlungsserie ausgeschaltet.

Traten nun bei diesen Patienten im Verlaufe der Digitalisierung ES auf, so wurden 2mal täglich 5 bis 10 g Salton zusätzlich p. o. verabreicht, o h n e die Digitalisierung abzubrechen. In einstündigen Intervallen wurden elektrokardiographische Stromkurven aufgenommen und das Verhalten der heterotopen Reizbildung im Myokard verfolgt. Die Ergebnisse waren so konform, daß sie kurvenmäßig aufgenommen werden konnten.

Abb. 1 zeigt in Form einer Sammelkurve die prozentuale Häufigkeit der ES unter Saltoneinwirkung, beobachtet durch 10 Stunden an 9 Fällen mit Digitalis-ES. 50%ige Häufigkeit bedeutet Bigeminie. Es sind 4 solche

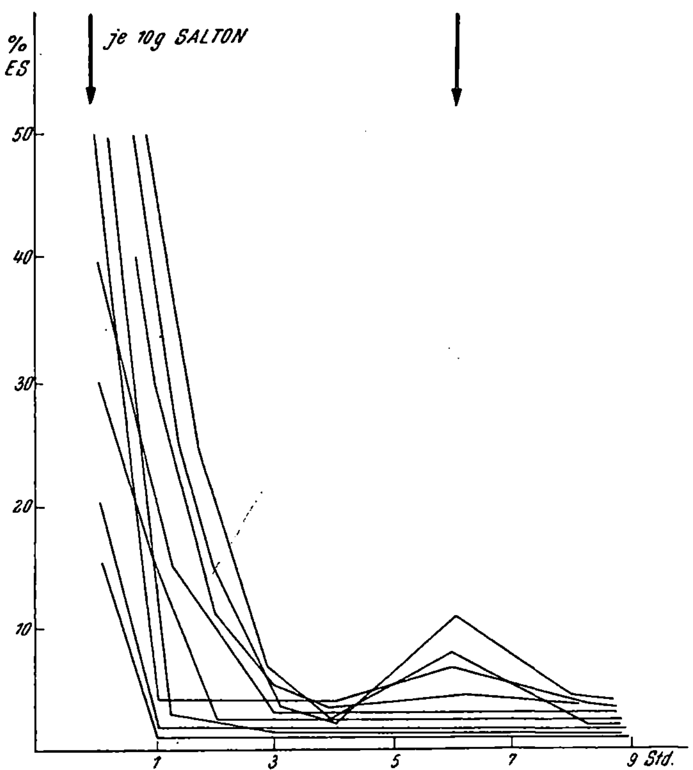

Abb. 1. Digitalisextrasystolien unter Saltoneinwirkung

Fälle eingezeichnet. Alle Patienten standen unter Digitalis bzw. Strophanthin. Sie erhielten die Saltondosen morgens um 9 und nachmittags um 15 Uhr. Die ES verschwanden zumeist bereits 1 bis 2 Stunden nach der morgendlichen Saltongabe, manchmal tauchten sie am frühen Nachmittag wieder auf, 1 Stunde nach der nachmittägigen Saltongabe waren sie neuerlich verschwunden.

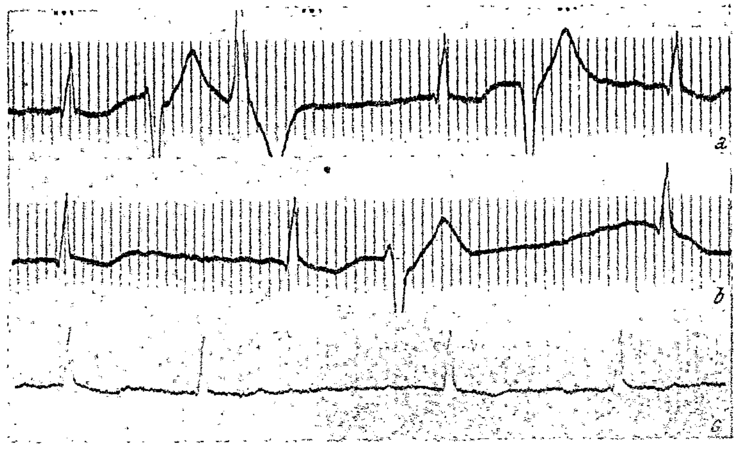

Abb. 2. Digitalispolygeminie unter Salton
a) Vor Salton; b) 1 Stunde nach 10 g Salton p. o.; c) 4 Stunden nach
10 g Salton p. o.

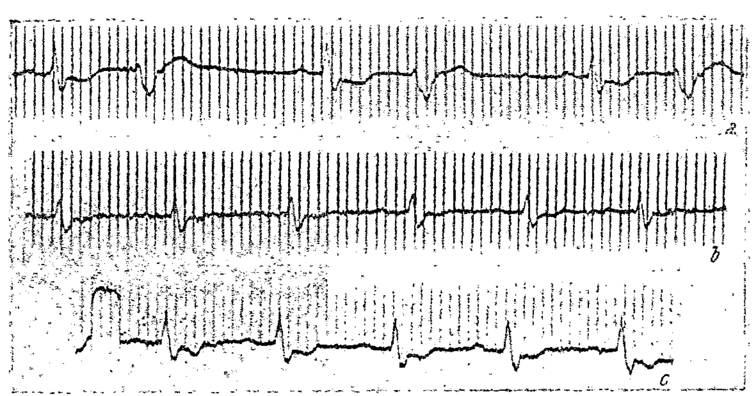

Abb. 3. Digitalisbigeminie unter Salton
a) Vor Salton; b) 2 Stunden nach 10 g Salton p. o.; c) 6 Stunden nach
10 g Salton p. o.
Beeinflussung der path. veränderten ST-T-Strecke der Normalschläge unter
Saltoneinwirkung

Abb. 2 bringt das Beispiel einer polytopen ES bei einem Fall mit chronischer Myokardinsuffizienz bei Mitralvitium.

Abb. 3 zeigt eine für uns besonders wertvolle Beobachtung. Es handelte sich um ein chronisch dekompensiertes Cor pulmonale, das unter kleinen Strophanthindosen sehr bald mit einer Kammerbigeminie reagierte. Hier konnte man unter Salton nicht nur das Verschwinden der ES registrieren, sondern auch eine weitgehende Normalisierung der pathologisch veränderten ST-T-Strecke festhalten. Es ist heute allgemein anerkannt, daß sich der Funktionszustand des Myokardstoffwechsels in der Gestalt der ST-T-Strecke des Ekg. widerspiegelt. Wir möchten daher für diese Beobachtung annehmen, daß es hier gelungen ist, mit der Saltontherapie tatsächlich in biologisch zweckmäßiger Weise in den gestörten Stoffwechsel einzugreifen.

Während oder im Anschluß an H g - D i u r e s e n haben auch wir nicht selten das Auftreten von ES beobachtet, und zwar auch dann, wenn die Patienten nicht unter Digitalis standen. Auch hier gelang es stets, die ES mit zusätzlichen Saltongaben zu unterdrücken.

Eine weniger bekannte Tatsache ist es, daß auch unter Cortison heterotope Reizbildung im Myokard auftreten kann.

Auch unter der Einwirkung dieses Wirkstoffes kann es zu Vermehrung der Kaliumausfuhr kommen. Ein Beispiel dafür zeigt Abb. 4.

Abb. 4: Der schlecht genährte, in seinem Allgemeinzustand erheblich reduzierte Mann litt an einer primär chronischen Polyarthritis und reagierte bereits nach 300 mg Cortisone, das intramuskulär verabreicht worden war, mit dem Auftreten einer gehäuften a u r i k u l ä r e n ES. Der Kaliumgehalt des Serums lag zu diesem Zeitpunkt mit 16 mg% unterhalb der Norm. Nach einer 2tägigen Saltonbehandlung war das Serumkalium auf 18 mg% angestiegen und hatte damit wieder normale Werte erreicht. Die ES war verschwunden und ist auch in der Folgezeit unter weitergeführtem Saltonschutz nicht mehr aufgetreten.

Andere aktive Heterotopien, z. B. solche im Verlaufe von Thyreotoxikosen, haben auf Salton kaum angesprochen. Auch war hier die Beurteilung eines Therapieerfolges durch das Wechselvolle des Zustandsbildes nicht mit ausreichender Sicherheit möglich.

Wenn ich nun unsere Ergebnisse kurz zusammenfassen darf, so darf festgehalten werden, daß die K a l i u m -

therapie, die in Form der Saltonanwendung durch das beigegebene Magnesium[2] möglicherweise eine synerge

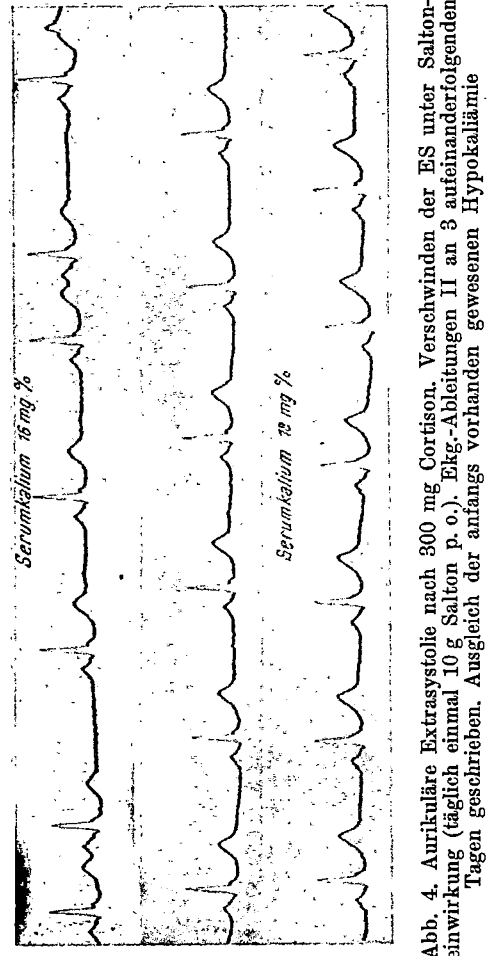

Abb. 4. Aurikuläre Extrasystolie nach 300 mg Cortison. Verschwinden der ES unter Saltoneinwirkung (täglich einmal 10 g Salton p. o.). Ekg.-Ableitungen II an 3 aufeinanderfolgenden Tagen geschrieben. Ausgleich der anfangs vorhanden gewesenen Hypokaliämie

Unterstützung erfährt, beim Auftreten fehlortiger Reizbildung im Herzen angezeigt ist. Sie ist besonders dann erfolgversprechend, wenn die ektopische Reizbildung im

Verlauf der Digitalisierung chronisch insuffizienter, toxisch oder hypoxisch geschädigter Herzen in Erscheinung tritt.

Ein besonderes Indikationsgebiet sehen wir in der Möglichkeit des Ausgleiches übermäßiger M i n e r a l v e r l u s t e des Organismus, wie das nach ausgiebigen Hg-Diuresen, nach starkem Erbrechen und chronischen Durchfällen und auch während der Behandlung mit Cortison und ähnlichen, auf die Kaliumausfuhr fördernd einwirkenden Stoffen, der Fall sein kann. Auch hier wird sich der M i n e r a l s c h u t z mit Salton auf die Funktion nicht nur des Herzens, sondern auch der anderen Organe günstig auswirken. Eine Reihe von Nebenerscheinungen (Extrasystolen, Kreislaufkomplikationen) können auf diese Weise vermieden werden.

Die K o n t r a i n d i k a t i o n e n der Saltontherapie erstrecken sich, wie bei jeder anderen Kaliumtherapie, auf Zustände mit a u s g e p r ä g t e n H y p e r k a l i ä m i e n. Nekrosestadien frischer Herzmuskelinfarkte, bestimmte Formen schwerer chronischer Niereninsuffizienzen und Kranke mit hartnäckigen Oligurien sollten daher kein Salton bekommen.

L i t e r a t u r : [1] C a l h o u n, J. A. und Mitarbeiter: J. clin. Invest. (Am.), 8 (1930): 325. — [2] E n s e l b e r g, C. D., S i m m o n s, H. G. und M i n t z, A. A.: Amer. Heart J., 39 (1950): 703. — [3] D e r s e l b e: Amer. Heart J., 39 (1950): 713. — [4] E p p i n g e r, H.: Die Permeabilitätspathologie. Wien: Springer-Verlag, 1949. — [5] F r i e d m a n, M. und B i n e, R.: Amer. J. med. Sci., 214 (1949): 633. — [6] H a r r i s o n, P. R., P e l c e r, C. und E w i n g, G.: J. clin. Invest. (Am.), 8 (1930): 325. — [7] H e g g l i n, R.: Die Klinik der energetisch-dynamischen Herzinsuffizienz. Basel: S. Karger, 1947. — [8] L o w n, B., S a l z b e r g, H., E n s e l b e r g, C. A. und W e s t o n, R. E.: Proc. Soc. exper. Biol. a. Med. (Am.), 76 (1951): 797. — [9] M c G i r r, E. M.: Brit. med. Bull., 8 (1952), 2—3: 193. — [10] S a m p s o n, J. J., A l b e r t o n, S. C. und K o n g o, B.: Amer. Heart J., 26 (1943): 164.

Zwischenfälle und Gefahren
der Bluttransfusion

Von

Hans Bergmann

Linz

Das Problem der Transfusionszwischenfälle hat gerade
in der jetzigen Zeit große Bedeutung gewonnen dadurch, daß

1. durch die Blutkonservierung die Zahl der Transfusionen gewaltig angestiegen ist und daß

2. durch eine nicht immer sehr glückliche Presse-
berichterstattung die Oeffentlichkeit über eben diese Zwischenfälle mehr als allgemein üblich „aufgeklärt" ist und
die Rückwirkungen auf den Arzt dadurch äußerst uner-
freulich werden können.

Das Blut hilft, und daß man heute mehr denn je vor
allem im chirurgischen Geschehen den Wert der Transfusion erkennt, darüber braucht nicht weiter diskutiert zu
werden. Nicht eindringlich genug kann jedoch betont werden, daß jede Transfusion ein gewisses Risiko mit sich
bringt und daß daher nur bei wirklicher Indikation transfundiert werden soll.

Für den klinischen Gebrauch ergibt sich das Dilemma,
daß es fast als Kunstfehler gewertet werden kann, zu wenig
Blut zu spät zu geben, auf der anderen Seite jedoch in
zahlreichen Publikationen immer wieder darauf hingewiesen wird, daß trotz aller Vorsichtsmaßnahmen doch Zwischenfälle auftreten. Eine gewisse Scheu erscheint daher
logisch und gerechtfertigt zu sein.

Jeder Transfusionszwischenfall soll möglichst exakt
überprüft werden, um damit der Aufklärung etwa noch
ungeklärter Mechanismen zu dienen. Dazu ist enge und
vertrauensvolle Zusammenarbeit zwischen Kliniker und Se-

rologen notwendig, deren Grundlage allerdings ein gewisses
gegenseitiges Verständnis bilden muß.

Aufgabe des verantwortungsvollen Klinikers wird es
sein, über die Gefahren und Zwischenfälle der Bluttransfusion unterrichtet zu sein und möglichst sämtliche Maßnahmen zur Vermeidung durchzuführen.

Dazu möge eine kurze Uebersicht dienen, deren Einteilung aus Tab. 1 ersichtlich ist.

Tab. 1. Uebersicht der Transfusionszwischenfälle

Reaktionen, verursacht durch	
I. Spenderblut	1. Uebertragung von Krankheiten
	2. Unsachgemäße Behandlung der Konserve
	3. Zitratschäden (Stabilisator)
	4. } Pyrogene { (Stabilisator)
II. Transfusionstechnik	1. } Reaktionen { (Transfusionsgerät)
	2. Embolien
	3. Kreislaufüberladung
	4. Gangrän
III. Empfänger/Spender Unverträglichkeit	1. Eiweißunverträglichkeit: a) Allergische Reaktionen, b) Serumkrankheit
	2. Blutgruppen(-faktoren)-Unverträglichkeit: a) Isoimmunisierung, b) Hämolytische Reaktionen

I, 1. Uebertragung von Krankheiten

a) Lues.

Prophylaktische Maßnahmen zur Vermeidung
der Transfusionssyphilis sind gegeben in der:

1. Spenderauswahl. Die Luesanamnese soll
negativ sein, auch alte seronegative, latente Luetiker sollen
im allgemeinen trotz der hier praktisch minimalen Infektiosität abgelehnt werden. In dringenden Fällen würde ich
allerdings solche Spender schon nehmen, wie überhaupt
bei vitaler Indikation die Vernachlässigung einzelner Sicher-
heitsfaktoren in diesem Zusammenhang verantwortet werden kann.

Die Untersuchung der Spender auf klinische Lueszeichen wird gefordert. Es sei zur Diskussion gestellt, wie weit dies generell durchführbar und im Hinblick auf die erste Inkubation auch wirksam ist bzw. ob nicht andere Sicherungen zumindest beim Konservenblut genügen.

An serologischen Befunden werden normalerweise die WaR. und zwei Nebenreaktionen verlangt. Das ist bei der Konserve einfach, bei der Nativtransfusion kann man sich relativ sichern dadurch, daß man bei Berufsspendern periodisch Wassermannbefunde einholt, was in früheren Richtlinien dreimonatlich, im Entwurf des neuen deutschen Blutspendergesetzes 14tägig vorgeschlagen wird. Außerdem sei vor jeder Nativtransfusion eine Luesschnellreaktion vorzunehmen. Verwandtenspender haben statistisch einen relativ hohen Prozentsatz von Luesübertragungen und sollen genau so wie Berufsspender behandelt werden.

2. Vorbehandlung des Spenderblutes. Mit spirochätoziden Mitteln könnte auch die Frage der ersten Inkubation gelöst werden. Arsenoxyd (Hämosept Höchst) entspricht allen gestellten Anforderungen, nämlich auch große Spirochätenmengen zu vernichten, die Spendererythrozyten nicht zu schädigen und keine toxischen Wirkungen für den Empfänger hervorzurufen. Zur Erreichung der Toleranzgrenze müßte man einem Erwachsenen mit 70 kg Körpergewicht 35 Liter Blut geben.

Dahr zweifelt die Beweiskraft der Selbstversuche von Schwalm und Köppler zwar an, eine gewisse Indikation für die Verwendung von Hämosept kann aber sicherlich schon heute ausgesprochen werden. Zu prüfen wäre allerdings noch, ob durch routinemäßige Anwendung dieses Mittels allein das Problem der Transfusionssyphilis zu lösen ist.

Wir selbst haben Hämosept zu 200 Konserven zugesetzt, wenn in dringlichen Fällen die serologischen Befunde zu spät kamen oder unsicher waren. Nachteilige Folgen haben wir nicht gesehen.

3. Konservierung des Blutes im Kühlschrank. Dadurch erlösche die Infektiosität der Luesspirochäte nach drei bis fünf Tagen. Eine Luesübertragung durch Konservenblut ist bisher noch nicht beschrieben.

b) Malaria.

Biologische Eigentümlichkeiten der Plasmodien und widersprechende Befunde über den Einfluß der Kühlschrank-

lagerung auf die Erreger erschweren die Frage der Spenderauswahl. Theoretisch kann man nur dann mit Sicherheit
eine Uebertragung ausschließen, wenn man alle Spender
ablehnt, die jemals Malaria gehabt haben oder in Malaria-
gebieten gelebt haben. In der Praxis wird dies bei uns
zumindest nicht von großer Bedeutung sein.

c) Hepatitis.

Diese stellt ein wesentlich größeres Problem dar. Erreger, Inkubationszeit und klinischer Verlauf unterscheiden
den homologen Serumikterus von der epidemischen Hepatitis. Die bis heute bekannten prophylaktischen Maßnahmen reichen nicht aus, um das Problem zu lösen:

1. Spenderauswahl: Trotz Befolgung des strengen Standpunktes der Weltgesundheitsorganisation, alle
Spender, die jemals eine Hepatits mitgemacht haben, abzulehnen, ist infolge der epidemiologischen Schwierigkeiten
keine Sicherheit gegeben. Dieser absolute Spenderausschluß
wird jedoch nur von einer Minderheit der Transfusions-
zentren gehandhabt.

2. Sterilisation: Der Arbeitsvorgang bei der
Sterilisation des Transfusionsgerätes muß der Resistenz
des Virus Rechnung tragen, Schnepper sind zu vermeiden.

3. Bestrahlung mit ultraviolettem Licht:
Dadurch wird das Virus abgetötet. Eine generelle Vorbehandlung des Mischplasmas auf diese Art ist aber praktisch
noch nicht durchführbar, die Schwierigkeiten beim Blut
selbst würden noch größer sein.

4. Stickstofflost: Eine Denaturierung des Virus
trete auch durch Zusatz von gereinigtem Stickstofflost ein,
ohne daß es zur Schädigung des Serumeiweißes komme.

Dies sind jedoch alles noch keine Lösungen, was um
so bedauerlicher erscheint, wenn man sich einige Zahlen
vergegenwärtigt: Das Vorkommen des homologen
Serumikterus wird beim Mischplasma mit durchschnittlich
bis zu 15%, in Einzelfällen noch höher angegeben. Für
Vollblut erscheint uns die Angabe von weniger als 1%
zu gering.

Die Mortalität schwankt zwischen 0·2 und 10%,
kann aber eher noch höher gerechnet werden.

d) Sonstige Infektionskrankheiten. Daß
durch eine Bluttransfusion auch Fleckfieber, Morbus Bang,
Wolhynienfieber und Papataccifieber übertragen werden
können, sei nur der Vollständigkeit halber hier angeführt.

I, 2. Unsachgemäße Behandlung der Konserve.

Zwischenfälle dieser Gruppe können verursacht sein durch

1. bakterielle Infektion des Konservenblutes

a) infolge Vernachlässigung der aseptischen Technik bei Abnahme und Lagerung.

b) infolge Bakteriämie des Spenders. Spenderauswahl, Inspektion der Konserve und Einhaltung der Asepsis sind prophylaktische Maßnahmen, bieten jedoch keine 100%ige Sicherheit. Raumtemperatur ist für Bakterienwachstum günstig, daher die Konserve vor der Transfusion nicht länger als vier Stunden aus dem Kühlschrank entfernen.

Schüttelfrost, Fieber und Erbrechen treten auf und dauern meist länger als bei einer pyrogenen Reaktion. Die Schwere der Symptome richtet sich nach dem Grad der Infektion. Schwerste Fälle mit tödlichem Ausgang sind beschrieben.

Neben antibakteriellen Maßnahmen bekämpft man symptomatisch den Schock und dämpft zentral (Dolantin, Morphin usw.).

2. extravasale Hämolyse der Spendererythrozyten in der Blutkonserve vor stattgefundener Transfusion.

Zum Unterschied von der intravaskulären Hämolyse nach gruppenunstimmiger Transfusion gelangt hier nur gruppengleiches Hämoglobin in den Empfängerkreislauf, wird rasch abgebaut und macht in der Regel keine schwereren Symptome und insbesondere keine Nierenschädigung.

a) Das Alter der Konserve kann ein Grund der extravasalen Hämolyse sein. Die im Zitratblut bei der Lagerung relativ rasch zunehmende Spontanhämolyse wird zwar durch den Glukosezusatz des Stabilisators wesentlich verringert, doch soll man sich im allgemeinen auf eine Verwendungsdauer von zwei Wochen beschränken und ältere Konserven nur in Ausnahmefällen nehmen.

b) Temperatureinflüsse sind in diesem Zusammenhang von wesentlicher Bedeutung:

Die geringste Hämolyse tritt im Kühlschrank ein, Raumtemperatur nach Kühlschrankaufbewahrung verstärkt die Spontanhämolyse. Das Anwärmen der Konserve erscheint uns nicht erforderlich. Wir schätzen die Gefahr der Ueberhitzung einzelner Konserven bei grundsätzlichem Anwärmen jeder Konserve im großchirurgischen Betrieb höher ein als die Möglichkeit einer Schädigung durch kaltes Blut. Nach den Prinzipien der Hibernation sei die Unterkühlung bei schlechten Risken in der Blockade ja sogar vorteilhaft, und um solche Fälle handelt es sich doch meist bei übergroßen Transfusionen.

Aus eigener Erfahrung der letzten Zeit sei von zwei Patienten berichtet, denen wir 6 bzw. 7 Liter kaltes Blut in 1—1$^{1}/_{2}$ Stunden geben mußten. Es konnte keine Reaktion beobachtet werden.

c) Jedes T r a u m a durch S c h ü t t e l n ruft eine vermehrte Spontanhämolyse hervor, da auch die mechanische Resistenz der Erythrozyten mit dem Alter der Konserve abnimmt. Das Mischen des Konserveninhaltes vor Verwendung soll vorsichtig geschehen, beim Transport der Konserve vermeide man möglichst jede Erschütterung. Auch der Kühlschrank selbst soll nicht vibrieren.

d) Z u s a t z v o n h e t e r o t o n e n L ö s u n g e n zur Blutkonserve hat denselben unerwünschten Effekt. Es kann aber auch i s o t o n e 5% G l u k o s e l ö s u n g die Spendererythrozyten schädigen. Agglutination und Bilirubinämie sind beschrieben, Fälle von postoperativem Ikterus und verminderter Wirksamkeit der Transfusion scheinen dadurch erklärlich. Um dies zu vermeiden, soll man niemals Konservenblut mit der Infusionsglukose mischen. Ein 0·11%iger Kochsalzzusatz zur Glukoseinfusion verhindert ebenfalls die Schädigung der Spendererythrozyten und mindert außerdem die Vorteile, die die Glukose gegenüber der physiologischen Kochsalzlösung postoperativ bietet, nicht.

I, 3. Z i t r a t s c h ä d e n (S t a b i l i s a t o r).

Als toxische Wirkungen des im Stabilisator enthaltenen Zitrates auf den Empfänger werden Tetanie und vermehrte Blutungstendenz genannt.

a) T e t a n i e. Die Entstehung wird aus der Bindung des ionisierten Kalzium im Empfängerserum durch große Zitratmengen erklärt. Das Zitrat wird rasch in der Leber abgebaut, so daß nur große Mengen schnell gegeben im Tierversuch zu Zwischenfällen geführt haben.

Um die toxische Grenze beim Menschen zu erreichen, müßte man demnach in 5 Minuten vier Liter Zitratplasma geben oder mehr als die Hälfte des strömenden Blutvolumens durch Zitratblut ersetzen. Nach klinischen Erfahrungen wurden bis zu 7000 ccm Zitratblut in einigen Stunden gegeben, anstandslos vertragen. Als Faustregel gilt

beim ACD-Stabilisator, daß 100 ccm B l u t p r o K i l o -
g r a m m K ö r p e r g e w i c h t 'p r o S t u n d e toleriert
werden. Im allgemeinen kann man die Gefahr des tetani-
schen Zwischenfalles also klinisch vernachlässigen. Kommt
man im Einzelfall bei übergroßen Transfusionen an die Toleranzgrenze, so gibt man ebenso wie bei der Tetanie selbst,
bei Lebererkrankungen mit gestörtem Zitratabbau und bei
der Austauschtransfusion intermittierend Kalzium intravenös.

     b) Eine v e r m e h r t e B l u t u n g s t e n d e n z durch
das Zitrat des Konservenblutes scheint nach den darüber
vorliegenden Untersuchungsergebnissen wohl eher negiert
werden zu können: es konnte nicht nachgewiesen werden,
daß eine Bluttransfusion überhaupt eine Blutung aus einem
offenen Gefäß verlängere, eine Reihe von Arbeiten weist
sogar auf eine paradoxe Wirkung des Natriumzitrates im
Sinne einer Verkürzung der Koagulationszeit hin, wenn
man es mit Blut in vivo mischt. Gelegentliche Störung der
Blutgerinnung bei Zitratbluttransfusion wird durch Heparin-
ausschüttung im hämorrhagischen Schock erklärt.

I, 4; II, 1. P y r o g e n e R e a k t i o n e n.

     Sie können ihre Ursache im Stabilisator oder im
Transfusionsgerät haben und leiten so über zu den durch
die Transfusionstechnik hervorgerufenen Störungen.

     Gekennzeichnet sind diese Reaktionen durch ein wäh-
rend oder unmittelbar nach der Transfusion auftretendes
und meist nur einige Stunden anhaltendes Syndrom von
Schüttelfrost, Fieber, eventuell Erbrechen und in schweren
Fällen Kreislaufstörungen.

     Die U r s a c h e dieser Zwischenfälle sind vor allem

     a) Stoffwechselprodukte apathogener Wasserbakterien,
die Pyrogene im engeren Sinne, und

     b) denaturierte Eiweißsubstanzen im handelsüblichen
Natriumzitrat oder von Blutresten im schlecht gereinigten
Transfusionsgerät stammend.

     Man soll daher für den Stabilisator nur pyrogenfrei
hergestelltes Natriumzitrat und pyrogenfreies Wasser. verwenden und das Transfusionsgerät vorschriftsmäßig reini-
gen und sterilisieren. Plastische Transfusionsschläuche zur
nur einmaligen Verwendung sind für uns indiskutabel.
Durch langsame Transfusion führt man weniger Pyrogene
in der Zeiteinheit zu und verringert ebenfalls die Wahrscheinlichkeit einer Reaktion.

Die pyrogenen Reaktionen sind die h ä u f i g s t e n Transfusionszwischenfälle. Zahlen schwanken zwischen 1·8 und 5·3%. Die Anzahl der Pyrogene, die Geschwindigkeit der Transfusion und eine individuell verschiedene Empfindlichkeit spielen eine Rolle beim Auftreten und Grad dieser Reaktionen, welche im allgemeinen zwar als nicht gefährlich, ja sogar wie eine unspezifische Reizkörpertherapie beurteilt werden, bei Schwerstkranken im Einzelfall jedoch auch letal wirken können.

Eine kausale T h e r a p i e gibt es nicht. Man unterbricht oder wechselt die Transfusion, führt Wärme zu, dämpft zentral mit Alkaloiden oder Phenylthiazinen, gibt Kalzium intravenös gegen den Schüttelfrost und Antipyretika bei empfindlichen Patienten.

Eine endgültige Klärung der Probleme liegt gerade bei dieser Reaktionsgruppe noch nicht vor. Mögliche Beziehungen zu den allergischen Reaktionen sind bereits vermutet worden.

II, 2. E m b o l i e n.

a) E m b o l i e n d u r c h B l u t g e r i n n s e l haben ihre praktische Bedeutung durch die Verwendung von Filtern verloren.

b) Die L u f t e m b o l i e ist wesentlich wichtiger. Sie wird vor allem hervorgerufen durch Einpumpen von Luft bei der Transfusion unter Druck, wenn eine leere Konserve übersehen wird oder wenn trotz eines Blutrestes in der Flasche bei teilweise verlegtem Filter nur Luft durchgepreßt wird. Daher Transfusion unter Druck nur mit dauernder Aufsicht durchführen.

Wird nicht unter Druck transfundiert und die Konserve wird leer, ohne daß man den Quetschhahn zugedreht hätte, haben wir nie gesehen, daß Luft spontan nachgeströmt wäre. Die Transfusion hört in diesen Fällen von selbst auf.

Größere Mengen Luft blockieren den Ausgang des rechten Ventrikels, Abfall des Schlagvolumens und Ueberfüllung des rechten Herzens sind die Folge. Daraus erklären sich auch die S y m p t o m e, wie Zyanose, Dyspnoe und Blutdruckabfall.

Als T o l e r a n z g r e n z e werden im allgemeinen 30 ccm Luft angeführt, Einzelfälle mit wesentlich höheren Mengen sind beobachtet worden.

T h e r a p e u t i s c h ist neben Linksseitenlage zur Freimachung des blockierten Ventrikelausganges Sauerstoffatmung und Versuch des direkten Luftabsaugens durch

Ventrikelpunktion oder Herzkatheterismus angezeigt. Bei Herzstillstand klassische Therapie mit Herzmassage.

II, 3. Kreislaufüberladung.

Die Kreislaufzwischenfälle durch zu rasche und zu große Transfusion sind, abgesehen von der Hämolyse, die Ursache der meisten Fälle von Transfusionsmortalität.

Neben Menge und Geschwindigkeit der Transfusion ist es vor allem der Zustand des Herzens, der hier zu beachten ist. Daß dieser aber nicht immer genau eingeschätzt werden kann, ist eine alte Erfahrungstatsache. Daher rasch transfundieren nur bei entsprechender Indikation. Sonst ist die Dauertropftransfusion, wenn nötig, sogar als Erythrozytenkonzentrat vorzuziehen.

Zahlenmäßige Anhaltspunkte werden zwischen 50 und 2 ccm Blut pro Minute je nach Herzzustand als tolerabel angegeben. In Einzelfällen werden noch wesentlich höhere Mengen vertragen.

Die Symptome, entsprechend einer akuten Herzinsuffizienz, treten während oder kurz nach der Transfusion auf (Zyanose, Dyspnoe, Lungenödem).

Die Behandlung ist, wie bei der Luftembolie, ein ausgesprochen dringliches Erfordernis: sofortige Unterbrechung der Transfusion, Aderlaß mindestens der transfundierten Menge, Sauerstoffatmung und eventuell venöse Stauung an den proximalen Extremitätenabschnitten, wodurch vorübergehend bis zu 15% des strömenden Blutvolumens ausgeschaltet werden können.

II, 4. Gangrän.

Diese Komplikation kann nach intraarterieller Transfusion auftreten, auch Amputation wurde bereits beschrieben.

Als Ursache werden Vasospasmus durch den lokalen Reiz des kalten Blutes und längere Dauer der intraarteriellen Transfusion angegeben.

Zur Vermeidung soll man nicht über eine Stunde intraarteriell transfundieren und den Vasospasmus durch Novocain lokal oder als Sympathikusblockade (zervikal, ganglion stellatum) ausschalten.

III, 1. a) Allergische Reaktionen.

Diese leiten das Kapitel der Eiweißunverträglichkeit zwischen Spender und Empfänger ein.

Letzte Klarheit besteht hier nicht, eine A'n t i g e n-A'n t i k ö r p e r r e a k t i o n durch Unverträglichkeit der Eiweißsysteme von Spender und Empfänger wird als Ursache angenommen. Antigene im Spenderserum können mit natürlichen Antikörpern des Empfängerserums reagieren oder erst Anlaß zur Antikörperbildung geben (aktive Immunisierung). Ebenso können Antikörper des Spenderserums selbst auf den Empfänger übertragen werden (passive Immunisierung).

Dem H i s t a m i n wird eine Rolle bei der Antigen-Antikörperreaktion zugesprochen.

Die Möglichkeit des Bestehens von E i w.e i ß g r u p-p e n s y s t e m e n analog der Blutgruppen ist in diesem Zusammenhang bereits ausgesprochen und untersucht worden.

Die S y m p t o m e, wie Urticaria, in schwereren Fällen angioneurotisches Oedem (Glottisödem) und anaphylaktischer Schock, sind bekannt.

Die H ä u f i g k e i t dieser Zwischenfälle liegt zwischen 1 und 2%.

'An p r o p h y l a k t i s c h e n Maßnahmen kennen wir neben der Ablehnung von Spendern, die an allergischen Manifestationen leiden, und der Desensibilisierung durch Vorspritzen kleiner Plasmamengen vor allem die A n t i-h i s t a m i n i c a. Mit routinemäßigem Zusatz von Pyribenzamin zum Spenderblut konnte das Auftreten von allergischen Reaktionen von 2·69% auf 0·16% gesenkt werden. Dabei verschwanden aber auch die pyrogenen Reaktionen, was auf eine Verwandtschaft dieser beiden Gruppen schließen lasse. Diese würde sich durch das Bestehen von Eiweißgruppensystemen zwanglos erklären.

Wir selbst haben begonnen, Pyribenzamin (Ciba) routinemäßig bei Transfusionen am Nichtnarkotisierten dem Spenderblut prophylaktisch zuzusetzen. Die Zahlen sind noch zu klein, um endgültige Schlüsse daraus ziehen zu können. Das Vorkommen von allergischen und pyrogenen Reaktionen scheint aber abzunehmen.

T h e r a p e u t i s c h e s V o r g e h e n ist bekannt: Kalzium intravenös, Ganglienblocker zur zentralen Dämpfung, Antihistaminika, die aber therapeutisch weniger wirksam als prophylaktisch sind, Adrenalin subkutan und Unterbrechung der Transfusion in schweren Fällen.

III, 1. b) S e r u m k r a n k h e i t.

Unter diesen bekannten klinischen Erscheinungen treten Zwischenfälle mehrere Tage nach der Transfusion auf, die als S p ä t r e a k t i o n des Empfängers gegenüber Abbauprodukten des unverträglichen Spendereiweißes gewertet werden.

Die T h e r a p i e entspricht im wesentlichen der bei allergischen Reaktionen.

III, 2. a) I s o i m m u n i s i e r u n g.

Ueberleitend zur Hämolyse kann in der Gruppe der Blutgruppenunverträglichkeit dieses Geschehen als l a t e n t e r Z w i s c h e n f a l l bezeichnet werden. Zugrunde liegt eine Antikörperbildung durch unverträgliche Antigene der Spendererythrozyten.

Die Transfusion ist klinisch zwar verträglich, die Komplikationen manifestieren sich erst später als Hämolyse oder Morbus haemolyticus neonatorum.

Im Rh-System sei das populärste Beispiel genannt.

III, 2. b) H ä m o l y t i s c h e R e a k t i o n e n.

Als wichtigste, weil gefährlichste Komplikation sei diese Gruppe an den Schluß der Besprechung gestellt.

Ein intravaskulärer Blutkörperchenzerfall macht gruppenfremdes Hämoglobin frei, welches als d i e toxische Substanz angesehen wird. Klinischer Ausdruck dieser Hämoglobinämie ist das Frühsyndrom (Lumbalschmerz, Atemnot usw.), welches in Narkose maskiert ist und nur durch vermehrte Blutungstendenz auffällt. Der Abbau des Hämoglobins kann zur Bilirubinämie führen, welche sich als Ikterus manifestiert. Bei Ueberschreiten der Nierenschwelle — als Richtzahl sind 135 mg% Hb genannt — kommt es zur Hämoglobinurie mit all ihren Folgen bis zur Urämie.

Das G e s c h e h e n i n d e r N i e r e selbst besteht aus einer toxischen V a s o k o n s t r i k t i o n mit konsekutiver Ischämie, welche auch in Zusammenhang mit dem primären Schock gebracht wird und aus V e r ä n d e r u n g e n a n d e n T u b u l i, nämlich mechanische Verlegung durch Hämoglobinablagerung und vor allem toxische Epithelnekrosen. Dieses Bild wird als T r a n s f u s i o n s n e p h r o s e oder lower nephron nephrosis bezeichnet. Auffallend dabei ist, daß die mechanische Komponente nicht so groß ist, um ein Nierenversagen erklären zu können und daß der Hämoglobin-Niederschlag bei saurem Harn wesentlich stärker als bei alkalischem ist.

Der Grad der Nierenschädigung hängt ab von der Menge des transfundierten Blutes. Bis zu 200 ccm wären bei vorher gesunder Niere keine ernstlichen Schädigungen zu befürchten.

Die U r s a c h e der intravaskulären Hämolyse kann liegen in

1. u n v e r t r ä g l i c h e n A g g l u t i n i n e n d e s E m p f ä n g e r s e r u m s. Hierher gehören F e h l e r in der Bestimmung des ABO-Systems und V e r w e c h s l u n g e n im Rahmen des Transfusionsdienstes, wodurch die überwiegende Anzahl dieser Zwischenfälle hervorgerufen wird.

Außerdem gehören hierher die i r r e g u l ä r e n A n t i - k ö r p e r der A-Untergruppen, des Rh-Systems, der Faktoren P, M, N, S und der seltenen Blutgruppen (Lutheran, Kell, Cellano, Lewis, Duffy, Leway, Graydon, Jobbins).

2. u n v e r t r ä g l i c h e n A g g l u t i n i n e n d e s S p e n d e r s e r u m s, wie dies beim „g e f ä h r l i c h e n O - U n i v e r s a l s p e n d e r" der Fall ist.

Ein Titer von 1 : 32 bzw. 1 : 64 wird im allgemeinen als gefährlich angesehen, dieser kommt aber nur in einem geringen Prozentsatz aller O-Blute vor. Dies scheint die Verwendung des Universalspenders im Einzelfall unter besonderen Bedingungen zu rechtfertigen, obwohl als Grundregel gelten soll, nur gruppengleiches Blut zu transfundieren. Routinemäßige Titerbestimmung der O-Blute ist einem klinischen Laboratorium nicht zumutbar, A- und B-Substanzen zur Neutralisierung von α und β im Universalspenderblut stehen nicht zur Verfügung;

3. v e r m i n d e r t e r o s m o t i s c h e r R e s i s t e n z intakt transfundierter Spendererythrozyten, die bei Kontakt mit dem Empfängerserum hämolysiert werden.

Zur V e r m e i d u n g dieser Zwischenfälle ist — geschultes Personal und gut organisierten Transfusionsdienst vorausgesetzt — zu fordern:

1. e x a k t e B l u t g r u p p e n- u n d R h -B e s t i m - m u n g. Nicht Vollblut, sondern 5% Kochsalzaufschwemmung der Erythrozyten verwenden; auch Serumeigenschaften bestimmen.

Die Rh-bedingten Zwischenfälle dürfen nicht unterschätzt werden; schwerwiegend wirkt sich eine klinische Latenzzeit von durchschnittlich 50 Minuten aus;

2. die K r e u z p r o b e. Diese Verträglichkeitsprüfung von Spendererythrozyten mit Empfängerserum ist grundsätzlich vor jeder Transfusion zu machen; zur Erfassung auch der blockierenden Antikörper ist auch mit einer Albuminaufschwemmung der Spendererythrozyten bei 37 Grad zu testen.

Die Verträglichkeitsprüfung der Empfängererythrozyten mit dem Spenderserum kann auf große Transfusionen und Ausgeblutete beschränkt werden;

3. die O e h l e c k e r s c h e P r o b e. Sie dient beim wachen Patienten als letzte Sicherung gegen Irrtümer und Verwechslungen im ABO-System, beim Rh-System und in der Narkose versagt sie.

Die H ä u f i g k e i t der hämolytischen Reaktionen wird zwischen $0{\cdot}1^0/_{00}$ und $5^0/_{00}$ angegeben, die M o r t a l i t ä t bei ausgeprägtem Bild der Nierenschädigung liegt ü b e r 50%, obwohl die Prozentsätze wegen der Kleinheit der hierüber vorliegenden Zahlen nicht ganz überzeugend sind.

T h e r a p i e :

1. A u s t a u s c h t r a n s f u s i o n zur Eliminierung nephrotoxischer Substanzen. Mortalitätssenkung der Transfusionsurämie auf 34% ist berichtet. Möglichst bald soll man zunächst eine große Blutmenge austauschen, zur Hemmung der Progredienz der Urämie scheinen später auch wiederholte kleinere Austauschtransfusionen bis zu 1000 ccm auszureichen. Grundsätzlich soll man um so mehr austauschen, je mehr man einen erhöhten Reststickstoff senken will.

2. K ü n s t l i c h e N i e r e : Sie bringt eine zeitliche Chance zur Erholung. Pathologisch-anatomische Beobachtungen sprechen für die Regenerationsfähigkeit der Schäden und Reversibilität des Prozesses, wenn genug Zeit zur Verfügung steht. Die Anwendung dieser Apparaturen ist zeitlich beschränkt, daher erst bei fortgeschrittenem Prozeß einschalten, um größtmöglichen Erfolg zu erzielen.

3. S c h o c k b e k ä m p f u n g : Zur Behandlung des primären Blutdruckabfalles werden Vasopressoren mit Vorbehalt und Transfusion von verträglichem Blut als direktes Mittel gegen die hämolytische Anämie und gegen den renalen Vasospasmus empfohlen.

4. A - u n d B - S u b s t a n z e n, dem Empfänger injiziert, verhindern durch Neutralisation seiner α- und β-Agglutinine bei einer ABO-Unverträglichkeit die Hämolyse der noch im Empfängerkreislauf vorhandenen Spenderzellen und schwächen die Reaktion ab.

5. A l k a l i n i s i e r u n g des Harnes mit Natriumbikarbonat oder Natriumlaktat wird deshalb empfohlen, weil im alkalischen Milieu der Hämoglobinniederschlag in

den Tubuli wesentlich geringer sei. Man soll möglichst bald
damit beginnen, Prophylaxe wäre theoretisch am besten.
Solange Hämoglobinurie besteht, soll man die Alkalini-
sierung aufrecht erhalten. Auf Alkalosezeichen ist zu
achten!

6. F l ü s s i g k e i t s z u f u h r : Hier stehen sich zwei
Ansichten gegenüber: soll man reichlich geben, um das
Hämoglobin auszuwaschen oder soll man einschränken,
um die Niere zu entlasten?

Ein Mittelweg ist zu empfehlen: 1500 ccm Glukose
intravenös pro die, solange keine Verminderung der Harn-
produktion eintritt. Perorale Flüssigkeitsgaben werden
schlecht vertragen.

7. P e r i t o n e a l d i a l y s e : Damit sind zwar Erfolge
beschrieben, doch scheinen die Komplikationsmöglichkeiten
uns auch auf Grund eigener Erfahrungen so groß, daß der
Wert dieser Methode praktisch wesentlich eingeschränkt
wird. Peritonitis, Verstopfung des Spülsystems und schwere
allgemeine Oedeme sind zu befürchten. Eine Dauerspülung
der Harnblase hat infolge der kleinen Spülfläche und des
geringen Auswaschungseffektes wohl keinen praktischen
Wert.

8. D e k a p s u l a t i o n : Sie soll eine mechanische Entlastung für die ödematös geschwollene Niere bringen,
wurde deshalb empfohlen, hat aber noch nie geholfen und
ist daher abzulehnen.

9. S p l a n c h n i k u s b l o c k a d e , S p i n a l a n ä s t h e s i e ,
D i a t h e r m i e und K u r z w e l l e n der Niere sind ebenfalls als wertlos zu bezeichnen und abzulehnen.

Damit ist diese Uebersicht abgeschlossen. Der Kliniker
soll also imstande sein, Transfusionszwischenfälle zu erkennen, sie zu behandeln und vor allem alles zu tun, um
sie zu vermeiden.

Nicht unerwähnt soll abschließend jedoch bleiben, daß
nicht jede Reaktion, die in z e i t l i c h e m Zusammenhang
mit einer Blutübertragung steht, auch k a u s a l e n Zusammenhang damit haben muß. Diese Frage müßte im Einzelfall von allen Beteiligten wohl primär geklärt werden.

Literatur beim Verfasser.

Aussprache: Hr. Dr. H. H o m m a (Salzburg): An der
Bundesstaatlichen Bakteriologisch-Serologischen Untersuchungsanstalt
Salzburg werden seit Monaten durch Herrn Dr. H. L i n d n e r
alle Chargen der Stabilisatorlösungen auf Pyrogenfreiheit unter-

sucht. Wird diese nach der amerikanischen Vorschrift mit destilliertem Wasser 5fach verdünnt und werden 10 ccm davon in die Ohrvene von Kaninchen injiziert, dann schreien die Tiere regelmäßig auch bei langsamer Injektion. Als Ursache erwies sich nicht die durch die Verdünnung reduzierte osmotische Spannung, sondern der praktisch unveränderte p_H-Wert von 5·0 der Lösung. Die Niedrigkeit dieses Wertes ist nötig, um bei der Hitzesterilisaton Karamelisierung der dextrosehaltigen Stabilisatorlösung zu verhindern. Empirisch hat sich der Zusatz von n-Natronlauge im Verhältnis 1 : 20 zur Stabilisatorlösung bewährt. Die Tiere zeigen nach diesem Zusatz keinerlei Zeichen auch nur der Unruhe.

Die fertige Blutkonserve hat wohl, wenn mindestens etwa 200 ccm Blut eingefüllt werden, einen p_H-Wert von 7·2. Die Alkalireserve ist aber stark herabgesetzt. Einmal wurden bloß 150 ccm eingebracht; hier kam es zur manifesten Säuerung und zu Häminbildung.

Es wäre nicht ausgeschlossen, daß diese Belastung des Patienten durch das in seiner Alkalireserve stark verminderte Konservenblut einmal zu Transfusionszwischenfällen Anlaß geben könnte.

Hr. H. B e r g m a n n (Schlußwort): Weder aus eigener Erfahrung noch in Literaturberichten habe ich irgend einen Anhaltspunkt für solche Zwischenfälle gefunden. Es wäre allerdings zu überlegen, ob man nicht bei den eben erwähnten technischen Schwierigkeiten die halbleere Konserve mit dem Blut eines anderen Rh- und gruppengleichen Spenders auffüllen sollte.

Abschließendes zu unserer Erfahrung über die Pathogenese und Therapie des Asthma bronchiale

Von

G. Holler, G. Kollert, H. Hammerl und H. Millesi

Wien

Um ein richtiges Bild über die Pathogenese des Asthma bronchiale zu entwerfen, wollen wir den Pathomechanismus von allergischen Manifestationen überhaupt kurz besprechen. Es gibt einige besonders wichtige Hauptträger, die zur Erzeugung und Aufrechterhaltung einer allergischen Reaktionslage unerläßlich sind. Dazu gehören erstens die abnorme Reaktibilität des vegetativen Nervensystems, in der wahrscheinlich ein mehr oder weniger großer Teil Anlage verankert ist, die hormonale Schwäche des Hypophysen-Nebennierenrindensystems und ein funktionstüchtiger Retikuloendothel-Stoffwechselapparat, der eine ausgiebige Antikörperbildung garantiert. Ausgelöst wird ein solcher anaphylaktischer Mechanismus, auf diese Anlage aufbauend, durch das Eindringen von Stoffen mit Allergencharakter, die sich in seltenen Fällen auch im Stoffwechsel selbst bilden können (letzteres ist das endogene Asthma). Dadurch wird der Organismus sensibilisiert, d. h. es kommt zur Antikörperbildung, die sich vor allem im Retikuloendothel ereignet. Alle Körperzellen werden aber mit Antikörpern aufgefüllt und daraus erklärt sich die omnizelluläre Ueberempfindlichkeit auch beim Asthma bronchiale, wodurch sich allergische Erscheinungen überall manifestieren können. In erster Linie geschieht das aber am Ort des Zweiteindringens des Antigens, wo sich dann in den Zellen zuerst die Antigen-Antikörperreaktion abspielt. Daher sind es eben beim Asthma bronchiale in erster Linie Inhalationsallergene, die die Atemnotanfälle auslösen und unterhalten. Dabei verursachen das Oedem und die Hypersekretion der Bronchialschleimhaut sowie der reaktive, von der nervalen Versorgung ausgelöste Bronchialspasmus die Bronchialstenose, was die Atemnot zur Folge hat.

Seltener dringt das Allergen bei Asthma bronchiale auch auf anderen Wegen in den Körper ein. Wir kennen davon das seltene Nahrungsmittelasthma, bei dem die Sensibilisierung und auch Anfälligkeit von Magen und Darm durch von dort eindringende Allergene erfolgt. Dabei geben entweder Stoffe in den Nahrungsmitteln selbst oder erst ihre Verdauungsprodukte das Allergen ab. Ersteres ist überaus selten, kommt aber dann und wann, speziell bei Achylikern, vor.

F a l l 1: Eine 23jährige Frau, H. L. mit Achylie und Asthma bronchiale (spastische Bronchitis, typische Atemnotanfälle, Bluteosinophilie sowie eosinophile Zellen, Charcot-Laydensche Kristalle und Curschmann-Spiralen im Sputum, Erbanamnese, allergisches Ekzem, das unter anderem auf Genuß von Kalbfleisch mit Vorliebe exazerbiert, wodurch auch die Atemnotanfälle sich vermehrten, entsprechender Hauttest usw.), verlor ihren Asthmazustand immer dann, wenn sie zu allen Mahlzeiten Salzsäure-Pepsin einnahm.

Es ist daraus zu schließen, daß Nährstoffe mit Allergencharakter durch die Verdauung diesen ebenso gewinnen als auch verlieren können.

Aber auch auf endogenes Asthma stoßen wir recht selten. Dazu gehört u. a. die Beobachtung, daß Menschen auf eingeführtes Hormon (ACTH und Cortison) überempfindlich werden können. Wir zitieren kurz die Krankengeschichte eines derartigen Falles.

F a l l 2: Eine 52jährige Frau, die schon seit ihrer Jugend asthmaleidend und erblich belastet ist, bekommt ihre Atemnotanfälle immer im Frühling und Frühsommer. Sie ist sehr empfindlich auf Pflanzenpollen (vor allem auf Lindenblüten). Im Frühsommer 1952 wurde sie auf unserer Abteilung mit ACTH und Cortison behandelt und verließ vollständig beschwerdefrei das Spital, blieb dann bis Sommer 1953 gesund und verfiel von da ab in einen ganz schweren Zustand von Status asthmaticus. ACTH und Cortison hatten jetzt nicht nur keinen Erfolg, sondern verschlechterten den Zustand zunehmend. Alle möglichen Antiasthmatika zeigten keinen oder nur ganz flüchtigen Erfolg. Erst nach Aussetzen der Hormonkur heilte die Frau unter Bellasthman in 1 Woche aus.

Was die Erbanlage anlangt, so sei darauf verwiesen, daß vorher sensibilisierte Meerschweinchen bei Inhalation des Antigens in 100% der Fälle einen Asthmaanfall bekommen und anschließend im anaphylaktischen Schock zugrunde gehen. Die Anlage ist also hier arttypisch. Die Erbanlage des Menschen wird beim Erwachsenen mit etwa 40% berechnet. Bei Kindern macht sie nur wenig Prozente aus; auch heilt das kindliche Asthma bronchiale bei gut 70% der Fälle im Laufe der Entwicklung spontan aus. Die übrigen 30% sind hauptsächlich Konstitutionsfälle, die durch Klimaallergene und dann durch Pflanzenpollen, selten anders hervorgerufen sind. Für klimaallergenempfindliche Kinder sollen in Höhen über 1800 m Schulen und Werkstätten errichtet werden, weil fast alle in dieser Höhe (wo Klimaallergene fehlen) bei mehrjährigem Aufenthalt ausheilen. Aber auch erwachsene Bodenstoffasthmatiker sollen jährlich einmal, solange als möglich, in dieser Höhe zubringen. Es zeigt sich, daß bei Kranken (und speziell Kindern), von denen die Allergene längere Zeit ferngehalten werden, die Antikörperbildung allmählich erlischt. Zu erwähnen ist, aus dem Tierversuch hier anschließend, daß anaphylaxieunempfindliche Tiere (z. B. Ratten) nach Splenektomie anaphylaxieempfindlich werden. Die Schwächung des Retikuloendothels scheint damit die Anlage zum Asthma bronchiale zu vermehren. Dem ist aber nicht so, wie weitere Tierversuche zeigen. Es hat schon Holler in einer jüngsten Veröffentlichung darauf hingewiesen, daß man bei Menschen durch vorübergehende Einschränkung der Funktion des Retikuloendothels (Blockierung durch Speichersubstanzen, Schädigung durch Nitrogen mustard, dann Splenektomie) vorübergehend allergische Krankheitsbilder zum Abklingen bringen kann. Von uns haben nun Hammerl und Millesi, davon ausgehend, in der Literatur bereits angegebene erklärende Tierexperimente überprüft und haben dabei auch neue Wege beschritten. Sie sind zu folgenden, kurz zitierten Resultaten gelangt:

1. Nach Milzexstirpation und intrakardialer Injektion von Thorotrast wurden Meerschweinchen mit Albuminlösung sensibilisiert. Die nach 18 Tagen durchgeführte Inhalation der Albuminlösung zeigte bei den Versuchstieren keine Reaktion, während die Kontrolltiere im Asthmaanfall zugrunde gingen. Auch bei vier- bis fünfmaliger Wiederholung der Inhalation während eines Zeitraumes von 6 Wochen blieben die Versuchstiere unbeeinflußt.

2. Auch die alleinige Injektion von Thorotrast ohne

Milzexstirpation behindert das Auftreten eines Asthmaanfalles nach Inhalation einer Albuminlösung bei darauf sensibilisierten Tieren.

3. Die intrakardiale Thorotrastinjektion schützt das Versuchstier auch dann vor den Folgen einer Inhalation, wenn die Sensibilisierung bis zu 15 Tagen vor der Thorotrastinjektion stattgefunden hat.

4. Nach Milzexstirpation und intrakardialer Injektion von Thorotrast erhielten Meerschweinchen nach verschieden langen Zeitintervallen durch 3 Tage Tripanblau intraperitoneal und wurden anschließend getötet. In histologischen Schnitten aus der Leber der Versuchstiere wurde das Verhalten der Kupfferschen Sternzellen untersucht. Bis zum 14. Tag nach der Thorotrastinjektion fanden sich hauptsächlich Zellen, die Thorotrast speichern, während vom 17. Tag an die tripanblauspeichernden Zellen zunahmen. Es wird daraus der Schluß gezogen, daß von diesem Tag an die Regeneration der retikuloendothelialen Zellen in der Leber nach Blockierung mit Thorotrast in Erscheinung tritt.

Daraus geht hervor, daß es auch bei Menschen gelingen könnte, den einmal bleibend in Gang gekommenen allergischen Mechanismus auch beim Asthma bronchiale an der wichtigen Stelle der Antikörperbildung und -bindung im Retikuloendothel durch geeignete Speichersubstanzen anhaltender zu unterbrechen, als dies bisher mit ACTH und Cortison möglich war. Neue Gesichtspunkte scheinen sich daraus für die Therapie das Asthma bronchiale zu ergeben, deren Ausbau durch den Tierversuch weiter vorzubereiten ist. Es ist eine andere Form, die Antikörperbildung zu behindern, als wir dies mit ACTH und Cortison sehr wirkungsvoll, aber doch immer mehr oder weniger sehr vorübergehend erreichen können.

Der Schlüssel zu einer möglichst erfolgreichen Asthmabehandlung liegt in der Erforschung des jeweilig wirksamen Allergens (Anamnese, Hauttestung). Es hat keinen Sinn, z. B. Pollen-, Haus- oder Bettstaubasthmatiker in 1800 m Seehöhe zu schicken. Es werden aber anderseits auch therapeutische Ziele nicht sicher erreicht, wenn man einen Klimaallergen-Asthmatiker in einen Kurort bringt, ohne zu wissen, ob für ihn dort feindliche Bodenstoffe wohl fehlen. Eine Umfrage in zwei weltbekannten Kurorten, deren Ruf speziell Asthmaleidende hinzieht, hat ergeben, daß unter den Ansässigen dort prozentual etwa ebensoviel

Kranke mit Asthma bronchiale vorhanden sind, wie z. B. in Wien. Mit ACTH und Cortison vermögen wir Asthmakranke in der großen Mehrzahl der Fälle prompt, aber nur mehr oder weniger vorübergehend von ihrem quälenden Leiden zu befreien.

Ein neuer Weg zur Behandlung
der Fettsucht

Von

B. Schreiner und **T. Gollmann**

Graz

In der nur mehr schwer übersehbaren Literatur über
das Wesen der Fettsucht findet man die widersprechendsten Ansichten. Während einige Autoren, wie z. B. Grosse-
Brockhoff[1] u. a.[2], nur die Polyphagie als Ursache gelten
lassen und jedem konstitutionellen und endokrinen Faktor
eine ursächliche Bedeutung absprechen, finden sich auf
der anderen Seite Vertreter der Ansicht, daß jeder Form
der Fettsucht eine konstitutionelle, endokrine bzw. dience-
phale Störung oder eine periphere Zirkulationsstörung zugrunde liegt[3-9]. Zwischen diesen extremen Ansichten finden sich alle Uebergänge.

Die angegebenen Therapieformen sind entsprechend
der herrschenden Unklarheit über die Aetiologie der Fettsucht in ihren wesentlichen Grundzügen als rein symptomatisch anzusprechen. Sie stützen sich auf unterkalorische
Ernährung, Steigerung der Stoffwechselvorgänge und Entwässerung. Je nach der Auffassung der einzelnen Autoren
werden dazu dann noch Hormongaben, Reizkörpertherapie
und Herdsanierung, physikalische Maßnahmen, Weckamine,
Kardiaka oder psychotherapeutische Beeinflussung empfohlen[1, 3, 5, 6, 10-15].

Die fundamentale Bedeutung einer unterkalorischen Ernährung für die Behandlung Fettsüchtiger ist wohl un-
bestritten und bedarf keiner besonderen Erörterung.

Die Steigerung der Stoffwechselvorgänge soll durch
Schilddrüsenpräparate und durch körperliche Belastung erreicht werden. Von der Wirksamkeit einer Thyroxinmedi-
kation bei Verwendung unschädlicher Dosen konnten wir
uns nie überzeugen. Die Verabreichung größerer Dosen

erscheint uns wegen der Gefahr des artifiziellen Basedow bzw. einer frühzeitigen Leberverfettung zu riskant. Die Stoffwechselsteigerung durch körperliche Belastung scheitert meist daran, daß die Leistungsgrenze der Fettleibigen erreicht wird, bevor es zu einem Eingriff in die Fettdepots kommt. Müßte doch nach den Berechnungen von Z u n z u. a.[16, 18] ein Adipöser von 100 kg einen Fußmarsch von 80 km zurücklegen, um ½ kg Fett zu verbrennen. Der unbestreitbar günstige Effekt körperlicher Bewegung scheint uns deshalb eher auf einer Stimulierung des peripheren Kreislaufes im Sinne von H o c h r e i n[7] zu beruhen.

Es ist allgemein anerkannt, daß insbesondere zu Beginn einer Entfettungskur entwässernde Maßnahmen von ausschlaggebender Bedeutung sind. Die starke hydrophile Tendenz des Fettgewebes wird von der überwiegenden Mehrzahl der Autoren hervorgehoben[2, 4, 9, 10, 14, 15, 17, 19—22] und konnte in zahlreichen Bilanzversuchen[23] nachgewiesen werden. Dies besagt nun nicht, daß das Fettgewebe des Adipösen immer extrem wasserreich sein muß. F a l k n e r und L a c h n i t[24] haben kürzlich Untersuchungen über den Gesamtwassergehalt bei Fettsüchtigen veröffentlicht, bei denen sie keine erhöhten Gesamtflüssigkeitswerte fanden. Selbst wenn man die Stichhaltigkeit der von mancher Seite kritisierten Methodik anerkennt, spricht das Ergebnis dieser Untersuchungen nicht gegen das Bestehen einer Hydrophilie des Fettgewebes. Diese tritt ja erst dann voll in Erscheinung, wenn durch Einschmelzung des Fettes bei Abmagerungskuren im Gewebe Oxydationswasser und Gewebswasser frei werden. Nach G r o s s e - B r o c k h o f f[25] kommt es bei der Verbrennung des Körperfettes zur Freisetzung von 107 g Oxydationswasser und 30 g Gewebswasser pro 100 g Fett. Ein beträchtlicher Teil dieses Wassers wird nun durch die ihres Fettes beraubten Fettzellen festgehalten und kann durch geeignete Maßnahmen zur Ausschwemmung gebracht werden. Mit den bisher gebräuchlichen Verfahren der Verabreichung diuretischer Mittel bei gleichzeitiger extremer Flüssigkeitsbeschränkung ließ sich bei den stets durstleidenden Fettsüchtigen nur in wenigen Fällen eine ausreichende Entwässerung erzielen. Im Rahmen unserer Untersuchungen mit Ionenaustauschpräparaten griffen wir die in der Literatur bereits erwähnte Anregung auf, Kationenaustauscher zur Entwässerung bei Entfettungskuren zu verwenden[11, 26, 27]. Es handelt sich dabei bekanntlich um feste unlösliche polyvalente Säuren, deren funktionelle Säurerestgruppen mit H, NH_4 oder zum

Teil auch K-Ionen gesättigt sind. Diese Ionen werden nun
im Darm gegen andere, vorwiegend Na-Ionen, ausgetauscht
und der unlösliche Austauscher wird mit dem Stuhl ausgeschieden. Auf nähere, teils sehr komplizierte Einzelheiten
des Wirkungsmechanismus einzugehen, ist uns wegen der
Kürze der zu Verfügung stehenden Zeit nicht möglich[26—33].

Es standen uns die Sulfonharze Natrantit, Katonium,
Dowex 50 und Jonac 240 zur Verfügung, die uns von den
Herstellerfirmen in dankenswerter Weise überlassen wur-
den. Versuche mit Carboxylharzen bei dieser und anderen
Indikationen sind im Gange. Endgültige vergleichbare Er-
gebnisse liegen noch nicht vor.

Bei der Auswahl unserer Fälle haben wir bewußt auf
eine Trennung verschiedener Fettsuchtformen verzichtet, es
wurden lediglich Diabetiker und kreislaufdekompensierte
Patienten ausgeschlossen. Nach einer Vorbeobachtungs-
periode von 10 Tagen, während welcher bei Bettruhe eine
salzlose, eiweißreiche und fettarme Diät von 800 bis 1000
Kalorien unter Gewichtskontrolle verabreicht wurde, be-
gannen wir mit der Gabe von Ionenaustauschern unter Beibehaltung der oben angegebenen Kostform. Die Dosierung
ist von der Kapazität des Austauschers, die bei unserem
Präparaten zwischen 2·5 und 4·5 Milliäquivalent pro Gramm
liegt, abhängig und schwankt zwischen 40 und 75 g pro die.
Eine Flüssigkeitsbeschränkung ist dabei nicht nötig. Nach
dem nun einsetzenden initialen Gewichtssturz von durchschnittlich 6 kg in der ersten Woche wurde die Austauscher-
dosis auf die Hälfte verringert und eine Kochsalzzulage von
2 bis 3 g pro die gewährt. Diese Menge wird durch den
zugeführten Austauscher gebunden, so daß weiterhin keine
nennenswerten Kochsalzmengen zur Resorption kommen,
dem Organismus jedoch keine Salze mehr entzogen werden. Es gelingt so, ohne eine den Patienten belästigende
Flüssigkeitsbeschränkung eine weitere Wasserretention zu
verhindern. Mit dieser Behandlung erzielten wir weitere
Gewichtsabnahmen von durchschnittlich 2 kg pro Woche.

Die Weiterbehandlung war nun eine vorwiegend diätetische und unterschied sich nicht wesentlich von den
üblichen Entfettungskuren. Wir achteten lediglich darauf,
bei der Auswahl der erlaubten Speisen natriumreiche Nahrungsmittel auszuschalten. Nach Absetzen der Austauscher-
behandlung, die in der Regel 4 Wochen lang durchgeführt
wurde, entließen wir die Patienten mit Verordnung einer
entsprechenden Dauerdiät, die, je nach Art der Beschäftigung
des Patienten einen Nährwert von 1200 bis 1800 Kalorien

pro die hatte und kochsalzfrei war. Sie konnte jedoch mit einem natriumfreien Diätsalz gewürzt werden. Ambulante Kontrollen in monatlichen Abständen zeigten uns bei disziplinierten Patienten weitere allmähliche Gewichtsabnahmen.

Die Verträglichkeit der Präparate war im allgemeinen gut. Nach einigen Tagen stellte sich in der Regel eine mäßige Inappetenz ein, die bei der vorliegenden Indikation als durchaus begrüßenswert anzusehen ist. Gelegentlich kam es zu vorübergehender Uebelkeit, die jedoch nur in einem Fall ein Absetzen der Medikation erforderlich machte.

Bei der von uns gewählten Dosierung konnten in laufenden Kontrollen keine Veränderungen der Blutelektrolyte und dementsprechend auch keine Ekg.-Veränderungen festgestellt werden. Eine unbedingte Notwendigkeit, die Behandlung laboratoriumsmäßig zu überwachen, besteht deshalb unseres Erachtens nicht.

Wenn auch unser Beobachtungsgut für eine endgültige Erfolgsbeurteilung noch zu klein ist, so lassen sich doch schon folgende Vorteile des beschriebenen Weges zur Einleitung von Entfettungskuren erkennen:

1. Die von uns erzielten eindrucksvollen initialen Gewichtsverluste können mit den üblichen Methoden nur selten erreicht werden. Sie sind insbesondere auch von größtem psychotherapeutischen Wert, was viele Autoren bestätigen[1, 10, 14, 19].

2. Die Möglichkeit, unbeschränkt Flüssigkeit zuführen zu können, wird von den Patienten als große Annehmlichkeit empfunden und erleichtert ihnen die genaue Einhaltung der strengen Kostform ungemein.

3. Durch die ausreichende Entwässerung und die vorwiegende Eiweißernährung wird, worauf auch Boller[14] besonders hinweist, eine Erschlaffung des subkutanen Gewebes nach der Entfettung vermieden.

4. Auch bei kreislaufgeschädigten Patienten können auf diese Weise gefahrlos Entfettungskuren mit befriedigendem Ergebnis durchgeführt werden.

Abschließend sei noch einmal darauf hingewiesen, daß wir die unterkalorische Ernährung als den wesentlichsten Faktor jeder Entfettungskur ansehen. Wir glauben aber, im Natriumentzug durch Ionenaustausch einen leicht gangbaren Weg zu sehen, der in vielen Fällen rascher und für den Patienten angenehmer als mit den bisher üblichen Methoden zu einem befriedigenden Ergebnis führen kann, vor allem aber geeignet ist, diese in wertvoller Weise zu unterstützen.

Literatur: [1] Grosse-Brockhoff, F.: Dtsch. med. Wschr., 1953, 12: 399. — [2] Newburgh, N.: Textbook of Endocrinology. Philadelphia: Saunders Comp., 1950. — [3] Jores, A., Loos, M. und Spiegelberg, U.: Medizinische, 1952, 24: 815. — [4] Hoff, F.: Klin. Physiologie u. Pathologie, S. 722 ff. Stuttgart 1952. — [5] Kossmann, F. und Pirrung, E.: Medizinische, 1953, 27/28: 908. — [6] Piorkowsky, G.: Medizinische, 1952, 10: 325. — [7] Hochrein, M.: Münch. med. Wschr., 1936: 1548. — [8] Derselbe: Münch. med. Wschr., 1951: 2312. — [9] Hochrein, M. und Schleicher, J.: Münch. med. Wschr., 1951, 28: 1395. — [10] Schleicher, J. und Obergassner, H.: Med. Mschr., 1953, 4: 216. — [11] Lachnit, V.: Wien. med. Wschr., 1953, 14: 253. — [12] Störmer, A.: Aerztl. Prax., 1949, 21. — [13] Fellinger, K.: Paracelsus, 1950, 7. — [14] Boller, R.: Wien. med. Wschr., 1953, 8: 145. — [15] Voit, F.: Neue dtsch. Klin., Berlin-Wien, 1929: 319. — [16] Zuntz und Schumburg: Die Physiologie des Marsches. Berlin 1901. — [17] Bansi, H. W. und Mitarbeiter: Medizinische, 1951, 38: 1161; 39: 1202. — [18] Wilder und Newburgh: Zit. n. Bansi. — [19] Schüpbach, A.: Schweiz. med. Wschr., 1952, 16: 441. — [20] Grafe, E.: Lehrb. d. inn. Med., S. 139. Berlin-Göttingen-Heidelberg, 1949. — [21] Sturm, A.: Pathol. Physiol., S. 398. Jena 1945. — [22] Feuchtinger, O.: Fettsucht und Magersucht. Berlin 1946. — [23] Newburgh und Johnston: Zit. n. Grafe. — [24] Falkner, R. und Lachnit, V.: Wien. Z. inn. Med., 34 (1953), 1: 23. — [25] Grosse-Brockhoff, F.: Pathologische Physiologie. Berlin 1950. — [26] Kraupp, O.: Subsidia Medica, 1953, 1: 2. — [27] Herken, H.: Dtsch. med. Wschr., 1953, 1: 8. — [28] Morton, F.: Lancet, I (1951): 825. — [29] Payne, W. W. und Wilkinson, R. H.: Lancet, II (1951): 101. — [30] Dietrich, H., Herken, H. und Wolf, M.: Klin. Wschr., 1953, 7/8: 178. — [31] Elkinton, J. R., Squires, R. D. und Klingensmith, W. C.: Circulation (N. Y.), 5 (1952): 747. — [32] Herken, H. und Wolf, M.: Klin. Wschr., 1952: 529. — [33] Fourman, P.: Brit. med. J., 1953: 544.

Fortschritte in der Diagnostik und Therapie der relativen Harninkontinenz

Von

Dr. A. H. Palmrich
Wien

J e f f c o a t e sagte 1952 auf dem Kongreß in Leads, daß die Anatomie der Urethra sowie die Histologie der Miktion und des Blasenverschlusses noch unbekannt seien. Obwohl dadurch vorderhand einer restlosen Klärung der Aetiologie der relativen Harninkontinenz Grenzen gesetzt sind, können wir in dieser Richtung bemerkenswerte Fortschritte in den letzten Jahren verzeichnen. Hauptsächlich cystourethrographische Arbeiten haben daran einen Anteil. In erster Linie ist es die seitliche Cystourethrographie, die eine entscheidende Wendung eingeleitet und anscheinend fest fundierte Ansichten über die Aetiologie der relativen Harninkontinenz ins Wanken gebracht hat. Es sind die Arbeiten von M i k u l i c z - R a d e c k i, B a l l, R o - b e r t s - J e f f c o a t e, H o d g k i n s o n zu nennen. Mi l l i n, M u e l l n e r, H a r t l u. a. untersuchten vorwiegend a. p. Der Röntgenologe unserer Klinik, Dr. F o c h u m, bedient sich der Methode von R o b e r t s und der Kettenmethode von H o d g k i n s o n, die ich aus USA. mitbrachte. Ich zeige einige Filme Dr. F o c h e m s.

Nach den bisherigen Darstellungen — und diese sind noch in den neuesten Auflagen von Lehrbüchern wiedergegeben — wird die relative Harninkontinenz durch eine Sphinkterinsuffizienz hervorgerufen, die meist durch eine Senkung des Blasenbodens bedingt sein soll. Durch die Cystocele soll es zu einer Dehnung der sogenannten Sphinkterschleifen kommen. Man schenkte merkwürdigerweise den bekannten, damit in Widerspruch stehenden Tatsachen kaum

Beachtung: daß die Inkontinenz bei Totalprolaps fast nie vorkommt, daß sie bei größeren Cystocelen sehr selten ist, daß eine vorher bestandene Inkontinenz nach Entwicklung einer Cystocele ebenso wie nach einer orthopädisch schlechten Plastik verschwinden kann. Hofmeister und wir beschrieben Fälle, bei denen es nach orthopädisch gut gelungener Cystocelenoperation erstmalig zum Auftreten einer Harninkontinenz kam.

Die Symptomatologie der verschiedenen Autoren ist nicht ganz leicht auf einen Nenner zu bringen. Infolge der Kürze der zur Verfügung stehenden Zeit kann ich hier nur eine Zusammenfassung bringen, die die Ergebnisse der genannten Autoren einschließlich unserer eigenen Untersuchungen von über 200 an Harninkontinenz Operierten berücksichtigt. Das Gemeinsame aller Ergebnisse ist, daß der Stellung der Urethra eine besondere Bedeutung zukommt. Nach Mikulicz-Radecki vergrößert sich bei Inkontinenz der Winkel zwischen Urethra und Schambeinhinterwand, nach Ball ist ein Tiefer- und Vorwärtstreten der Urethra festzustellen, nach Roberts-Jeffcoate ist der Winkel zwischen Urethra und Blasenboden maßgebend, er vergrößert sich und verstreicht bei Inkontinenz. Die meisten Autoren beschrieben außerdem Trichterform des unteren Blasenabschnittes bei Inkontinenz. Alle diese Symptome sind statische Erscheinungen. Sie stammen von Bildern, die nach Ablauf einer Bewegung aufgenommen wurden. Man kann das Problem aber nicht statisch, sondern nur dynamisch erfassen.

Wir haben gefunden, daß es auf die Relation der Beweglichkeit von Urethra und Blasenboden ankommt. Bei Inkontinenz mit Descensus tritt beim Pressen die Urethra in stärkerem Ausmaß tiefer als der Blasenboden. Bei kontinenten Frauen ist das Umgekehrte der Fall. Inkontinenz tritt also auf, wenn der periurethrale Haftapparat stärker geschädigt ist als der Blasenboden. Diese Schädigungsmöglichkeit ist bei der Geburt gegeben, bei der die Urethra schwerer ausweichen kann als die Blase. In vielen Fällen dürfte es sich weniger um eine Schädigung des periurethralen Haftapparates als darum handeln, daß die Rigidität der Urethra und der vesikourethralen Verbindung gelitten hat. Ist diese vorhanden, dann wird auch bei Lockerung des Gesamthaftapparates der hintere vesikourethrale Winkel beim Pressen erhalten bleiben.

Worin besteht der kausale Zusammenhang zwischen der relativen Beweglichkeit der Urethra und der Inkonti-

nenz? Bei der kontinenten Frau sind Form- und Stellungs-
veränderung von Blase und Urethra beim bloßen Pressen
einerseits und bei der Miktion anderseits grundverschieden.
Beim Pressen tritt die Harnröhre, die in die Blase wie der
Stiel in einen Apfel eingepflanzt ist, nur wenig, der Blasenboden in stärkerem Ausmaß tiefer. Bei der Miktion dagegen stellt sich der Blasenboden auf, indem er trichter-
förmige Gestalt annimmt. Die Harnröhre tritt dadurch relativ, aber auch absolut stärker nach unten, da sie sich
erweitert und etwas verkürzt. Ist nun die Beweglichkeit
der Urethra durch Lockerung oder Verlust der Starrheit
des Systems größer, dann bleibt der Blasenboden beim
Pressen zurück und nimmt durch Abkippen des Trigonums
Trichterform an. Die Trichterform aber gewährleistet die
günstigsten hydrostatischen Verhältnisse für die Oeffnung
der Urethra; es kann bei einer geringfügigen Erhöhung
des abdominalen Druckes dazu kommen. Bei der inkonti-
nenten Frau sind also die Veränderungen beim bloßen
Pressen und bei der Miktion sehr ähnlich.

Für die Verwertung der neuen Erkenntnisse in der
Therapie ergeben sich folgende Gesichtspunkte:

Bei der vorderen Plastik mit ihren Spielarten sollte
getrachtet werden, den hinteren Winkel zwischen Urethra
und Blase wieder herzustellen und die Urethra relativ zu
fixieren. Das wird durch die Raffung der Faszie in der
Gegend der inneren Harnröhrenmündung — also das, was
man als Sphinkternaht oder direkte Muskelnaht unter einem
anderen Gesichtspunkt bezeichnete — und durch para-
urethrale Nähte, die die Urethra fixieren sowie schienen
und damit die Verkürzung erschweren, erreicht. Auf eine
Raffung des Blasenbodens sollte man konsequenterweise
verzichten. Der Martiussche Fettlappen sollte so gelegt werden, daß er den vesikourethralen Winkel und nicht den
Blasenboden hebt. Die Interposition wird nur Erfolg haben,
wenn sie besonders die Harnröhre hebt. Die Schlingen-
operationen mit ihren verschiedenen Varianten werden der
Forderung, die Urethra zu heben und relativ zu fixieren,
am meisten gerecht. Man trachtete diese verhältnismäßig
großen Eingriffe zu vereinfachen. Bei der Marshall-Mar-
chettischen Operation wird die Urethra dem Schambein ge-
nähert, indem vom Cavum Retzii aus nach Laparotomie die
Vaginalwand neben der Urethra am Periost oder am Knorpel des Schambeines fixiert wird. Wir führten diese Operation fünfmal mit gutem Erfolg aus. Um den Eingriff noch
kleiner zu gestalten, führten wir die Pubofixation der Ure-

thra in 98 Fällen auf vaginalem Wege durch. Bei einer
gewöhnlichen Plastik werden zusätzlich die Vaginalwände
neben der Harnröhre durch je eine Seidennaht an die
Hinterfläche des Schambeines fixiert. Ich zeige die Technik an einer Zeichnung von Assistent Dr. S p u r n y. Wir
benannten diese Operation nach F i g u r n o w, der einen
ähnlichen Gedankengang hatte, wenn auch seine Methode
von der unseren ziemlich verschieden ist. F r o e w i s gab
ein neues Instrument hierzu an, einen nur leicht gebooge-
nen Dechamps, mit dem diese Nähte relativ leicht anzulegen
sind. Die Operation und die Resultate werden an anderer
Stelle genauer veröffentlicht. Hier möchte ich nur erwähnen, daß von den 67 kontrollierten Frauen, die nach mindestens 8 Monaten zur Kontrolle erschienen sind, 36 geheilt sind. 14 sind wesentlich gebessert, 17 sind nur wenig
oder nicht gebessert. Unter den geheilten Fällen findet sich
eine größere Anzahl von sehr schweren relativen sowie
auch von absoluten Harninkontinenzen.

Ich möchte noch kurz eine andere neue Operation
erwähnen, die Plexiglasimplantation von P e c h e r s t o r f e r
(Wiener klinische Wochenschrift, 1953, 65/508), die wir
in 5 Fällen mit gutem Früherfolg bei schwerster relativer
oder absoluter Harninkontinenz durchführten. Ein Plexi-
glasbügel wird in der Sphinktergegend implantiert und mit
einer Seidennaht am Schambeinlevatorenansatz fixiert. Eine
ähnliche Operation führt G o l d b e r g e r am Mount Sinai
Spital in New York aus. Eine Schlingenoperation mit kör-
perfremdem Material (Nylon) ist die Brachtsche Operation.

Zur Diagnose der Extrauteringravidität am Abrasionsmaterial

Von

Dr. **Hans Homma**

Salzburg

Mit 6 Abbildungen

Klassische Fälle von Tubarruptur und -abort bedürfen bei ihrem dramatischen klinischen Ablauf keiner diagnostischen Hilfe; wohl aber die larviert verlaufende extrauterine Gravidität (e. u. G.), die zur Probeausschabung Anlaß gibt.

Die diagnostischen feingeweblichen Kriterien solcher Fälle lassen sich auf die einfache Formel bringen: Graviditätsumwandlung der Korpusschleimhaut bei Fehlen fötaler Teile (f. T.) oder deren unmittelbarer Kontaktauswirkung auf die mütterlichen Schwangerschaftsprodukte. Daraus ergibt sich bereits, daß die Diagnose nie mit Sicherheit gestellt werden kann; denn wenn auch f. T. im Untersuchungsgut fehlen, können sie in utero vorhanden sein. Die Wahrscheinlichkeit, mit der f. T. in utero ausgeschlossen werden können, wird um so größer sein, je mehr Geschabselmaterial untersucht wird und je mehr f. T. ursprünglich im Uterus vorhanden waren, also je älter die Gravidität ist. Die gleichen Gesichtspunkte gelten auch hinsichtlich der Zeit, die f. T. nach dem Fruchttod zur autolytischen Resorption brauchen; diese ist bei den zarten kleinen f. T. bis etwa zur vierten Schwangerschaftswoche besonders kurz. Bis zu dieser Zeit etwa sind die Decidua compacta- (D. c.-) Zellen klein und dicht liegend; die Spongiosadrüsen schon voll im Sinne der Schwangerschaftsfunktion umgewandelt. Die ebenfalls kleinen Compactazellen rückgebildeter Gravi-

ditätsdicidua (Abb. 1) unterscheiden sich durch ihre Distanzierung, die auf autolytische Vorgänge zu beziehen ist

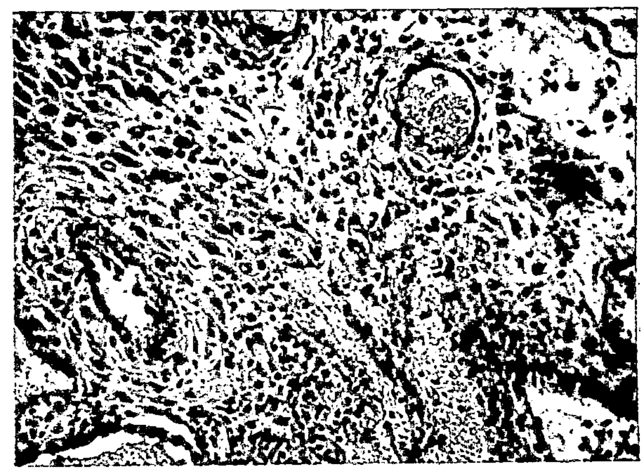

Abb. 1

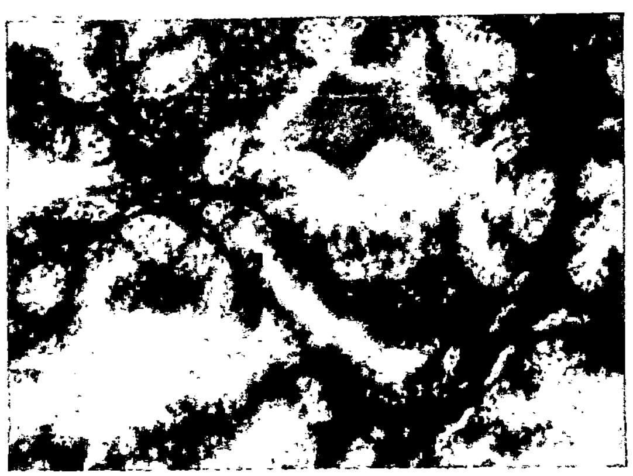

Abb. 2

und durch die gleichzeitig vorhandene Rückbildung der hoch-
prismatischen Drüsenepithelien der Spongiosa zunächst zu
glasigen, noch großen (Abb. 2), später durch Zytoplasma-

verlust zu kleinen Elementen (Abb. 3) und durch die Ver-
klumpung des während der Funktion stets feinkörnigen eosinophilen Drüsensekretes. Differentialdiagnostisch kommt besonders bei älteren Frauen noch eine stärkere deziduale
Reaktion bei unvollkommener zyklischer Funktion in
Frage; hier bringen die nur unvollkommen funktionell um-
gewandelten Drüsenschläuche die Entscheidung. Das Fehlen

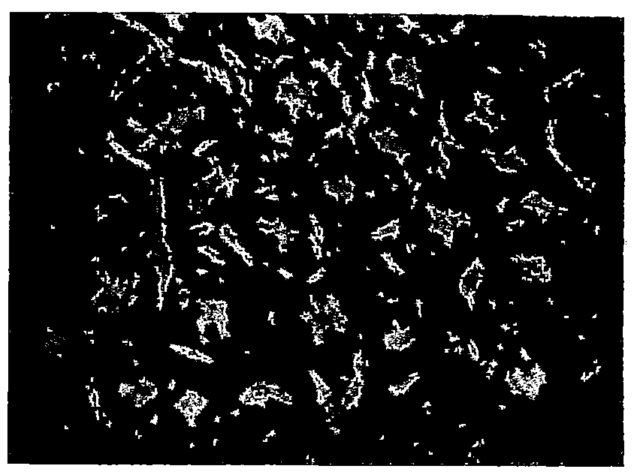

Abb. 3

der Zotten ist also von verschiedener Bedeutung, je nach
dem Alter der Gravidität und der Zeit, die zwischen dem
Fruchttod und der Curettage liegt.

Außer diesen Ueberlegungen, die für den Grad der
Wahrscheinlichkeit der Diagnose der e. u. Gr. von Bedeutung sind, kommt nun noch hinzu, daß auch volle deziduale Umwandlung der Korpusschleimhaut für Gravidität
deshalb nicht voll beweisend ist, da eine solche auch im
Rahmen des allerdings seltenen Corpus luteum persistens,
öfters unter dem klinischen Bild einer Dysmenorrhoea mem-
branacea vorkommen kann. Wie die Bezeichnung „mem-
branacea" besagt, erfolgt hier Abstoßung größerer Schleim-
hautfetzen oder gar eines Schleimhautausgusses der Korpus-
höhle. Dieser Umstand ist also von Wichtigkeit; denn wenn
auch derartige Abgänge außer bei Dysmenorrhoea mem-
branacea auch noch bei e. u. Gr., ja sogar bei i. u. Gr. vorkommen, wie der Fall von Frank beweist, in dem einen
Tag nach der Ausgußabstoßung das Ei abging, so ist doch

solche Abstoßung für Corpus luteum persistens weitgehend kennzeichnend. Bei e. u. Gr. dagegen kam es nach S. L. R o m n e y, A. T. H e r t i g und D. E. R e i d, Brooklyn und Boston 1950, unter 115 Fällen sichergestellter e. u. Gr. nur dreimal zur Ausgußabstoßung, also etwa in 2·6% der Fälle; und bei i. u. Gr. ist meines Wissens überhaupt erst ein Fall beschrieben. In einem eigenen Fall traf das Ma-

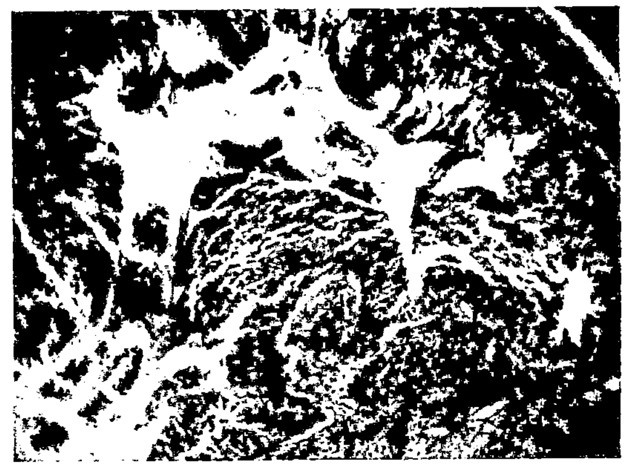

Abb. 4

terial in enghalsigem Fläschchen in Stückchen ein, obwohl die Schleimhaut en bloc abgestoßen worden war. Die histologische Diagnose mußte wegen hochgradiger dezidualer Umwandlung der Korpusschleimhaut bei Fehlen fötaler Elemente oder deren Auswirkungsprodukte auf die mütterliche Schleimhaut mit Wahrscheinlichkeit auf das Vorliegen einer e. u. Gr. lauten. Die Laparotomie ergab ein Corpus luteum persistens (Abb. 4) und erst die folgende Diskussion brachte den Umstand zur Kenntnis des Histologen, daß die Schleimhaut en bloc spontan abgestoßen worden war. Wieder ein Beispiel, wie notwendig die Zusammenarbeit von Kliniker und Histologen ist!

Hinsichtlich der Frage der Bedeutung von Regressionsbildern einer Graviditätsdecidua ist besonders der einschlägigen Verdienste der norddeutschen Pathologen B a n i e c k i, Altona 1952[1], H i n z und T e r b r ü g g e n[2], Bielefeld 1952, sowie H. M e i r e n k e n[3], Lübeck 1952, zu gedenken, die Schleimhautbilder nach Gravidität als Ausdruck verzögerter

Rückbildung erkannt haben, in Analogie zu jenen, die schon 1928 von B a n i e c k i aus dem Institut R. M e y e r s bei pathologischen Zyklen beschrieben worden waren. Leitend war die Vorstellung der Persistenz chorialer Elemente gerade nach dem Fruchttod bei e. u. Gr. im Gegensatz zur i. u. Gr., bei der ja solche Elemente ausgestoßen oder bei inkomplettem Abortus im Rahmen eitriger Einschmelzung rasch inaktiv werden. Durch diese Zottenpersistenz bildet sich auch der Schwangerschaftsgelbkörper und mit diesem wieder die Schleimhaut verzögert zurück. H i n z und T e r b r ü g g e n beschrieben drei Rückbildungsstadien, die zum Teil die Diagnose einer Gravidität nur mit Hilfe der Bestschen Karminfärbung oder der Feyrterschen Thioninweinsteinsäuremethode unter Zuhilfenahme klinischer Angaben gestatten. Bei dieser Rückbildung von Graviditätsdecidua kommt es zur Verkleinerung der Spongiosadrüsen, zur Verdichtung des Stromas und zur Vermehrung dessen Stützfasern. In Abstoßung begriffene Schleimhautelemente verfallen protrahierter eitriger Einschmelzung.

Während diese verzögerte Abstoßung überall ein langsames Vorschreiten der Regression erkennen läßt, finden wir — und das ist differentialdiagnostisch von Bedeutung — im Gegensatz dazu bei inkomplettem Abortus eine sichtlich rasche, stellenweise zur völligen Destruktion dezidual umgewandelter Schleimhaut führende eitrige Einschmelzung.' Ich möchte besonders hervorheben, daß solche Bilder rascher eitriger Einschmelzung bis zur Unkenntlichkeit der Graviditätsdezidua nicht nur für i. u. Gr. schlechtweg, sondern für inkompletten Abortus bezeichnend sind, auch wenn andere Zeichen i. u. Gr. .fehlen.

Wiederum ganz anders erfolgt die Schleimhautrückbildung nach missed abortion; hier herrscht reine gleichmäßige, langsam vorschreitende Autolyse der Graviditätsschleimhaut vor, die zur Verkleinerung der D. c.-Zellen und zunehmender Distanzierung derselben führt.

Die vielfach entmutigenden Schlußfolgerungen zahlreicher Autoren hinsichtlich des Wertes der Diagnostik der e. u. Gr. am Abrasionsmaterial haben ihre Ursache darin, daß zahlreiche Fälle sicherer e. u. Gr. in hohem Prozentsatz einfache Zyklusbilder der Korpusschleimhaut finden ließen. Es fällt auf, daß die schon erwähnten Autoren H i n z und T e r b r ü g g e n die Bilder verzögerter Rückbildung in allen ihren 40 Fällen beobachteten, während H. H u ß l e i n[4], Wien 1948, unter 22 Fällen sicherer e. u. Gr. 5mal, das ist in etwa 22%, einen hinsichtlich der Graviditäts-

diagnosestellung völlig negativen Befund erheben konnte,
und R o m n e y, H e r t i g und R e i d[5] sogar unter 115 Fällen 93mal, also in etwa 81% ihrer Fälle, gewöhnliche
Zyklusphasen vorfanden, und solche bei den 60 Fällen
M e i r e n k e n s 22mal, also in etwa 37%, vorkamen. Diese
so verschiedenen Prozentzahlen berechtigen zum Verdacht,
daß die verschiedenen Autoren gleiche Bilder verschieden
bewertet haben und daß dadurch die Kompliziertheit der
tatsächlichen Verhältnisse eine zusätzliche Komplizierung
erfahren hat.

Von besonderer Wichtigkeit erscheint mir bei dieser
Lage der Dinge die Beantwortung der Frage, inwieweit
schon vor Zustandekommen der Gravidität Entzündungsvor-
gänge die mangelhafte oder fehlende deziduale Umwandlung
der Korpusschleimhaut bedingen konnten; ein Hinweis in
dieser Hinsicht ergibt sich bei M e i r e n k e n: „Uebereinstimmend aber finden sich in den Schleimhäuten aller
Zyklusphasen auffallende Unregelmäßigkeiten des Stromas
und der Drüsen. Die Diagnostik wurde meist durch diffuse
bzw. herdförmige lymphozytäre Infiltration des Stromas erschwert." Weiter findet sich die Stelle: „Diese Tatsache
ist um so bemerkenswerter, als in 12 Fällen frische Zotten
in den exstirpierten Tuben histologisch nachgewiesen werden konnten." Der Nachweis der vorgraviden Entzündung
der Korpusschleimhaut wäre meiner Erfahrung nach durch
Methylgrünpyroninfärbung nach Alkoholfixierung zu erbringen, wie das bei allen Geschabseluntersuchungen im
Institut meines hochverehrten Lehrers, Prof. Dr. C. S t e r n-
b e r g, routinemäßig geschah; nicht nur voll ausgebildete
Plasmazellen, sondern auch Vorstufen und Rückbildungs-
zustände solcher, auf die R. C u r l e t t o, Mailand 1953, in
einer Monographie hingewiesen hat, kommen hier als wichtiges Argument in Frage. Es wäre ja alter Vorstellung
gemäß sehr begreiflich, wenn die Entzündung der Tuben-
und Korpusschleimhaut einerseits zur Behinderung der
Eichenpassage und dadurch zur tubaren Implantation, anderseits zur Störung der Graviditätsumwandlung der Korpusschleimhaut geführt hätte.

Die Frage, wann eine e. u. Gr. auf Grund des Ge-
schabselbefundes ausgeschlossen werden kann, beantwortet
sich dahin, daß sie bei nachgewiesener i. u. Gr. sehr unwahrscheinlich ist; wohl kommen neben e. u. Gr. nach dem
Material der schon mehrmals zitierten Autoren R o m n e y,
H e r t i g und R e i d in etwas weniger als 3% ihrer Fälle
noch zusätzliche i. u. Gr. vor. Viel kleiner jedoch ist der

Prozentsatz der e. u. Gr., bezogen auf die i. u. Gr., so daß
bei nachweisbarer i. u. Gr. eine e. u. Gr. fast mit Sicherheit
ausgeschlossen werden kann. Sehr umstritten sind hinsichtlich der Diagnose der i. u. Gr. die sogenannten fibri-
noiden Nekrosen der Schwangerschaftsdezidua. P. Klem-
perer, New York 1953, hat in verdienstvoller Weise eine
zusammenfassende allgemeine Darstellung dieser Frage in
der heurigen Festschrift der Wiener klinischen Wochenschrift

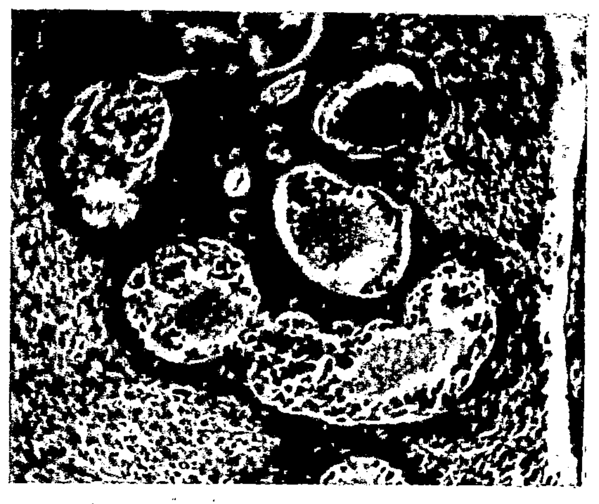

Abb. 5

für R. Paltauf und R. Maresch gebracht und eine be-
grüßenswerte Kritik an dem Ausdruck „fibrinoid" geübt, der,
wie ich glaube, unverfänglich durch hyalin zu ersetzen wäre.
Besonders muß aber hervorgehoben werden, daß für das
einschlägige Sondergebiet der Schwangerschaftsdezidua sehr
verschiedene Arten hyaliner Degeneration gefunden werden. Auf eine dieser, nämlich die hyalinen Ringe (Abb. 5)
um die erweiterten Deziduablutkapillaren, hat bereits O.
Frankl[6], Wien 1926, im Zusammenhang mit Spätblutun-
gen nach Abortus hingewiesen. Meine jahrelange, auf diese
Bildung gerichtete Aufmerksamkeit, hat mich zur Ueberzeugung gebracht, daß diese Form hyaliner Degeneration
nicht nur für i. u. Gr. absolut beweisend ist, sondern sogar
für inkompletten Abortus. Nie finden sie sich bei missed
abortion oder e. u. Gr. Im Gegensatz zu diesen für i. u. Gr.
beweisenden Bildungen weisen verdickte überknäuelte Ba-

salisarteriolen der Schwangerschaftsdezidua (Abb. 6) nur durch den Grad ihrer Ausbildung auf den intrauterinen Sitz der Gravidität hin; sie finden sich aber auch bei e. u. Gr. in geringerem Ausbildungsmaße. Grenzfälle können hier ohneweiters eine Entscheidung des Sitzes der Gravidität sehr schwer machen.

Eine Erklärung für dieses quantitativ verschiedene Verhalten liegt wohl darin, daß bei i. u. Gr. diese Arte-

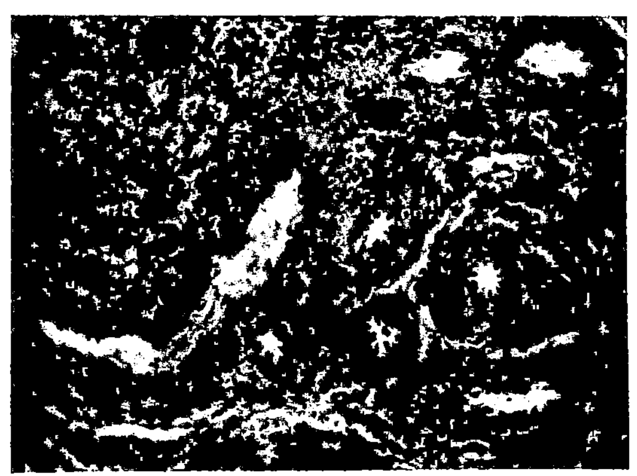

Abb. 6

riolen nicht bloß das Blut für die Versorgung der Schleimhaut, sondern auch für die des Eies führen müssen.

Weiter läßt sich meines Erachtens eine e. u. Gr. fast mit Sicherheit ausschließen, wenn im Abrasionsmaterial das volle Bild einer glandulär-zystischen Hyperplasie vorliegt. Der gleichen Ansicht sind auch Hinz und Terbrüggen. Es sei allerdings nicht verschwiegen, daß H. Kief und H. Muth 1951[7] sich in gegenteiligem Sinne geäußert haben. Aber nicht nur die Erfahrung, sondern auch die Ueberlegung spricht im gleichen Sinn; denn zum Zustandekommen einer glandulär-zystischen Hyperplasie ist zumindest eine zweimonatige Ueberfollikulinisierung zu fordern, zu welcher Zeit noch die wochenlange Rückbildung der Graviditätsdezidua hinzukäme. In etwa 3 Monaten aber dürfte eine abgestorbene e. u. Gr., falls sie tatsächlich einmal vorliegen sollte, kein klinisches Interesse mehr haben. Es muß aber einschränkend bemerkt werden, daß die ausschließende Bedeutung der glandulär-zystischen Hyperplasie für die e. u. Gr.-Diagnose nur zu Recht besteht, wenn nicht auch entzündliche Infiltrate gleichzeitig vorliegen. Ist das der Fall, dann besagt der Befund der glandulär-zystischen Hyperplasie nichts und es bleibt der Fall unklar.

Zusammenfassung

1. Die Diagnose einer e. u. Gr. aus dem Abrasionsmaterial kann bei Fehlen f. T. oder derer kennzeichnenden Auswirkung auf die Schwangerschaftsdezidua mit um so größerer Wahrscheinlichkeit gestellt werden, je mehr Material des Falles untersucht wird, je vollkommener die deziduale Umwandlung der Korpusschleimhaut und je geringer deren Rückbildung ist.

2. Spontanabgänge größerer Stücke oder gar Ausgußabgänge der Schleimhaut sprechen weit mehr für Corpus luteum persistens als für e. u. Gr., wenn auch die unter 1 angegebenen mikroskopischen Voraussetzungen gegeben wären.

3. Bis zur völligen Strukturzerstörung in kurzer Zeit führende eitrige Einschmelzungsherde verschiedener Ausdehnung sprechen zugunsten einer i. u. Gr., wenn auch f. T. oder deren Auswirkung fehlen.

4. Die hyalinen Ringe um erweiterte D. c.-Blutkapillaren sind kennzeichnend für i. u. Gr., und zwar für inkompletten Abortus.

5. Bei glandulär-zystischer Hyperplasie kann eine e. u. Gr. ausgeschlossen werden.

6. Wenig kennzeichnende Schleimhautbilder wären auf entzündliche Reaktion durch die Methylgrünpyroninfärbung nach Alkoholfixierung zu untersuchen.

Literatur: [1] Baniecki: Verh. dtsch. Ges. Path., 1952. — [2] Hinz und Terbrüggen: Arch. Gynäk., 182. — [3] Meirenken, H.: Geburtsh. u. Frauenhk., XII. — [4] Hußlein, H.: Wien. klin. Wschr., 1948: 534. — [5] Hertig und Reid: Surg. etc., 91. — [6] Frankl, O.: Arch. Gynäk., 129, 1926. — [7] Kief, H. und Muth, H.: Geburtsh. u. Frauenhk., 11, 1951.

Erfahrung mit einer neuen Analgesiemethode in der Geburtshilfe

Von

Dr. O. Brunner

Salzburg

Es wird über eine neue Analgesiemethode in der Geburtshilfe berichtet, die nach unseren bisherigen Erfahrungen allen Forderungen einer Analgesie unter der Geburt gerecht wird.

Es handelt sich um ein Derivat der Phenotiazinreihe, L a r g a c t i l*, das neben einer deutlichen zentralen Wirkung mit dem Angriffspunkt vorwiegend im Zwischenhirn, ganglioplegische, sympathiko- und parasympathikolytische Wirkung zeigt. Pharmakodynamisch wird es als Stabilisator des vegetativen Nervensystems bezeichnet und hat einen starken antiemetischen, leicht analgetischen, hypnotischen und temperatur- und stoffwechselsenkenden Effekt. Infolge dieser Eigenschaften wurde es bereits mit gutem Erfolg bei Frühgeburten sowie bei der Hyperemesis verwendet.

L a c o m m e und L a b o r i t hatten dieses Mittel bereits in Verbindung mit Dolantin als Dauertropfinfusion verwendet und nach ihren Erfahrungsberichten brachten wir dieses Medikament ebenfalls in der Geburtshilfe zur Anwendung. Es wurde aber nicht in Form einer Dauertropfinfusion, sondern intramuskulär injiziert zusammen mit Phenergan* und Dolantin. Dabei wird die Antihistaminwirkung sowie die etwas stärkere hypnotische und analgetische Wirkung des Phenergan nutzbar gemacht.

Diese Kombination wurde bei insgesamt 71 Geburten bisher angewendet. Davon waren 45 I. Parae, 16 II. Parae und 10 Multiparae. Sobald regelmäßige, kräftige Wehen auf-

---

* Specia-Fa. Dr. M a l i s - Wien.

getreten waren und der Muttermund zirka einschillingstück-
groß war, wurden 50 mg Largactil, 25 mg Phenergan und
25 bis 50 mg Dolantin als Mischspritze tief intramuskulär
gluteal appliziert. Diese Kombination erwies sich als die
günstigste. Vor und nach der Injektion wurden einviertel-
stündlich Blutdruck, Puls und Temperatur der Mutter sowie die Herztonfrequenz des Fötus registriert und in den
meisten Fällen außerdem noch eine Wehendruckkurve aufgenommen.

Der Effekt war folgender:

1. Analgesie: 10 bis 20 Minuten post injectionem
schliefen alle Frauen während der Wehenpausen gut. Während der Wehen wurden sie meist wach, doch spürten
60% der Frauen die Wehen nicht als Schmerz, 40% als
erheblich abgeschwächten Schmerz. Alle waren dabei ruhiger
als vor der Injektion und entspannt. 2 Frauen fanden den
Zustand des Dämmerschlafes als unangenehm. Während
des 4- bis 6stündigen Dämmerschlafes waren alle Frauen
jederzeit ansprechbar.

2. Wirkung auf den Geburtsverlauf: Es
wurde durchwegs eine rasche Lösung des Muttermund-
spasmus beobachtet. Die mittlere Geburtsdauer lag in allen
Fällen unter den allgemein gültigen Durchschnittswerten.
In der Austreibungsperiode wirkte sich der Dämmerschlaf
infolge der Inaktivität der Kreißenden ungünstig aus. 25 bis
50 mg Ortedrin*, zur Zeit der völligen Eröffnung gegeben,
konnte aber diesen Nachteil ausschalten, wobei die Kreißenden nach 10 Minuten aufwachen und eine gewisse Hyp-
algesie erhalten blieb.

3. Wirkung auf die Wehen: Die Tonometerkurven
zeigten eine Abnahme der Wehenfrequenz, zugleich aber
erhöhte Amplituden. Bei einer erhöhten Tonuslage zeigte
sich eine Senkung derselben mit kräftigeren Kontraktionen.
Bei primärer und sekundärer Wehenschwäche scheint die
Anwendung dieser Kombination kontraindiziert zu sein.

4. Die Nachgeburtsperiode blieb unbeeinflußt.

5. Nebenwirkungen: Es zeigte sich eine vorübergehende individuell verschiedene Blutdrucksenkung, die
aber in keinem Fall alarmierend war. Die Pulsfrequenz
stieg vorübergehend an und war zum Teil mit leichtem
Herzklopfen verbunden.

6. Wirkung auf das Kind: Der fötale Kreislauf
zeigte eine auffallende Stabilität. Die Frequenz der kind-

---

* Specia-Fa. Dr. Malis-Wien.

lichen HT. zeigte vorübergehend eine ganz geringe Zunahme, eine Irregularität war aber in keinem Fall zu beobachten. Asphyxie wurde niemals beobachtet und auch in den folgenden Tagen zeigten die Säuglinge ein völlig normales Verhalten. Eine Totgeburt (Forceps) zeigte als Todesursache einen Tentoriumriß.

Auch bei 2 Fällen mit Präeklampsie wurde diese Mischung mit sehr gutem Erfolg angewendet. Als Vorbereitung bei 2 Sectiones zeigte diese Mischinjektion einen sehr günstigen vorbereitenden Effekt mit fehlender Exzitation.

Zusammenfassend wird diese Analgesiemethode besonders bei den Frauen empfohlen, bei denen durch Angst, Unruhe und eine übermäßige Schmerzempfindung durch Spannung und Spasmen der Geburtsverlauf ungünstig beeinflußt wird. Auch bei vegetativ stigmatisierten und vegetativ labilen sowie hypersensiblen Frauen erscheint uns diese Methode mit ihren überzeugenden Effekten die gegebene Analgesie und damit auch eine Bereicherung in der Geburtshilfe zu sein.

Therapeutische Möglichkeiten beim Ausfall der Nierenfunktion

Von

Dr. Edgar Tusch

Graz

Das Auftreten einer Niereninsuffizienz und der darauf-
folgenden echten azotämischen Urämie mit ihrem häufig
tödlichen Verlauf, z. B. nach Schock, Verletzung, Vergiftung,
hochfebrilen Erkrankungen, bleibt oft unbeachtet. Bei den
Nephritiden wird diese Komplikation durch genaue Ueberwachung der Flüssigkeitsein- und -ausfuhr, Bestimmung des
spezifischen Gewichtes des Urins, Messung des Blutdruckes,
Feststellung des Rest-N, Xanthoprotein- und Indikanwertes
im Serum noch am ehesten rechtzeitig aufgedeckt. Aber
auch bei einer Reihe anderer Erkrankungen kann eine akute
Niereninsuffizienz als Komplikation hinzukommen, z. B.
bei der Hepatitis epidemica, beim Diabetes melitus, bei der
Pneumonie, der Pleuritis exsudativa, beim Subileus, bei
Entzündungen im uropoetischen System, beim Herzinfarkt,
der Encephalitis, bei der Weilschen Krankheit, der Kohlen-
oxydvergiftung, beim Seifenabort, bei Hämolyse und nach
Operationen im Bauchraum.

Die akute Niereninsuffizienz kann auf verschiedene
Weise eintreten:

1. bei Glomerulusschädigung (Nephritis),

2. bei Tubulusschädigung (Douglasprozessen bzw. Sub-
limatniere),

3. relative Oligurie,

4. vermehrtes Angebot von harnpflichtigen Stoffen.

Die Haupttodesursachen bei solchen anurischen Patienten mit reparablen Nierenschäden sind einerseits die
Ueberwässerung und anderseits die Störungen im Elektrolythaushalt, speziell der Kaliumanteile, bisweilen auch der

Natriumanteile. Weitere Ursachen sind Anhäufung von bekannten und unbekannten toxischen Organausscheidungen, wie z. B. Quanidine, Phenole, Parakresole und organische Säuren, sowie Störungen im Hormonhaushalt. Parallel mit dem stets erhöhten Reststickstoff geht eine Erhöhung des osmotischen Druckes einher, gemessen an der Gefrierpunkterniedrigung. Sie beträgt meist über 0·6⁰ C. Gleichzeitige Verminderung des Bikarbonatgehaltes bei Erhöhung der Phosphatkonzentration sind typisch für die nephritische Azidose.

Die bisher üblichen Methoden der Behandlung der akuten Niereninsuffizienz zeigen deshalb auch eine große Verschiedenheit auf, so z. B.: die Dekapsulation der Niere, Entnervung des Nierenhilus, Sympathicusblockade, intravenöse Prokaingaben, spinale Anästhesie, große Flüssigkeitsgaben, Gaben von Natriumsulfatdiuretika und sympathicushemmenden Drogen, heiße Nierenbeckenspülungen, Kurzwellen- und Röntgenbestrahlungen der Nieren, Bluttransfusionen und Infusionen.

Bei reparablen Nierenschäden gilt es zunächst Zeit zu gewinnen, in der die Regeneration der geschädigten Zellen erfolgen kann, um dann ihre Funktion wieder aufzunehmen. Die hierzu erforderliche Zeit beträgt 2 bis 3 Wochen. Die Mehrzahl der Patienten mit tödlichem Ausgang bei akuter Niereninsuffizienz starben in der ersten Woche oder während der ersten 10 Tage. Im Tierversuch ist es gelungen, Hunde nach bilateraler Nephrektomie bis zu 70 Tagen am Leben zu erhalten. Auf den Menschen übertragen, müßte es theoretisch möglich sein, 3 bis 4 Wochen ohne Nierenfunktion leben zu können. Vest und Kelley beschreiben einen Fall, der während einer Zeit von 46 Tagen nur eine Gesamtharnmenge von 1000 ccm aufwies.

Das Ziel bei der Behandlung bei einem totalen Nierenfunktionsausfall ist in erster Linie die Erhaltung bzw. Wiederherstellung des Flüssigkeits- und Elektrolytengleichgewichtes einerseits durch Verringerung des Angebotes von harnpflichtigen Stoffen an die Niere, durch genaue Kontrolle der Organabbauprodukte, anderseits durch den Versuch, die Abfallprodukte des Organismus und der im Uebermaß vorhandenen Elektrolyte mittels verschiedener künstlicher Dialysen zu entfernen. Als unterstützende Therapie wären die Ueberwachung des Herzens und Kreislaufes, die Transfusion bei Anämie u. a. m. zu nennen.

Besondere Aufmerksamkeit verdient der Wasserhaushalt des behandelten Patienten. Bei völliger Aufhebung der

Nierenfunktion beträgt der Flüssigkeitsverlust bei einem
Patienten mit 70 kg Körpergewicht innerhalb von 24 Stunden etwa 800 bis 1000 ccm; davon entfallen auf die Flüs-
sigkeitsabgabe durch die Lungen ungefähr 500 ccm, 300 bis
400 ccm durch die Haut und 100 ccm werden durch die
Faeces abgegeben. Unter Einbeziehung der Tatsache, daß
200 ccm Flüssigkeit durch den intermediären Stoffwechsel
frei werden, kann also der Flüssigkeitsverlust bei einem
70 kg schweren, anurischen Patienten innerhalb von 24 Stunden mit 800 ccm angenommen werden. Diese Menge muß
demnach zugeführt werden, um den Wasserbestand aufrecht zu erhalten. Bei Erbrechen und Diarrhoen muß dieser
zusätzliche Wasserverlust entsprechend berücksichtigt werden. Liegt eine Oligurie vor, so muß auch das Harnvolumen
entsprechend einkalkuliert werden. Ebenso stellen häufige
Gewichtskontrollen eine einfache Methode zur Ueberwachung des Wasserhaushaltes dar. Bei übermäßiger Was-
serzufuhr besteht anderseits die Gefahr einer Wasserretention mit Herzschwäche und Lungenödem.

Unsere nächste Sorge gilt der Beibehaltung der Serum-
elektrolytkonzentration, um eine geregelte Zellfunktion zu
ermöglichen. Bei annähernd normalem Wasserhaushalt verdienen Abweichungen von der normalen Phasmaelektrolyt-
konzentration unser besonderes Augenmerk. Einer genauen
Kontrolle im besonderen bedürfen der Natrium-, Kalium-
und Chloridgehalt des Serums. Die Bedeutung des Magne-
siums, der Phosphate und Sulfate bei der akuten Niereninsuffizienz bedürfen noch einer genauen Klärung, keinesfalls
soll man jedoch ihre Konzentration im Serum durch un-
angebrachte therapeutische Maßnahmen erhöhen. Diuretika
als Träger dieser Substanzen sind daher bei anurischen Patienten immer kontraindiziert. Der Anstieg der Phosphatkonzentration im Serum hat das Absinken des Kalzium-
spiegels zur Folge, so daß es zum Auftreten von tetani-
schen Krämpfen kommen kann. Intravenöse Kalziumgaben
sind dann erforderlich. Ein Natriumdefizit kann durch
häufiges Erbrechen und Diarrhoen verursacht werden. Ein
Abfall des Natriumgehaltes im Serum bewirkt bei normalem
Flüssigkeitsvolumen eine Abwanderung des Wassers in die
Zellen (intrazelluläres Oedem). Wird dagegen durch über-
flüssige Bikarbonatinjektionen der Natriumgehalt des Serums
über die Norm erhöht, so kommt es zu einer Wasserver-
schiebung in der entgegengesetzten Richtung mit darauf-
folgender Hydrämie, Gefahr des Lungenödems und Herz-
störungen. Auf die Behandlung der Azidose wurde

früher meines Erachtens zuviel Nachdruck gelegt. Heute werden Bikarbonatgaben im allgemeinen nur beim Auftreten von Atemnot gegeben. Die Atemnot zeigt uns an, daß Kohlendioxyd nicht mehr entsprechend durch die Lungen abgeatmet werden kann. Der Chloridgehalt des Serums ist meist vermindert. Diese kompensatorische „Chloridflauheit" bedarf aber einer Korrektur nur dann, wenn es zu 'einem erheblichen Absinken des Chloridspiegels gekommen ist.

Eine besondere Bedeutung kommt der Kaliumretention bei anurischen Patienten zu, die häufig die Ursache eines plötzlichen Herzstillstandes durch Kaliumintoxikation sein kann. Durch Gaben von Glukose und Insulin soll eine festere Bindung des Kaliums an die Zellen bewirkt werden.

Von den vielen Diätvorschlägen für anurische Patienten hat sich an der Medizinischen Universitätsklinik Graz die vom Hammersmith-Hospital, London, zusammengestellte Kost gut bewährt. Sie ist kalorienreich und reduziert den Abbau von körpereigenem Eiweiß, erhält das Elektrolytgleichgewicht und den Blutzuckerspiegel aufrecht. Diese synthetische Nahrung setzt sich folgendermaßen zusammen:

Glukose	400 g,
Erdnußöl	100 g,
Vitamine	nach Bedarf,
Aqua dest.....................	auf 1 Liter auffüllen.

Das Ganze wird emulgiert.

Sie wird mittels Magensonde im Dauertropf zugeführt, wobei die Tropfenzahl 10 pro Minute nicht überschritten werden soll. Bei größerer Tropfenzahl tritt häufig Erbrechen auf.

Der Versuch zur Entfernung von harnpflichtigen Stoffen kann wie folgt durchgeführt werden:

1. Ableitung durch den Darm,
2. Ableitung durch das Peritoneum,
3. Ableitung nach außen,
4. künstliche Dialysen,
5. weitere Verfahren.

Ad 1: Mittels einer Intestinaldurchströmung mit einer Leerdarmsonde kann eine bedeutende Absonderung der stickstoffhaltigen Abfälle und die Wiederherstellung eines genügenden hydrolytischen Gleichgewichtes erzielt werden. Diese Intestinaldurchströmung kann eventuell mit einer Exsanguinotransfusion kombiniert werden.

Ad 2: Von einer weiteren therapeutischen Möglichkeit, den Organismus von harnpflichtigen Stoffen zu befreien, sei die Durchspülung des Peritonealraumes mit Kochsalz- oder ähnlichen Lösungen, die Peritonealdialyse zu erwähnen. S c h u b e r t verwendet zur Peritonealdialyse eine Mischung hochprozentiger Lösungen von Kollidon und Dextrose. Durch Vergleich der intraperitoneal einfließenden kolloidalen Mischung mit der ausfließenden Menge von künstlichem Aszites können wir den osmotischen Wirkungsgrad laufend kontrollieren. Wir haben dieses Verfahren in 2 Fällen mit Sublimatvergiftung anwenden können und dabei einen guten Eindruck gewonnen.

Ad 3: Bei noch intaktem Kreislauf können Schwitzprozeduren (heiße Bäder) vorgenommen werden, um die Ausscheidung harnpflichtiger Stoffe zu verstärken. W i t t e r m a n n erreichte auf diese Art eine Harnstoff-N-Ausscheidung durch die Haut von 0·5 g pro Stunde bei einem Blutharnstoff-N-Wert von 40 mg%.

Bei Brechreiz sind Magenspülungen angezeigt, um die infolge der urämischen Gastritis im Magen ausgeschiedenen Stoffe nach außen abzuleiten.

Ad 4: Die Bemühungen, das Blut von den harnpflichtigen Substanzen mittels Dialyse zu befreien, führten zur Schaffung der sogenannten künstlichen Nieren. Das Blut fließt dabei von einer Arterie durch einen Cellophanschlauch oder über eine anders gestaltete Cellophanmembran, angetrieben durch den Blutdruck oder über eine Pumpe geleitet, und kehrt wieder in eine Vene zurück. Das Wesentliche bei der künstlichen Niere ist eine möglichst große Dialysationsfläche zu schaffen, wobei immer nur eine geringe Blutmenge den Apparat passiert. Bei dem von H o l l a n d e r, S t e r l i n g und D o a n e konstruiertem neuen Modell besteht die filtrierende Einheit aus einem Bogen Cellophan, der zwischen zwei Bakelitplatten gespannt ist und so eine schmale Kammer bildet. Auf der einen Seite des Cellophanblattes fließt das Blut des Patienten, auf der anderen Seite die Reinigungsflüssigkeit. Während dieser Blutwaschung müssen alle 30 Minuten Blutproben entnommen werden und laufend die Gerinnungszeit bestimmt werden. Diese künstliche Niere stellt einen zeitweiligen Ersatz der exkretorischen Nierenfunktion dar.

Ad 5: Von weiteren Maßnahmen sei noch über die von H e l l w i g angegebene Methode berichtet, die gute Erfolge bei der akuten Niereninsuffizienz mit Pervitin erzielte, bei einer Dosierung bis zu 90 mg innerhalb von 24 Stunden

(6 Ampullen). E. K. F r e y und H a r t e n b a c h fanden bei ihren zahlreichen Untersuchungen über die Wirksamkeit des Depot-Padutins einen fördernden Einfluß auf das Konzentrationsvermögen der Nieren und ein Absinken der Harnstoff- und Reststickstoffwerte.

Von den operativen Maßnahmen sahen wir einen günstigen Einfluß auf das Ingangkommen der Diurese bei der Sublimatvergiftung durch die Dekapsulation beider Nieren. Da jedoch der Operationsschock ein weiteres Risiko bei dem meist schlechten Allgemeinzustand der Patienten in sich birgt, muß die Indikation zum operativen Eingriff in jedem Fall vorher erwogen werden. Die Bestrebungen für die Nierenverpflanzung behielten nur geringen Wert, da verpflanzte Nieren in kurzer Zeit atrophieren.

Die Mitteilung von N o n n e n b r u c h, der bei einem schweren Krankheitsbild von diffuser Glomerulonephritis nach einer unbeabsichtigten Arteriotomie einer Arteria renalis eine verblüffende Besserung und Heilung der anderen Niere eintreten sah, hat uns veranlaßt, systematische Tierversuche in dieser Richtung vorzunehmen, über deren Ergebnisse wir später berichten werden.

Vorläufig soll aber hier bereits mitgeteilt sein, daß bei unseren ersten Versuchen eine auch histologisch nachweisbare ausgiebige Gefäßeinsprossung vom Netz in die Niere erfolgte, und zwar bereits 5 Wochen nach ihrer operativen Verbindung. Darin sehen wir eine Richtungsanzeige für unsere tierexperimentellen Untersuchungen über einen weiteren therapeutischen Weg zur Besserung der Nierenfunktion.

Das Verhalten der Adenosintriphosphor-
säure (ATP) im Schock*

Von

H. J. Maurer und K. H. Pfeffer

Marburg/Lahn

Mit 2 Abbildungen

Die ATP (Abb. 1) ist bekanntlich ein wichtiger Katalysator und Energieträger der intermediären Stoffwechselvorgänge. Wird ein Zellverband traumatisch geschädigt, so vermindert sich sein ATP-Gehalt: die ATP soll aus dem betroffenen Gebiet in erhöhtem Umfang in die Blutbahn abwandern und hierdurch Ursache des posttraumatischen Kollapses werden.

Die ATP, bestimmt nach Angaben von K. L o h m a n n, befindet sich bei normalen Personen ausschließlich in den korpuskulären Anteilen des Blutes und beträgt durchschnittlich 35 bis 55 mg%, berechnet auf 100 ml Gesamtblut. Im Plasma befindet sich dagegen überhaupt keine ATP, wie wir in zahlreichen eigenen Untersuchungen bestätigen konnten.

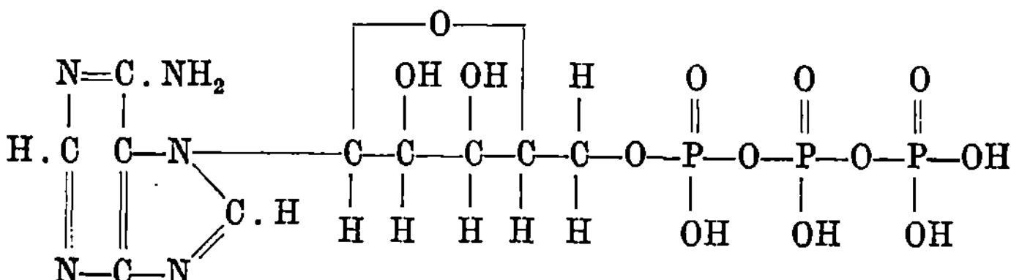

Abb. 1. Formel der ATP nach K. L o h m a n n

Der Zusatz von ATP** durch intravenöse Infusion führt bei rascher Tropfenfolge zum Gefäßkollaps mit Absinken

* Mit Unterstützung der Deutschen Forschungsgemeinschaft.
** Präparat der Zellstoffabrik Waldhof, Mannheim.

des arteriellen Blutdruckes, Tachykardie und den Anzeichen
der zerebralen Anoxämie. Offenbar bewirkt der erhöhte
ATP-Gehalt im Plasma diesen Zustand, ohne daß sich der
ATP-Gehalt des Gesamtblutes ändert.

Um den Effekt der körpereigenen ATP im Schock zu
studieren, mußte also bei einem geeigneten Modell die ATP
im Gesamtblut und im Plasma getrennt bestimmt werden.

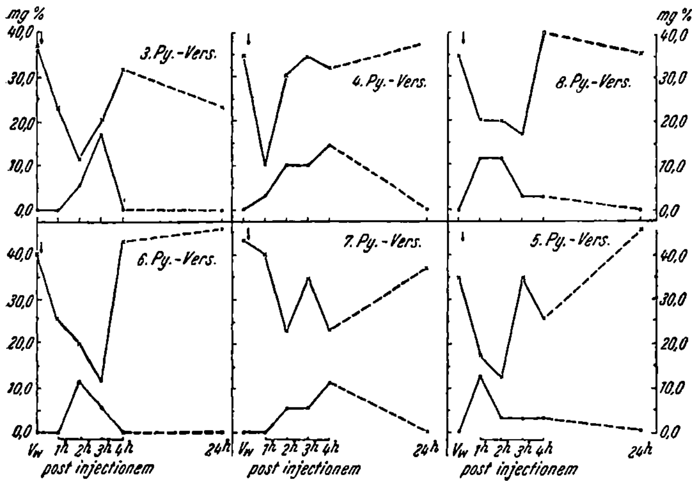

Abb. 2. Verhalten des ATP-Spiegels im Vollblut (×) und im
Plasma (•) während eines Pyriferschocks

↓ = i. v. Injektion von 50 Einheiten Pyrifer
Vw = Wert der ATP vor dem Versuch

Als Modell erschien die intravenöse Gabe einer Aufschwemmung abgetöteter Colibakterien, wie sie in Form
des Pyrifer* vorliegt, geeignet. Dem Fieberanstieg dieser
pyrogenen Substanz gehen ein Schock- und Antischock-
stadium voraus, die auch zur Untersuchung der Hypo-
physen-Nebennierenrindenfunktion recht geeignet sind, wie
Pfeffer und Staudinger sowie andere Autoren zeigen konnten.

In der Vorperiode und in viermal stündlichen Abständen nach der Pyriferinjektion haben wir bei 6 Leicht-
kranken die ATP im Serum und im Gesamtblut sowie Na

---

* Präparat der Asta-AG, Brackwede, Westfalen.

und K flammenphotometrisch im Serum bestimmt. 24 Stunden später wurde eine weitere Kontrolluntersuchung durchgeführt.

Ergebnisse

In 7 Fällen wurden Befunde mit übereinstimmenden Kurvenverläufen erhoben, abgesehen von individuellen Schwankungen.

Wir fanden regelmäßig im Anschluß an die Pyriferinjektion ein spiegelbildliches Verhalten der Serum- und Gesamtblut-ATP: d. h. einen Abfall des ATP-Gehaltes im Gesamtblut und gleichzeitig oder fast gleichzeitig einen kurzfristigen Anstieg der ATP im Serum. In 4 von 6 Fällen beobachteten wir gleichzeitig den Anstieg von K im Serum, während die Na-Werte im wesentlichen unverändert blieben. Der ATP-Abfall im Gesamtblut erfolgte bei 5 Fällen schon eine Stunde nach der Injektion und war vielfach nach 2 Stunden am deutlichsten; 4 Stunden post injectionem spielte sich der ATP-Spiegel wieder auf den Ausgangswert ein. In ähnlicher Weise, aber umgekehrt, verhielt sich die ATP im Serum meist mit Gipfeln 2 Stunden nach der Injektion und rückläufiger Bewegung: in 4 Fällen nach 4 Stunden, in allen Fällen aber nach 24 Stunden. Der Abfall der ATP erfolgte jeweils v o r dem Beginn des Fiebers, die Ausgangslage wurde jedoch meist schon während des Temperaturanstieges wieder erreicht.

Tab. 1a. Veränderungen der ATP im Vollblut innerhalb der ersten 4 Stunden nach der Injektion von 40 E Pyrifer i. v. (↓)

Pat.	Vw ↓	1	2	3	4	24.
I*	40·0**	45·6	31·4	17·1	37·2	68·4
II*	40·0	31·4	31·4	11·4	25·7	28·6
III	45·6	22·8	11·4	20·0	31·4	22·8
IV	34·3	9·8	23·8	34·3	37·2	31·4
V	34·3	17·2	12·4	34·3	25·7	45·6
VI a	40·0	25·7	20·2	11·4	42·8	45·6
VI b	34·2	37·2	25·8	37·2	28·6	34·2
VII	42·8	40·0	22·8	34·3	22·8	37·2
VIII	34·3	20·0	20·0	17·2	40·0	37·2
IX*	34·3	2·9	28·6	28·6	34·3	28·6

* ohne gleichzeitige Serumbestimmungen.
** Alle Werte in mg%.

Tab. 1b. Veränderungen der ATP im Plasma innerhalb der ersten 4 Stunden nach der Injektion von 40 E Pyrifer i. v. (↓)

Pat.	Vw ↓	1	2	3	4	24
III	0·0*	0·0	5·8	17·1	0·0	0·0
IV	0·0	2·9	9·8	9·8	14·3	0·0
V	0·0	12·4	2·9	2·9	2·9	0·0
VIa	0·0	0·0	11·4	5·7	6·4	0·0
VIb	0·0	0·0	2·6	2·6	0·0	0·0
VII	0·0	0·0	5·7·	5·6	11·4	0·0
VIII	0·0	11·4	11·4	2·9	2·9	0·0

* Alle Werte in mg%.

Besprechung der Ergebnisse

Unter der Injektion von Pyrifer sinkt die ATP im Gesamtblut während der sogenannten Schockphase, also vor dem Temperaturanstieg, ab und steigt relativ dazu im Serum an.

Die Ursache dieses Verhaltens besteht (vor allem bei Beachtung des Kaliumanstieges im Serum) offenbar in einer Schädigung der Erythrozytenmembran mit pathologischer Erhöhung der Permeabilität. So erfolgt der Austritt von ATP gemeinsam mit dem K-Ion aus der Zelle. Im Serum des venösen Blutes wird durch diesen erheblichen ATP-Anfall die ATP nachweisbar. Ihr größerer Prozentsatz wird wahrscheinlich durch die ATP-Ase des arteriellen Blutes abgebaut; ein anderer Weg bestünde in dem erhöhten Bedürfnis und der Avidität des Gewebes für die aus den Erythrozyten freigesetzte ATP.

Die Abnahme der ATP in den Erythrozyten ist wahrscheinlich der Ausdruck eines allgemeinen Entzündungsvorganges, wie er bei Einwirkung pyrogener Substanzen von Westphal beschrieben wurde.

Ob der kurzfristige ATP-Anstieg im Serum für das konkomittierende Kollapssyndrom ursächlich verantwortlich oder nur einen Teil eines komplexen Geschehens darstellt, muß einstweilen noch unentschieden bleiben.

Zusammenfassung

Es wurde das Verhalten der Adenosintriphosphorsäure im Vollblut und im Serum im Pyrifer-Schock untersucht. Wir fanden in 6 Fällen übereinstimmend spiegelbildliche Veränderungen: während die Adenosintriphosphorsäure im Vollblut abnahm, stieg sie im Plasma relativ dazu an.

Gleichzeitig mit dem relativen Anstieg der Adenosintriphosphorsäure im Plasma wurde in vier daraufhin untersuchten Fällen eine Zunahme des Kaliums im Serum gefunden.

Die noch unklaren Verhältnisse wurden besprochen.

L i t e r a t u r : D u b o i s - F e r r i è r e, H.: Experientia (Basel), 1 (1945), S. 94. — D e r s e l b e : Praxis (Bern), 34 (1947), S. 727, u. 36 (1947), S. 263. — D e r s e l b e : Helvet. med. Acta, 18 (1951), S. 84. — Green, H. N. und Stoner, H. B.: Brit. med. J., 1950, S. 805. — G r e e n, H. N., S t o n e r, H. B. und B i e l s c h o w s k y, M.: J. Path. Bact., 61 (1949), S. 101. — H e r b r a n d, W. und Jäger, K. H.: Das Adenylsäuresystem, 2. Aufl. Aulendorf, Wttbg.: Editio Cantor, 1952. — L o h m a n n, K.: Persönl. Mitteilung. — M a u r e r, H. J. und P f e f f e r, K. H.: Klin. Wschr., 31 (1953), S. 902. — D i e s e l b e n : Strahlenther., 92 (1953), S. 12. — D i e s e l b e n : In Vorbereitung. — M e n k i n, V.: Arch. exper. Path. u. Pharmakol., 219 (1953), S. 473. — Pfeffer, K. H. und S t a u d i n g e r, Hj.: Klin. Wschr., 1952, S. 257. — S t o n e r, H. B. und G r e e n, H. N.: J. Path. Bact., 56 (1944), S. 343; 57 (1945), S. 337. — D i e s e l b e n : Clin. Sci., 5 (1945), S. 159. — W e s t p h a l, O., L ü d e r i t z, O. und K e i d e r l i n g, W.: Zbl. Bakt. Parasitenk., Infektionskrkh. u. Hyg., 158 (1952), S. 152.

Gelegentlich der Tagung in Salzburg fand auch die Generalversammlung der Van Swieten-Gesellschaft statt. Die statutenmäßig durchgeführte Wahl ergab folgende Zusammensetzung des Vorstandes für das Jahr 1954:

Präsident: Univ.-Prof. Dr. F. S c h e m i n z k y,

Vizepräsident: Univ.-Prof. Dr. E. L a u d a.